記載例でレセプト作成・請求のポイントがわかる

訪問看護報酬 請求マニュアル

第3版

編集 公益財団法人日本訪問看護財団

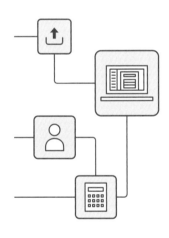
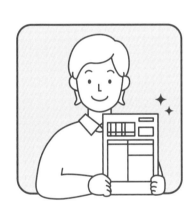
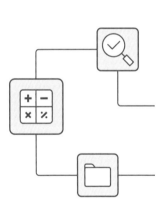

中央法規

はじめに

　訪問看護を提供する機関は「訪問看護ステーション」と「病院・診療所」で，健康保険法等医療保険，または介護保険法により訪問看護を提供します。介護保険制度では，「定期巡回・随時対応型訪問介護看護」「看護小規模多機能型居宅介護」でも訪問看護の提供を行っており，訪問看護のニーズが制度においても広がっています。

　そこで本書では，いまや15,000事業所（令和6年1月審査分の介護給付費等実態統計）に達するまでに増加した訪問看護ステーションの報酬請求業務について，具体的に解説しました。構成は「第1章　訪問看護の制度・報酬の仕組み」「第2章　記載例からわかる報酬請求業務の実際」「第3章　Q&Aからわかる報酬請求業務のポイント」に分かれております。なかでも，本書の大きな特徴は第2章で，請求書や明細書のチェックポイント，紛らわしい点等を「記載例」をあげて各々具体的に解説したことです。

　日本訪問看護財団では，制度・報酬に関する無料電話相談を20年以上前から行っておりますが，最近の傾向として，訪問看護ステーションの請求事務担当者からの電話相談が増えています。その理由は，新設訪問看護ステーションの増加と，報酬改定のたびに報酬請求業務が複雑化しているためと考えます。

　例えば，訪問看護の報酬は，およそ2年毎に行われる診療報酬改定（訪問看護療養費）と，3年毎に行われる介護報酬改定（訪問看護費）によって決まり，2018年と2024年のように，診療報酬と介護報酬の同時改定も6年毎に行われます。改定に伴う業務は煩雑で，新設された報酬や引き上げ（引き下げ）られた単価，算定要件の見直しなどへの対応も必須です。加えて，病院・診療所からの訪問看護との調整，介護保険におけるケアマネジャー等多職種との連携など，訪問看護ステーションの事務職員は訪問看護の対価である報酬を算定するにあたって，知っておくべきことが数多くあります。本書では，訪問看護の報酬請求業務が正しく行えるように，訪問看護制度・報酬の基礎知識を網羅しました。

　「訪問看護の報酬請求業務」について特化してまとめられた書籍は本書が初めてではないでしょうか。介護保険はもとより，医療保険でもさまざまな請求用ソフトが販売されていますが，実際の記載例から学んでいく形は読者の方々にとって基本を理解しやすく，基本がわかれば応用も効くと考えております。

　訪問看護ステーションの管理者や事務職員の方々だけでなく，訪問看護を行っている病院・診療所の請求事務担当の皆様にも本書を大いに活用していただき，正しい報酬請求業務の一助となれば幸いです。

　2024年7月吉日

　　　　　　　　　　　　　　　　　　　　　　公益財団法人日本訪問看護財団

第 **2** 章　記載例からわかる 報酬請求業務の実際

編集・執筆者一覧

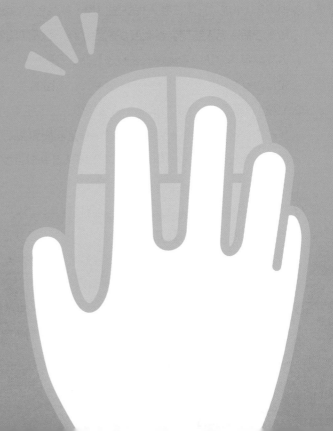

第 **1** 章

訪問看護の
制度・報酬の仕組み

1 指定訪問看護制度

☑CHECK!!

- □ 訪問看護ステーションは，都道府県知事または政令市・中核市市長から指定を受けます。
- □ 訪問看護を行う対象者は，医療保険制度の対象者と介護保険制度の対象者ですが，介護保険法が健康保険法等医療保険より優先します。したがって，介護保険制度で訪問看護を行わない対象者を，医療保険制度で行います。
- □ 介護保険の要支援者・要介護者であっても介護保険の対象にならない場合があります。
- □ 訪問看護ステーションでは「訪問看護指示書」に基づき，指示書に記載されている期間において訪問看護を提供します。
- □ 介護保険と医療保険の報酬の違いを確認しましょう。

1 医療保険と介護保険で提供される訪問看護

- ○ 1992（平成4）年に老人保健法（現・高齢者の医療の確保に関する法律）等の一部改正で指定老人訪問看護制度が創設され，老人訪問看護ステーションから65歳以上の高齢者への訪問看護が始まりました。「寝たきり老人の介護に重点を置いた看護と寝たきりを起こすリハビリテーション」を目的とした老人訪問看護です。

- ○ 1994（平成6）年には健康保険法等の一部改正で，高齢者以外の小児や精神科疾患，がんの在宅療養者などに拡大された指定訪問看護制度がスタートしました。そこで，指定訪問看護事業所（以下「訪問看護ステーション」という）から全年齢を対象に医療保険制度の訪問看護が始まりました。

- ○ 1997（平成9）年に制定された介護保険法において，訪問看護サービスは居宅サービスに位置づけられたことにより，介護保険法が法律上優位にあるため，介護保険制度の訪問看護を提供する対象者（おおむね65歳以上）には医療保険の訪問看護は行わないことになりました。

- ○ しかし，介護保険の要介護者等であっても，末期がん等や精神科疾患の在宅療養者，急性増悪で頻回な訪問看護が必要とされる特別訪問看護指示書が交付された在宅療

養者は，医療保険で訪問看護を行うことになっています。

○ このように，訪問看護ステーションは医療保険と介護保険の双方で看護サービスを提供し，かかった費用については利用者には利用者負担分，各種保険者には保険者負担分を請求する仕組みになっています。

○ 訪問看護における報酬請求業務は，介護保険制度の介護給付費，医療保険制度の診療報酬（訪問看護療養費）及び公費負担医療制度にかかわります。

2 訪問看護を行う機関

○ 訪問看護ステーションは，都道府県知事または政令市・中核市市長から，介護保険法に基づき居宅サービス事業者（訪問看護）の指定を受けた「指定訪問看護事業所」になります（**表 1**）。手続き上は，介護保険の「居宅サービス事業者」と介護予防訪問看護事業者の指定を一体的に受け，「みなし指定」で健康保険法等医療保険の指定訪問看護事業者になります。したがって，介護保険でも医療保険でも，訪問看護を行うことができます（**表 2**）。

表 1　訪問看護ステーションとは

開設者	営利法人や医療法人等の代表者で，都道府県知事，または政令市・中核市市長の指定を受けた「指定訪問看護事業者」
従業者	看護職員（保健師，助産師（医療保険のみ），看護師，准看護師）を 2.5 人以上配置，理学療法士・作業療法士・言語聴覚士を適当数配置できるが，訪問看護業務の一環としてのリハビリテーションを中心に行う訪問であり，介護保険の居宅サービスにおける「訪問リハビリテーション」ではない
管理者	常勤の看護師または保健師で，適切な訪問看護を行うために必要な知識及び技術を有する者
業　務	医師の指示書に基づく訪問看護（介護保険ではあわせてケアプランが必要） ※認知症グループホームなど居住系施設と契約による健康管理も可能
特　徴	地域に開かれた，独立した「指定訪問看護事業所」として，あらゆる保険医療機関から訪問看護指示書の交付を受ける ※指示書交付に対する費用は「訪問看護指示料」として，保険医療機関に診療報酬が支払われる（ただし，介護老人保健施設等退所時 1 回の指示加算は介護報酬となる）
収　入	①介護保険の介護報酬と利用料 ②医療保険の診療報酬（訪問看護療養費）と利用料 ※利用者の選定により制度外の特別な訪問看護を行うことができ，各訪問看護ステーションで設定した料金（自費）を受け取ることができる
利用者負担	①介護保険では，利用者が支払う利用料はかかった費用の 1 割，所得に応じて 2 割または 3 割（介護保険被保険者証及び介護保険負担割合証にて適用期間を確認） ②医療保険では 1 ～ 3 割（現役並所得者は 3 割負担）

○ 開設者（または実施者）は医療法人や営利法人等の法人代表で、「指定訪問看護事業者」といいます。訪問看護ステーションには管理者を配置します。管理者は指定訪問看護及び同一法人内の他の事業所等における兼務が認められます（**図1**）。ただし、適時適切な連絡・即応体制等の確保が必要となり、注意が必要です。

○ さらに、利用者負担を軽減することを目的とした公費負担医療制度の指定医療機関になると、公費負担医療の訪問看護を行うことができます。

表2　訪問看護の法律上の定義

> **◆健康保険法の訪問看護の定義と対象者（健康保険法第88条第1項）**
>
> <u>疾病又は負傷により、居宅において継続して療養を受ける状態にある者</u>（主治の医師がその治療の必要の程度につき厚生労働省令で定める基準に適合していると認めたものに限る。）に対し、その者の居宅において看護師その他厚生労働省令で定める者が行う療養上の世話又は必要な診療の補助をいう。
>
> **◆介護保険法の訪問看護の定義と対象者（介護保険法第8条第4項）**
>
> <u>居宅要介護者</u>（主治の医師がその治療の必要の程度につき厚生労働省令で定める基準に適合していると認めたものに限る。）について、その者の居宅において看護師その他厚生労働省令で定める者により行われる療養上の世話又は必要な診療の補助をいう。
>
> **◆介護保険法の介護予防訪問看護の定義と対象者（介護保険法第8条の2第3項）**
>
> <u>居宅要支援者</u>（主治の医師がその治療の必要の程度につき厚生労働省令で定める基準に適合していると認めたものに限る。）について、その者の居宅において、その介護予防を目的として、看護師その他厚生労働省令で定める者により、厚生労働省令で定める期間にわたり行われる療養上の世話又は必要な診療の補助をいう。

図1　訪問看護ステーションの組織図

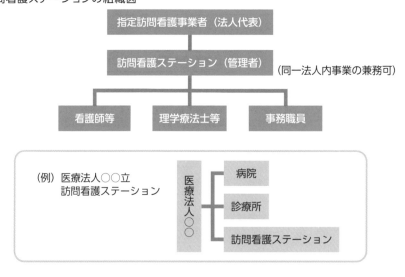

3 訪問看護の提供の仕組み

○ 介護保険法が健康保険法等医療保険より優先し，介護保険制度で訪問看護を行わない対象者は医療保険制度で行います。

① 医療保険制度の訪問看護は「利用者・主治医・訪問看護師」の連携

○ 医療保険制度では，在宅療養者が主治医の所属する保険医療機関または訪問看護ステーションに訪問看護を申し込みます。

○ 居宅で療養する人が主治医の診察の結果，訪問看護の必要が認められると，訪問看護ステーションに主治医から（精神科）訪問看護指示書（指示書）が交付されます。

○ 利用者の同意を得て指示書及び心身の状況を踏まえて訪問看護計画を作成し，訪問看護計画書（計画書）の内容を利用者に説明します。

○ 訪問看護指示期間において訪問看護を実施し，定期的に訪問看護報告書（報告書）等で連携して訪問看護の継続の必要等を相談し，必要であれば指示書の交付となります（**図2**）。

② 介護保険制度の訪問看護は
「利用者・医師・訪問看護師・ケアマネジャー」の連携

○ 介護保険制度では，居宅要介護者または居宅要支援者が，主治医の所属する医療機関や訪問看護ステーションのほかに，居宅介護支援事業所や地域包括支援センター

図2　医療保険制度での訪問看護

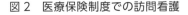
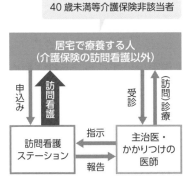

図3　介護保険制度での訪問看護

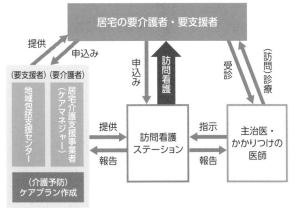

等に訪問看護の申込みをすることもあります。

○ 主治医の指示書のほかに，介護支援専門員（ケアマネジャー）の居宅サービス計画書（ケアプラン）や地域包括支援センター等の介護予防サービス計画書（介護予防ケアプラン）の提供を受けて（介護予防）訪問看護が始まります（**図3**）。

○ 訪問看護ステーションでは，（介護予防）ケアプランに沿って利用者の同意を得て，（介護予防）訪問看護計画書を利用者の希望，指示書及び心身の状況等を踏まえて作成します。計画書は利用者に交付し，ケアマネジャーには求めに応じて提供します。

○ 訪問看護は利用者の要介護状態等の軽減または悪化の防止となるよう療養上の目標を設定し計画的に行って，訪問看護の質を評価し改善を図ることが指定訪問看護の基本取扱い方針で定められています。

○ 訪問看護の目的を達成するために，サービス担当者会議等でケアマネジャーと看護内容・時間・回数等のケアプラン変更等を相談する必要もあります。

4 訪問看護指示書について

○ 訪問看護ステーションでは指示書に基づき，指示書に記載されている期間において訪問看護を提供します。指示書発行日前の訪問看護の請求はできません。

▶ **訪問看護指示書（有効期間：1〜6か月以内）**

○ 一般に出される指示書です。

○ 訪問看護ステーションの管理者は指示書を確認し，主治医との連絡調整や訪問看護従事者等の監督など管理を行わなければなりません。

○「主治医（主治の医師）」とは，利用申込者の選定により診療している保険医療機関の保険医をいい，主治医以外の複数の医師から指示書の交付を受けることはできません。主治医は利用者の同意を得て訪問看護ステーションに指示書を交付します。

○ ただし，同一診療科で診療を共同で担っている複数主治医のいずれかであれば認められます。

○ 歯科医師は主治の医師とはならないので，情報を伝達しますが指示書は交付できません。

○ 訪問看護の利用者は「主治の医師が訪問看護の必要を認めたものに限る」となっていますので，訪問看護の開始にあたり主治医が発行する指示書の交付を受けます。

○ 指示書交付時には主治医に訪問看護の継続の要否の相談を行い，特別訪問看護指示書の交付時も頻回訪問の必要性の相談を行って，その結果を記録書に記入しなければなりません。

○ 保険医療機関は患者1人につき指示書の交付月に1回，訪問看護指示料の診療報酬算定が可能です。訪問看護指示料を算定した期間は同時に精神科訪問看護指示料の算定はできません。

○ 主治医の所属する保険医療機関が必要な衛生材料及び保険材料を提供する場合は，訪問看護指示料とあわせて衛生材料等提供加算を患者1人につき月1回限り算定できます。

▶ 特別訪問看護指示書（有効期間：診療の日〜14日以内）

○ 訪問看護指示書に基づき訪問看護を行っている利用者に対し，主治医が診療に基づき，急性増悪，終末期，退院直後等の事由により，日常行っている訪問回数では対応できない場合に，一時的に行われる週4日以上の訪問看護の指示書です。

○ 診療の日〜14日以内に限り実施できるもので，その間は難病等複数回訪問加算（1日の複数回訪問看護）が算定できます。

○ 特別訪問看護指示加算として，患者1人につき指示書の交付月に1回（別に厚生労働大臣が定める場合は2回），主治医の所属する保険医療機関に診療報酬が支払われます。

○ 介護保険の訪問看護利用の場合は，この間，医療保険に切り替わります。特別訪問看護指示書の交付は原則月1回で，指示期間は14日以内になります。ただし「気管カニューレを使用している状態にある者」「真皮を越える褥瘡の状態にある者」については月2回まで交付可能です。月をまたいでもかまいません。指示期間と訪問回数に注意しましょう。

○ 特別訪問看護指示書には，一時的に訪問看護が頻回に必要な理由，留意事項及び指示事項，点滴指示内容等必要事項の記載がされているかを確認します。

▶ 精神科訪問看護指示書（有効期間：1〜6か月以内）

○ 精神科を標榜する保険医療機関において精神科を担当する医師が診療に基づき訪問看護の必要を認め，本人または家族の同意を得て，患者または家族が選定する訪問看護ステーションに交付されるものです。

○ 精神科訪問看護指示料として，患者1人につき指示書の交付月に1回，主治医の所属する保険医療機関に診療報酬が支払われます。

▶ 精神科特別訪問看護指示書（有効期間：診療の日〜14日以内）

○ 患者の診療を担う精神科の医師が，服薬中断等により急性増悪し一時的に頻回の訪問看護を行う必要を認めた場合に，月に1回，患者または家族の同意を得て交付します。

○ 診療の日〜14日以内に限り，1日に1回の算定となります。

○ 精神科の医師は訪問看護指示書及び特別訪問看護指示書を交付することも可能です。

▶ 在宅患者訪問点滴注射指導管理料の算定に伴う「在宅患者訪問点滴注射指示書」（有効期間：指示日〜7日間）

○ 訪問看護指示書，特別訪問看護指示書または精神科特別訪問看護指示書の様式を使用して週3日以上点滴が必要な場合，訪問看護ステーションは指示書の交付を受けます。

○ 指示を行った日〜7日間に週3日以上看護職員が患者を訪問して点滴注射を実施する場合に，医師側は当該管理料を算定します。

○ その場合，十分な保険医療材料，衛生材料の支給が含まれます。点滴を週3日以上実施できなかった場合においても，保険医療機関は使用した薬剤料を算定できます。

○ 指示期間は指示日〜7日以内で，診察の結果さらに必要な場合は改めて交付を受けます。

Column

介護保険と医療保険の「特別管理加算」の違い

○ 介護保険の「点滴注射を週3日以上行う必要があると認められる状態」とは，点滴を週3日以上実施している状態で，3日目の属する月に特別管理加算を算定できます。

○ 医療保険の「在宅患者訪問点滴注射管理指導料を算定している者」は当該指導料の算定者であることが要件です。なお，特別管理加算の対象者は別表第8に該当し，週4日以上の訪問看護の算定ができますが，点滴を行った週に限ります。

5 訪問看護の対象者

① 医療保険制度の利用者

○ 医療保険の訪問看護は一定の期間における疾病（**表3**）の療養費の給付といえます。

○ 訪問看護の利用者は介護保険制度の訪問看護を利用できない在宅療養者です（**図4**）。40歳未満の傷病者，40歳以上64歳までの介護保険で要介護認定が受けられる16特定疾病以外の人，介護認定の審査結果非該当となった人です。

○ ただし，要介護または要支援者であっても，末期の悪性腫瘍その他別に厚生労働大臣が定める疾病等の利用者，精神科訪問看護の利用者，急性増悪等による特別訪問看護指示期間及び入院中の外泊日も医療保険で訪問看護を行います（**表4**）。

○ 具体的には，重症心身障害児や医療的ケア児を含む小児訪問看護の対象者，40歳以上でがん末期の在宅療養者やパーキンソン病（ホーエン・ヤールの重症度分類がステージ3以上であって生活機能障害度がⅡ度またはⅢ度のものに限る）などの対象者，統合失調症などの精神科疾患のある在宅療養者（精神科訪問看護・指導料または精神科訪問看護療養費にかかる訪問看護利用者）です。

表3　保険種別：疾病が多い例

医療保険：①統合失調症，②パーキンソン病，③悪性新生物など **介護保険**：①脳血管疾患，②悪性新生物，③心疾患，④パーキンソン病など

図4　医療保険制度と介護保険制度の訪問看護の使い分け（介護保険法が優先）

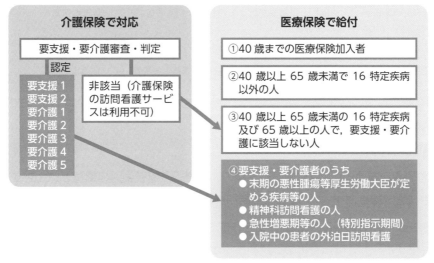

表4　介護保険の要支援者・要介護者であっても介護保険の訪問看護は行わない対象者

> **● 末期の悪性腫瘍その他別に厚生労働大臣が定める疾病等（利用者等告示第四）**
>
> > ○末期の悪性腫瘍　○多発性硬化症　○重症筋無力症　○スモン　○筋萎縮性側索硬化症　○脊髄小脳変性症　○ハンチントン病　○進行性筋ジストロフィー症　○パーキンソン病関連疾患（進行性核上性麻痺，大脳皮質基底核変性症，パーキンソン病※）　○多系統萎縮症（線条体黒質変性症，オリーブ橋小脳萎縮症及びシャイ・ドレーガー症候群）　○プリオン病　○亜急性硬化性全脳炎　○ライソゾーム病　○副腎白質ジストロフィー　○脊髄性筋萎縮症　○球脊髄性筋萎縮症　○慢性炎症性脱髄性多発神経炎　○後天性免疫不全症候群　○頸髄損傷　○人工呼吸器を使用している状態
>
> ※パーキンソン病における「ホーエン・ヤールの重症度分類等」
>
> | ホーエン・ヤール分類 | 生活機能障害度 |
> |---|---|
> | ステージ1：片側だけの障害で，軽度 | Ⅰ度：日常生活，通院にほとんど介助を要しない |
> | ステージ2：両側性で，日常生活がやや不便 | |
> | ステージ3：姿勢反射障害・突進現象があり，起立・歩行に介助を要する | Ⅱ度：日常生活，通院にほとんど介助を要する |
> | ステージ4：起立や歩行など，日常生活の低下が著しく，労働能力は失われる | |
> | ステージ5：車椅子移動または寝たきりで全介助状態 | Ⅲ度：起立不能で，日常生活は全介助を要する |
>
> ＊アミかけ部分が対象者となる
>
> **● 精神科訪問看護の方**
>
> 保険医療機関が算定する「精神科訪問看護・指導料」，訪問看護ステーションが算定する「精神科訪問看護療養費」の利用者。認知症は除くとされるが，保険医療機関が算定する「精神科在宅患者支援管理料」の算定対象者にあっては認知症も含まれる
>
> **● 急性増悪期の方**
>
> 診察のあった日〜14日間の「特別訪問看護指示書」が交付された人で原則1か月につき1回。ただし，「気管カニューレ」と「真皮を越える褥瘡の状態」では特別訪問看護指示書を1か月につき2回交付されることがある
>
> **● 入院中の外泊日**
>
> 入院患者が1泊2日以上の外泊を行う場合は，訪問看護基本療養費（Ⅲ）が算定できる

②介護保険制度の利用者

○ 介護保険の訪問看護は支給限度基準額の範囲で行う療養生活の給付といえます。

○ 要支援者（要支援1，2）は介護予防訪問看護の対象者です。主として，地域包括支援センターが介護予防ケアプランを作成し，各訪問看護ステーションに提供して訪問看護ステーションが介護予防訪問看護を行う対象となります。

○ 要介護者（要介護 1 ～ 5）は訪問看護の対象者です。ケアプランは指定居宅介護支援事業所のケアマネジャーが立案し，各訪問看護ステーションに提供して訪問看護ステーションが訪問看護を行う対象とします。

○ 訪問看護ステーションに配置されている理学療法士・作業療法士・言語聴覚士（「理学療法士等」という）の訪問は，訪問看護の範疇として行われるものであり介護保険サービスのメニューである「訪問リハビリテーション」ではありません。

○ 理学療法士等の訪問看護が必要な場合は，訪問看護指示書に時間・回数・内容の指示を必要とします。

○ 訪問看護を行った場合は訪問看護報告書と別添様式を用いて，報告をすることになっています。

○ 介護予防訪問看護では 1 日に 3 回以上の場合は 1 回単位が 50/100 となります。

○ 理学療法士等の訪問看護の初回の属する月から，通算して 12 月を越えた場合は 1 回につき 5 単位の減算となります。入院し指示書の変更があった場合は，その月から 12 月を越えると 1 回につき 5 単位の減算となります。

○ 2024（令和 6）年 6 月 1 日以降は，訪問看護ステーションにおける前年度の総訪問回数のうち，理学療法士等による訪問看護が看護職員（保健師または看護師または准看護師）による訪問回数を超えていた場合，理学療法士等が提供した訪問看護のすべての訪問看護費について，8 単位を減算します。また，介護保険の緊急時訪問看護加算・特別管理加算・看護体制強化加算のいずれの加算についても，過去 6 月間において算定実績がない場合には，同様に理学療法士等が提供した場合の訪問看護費から 8 単位を減算します。

2 医療保険制度の訪問看護

☑CHECK!!

☐ 医療保険には「療養の給付」「療養費」「現金給付」があり，訪問看護ステーションの給付は「療養費」の給付です。医療保険の制度の仕組み，全体構造を理解しましょう。

☐ 訪問看護療養費の請求から支払いまでの流れを把握しておきましょう。

☐ 医療保険と介護保険の訪問看護制度の違いを理解しておきましょう。

☐ 精神科訪問看護の特徴を理解することも大切です。

1 わが国の健康保険に関する法律

○ わが国では，1922（大正 11）年に被用者保険である健康保険法，1938（昭和 13）年に農・漁業や自営業者の保険である国民健康保険法が創設され，1939（昭和 14）年に船員組合法，1948（昭和 23）年に共済組合法が制定されました。

○ 1961（昭和 36）年には被用者以外のすべての国民が国民健康保険に加入することを義務づけられ，公的医療保険制度にすべての国民が加入する「国民皆保険制度」ができました。

2 医療保障

○ 医療保障は，職域保険である被用者保険（健康保険法，各共済組合法，船員保険法を含む），地域保険の国民健康保険，さらに 75 歳以上を対象に後期高齢者医療があります（図 5）。

○ 医療保険には「療養の給付」「療養費」「現金給付」があり，訪問看護ステーションの給付は療養費の支給です。本来は，利用者がかかった費用の全額を訪問看護ステーションに支払い，本人負担を除く費用を保険者から返してもらうことになりますが，実際は療養の給付と同じ取扱いで，1 ～ 3 割の本人負担分を訪問看護ステーション

図5　医療保険制度の仕組み

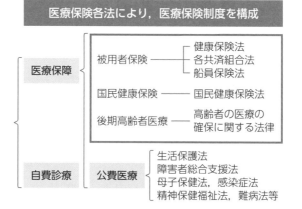

に支払えばよいことになっています。

○ 公費負担医療は，医療費の負担を軽減するために医療を税金（公費）で賄う制度です。

○ 国に責任のある補償的給付には戦傷病者の給付など，福祉的な給付には精神通院医療など，治療研究給付には難病患者に対する特定医療などがあります。

3　訪問看護ステーションに支払う利用料

○ 利用者は，訪問看護を利用した場合は基本利用料（訪問看護にかかった費用の1〜3割負担）とその他の利用料（利用者の選定に基づく差額費用，例えば療養費の加算を算定しない日の長時間訪問看護，実費負担である交通費や死後の処置費用など）を支払うことになっています。

○ なお，その他の利用料の額については訪問看護ステーションで設定します（**表5**）。

表5　その他の利用料について

利用料の種類	徴収対象
利用者の選定に基づく訪問看護の差額費用（訪問看護ステーションが定める額）	・1時間30分を超える訪問看護（長時間訪問看護加算を算定しない日） ・休日 ・時間外の訪問看護については，報酬で定められた「夜間・早朝訪問看護加算」「深夜訪問看護加算」の算定が可である
実費相当額の負担	交通費，日常生活上必要な物品，指定訪問看護と連続して行われる死後の処置

4 訪問看護療養費の仕組み

① 訪問看護療養費の全体構造

○ 訪問看護療養費は以下の5つの構造となっており，基本療養費と管理療養費の合計が1日の訪問看護の報酬です。利用者毎に当該関連報酬を足し算して1か月の訪問看護療養費が成り立っています（**図6**）。

- ・（精神科）訪問看護基本療養費とその加算
- ・訪問看護管理療養費（機能強化型訪問看護管理療養費1，2，3，及びそれ以外の訪問看護管理療養費）とその加算
- ・訪問看護情報提供療養費

図6 訪問看護療養費の概要

1-1) 訪問看護基本療養費（Ⅰ），（Ⅱ），（Ⅲ）＋加算
（加算）
　●特別地域訪問看護加算　●緊急訪問看護加算　●難病等複数回訪問看護加算
　●長時間訪問看護加算　●乳幼児加算　●複数名訪問看護加算
　●夜間・早朝，深夜訪問看護加算　●同一建物居住者訪問看護減算
1-2) 精神科訪問看護基本療養費（Ⅰ），（Ⅲ），（Ⅳ）＋加算（※1-1）の乳幼児加算除く）
※訪問看護基本療養費（Ⅲ），及び精神科訪問看護基本療養費（Ⅳ）の加算は特別地域訪問看護加算のみである

+

2. 訪問看護管理療養費（精神科訪問看護も同様）＋加算
　1) 月の初日の訪問看護
　　イ　機能強化型訪問看護管理療養費1　　ロ　機能強化型訪問看護管理療養費2
　　ハ　機能強化型訪問看護管理療養費3　　ニ　イからハまで以外の場合の訪問看護管理療養費
　2) 月の2日目以降の訪問看護（1日につき）
（加算）
　●退院時共同指導加算　●特別管理指導加算　●24時間対応体制加算　●退院支援指導加算
　●在宅患者連携指導加算　●在宅患者緊急時等カンファレンス加算　●特別管理加算
　●看護・介護職員連携強化加算
　●精神科重症患者支援管理連携加算（※精神科訪問看護のみ）

+

3. 訪問看護情報提供療養費（1），（2），（3）

+

4. 訪問看護ターミナルケア療養費（1），（2）

+

5. 訪問看護ベースアップ評価料（Ⅰ），（Ⅱ）

・訪問看護ターミナルケア療養費

・訪問看護ベースアップ評価料

② 訪問看護基本療養費と加算

○ 主治医（同一診療科で共同する複数主治医のいずれかを含む）が交付した訪問看護指示書と訪問看護ステーションが立案した訪問看護計画書に基づき，保健師，看護師，准看護師，理学療法士，作業療法士または言語聴覚士が行った訪問看護について，1人につき，暦週（日曜日から始まる週）で通常は週3日を限度として算定します。

○ 1回の訪問看護の時間は訪問看護基本療養費（Ⅰ，ⅡまたはⅢ）の報酬で，おおむね30分〜1時間30分です。

○ 訪問看護基本療養費（Ⅰ）は，1日に1回で週3日までの訪問看護の報酬です。

○ 訪問看護基本療養費（Ⅱ）は，同一建物居住者に同一日に複数の訪問看護利用者に同一訪問看護事業所から訪問した報酬で，利用者2人までは訪問看護基本療養費（Ⅰ）と同じ報酬です。しかし，3人以上になるとおよそ半分の報酬となります。

○ 訪問看護基本療養費（Ⅲ）は，入院患者の外泊中の訪問看護で主治医の指示書に基づき，外泊中1回または2回訪問看護を実施します。

○ 厚生労働大臣が定める疾病等（別表第7）と特別管理加算（別表第8）の対象者，急性増悪その他主治医が一時的に頻回の訪問看護が必要であると認めたことによる特別訪問看護指示書の指示期間では，訪問看護を週4日以上算定できます。

○ 1人の利用者が訪問看護基本療養費（Ⅰ）または（Ⅱ）と，精神科訪問看護基本療養費（Ⅰ）または（Ⅲ）を算定する週がある場合は，あわせて週3日が限度です。

③ 精神科訪問看護基本療養費と加算

○ 精神科訪問看護基本療養費の算定には要件を満たした従事者の届出が必要です（**表6**）。

○ 原則週3日を限度とし，精神科病院を退院後3か月間は週5日まで算定できます。

○ 精神科訪問看護基本療養費（Ⅲ）は，同一建物居住者への精神科訪問看護の報酬です。

○ 精神科訪問看護基本療養費（Ⅳ）は，入院患者の外泊中の訪問看護です。

○ 精神科訪問看護基本療養費（Ⅰ）または（Ⅲ）を算定する場合は，あわせて週3日が限度となります。

○ 訪問看護の時間は精神科訪問看護基本療養費（ⅠまたはⅢ）の報酬で，30分未満と

表6　精神科訪問看護基本療養費の算定要件

○ **精神科訪問看護基本療養費を算定するには，次の①～④の選択枝のいずれかを満たす看護師等の氏名を届出する必要がある**

【看護師等の条件】
①精神科を標榜する保険医療機関において，精神病棟または精神科外来に勤務した経験を1年以上有する者
②精神疾患を有する者に対する訪問看護の経験を1年以上有する者
③精神保健福祉センターまたは保健所などにおける精神保健に関する業務の経験を1年以上有する者
④専門機関等が主催する精神科訪問看護に関する知識・技術の習得を目的とした20時間以上の研修（次のア～キ）を修了している者

　ア　精神疾患を有する者に関するアセスメント　　イ　病状悪化の早期発見・危機介入
　ウ　精神科薬物療法に関する援助　　　　　　　　エ　医療継続の支援
　オ　利用者と信頼関係構築，対人関係援助　　　　カ　日常生活の援助
　キ　多職種との連携

30分以上の時間区分に基づく報酬が設定されています。

○ ただし，精神科訪問看護基本療養費（Ⅳ）は，外泊時の精神科訪問看護でおおむね30分～1時間30分となります。

④訪問看護管理療養費と加算

○ 訪問看護ステーションでは，安全な訪問看護提供体制の整備（事故発生時の対応，褥瘡対策などを含む）と主治医等との連携の確保，土日を含む計画的な管理体制の継続，療養に必要な衛生材料等の管理を評価した訪問看護管理療養費を算定できます。

○ 訪問看護（精神科訪問看護も同様）の初日には，（機能強化型）訪問看護管理療養費と，月の2日目以降は，受入実績等に応じた報酬について，1日毎に一律の訪問看護管理療養費が訪問看護基本療養費にプラスされます。

○ 訪問看護管理療養費には，機能強化型訪問看護管理療養費1，2，3とそれ以外の4つの報酬があり，初日の訪問看護管理療養費が常勤看護職員数等により高く評価されています。

○ 訪問看護管理療養費の加算では，24時間対応体制加算，特別管理加算，退院時共同指導加算，在宅患者連携指導加算，在宅患者緊急時カンファレンス加算等があります。

○ 精神科訪問看護のみの管理療養費の加算としては，精神科重症患者支援管理連携加算があります。

⑤訪問看護情報提供療養費

○ 訪問看護情報提供療養費 1 は，市町村等の求めに応じて，別表第 7・8，精神障害者及び家族の訪問看護情報を提供した場合に算定します。

○ 訪問看護情報提供療養費 2 は，義務教育諸学校からの求めに応じて情報を提供した場合に算定します。

○ 訪問看護情報提供療養費 3 は，訪問看護利用者の入院・入所に際し，情報提供書を提出した場合に算定します。

⑥訪問看護ターミナルケア療養費

○ 訪問看護ステーションがターミナルケアの支援体制を整備し，死亡日を含め死亡前 15 日間に 2 回以上の訪問看護によるターミナルケアを行った場合に算定する報酬です。

○ がん末期や精神科訪問看護の対象者が特別養護老人ホームや認知症グループホームに入所している場合でも算定できます。ただし，当該施設で看取り介護加算を算定した場合は報酬が下がります。

⑦訪問看護ベースアップ評価料

○ 訪問看護ステーションに従事する看護職員等の処遇改善を図るための報酬です。

○ 訪問看護管理療養費の初日に加算する形となっており，得られた収入はすべて職員の賃上げに充当することが必要です。まずは看護師・保健師・助産師・准看護師・理学療法士等その他職員の賃上げにあて，一定の賃上げ率を達成したら，事務職員の賃上げに充当することができます。

医療保険と介護保険の訪問看護制度について**表 7・8**にまとめます。

表 7　医療保険と介護保険の訪問看護制度のまとめ

	医療保険の訪問看護（※精神科訪問看護以外）	介護保険の訪問看護
利用者	居宅の傷病者（介護保険の訪問看護非該当者）	居宅の要支援者・要介護者で，ケアプランに位置づけられた者
主治医	当該患者を診療する保険医	当該患者を診療する保険医
指示書の交付	患者の同意を得て交付	患者の同意を得て交付
訪問看護ステーション	1 日につき訪問看護基本療養費は 1 か所の訪問看護ステーションのみが算定	ケアプランに基づき，1 日に訪問看護費は複数の訪問看護ステーションが算定可
訪問看護提供者	保健師，助産師，看護師，准看護師，理学療法士，作業療法士，言語聴覚士，（看護補助者）	保健師，看護師，准看護師，理学療法士，作業療法士，言語聴覚士，（看護補助者）
訪問看護の時間	1 回あたりおおむね 30 分〜1 時間 30 分	20 分未満，30 分未満，30 分以上 1 時間未満，1 時間以上 1 時間 30 分，理学療法士等は 20 分以上／回で週 6 回まで
訪問看護の回数	原則週 3 日，ただし別表第 7，8，特別訪問看護指示期間は週 4 日以上で，1 日に 2 回または 3 回以上の訪問看護の算定可	支給限度額内で，ケアマネジメントの結果，ケアプランへの位置づけで決定するが，状況に応じて回数や内容の変更などをケアマネジャーに相談
複数名訪問加算	30 分を超える時間 看護職員等，准看護師，看護補助者により単価が変わる	1 回につき 30 分以上と 30 分未満の単価設定。職種による単価の違いはないが，看護補助者は別の単価となる
報酬の単位	○○○○円	○○単位（1 単位は 11.40 円から 10 円で地域差設定）

表 8　医療保険の訪問看護制度のまとめ

	一般の訪問看護（精神科訪問看護以外）	精神科訪問看護
主治医	当該患者を診療する保険医	精神科を担当する保険医 （精神科の医師は精神科以外の訪問看護指示書の交付可）
指示書の交付	患者の同意を得て交付 訪問看護指示書の有効期間は 1〜6 か月 特別訪問看護指示書は診療の日〜14 日間	患者または家族の同意を得て交付 （当該指示書により家族への訪問看護も算定可） 精神科訪問看護指示書の有効期間は 1〜6 か月 精神科特別訪問看護指示書は診療の日〜14 日間
訪問看護提供者	保健師，助産師，看護師，准看護師，理学療法士，作業療法士，言語聴覚士	保健師，看護師，准看護師，作業療法士 ※精神科訪問看護基本療養費にかかる届出書による届出が必要
訪問看護の時間	訪問看護基本療養費Ⅰまたは Ⅱは，1 回あたり 30 分〜1 時間 30 分 外泊中の訪問看護である訪問看護基本療養費Ⅲは 30 分〜1 時間 30 分	精神科訪問看護基本療養費ⅠまたはⅢは，1 回あたり 30 分未満，または 30 分以上 外泊中の訪問看護である精神科訪問看護基本療養費Ⅳは 30 分〜1 時間 30 分
訪問看護の回数	原則週 3 日，ただし別表第 7，8，及び特別訪問看護指示期間は週 4 日以上で 1 日 2 回または 3 回以上の訪問看護の算定可 訪問看護基本療養費ⅠまたはⅡはあわせて週 3 日	原則週 3 日，ただし，精神科病院の退院直後から 3 か月間は週 5 日訪問可 特別指示期間は週 4 日以上で毎日 1 回の訪問看護が算定可 精神科訪問看護基本療養費ⅠまたはⅢはあわせて週 3 日
複数回訪問看護	難病等複数回訪問加算 別表第 7，8 の対象者及び特別訪問看護指示期間	精神科複数回訪問加算 精神科在宅患者支援管理料 1（ハ除く）または 2 を算定する対象者
複数名訪問看護（30 分以上の場合）	看護師等と看護師または准看護師の場合は週 1 日 看護補助者とは週 3 日で，1 日に 2 回または 3 回以上算定可 別表第 7，8，特別訪問看護指示書による訪問看護，暴力等身体的理由による同行は看護補助者に限る	複数名精神科訪問看護加算（30 分未満除く） 保健師または看護師と看護師等・准看護師との同行は週 3 日で 1 日に 2 回または 3 回以上の同行訪問算定可 看護補助者（精神保健福祉士含む）との同行は週 1 日
訪問看護管理療養費（イ，ロ，ハ，ニ）の加算	24 時間対応体制加算，特別管理加算，退院時共同指導加算，特別管理指導加算，退院支援指導加算，在宅患者連携指導加算，在宅患者緊急時等カンファレンス加算 看護・介護職員連携強化加算	左記と同じ （精神科訪問看護のみ） 精神科重症患者支援管理連携加算（精神科の保険医療機関が算定する「精神科在宅患者支援管理料 2」の連携）

※訪問看護基本療養費の加算に「乳幼児加算」があるが，精神科訪問看護基本療養費の加算にはない

5 訪問看護療養費の請求から支払いまでの流れ

① 請求先

○ 各種保険者や後期高齢者医療広域連合が審査支払事務を委託している審査支払機関に，訪問看護療養費を請求します。

○ 審査支払機関とは，社会保険診療報酬支払基金（支払基金），または国民健康保険団体連合会（国保連合会）です。

○ 被用者保険の被保険者・被扶養者の場合は，都道府県に所在する「支払基金」，国民健康保険または後期高齢者医療の被保険者の場合は「国保連合会」です。

② 請求の仕方・支払いの流れ

○ 請求方法は，当該審査支払機関等に訪問看護療養費請求書（国民健康保険被保険者（様式第二），後期高齢者医療被保険者（様式第三），前二者以外（様式第一）と訪問看護療養費明細書（様式第四または四の二）を添付またはオンラインによる伝送により行います。

○ 2024（令和6）年12月よりオンラインによる請求が原則義務化されます。これにより，前項の様式第四の二（紙請求用）は，使用しないこととなります。

○ 月毎に，訪問看護を行った翌月の10日までに請求します。

○ 例えば，4月1日～30日の間に訪問看護を実施した場合は，5月10日までに審査支払機関に訪問看護ステーションの指定事業者である法人代表名で請求します。

○ 審査支払機関では請求内容を審査した結果，原則として，6月20日までに訪問看護ステーションに支払うことになります（**図7**）。

図7 訪問看護療養費（公費負担併用）の請求・支払いの仕組み

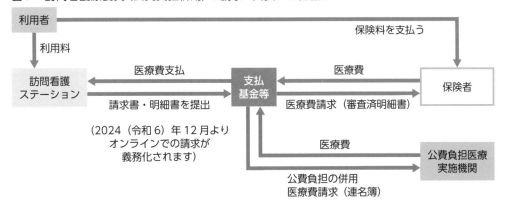

※訪問看護ステーションは利用者から利用料（一部負担金）を徴収する。残りについて療養費請求書と明細書を支払基金または国保連合会に提出し請求する。支払基金等は請求書等を審査し，訪問看護療養費を支払う。一方で，保険者に療養費を請求する。誤りがあれば返戻され，再請求となる

③保険医療機関の(精神科)訪問看護・指導料にかかる報酬(関連分野)

○ 病院・診療所では訪問看護従事者数や管理者の配置基準はなく，設備は共用できます。

○ 管理者は保険医療機関の医師となります。

○ 報酬には診療報酬（医科診療報酬点数表）と，介護保険の訪問看護に対する介護報酬（介護給付費単位数表）があります。

▶ 病院・診療所からの訪問看護・指導の発展

○ 1983（昭和58）年，老人保健法の老人診療報酬における「退院患者継続看護・指導料（100点）」の新設に始まります。

○ 現在は，「在宅患者訪問看護・指導料」「同一建物居住者訪問看護・指導料」と加算が算定できます。

▶ 精神科を標榜する病院・診療所の精神科訪問看護

○ 1986（昭和61）年に精神科訪問看護が始まりました。

○「精神科訪問看護・指導料Ⅰ」「精神科訪問看護・指導料Ⅲ（同一建物居住者）」と加算を算定できます。

▶ 保険医療機関（病院・診療所）の訪問看護の流れ

○ 病院・診療所では主治医の診療の日から1か月以内に行われた訪問看護・指導料を算定します。

○ 指示は訪問看護ステーションのように指示書という文書での交付は必要なく，診療

録及び診療記録に指示内容が記載されることでよいとされます。

○ 頻回に訪問看護が必要な場合はその理由・期間等について診療録に記載することで，頻回訪問の指示となります（同一医療機関内での指示関係にあり，文書は不要）。

○ 訪問看護を行わない病院・診療所では，患者の病状に特に変化がない患者の診療情報提供書を他病院等に提供し，当該患者の訪問看護を依頼することができます。

○ 依頼された病院等では診療録に指示内容を記載し，当該診療のあった日から1か月の訪問看護・指導を行うことができます。

○ 必要な場合は1か月毎に診察の結果，診療情報提供書を受けて継続します。

○ 頻回訪問が必要な場合は，訪問看護を行う病院等の医師が直接在宅患者を診察して指示をする必要があります。

▶ **介護保険の利用者への訪問看護**

○ 2000（平成12）年4月以降は，従来の在宅医療における在宅患者訪問看護・指導料等のほかに，介護保険法のみなし指定訪問看護事業者として，要介護認定者等に対しては，居宅サービス計画（または介護予防サービス計画）に位置づけられた介護保険の訪問看護，または介護予防訪問看護を提供して介護給付費（訪問看護費・介護予防訪問看護費）を国保連合会に請求し，利用者から利用料を受け取ることになっています。

6 訪問看護ステーションの訪問看護と保険医療機関の訪問看護・指導料

○ 訪問看護療養費にかかる訪問看護と訪問看護・指導料にかかる訪問看護は**表9**のとおりに整理されています。

○ 訪問看護ステーションのターミナルケア療養費と，病院・診療所の看護師等によるターミナルケア加算は，どちらか一方の算定となっていますので注意が必要です。病院・診療所の医師によるターミナルケア加算を別途算定できるので，訪問看護ステーションは訪問看護ターミナルケア療養費を算定することができます。

○ 原則，同一の利用者について，別表第7, 8等以外は病院・診療所が在宅患者訪問看護・指導料，または同一建物居住者訪問看護・指導料を算定した月においては，訪問看護ステーションは訪問看護療養費を算定できません（逆もあり）。

表9　訪問看護療養費にかかる訪問看護と訪問看護・指導料にかかる訪問看護

複数の実施主体の組み合わせが認められる場合	訪問看護ST ×訪問看護ST		訪問看護ST ×病院・診療所		病院・診療所×病院・診療所	
	同一月	同一日	同一月	同一日	同一月	同一日
別表第7, 別表第8の利用者	○	—	○	—	—	—
（精神）特別訪問看護指示書の交付	○※2	—	○※2	—	—	—
退院後1か月（精神科訪問看護・指導料を算定している場合は，退院後3か月）	—	—	○※3	○※3	○	○※6
専門の研修を受けた看護師との共同	○	○	○	○	○	○※6
精神科在宅患者支援管理料1（ハ除く）または2を算定する利用者	—	—	○	○※5	—	—
精神科在宅患者支援管理料1（ハ除く），2の届出医療機関の精神保健福祉士による精神科訪問看護・指導料を算定※1	—	—	○※4	—	—	—

※1　精神科在宅患者支援管理料にかかる届出を行っている保険医療機関が算定する場合のみ
※2　週4日以上の訪問看護が計画されている場合に限る
※3　病院・診療所側は，患者が入院していた保険医療機関の場合に限る
※4　精神科訪問看護・指導料及び訪問看護療養費を算定する日とあわせて週3日（退院後3か月以内の期間において行われる場合にあっては，週5日）を限度とする
※5　保険医療機関が精神科在宅患者支援管理料1を算定する場合は，特別の関係の訪問看護STと連携する場合で，病院・診療所からの訪問看護が作業療法士または精神保健福祉士の場合に限る
※6　特別の関係の場合を除く

7 特別の関係, かつ,「訪問看護ステーション」への指示書交付関係の同一日算定制限

○ 主治医の所属する医療機関と特別の関係にあり，かつ，指示書交付関係にある訪問看護ステーションは，医療機関が以下のいずれかを算定した日については，訪問看護基本療養費を算定できません。

・往診料，在宅患者訪問診療料（Ⅰ），（Ⅱ）

・在宅がん医療総合診療料

・在宅患者訪問リハビリテーション指導管理料

・在宅患者訪問薬剤管理指導料または在宅患者訪問栄養食事指導料

○ ただし，次の場合は，訪問看護基本療養費を算定することができます。

・訪問看護の後に往診料を算定

・利用者が保険医療機関等退院後1か月間を経過するまでに往診料等いずれかを算定

・在宅患者訪問褥瘡管理指導料の算定に必要なカンファレンスを実施する場合で継

続的訪問看護（ただし，在宅患者訪問診療料（Ⅰ），在宅患者訪問栄養食事指導料を算定する場合に限る）

※特別の関係とは「診療報酬の算定方法の一部改正に伴う実施上の留意事項について（令和 6 年 3 月 5 日保医発 0305 第 4 号）」の別添 1 第 1 章第 2 部通則 7 の (3) に規定する関係をいう
特別の関係：
・当該医療機関等の開設者が同一の場合
・当該医療機関等の代表者が同一の場合
・当該医療機関等の代表者が親族等の場合
・当該医療機関等の理事・監事・評議員等役員等の親族の占める割合が 10 分の 3 を越える場合

8 精神科重症患者支援管理連携加算について

○ 精神科を標榜する保険医療機関からの精神科在宅患者支援管理料にかかる精神科訪問看護の連携に関する組み合わせは**表 10** のとおりです。

表 10 精神科重症患者支援管理連携加算，精神科複数回訪問加算

訪問看護の提供体制		訪問看護の回数要件		同一日における訪問看護の算定		同一時間帯における訪問看護の算定		同一日における精神科複数回訪問加算の算定	
		精神科在宅者支援管理料 1，2	精神科重症患者支援管理連携加算	病院(OT, PSWを想定)	訪問看護ST	病院(OT, PSWを想定)	訪問看護ST	病院(OT, PSWを想定)	訪問看護ST
管理料1	院内から訪問看護を実施	2 回以上 / 週	—	○	—	○	—	○	—
	特別の関係の訪問看護STと連携	2 回以上 / 週 (病院も実施している場合は，病院と ST の合計)	×	○	○	○	×	○	×
管理料2	訪問看護STと連携	2 回以上 / 週 (病院も実施している場合は，病院と ST の合計)	○ 2 回以上 / 週 (病院も実施している場合，OT・PSW の訪問に限って病院とSTの合計)	○ 看護師可	○	×	○	×	○

※連携する病院と訪問看護ステーションが特別の関係である場合，精神科重症患者支援管理連携加算は算定できない
※精神科在宅患者支援管理料の算定にかかる同一日の訪問看護については，特別の関係であっても算定可（病院からの訪問看護が作業療法士，精神保健福祉士の場合に限る）
※同一時間帯に行われる訪問看護においては，精神科在宅患者支援管理料 1 を算定する場合は病院が，精神科在宅患者支援管理料 2 を算定する場合は訪問看護ステーションが算定する
※同一日に行われる複数回訪問看護においては，精神科在宅患者支援管理料 1 を算定する場合は病院が，同管理料 2 を算定する場合は訪問看護ステーションが複数回訪問加算を算定する

（厚生労働省資料を一部改変）

3 介護保険制度の訪問看護

☑CHECK!!

☐ 介護サービスの利用者負担割合は，本人の所得に応じます。

☐ 介護保険制度の仕組みと，介護サービス利用者負担割合を把握しておきましょう。

☐ 介護保険における公費負担医療対象者を把握しておく必要があります。

☐ （介護予防）訪問看護費の請求から支払いまでの流れを理解しておきましょう。

1 介護保険制度の仕組み

○ 1997（平成9）年に介護保険法が制定され，2000（平成12）年に介護保険制度がスタートしました。

○ 介護保険の保険者は市町村で，介護保険の財源は税金が50％，残りの50％は65歳以上の第1号被保険者と，40歳以上64歳までの第2号被保険者の保険料です。

○ サービスを利用するとその費用の9〜7割が市町村（保険者）から支給され，残りが利用者負担の割合となります（図8）。

○ 介護サービスの利用者負担割合は，1割，2割または3割で，本人の合計所得に応じて利用者負担が判定されています（図9）。

○ 介護保険サービスの利用の流れは以下のとおりです。

・介護保険を利用したい人は住所地の役所にある介護保険課や地域包括支援センターに自己申請をすると，市町村からの訪問調査員が認定のための調査を行い，主治医が意見書に医学的管理の必要等を記載

・認定審査会での判定後，要介護度が記載された介護保険被保険者証と，介護保険負担割合証が発行（p61参照）

・介護保険サービスを受けるための要介護・要支援認定が受けられる人は，65歳以上の第1号被保険者と，40歳以上65歳未満の第2号被保険者で16特定疾病の該当者（表11）

図 8　介護保険制度の仕組み

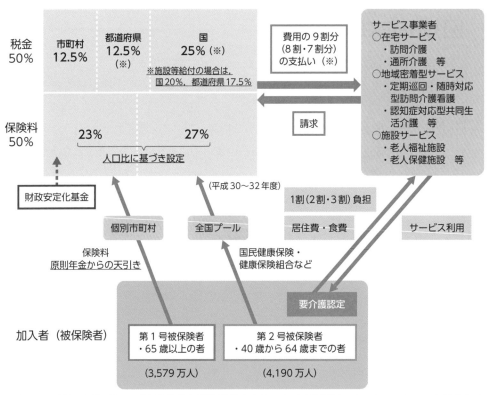

(注) 第 1 号被保険者の数は，「介護保険事業状況報告令和 3 年 3 月月報」によるものであり，令和 2 年度
　　 末現在の数である
　　　 第 2 号被保険者の数は，社会保険診療報酬支払基金が介護給付費納付金額を確保するための医療保
　　 険者からの報告によるものであり，令和 2 年度内の月平均値である
(※) 一定以上所得者については，費用の 2 割負担 (平成 27 年 8 月施行) または 3 割負担 (平成 30 年 8 月
　　 施行)

(厚生労働省資料より)

図 9　介護サービス利用者負担の判定の流れ

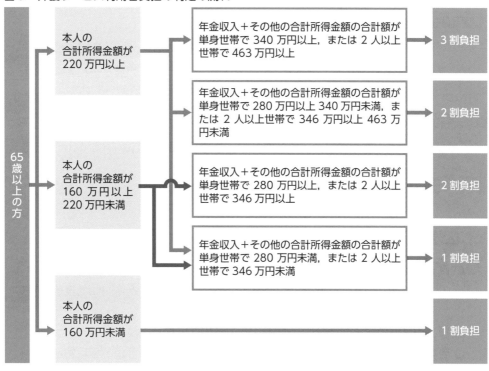

※第 2 号被保険者（40 歳以上 65 歳未満の方），市区町村民税非課税の方，生活保護受給者は上記にかかわらず 1 割負担

（厚生労働省資料より）

表 11　16 特定疾病（法第 7 条第 3 項第 2 号に規定する政令で定める疾病）

①がん（医師が一般に認められている医学的知見に基づき回復の見込みがない状態に至ったと判断したものに限る）②関節リウマチ　③筋萎縮性側索硬化症　④後縦靱帯骨化症　⑤骨折を伴う骨粗しょう症　⑥初老期における認知症（脳血管疾患，アルツハイマー病その他の要因に基づく脳の器質的な変化により日常生活に支障が生じる程度にまで記憶機能及びその他の認知機能が低下した状態をいう）⑦パーキンソン病関連疾患（進行性核上性麻痺，大脳皮質基底核変性症及びパーキンソン病）　⑧脊髄小脳変性症　⑨脊柱管狭窄症　⑩早老症（ウェルナー症候群等）　⑪多系統萎縮症（線条体黒質変性症，シャイ・ドレーガー症候群，オリーブ橋小脳萎縮症）⑫糖尿病性神経障害，糖尿病性腎症及び糖尿病性網膜症　⑬脳血管疾患（脳出血，脳梗塞）⑭閉塞性動脈硬化症　⑮慢性閉塞性肺疾患（肺気腫・慢性気管支炎・気管支喘息・びまん性汎細気管支炎）⑯両側の膝関節または股関節に著しい変形を伴う変形性関節症

○ 要介護等認定者が居宅介護支援事業者にケアプラン作成を依頼することを，予め市区町村の介護保険課に届出します。

○ 届けると，区分支給限度基準額の範囲で，さまざまな居宅サービスや地域密着型サービスを組み合わせ，「法定代理受領サービス（利用者に代わり当該サービス事業者に支払われる指定居宅介護サービス費にかかるサービス）」として受けることができます。

○ 介護老人福祉施設・介護老人保健施設・介護医療院が介護保険施設サービスとなっており，介護老人福祉施設は，原則要介護 3 以上の中重度者の利用となります。

Column

区分支給限度基準額

○ 区分支給限度基準額（**表 12**）は，介護保険から給付される 1 か月あたりの上限額であり，この範囲で（介護予防）ケアプランのもとに訪問看護等各種サービスを組み合わせて提供されます。

○ 要介護度別の単位数は全国一律ですが 1 単位には地域差があります。

○ 公費負担医療制度の超えた分も含め，限度額を超えた部分が全額自費となります。

○ 要介護（要支援）状態区分別にみた居宅サービス受給者の平均利用率は，要支援 1 が 27.3％，要介護 5 では 66.9％でした（**図 10**）。

○ 要介護度等別居宅サービス種類別受給者数の割合で，訪問看護は要介護 5 が最も高く 31.1％で，約 78 万人のうち 24 万 2 千人と推計されます（**図 11**）。

表 12　居宅サービス等区分支給限度基準額及び介護予防サービス費等区分支給限度基準額

介護度	単位
要支援 1	5,032 単位
要支援 2	10,531 単位
要介護 1	16,765 単位
要介護 2	19,705 単位
要介護 3	27,048 単位
要介護 4	30,938 単位
要介護 5	36,217 単位

※ 1 単位は，訪問看護の場合，1 級地：11.40 円からその他：10 円まで地域差がある。
　地域差は 1 級地から 7 級地までとその他の地域の 8 区分による

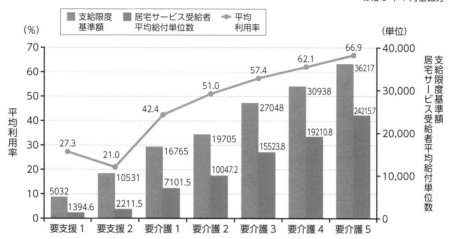

図 10　要介護（要支援）状態区分別にみた居宅サービス受給者平均単位数・平均利用率等

令和 6 年 1 月審査分

注：居宅サービス受給者平均給付単位数＝居宅サービス給付単位数／受給者数
　　平均利用率（%）＝居宅サービス受給者平均給付単位数／支給限度基準額 ×100
（厚生労働省　介護給付費等実態統計月報　第 18 表を元に作成）

図 11　要介護（要支援）状態区分別にみた居宅サービス種類別受給者数の利用割合

令和 6 年 1 月審査分

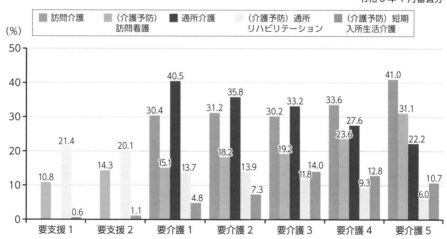

注：居宅サービス種類別受給者数の利用割合（%）＝居宅サービス種類別受給者数／居宅サービス受給
　　者数 ×100
（厚生労働省　介護給付費等実態統計月報　第 1・2 表を元に作成）

2 ## 介護給付費(訪問看護費・介護予防訪問看護費)

○ 介護保険法の介護給付費には,居宅介護サービス費,地域密着型介護サービス費,居宅介護支援計画費,施設介護サービス費,特定入所者介護サービス費,介護予防サービス費,地域密着型介護予防サービス費,介護予防サービス計画費,特定入居者介護予防サービス費があります。

○ 訪問看護費は居宅介護サービス費に位置づけられ,介護予防訪問看護は介護予防サービス費に位置づけられています。

○ 利用者が訪問看護を受けた場合,保険者は,かかった費用を利用者に現金で支払うのではなく,訪問看護ステーションに提供したサービスの対価として「報酬」で支払うことになります。

○ 利用者はサービス(現物)を受け取り,本人負担の利用料(訪問看護費の1割,2割または3割)のみを支払う仕組みで,「現物給付」といいます。

○ 訪問看護費は基本報酬と加算があり,基本報酬では「訪問看護ステーション」「みなし指定訪問看護事業所である病院・診療所」「定期巡回・随時対応型訪問介護看護との連携型」の3通りです(**図12**)。

○ 「訪問看護ステーション」と「病院・診療所(みなし指定訪問看護事業所)」の基本報酬は,20分未満,30分未満,30分〜1時間未満,1時間〜1時間30分以上までと,4つの時間区分の訪問看護費が設定されています。

○ 准看護師の場合は基本報酬の90/100を算定します。

○ さらに,訪問看護ステーションの従事者には理学療法士・作業療法士・言語聴覚士が配置されている場合の訪問看護費が別枠で設定されており,1回20分以上で1週間に6回までとされています。

○ 定期巡回・随時対応型訪問介護看護との連携型訪問看護事業所の報酬は,1か月の包括報酬となっており,准看護師の訪問が1か月に1回でもあれば報酬は98/100を算定します。

○ 加算では,夜間等の加算や複数名訪問加算,長時間訪問看護加算のほか,支給限度額に含まれない加算となる緊急時訪問看護加算や特別管理加算,ターミナルケア加算等があります。

図 12　訪問看護費の概要

加算
- ・夜間・早朝加算，深夜加算
- ・複数名訪問加算（Ⅰ），（Ⅱ）
- ・長時間訪問看護加算
- ◎緊急時訪問看護加算（Ⅰ）（Ⅱ）
- ◎特別管理加算（Ⅰ）（Ⅱ）
- ・初回加算（Ⅰ）（Ⅱ）
- ・退院時共同指導加算
- ・看護・介護職員連携強化加算（※要介護者のみ）
- ◎ターミナルケア加算（※要介護者のみ）
- ・遠隔死亡診断補助加算
- ◎サービス提供体制強化加算（Ⅰ）（Ⅱ）
- ・看護体制強化加算（Ⅰ）（Ⅱ），要支援者への看護体制強化加算
- ・専門管理加算
- ◎特別地域訪問看護加算
- ◎中山間地域等にある小規模事業所加算
- ◎中山間地域等への訪問看護提供加算
- ・同一建物等居住者等の減算
- ・口腔連携強化加算

※◎は区分支給限度基準額に含まれない加算

基本報酬
- イ：訪問看護ステーション
  - ○看護職員
    - ・訪問看護費　・介護予防訪問看護費
  - ○理学療法士等
    - ・訪問看護費　・介護予防訪問看護費

- ロ：病院・診療所（みなし指定）
  - イと同様（単位は異なる）

- ハ：定期巡回・随時対応型訪問介護看護との連携型訪問
  - 看護事業所（1 か月の包括報酬）

＋

3　(介護予防)訪問看護費の 請求から支払いまでの流れ

①訪問看護ステーションの基本報酬と加算について

○ 利用者は訪問看護を利用した場合は利用料（訪問看護にかかった費用の 1 割，2 割または 3 割負担）とその他の利用料（利用者の選定に基づく長時間訪問看護，営業エリア以外への訪問にかかる差額費用の交通費，死後の処置費用など）を支払うことになっています。

○ ただし，「中山間地域等に居住する者へのサービス提供加算」や「長時間訪問看護加算」を算定している場合は，その他の利用料の支払いを受けることはできません。なお，実費負担の額は，運用規程とともに訪問看護ステーションで設定します。

②訪問看護費の請求先

○ 介護報酬は，保険者である市町村が，訪問看護費の７〜９割（保険給付分）を訪問看護ステーションに支払います。

○ 請求は，保険者から審査支払の事務を委託されている国保連合会（訪問看護ステーションの所在地）宛に行います。

○ 請求方法は，原則，パソコン使用による伝送の方法ですが，磁気媒体（FD，CD）を国保連合会に送る方法，紙媒体（帳票）を送る方法の３通りがあります。

○ 伝送（インターネット回線）による場合は，国保連合会に電子請求登録することで，国保連合会のサーバーにアクセスするユーザー ID とパスワードが設定され，請求内容のデータを送受信できるようになります。

   ※国保連合会が行っている審査・支払いは，国民健康保険中央会（国保中央会）が開発したシステムが活用されている。システムには被保険者資格，支給限度額等のチェック機能があり，支払い事務を電算処理する。伝送による介護報酬請求は，国保中央会が提供している通信ソフトを使用する

③請求の仕方・支払いの流れ

○ 訪問看護を行った月の翌月 10 日までに，下記 2 つの合計額を国保連合会に請求します（**図 13**）。

   ・保険給付分として請求対象となる「居宅介護サービス費（要介護者）」と「介護予防サービス費（要支援者)」

   ・公費請求分：公費負担医療の該当者では，介護保険が優先する公費負担医療等の費用のうち，介護保険の給付対象を差し引いた公費負担分

○ 例えば，4 月 1 日〜 30 日の間に訪問看護を実施した場合は，5 月 10 日までに訪問看護ステーションの指定事業者である法人代表名で請求します。

○ 請求は，介護給付費請求に必要な介護給付費請求書と介護給付費明細書のデータを請求ソフトで作成し伝送します。

   ・国保連合会では，居宅介護支援事業者または介護予防支援事業者から伝送された「給付管理票情報」をもとに，訪問看護ステーションから送られてきた請求内容と給付限度額等を審査した結果をまず市区町村に送付する

   ・6 月の 4 週目に訪問看護ステーションに「介護給付費支払決定通知書」及び「介護給付費支払決定額内訳書」を送付し，国保連合会は市区町村からの支払いを受けて訪問看護ステーションに支払うことになる。ただし，支給限度基準額を超える費用は全額自費となるので請求できない

図13　介護給付費（公費負担含む）の請求・支払いの仕組み

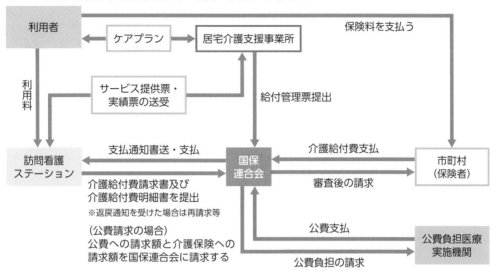

※国保連合会では，受付チェック後，エラーは返却する。居宅介護支援事業者等から提出された給付管理
票と訪問看護ステーションからの請求書等を突合し，給付限度額等の審査を行う（誤りがあれば返戻，
計画単位を超えている場合は査定を行う）。審査後市町村に請求書を送付し市町村から支払いを受けて，
訪問看護ステーションに支払う

4　事例でわかる（特別）訪問看護指示書及び 訪問看護計画書・報告書

○ 報酬請求事務にかかわるポイント（**表13**）から，訪問看護指示書（指示書）の見方
について述べます。

表 13 「訪問看護指示書」の見方：請求事務にかかわるポイント

ポイント 1：指示期間
　　訪問看護指示書の指示期間は 1 ～ 6 か月の範囲です。指示期間の記載日がない場合は，指示日より 1 か月が有効期間となりますが，主治医に確かめましょう

ポイント 2：主たる傷病名
　　主たる傷病名に記載されている疾患名で，介護保険と医療保険のどちらが優先になるのか決まります。「末期の悪性腫瘍」「パーキンソン病（ホーエン・ヤールの重症度分類がステージ 3 以上であって，かつ生活機能障害度がⅡ度またはⅢ度のものに限る）」「頸髄損傷」は，正確な記載が必要です

ポイント 3：褥瘡の深さ
　　褥瘡は「真皮を越える褥瘡の状態」であれば，特別管理加算を算定できます。また，特別訪問看護指示書は月 2 回まで交付することができます。ただし，指示書の DESIGN 分類または NPUAP 分類のどちらかに記載が必要です

ポイント 4：装着・使用医療機器
　　特別管理加算の算定対象となる状態の有無の確認になります。「気管カニューレ」を装着している状態であれば，特別管理加算を算定できます。また，特別訪問看護指示書は月 2 回まで交付することができます

ポイント 5：留意事項及び指示事項
　　診療の補助行為に関しては，文書による具体的な指示が必要とされています。リハビリテーションに関しては，1 日あたり 20・40・60（　）分を週（　）回の指示が必要となります。内容を確認しましょう

○ 訪問看護師は，指示書の留意事項及び指示事項の内容，介護保険利用者ではケアマネジャーのケアプランに沿って，訪問看護計画書（計画書）を作成します。また，実施後は訪問看護報告書（報告書）を作成し，主治医やケアマネジャーとの連携を行います。

○ 各様式の記載例を，表 13 のポイントなどとあわせて示します。

○ 事例の介護保険利用者は，途中で病状の変化により，特別訪問看護指示書が交付され，通常訪問から医療保険の頻回訪問に変更されました。

○ 訪問看護師が作成した，計画書と報告書の記載例も示します。看護師がどのような視点で作成しているかなど，参考にしてください。

A さんは 74 歳で，要介護 3。慢性閉塞性肺疾患にて在宅酸素療法，前立腺肥大症による尿閉で膀胱留置カテーテルを挿入中です。
主治医より訪問看護指示書が 1 か月の指示期間で発行されました。訪問看護は介護保険で週 2 回，月曜日と金曜日，理学療法士が週 1 回火曜日（40 分）に訪問を開始しましたが，月の途中で病状が変化し，「特別訪問看護指示書・在宅患者訪問点滴注射指示書」が発行されました。これに伴い，訪問看護が 14 日間に限り，医療保険での訪問看護に変更されました。幸い，14 日間で病状は回復し，その後，介護保険での通常訪問に戻りました。緊急訪問も行いました。

訪問看護指示書・在宅患者訪問点滴注射指示書の記載例と確認ポイント

(別紙様式16)

訪 問 看 護 指 示 書
在宅患者訪問点滴注射指示書
※該当

> ①指示期間を確認する。訪問看護の開始日または以前の日になっているか。指示期間は6か月以内か

> ②パーキンソン病ではホーエン・ヤールの重症度分類及び生活機能障害度の記載，頸髄損傷，末期がんなど，正確な記載が必要

訪問看護指示期間　（令和 6 年 6 月 1 日　～　6 年 6 月 30 日）
点滴注射指示期間　（令和　年　月　日　～　　年　月　日）

患者氏名	A	生年月日	昭和 25 年　○月　○日（ 74 歳）

患者住所	○○県○○市○町 1-1-1　　　　電話（　　）　　－

主たる傷病名	(1) 慢性閉塞性肺疾患	(2) 尿閉	(3) 狭心症
傷病名コード	8840399	7882002	4139007

> ⑧傷病名とあわせて，傷病名コードが記載されているか確認

現在の状況（該当項目に○等）

病状・治療状態	在宅酸素療法（安静時 2L，労作時 4L，睡眠時 2L）尿道バルンカテーテル留置
投与中の薬剤の用量・用法	1．ヘルベッサー R 1C 朝食後　　2．テオ□□ 3．ムコサール L カプセル45mg 1C 夕食後　4．フラ□□ 5．シムビコートタービュヘラー　　6．マグミット 250mg 3錠 分3

日常生活自立度	寝たきり度	J1　J2　A1　A2　(B1)　B2　C1　C2
	認知症の状況	(I)　IIa　IIb　IIIa　IIIb　IV　M

要介護認定の状況	要支援（ 1　2 ）　要介護（ 1　2　(3)　4　5 ）

褥瘡の深さ	DESIGN-R2020分類 D3　D4　D5　　NPUAP分類 III度　IV度

装着・使用医療機器等	1．自動腹膜灌流装置　　2．透析液供給装置　　(3) 酸素療法（ 2　 1/min） 4．吸引器　　　　　　5．中心静脈栄養　　6．輸液ポンプ 7．経管栄養（経鼻・胃瘻：サイズ　） (8) 留置カテーテル（部位：　　サイズ　） 9．人工呼吸器（陽圧式・陰圧式：設定　） 10．気管カニューレ（サイズ　　） 11．人工肛門　　　12．人工膀胱　　13．その他（　）

> ③真皮を越える褥瘡の状態であれば，特別管理加算の算定可。また，特別訪問看護指示書は月2回まで交付可

> ④使用している医療機器に○をつけ，（ ）内にはサイズ等，具体的に記載される。特別管理加算の対象かどうかをチェック

> ⑤医療保険の場合がある

留意事項及び指導事項

I　療養生活指導上の留意事項
全身状態の観察

II　(1) 理学療法士・作業療法士・言語聴覚士が行う訪問看護
　　1日あたり（ 40 ）分を週（ 1 ）回
　　下半身の筋力維持目的の運動と，歩行移動能力保持のための練習
　　2．褥瘡の処置等

　(3) 装着・使用医療機器等の操作援助・管理　酸素機器管理・バルンカテーテル交換時の介助

　(4) その他　便秘時には浣腸使用可。介護指導等

> ⑥職種，時間，回数の指示が必要

> ⑦診療の補助行為になるため，具体的な指示が必要

在宅患者訪問点滴注射に関する指示（投与薬剤・投与量・投与方法等）

緊急時の連絡先 不在時の対応	主治医クリニックまたは主治医携帯（123-4566-7890）

特記すべき留意事項（注：薬の相互作用・副作用についての留意点，薬物アレルギーの既往，定期巡回・随時対応型訪問介護看護及び複合型サービス利用時の留意事項等があれば記載して下さい。）

他の訪問看護ステーションへの指示
（ 無 　有：指定訪問看護ステーション名　　　　　　　　　　　　　　　）
たんの吸引等実施のための訪問介護事業所への指示
（ 無 　有：訪問介護事業所名　　　　　　　　　　　　　　　　　　　）

上記のとおり，指示いたします。

令和 6 年　6 月 1 日

医療機関名　△△クリニック
住　　　所　○○市○△町 1-1-1
電　　　話　　-　　-
（FAX.）　　-　　-
医師氏名　　△△　○○　　　　　　　　印

事業所　　○○訪問看護ステーション　　　殿

特別訪問看護指示書・在宅患者訪問点滴注射指示書の記載例と確認ポイント

(別紙様式 18)

特 別 訪 問 看 護 指 示 書
在宅患者訪問点滴注射指示書

①指示日は診療の日以降。期間を確認。特別指示書は 14 日間。週 4 日以上の訪問が必要

※該当する指示書を〇で囲むこと

②点滴注射の指示期間は週 1 回（7 日以内）で，月に何回でも交付可

特別看護指示期間（令和 6 年 6 月15日〜 6 年 6 月 28 日）
点滴注射指示期間（令和 6 年 6 月15日〜 6 年 6 月 21 日）

患者氏名 A	生年月日　明・大・㊐・平・令　25 年　〇月 〇日 （ 74 歳）

症状・主訴：
　下痢・発熱・全身倦怠感

③頻回に訪問が必要な理由が記載される

一時的に訪問看護が頻回に必要な理由：
　下痢にて，食事量低下。発熱あり，脱水と思われる
　呼吸状態の悪化はないため，点滴で様子を見る，1 回／1 日の点滴を 5 日間お願いします

留意事項及び指示事項（注：点滴注射薬の相互作用・副作用についての留意点があれば記載して下さい。）
　食事摂取が可能となれば点滴は中止します
　1 週間様子を見て，改善がなければ入院を考えます。病状の変化等時連絡ください

④訪問看護への指示の記載が必要となる

点滴注射指示内容（投与薬剤・投与量・投与方法等）
　〇△ 500mL／日
　5 日間 15 〜 19 日毎日

⑤点滴内容が具体的に記載される

緊急時の連絡先等

　診療所，または　主治医携帯（123-456-7890）

上記のとおり，指示いたします。

令和 6 年 6 月 15 日

医療機関名　△△クリニック
住　　　所　〇〇市〇△町 1-1-1
電　　　話　　　　-　　　-
（ＦＡＸ.)　　　　-　　　-
医師氏名　△△　〇〇　　　　　　　　　　　　印

事業所　〇〇訪問看護ステーション　　　殿

訪問看護計画書（介護保険）の記載例

別紙様式1

訪問看護計画書

利用者氏名	A	生年月日	昭和25年 ○月 ○日 （ 74 歳）
要介護認定の状況	要支援（1　2）　要介護（1　2　③　4　5）		
住　　所	○○市○○町 1-1-1		

看護・リハビリテーションの目標

長期目標：体調管理のもと，入院せずに自宅で過ごすことができる

短期目標：異常時に看護師等に連絡できる
　　　　　呼吸困難が増強することなく日常生活を続けられる

> 介護保険の利用者では，ケアプランにそった目標や計画になっていることが重要

年 月 日	療 養 上 の 課 題 ・ 支 援 内 容	評 価
R6.6.1	＃1.COPD による低酸素状態の持続に伴う合併症の潜在的状態：呼吸不全増悪，心不全発症のリスク状態 ①バイタルサイン測定他一般状態観察 ②日常生活状況の把握，住環境整備，清潔援助 ③酸素機器の管理，内服薬管理 ④呼吸リハビリテーション（呼吸法・動作方法他） ⑤下肢筋力強化訓練等 ⑥他職種連携及び緊急時対応 #2.前立腺肥大に伴う排尿障害 ①膀胱留置カテーテル管理，交換時介助 ②性状・量の確認，水分摂取等の指導	

> 利用者の病状の変化により計画が変更されたり，追加になったときは，計画立案日を記入する

衛生材料等が必要な処置の有無		有 ・ 無
処 置 の 内 容	衛生材料（種類・サイズ）等	必 要 量
膀胱留置カテーテル	16Fr	主治医がすべて準備・提供している

備考（特別な管理を要する内容，その他留意すべき事項等）

在宅酸素療法　/　膀胱留置カテーテル管理

作成者①	氏　名：○○○○	職　種：看護師・保健師
作成者②	氏　名：△△△△	職　種：理学療法士・作業療法士・言語聴覚士

上記の訪問看護計画書に基づき指定訪問看護又は看護サービスの提供を実施いたします。

令和 6 年 6 月 1 日

> 指示書に基づき，計画を立案するため，指示日以降で，訪問日より前の日付となる

事業所名　　○○訪問看護ステーション

管理者氏名　　○○○○

○○クリニック　△△　○○ 殿

訪問看護報告書（介護保険）の記載例

別紙様式2

訪問看護報告書

利用者氏名	A	生年月日	S25 年	○月 ○日（ 74 歳）

要介護認定の状況	要支援（ 1 2 ） 要介護（ 1 2 ③ 4 5 ）

住　　所	○○市○町 1-1-1

訪問日	令和 6 年 6 月 1　2　③　4　5　6　⑦ ⑧　9　⑩　11　12　13　⑭ ⑮　⑯　⑰　⑱　⑲　20　21 ㉒　23　㉔　25　㉖　27　㉘ ㉙　㉚　㉛ 訪問日を○で囲むこと。理学療法士，作業療法士又は言語聴覚士による訪問看護を実施した場合は◇，特別訪問看護指示書に基づく訪問看護を実施した日は△で囲むこと。緊急時訪問を行った場合は×印とすること。なお，右表は訪問日が2月にわたる場合使用すること

（吹き出し）訪問の記載に誤りがないか確認する。介護保険，医療保険，精神科訪問看護の報告書で異なる記載があるので注意する

病状の経過	T：36.6 〜 37.4℃　P：88 〜 98 回／分　Bp：120-136/60-70㎜ Hg　SpO₂：92 〜 97％（酸素吸入量2.5L 〜 4L）暑い日があり，扇風機等を使用していた。6/14 訪問時に下痢と食欲不振の訴えがある。6/12 から下痢。食事摂取量が減少し，脱水となる。6/15 から特別指示書にて点滴及び体調観察にて頻回訪問し，体調回復する。その後は体調不良なく経過するも，30 日に尿が赤いと連絡があり緊急訪問するが，更衣時に刺激したとの報告で，バッグ内は淡血性であるが，チューブ内は黄色にて特に問題ない

看護の内容	病状の観察，酸素機器の管理，入浴介助，呼吸リハビリテーション，膀胱留置カテーテル管理及び交換介助，点滴注射，相談助言，緊急時対応，家族への介護相談，指導，多職種連携

家庭での介護の状況	妻が介護している。息子は仕事のため介護にはかかわらない

衛生材料等の使用量および使用状況	衛生材料等の名称：（ 膀胱留置カテーテル　16Fr　　　　　　　　　） 使用及び交換頻度：（ 28 日に 1 回交換　　　　　　　　　　　　） 使用量：（1 セット　　　　　　　　　　　　　　　　　　　　　）

衛生材料等の種類・量の変更	衛生材料等（種類・サイズ・必要量等）の変更の必要性：　有　・　無 変更内容

特記すべき事項
在宅酸素療法24 時間　／　膀胱留置カテーテル留置中

作成者	氏　名：○○○○	職　種：看護師・保健師

上記のとおり，指定訪問看護又は看護サービスの提供の実施について報告いたします。

令和　6 年　6 月 30 日

（吹き出し）報告書の提出日は，指示期間にかかわらず，月 1 回以上

事業所名　○○訪問看護ステーション

管理者氏名　　○○○○

ック　△△　○○殿

理学療法士，作業療法士又は言語聴覚士による訪問看護の詳細　[別添]

利用者氏名	A
日常生活自立度	自立　J1　J2　A1　A2　(B1)　B2　C1　C2
認知症高齢者の日常生活自立度	自立　(I)　Ⅱa　Ⅱb　Ⅲa　Ⅲb　Ⅳ　M

| 理学療法士，作業療法士又は言語聴覚士が行った訪問看護，家族等への指導，リスク管理等の内容 | 実施内容：退院後のため，呼吸法の取得状況確認，動作をあわせた呼吸法の指導，下肢筋力強化等を中心に計画する

バイタルチェック・その他病状観察・酸素機器管理・会話・訴えの傾聴，療養上の相談・指導，家族ケア，呼吸リハビリテーション，多職種連携・調整，ROM練習，筋力強化練習，自動・他動運動，屋外移動動作練習，バランス練習を行っている

本人の居室とトイレは2階，風呂は1階にある。酸素の延長チューブと退院後で下肢筋力の低下もあり階段昇降時は転倒のリスクが大きい。本人は尿バッグを持って移動するため，家族に階段昇降時の延長チューブ操作を説明する。しばらくは食事は2階に運んでもらうこととし，入浴時は看護師が酸素機器等操作及び階段昇降を介助する。階段昇降時は足の運びを呼吸にあわせるように声掛けするよう説明した
6/15〜体調不良のためリハビリテーションは中止し，29日から再開する |

	項目	自立	一部介助	全介助	備考
活動	食事	(10)	5	0	
	イスとベッド間の移乗	15 座れるが移れない→5	(10)—監視下	0	尿バッグを持って移動するため介助が必要
	整容	(5)	0	0	
	トイレ動作	10	(5)	0	尿の廃棄は家族
	入浴	5	0	(0)	ほぼ看護師による全介助
	平地歩行	15 車椅子操作が可能→5	(10)—歩行器等	0	歩行時は酸素吸入下
	階段昇降	10	(5)	0	手すりを持ってゆっくり
	更衣	10	(5)	0	靴下は介助
	排便コントロール	(10)	5	0	緩下剤でコントロール中
	排尿コントロール	(10)	5	0	カテーテル挿入中
	合計点		70／100		
	コミュニケーション		軽度難聴あり		
参加	家庭内の役割		父親として家族の核となっている		
	余暇活動 (内容及び頻度)		TV鑑賞，室内での運動		
	社会地域活動 (内容及び頻度)		現在は行っていない		
	終了後に行いたい社会参加等の取組		今は考えられないと言われる		
	看護職員との連携状況，看護の視点からの利用者の評価		下痢で脱水から一時体調が悪化したが，点滴にて改善。入浴時は看護師の介助で階段昇降，シャワー浴はできている。口すぼめ呼吸も習得でき，入浴中も呼吸状態は安定している。今後体調をみながら，家族介助での階段昇降を指導検討。リハビリ前には尿の廃棄を行うように指導する		

評価

特記すべき事項

作成者	氏名：○○　○○	職種：(理学療法士)・作業療法士・言語聴覚士

3

介護保険制度の訪問看護

4 公費負担医療制度の訪問看護

☑CHECK!!

☐ 利用者の負担を軽減するために，訪問看護ステーションが関連する公費負担医療制度について把握しておくことが大切です。請求・支払いの仕組みを理解しておきましょう。

☐ 利用者が公費負担医療の対象かどうかを確認しましょう。

☐ 公費負担医療の適用優先順位の内容と対象者，公費負担割合を理解しておく必要があります。

1 訪問看護ステーションが関連する公費負担医療制度

○ 公費負担医療制度は利用者負担部分を軽減するための制度です。

○ 医療保険と公費負担医療制度を併用する場合は，保障的給付以外は医療保険が優先し，利用者負担額が公費の対象となります。

○ 生活保護法の介護扶助など，介護保険制度においても公費負担医療制度があります。

○ 介護保険と併用する場合も医療保険と同様，介護保険優先公費となります。

2 公費負担医療制度の主な内容

①請求事務について

○ 法別番号と，2種類以上の公費負担医療の場合は適用順序があるため，請求業務では，注意が必要です（**表14・15**）。

表14　訪問看護に関する主な公費負担医療の根拠法・法別番号・対象者・公費負担割合等

公費負担医療制度の内容	法別番号	訪問看護の対象者	資格証明書	給付割合（原則）
戦傷病者特別援護法　療養の給付	13	第2次世界大戦傷病者	戦傷病者手帳所持者	10割
同上　　　　　　　　更生医療	14	同上	同上	10割
原子爆弾被爆者に対する援護に関する法律	18	認定疾病医療の対象者	被爆者健康手帳所持者	10割
心神喪失等の状態で重大な他害行為を行った者の医療及び観察等に関する法律による医療の実施に係る医療の給付	30	医療観察訪問看護の対象者	受給者証	保険優先，本人負担分
障害者総合支援法　精神通院医療	21	通院精神障害者	受給者証	9割＋負担上限月額を控除した額（保険優先）
同上法による　　　　更生医療	15	自立支援医療受給者	受給者証	同上
同上法による　　　　育成医療	16	自立支援医療受給者	受給者証	同上
原子爆弾被爆者に対する援護に関する法律	19	一般疾病対象者	被爆者健康手帳所持者	保険の残り分
児童福祉法による小児慢性特定疾病医療支援	52	小児慢性特定疾病の対象者（18歳未満）	受給者証	8割＋負担上限月額を控除した額（保険優先）
難病の患者に対する医療等に関する法律	54	特定医療の対象者	受給者証	8割＋負担上限月額を控除した額（保険優先）
特定疾患治療費，先天性血液凝固因子障害等治療費	51	対象者	受給者証	保険の残り分
石綿による健康被害の救済に関する法律	66	対象者	石綿健康被害医療手帳	保険優先，残り全額公費
生活保護法による医療扶助（法第15条関係）	12	被保護者	医療券	保険の残り分，支払い能力に応じ自己負担あり

表 15　訪問看護に関する主な介護保険優先公費の一覧（適用優先順位）

公費負担医療制度の内容	法別番号	給付対象	資格証明書	公費の給付率	介護保険関連給付対象
障害者総合支援法による精神通院医療	21	通院による精神障害者の医療	受給者証	100% 介護保険優先，本人負担額あり	訪問看護
同上　　　　　　更生医療	15	身体障害者に対する更生医療	受給者証	100% 介護保険優先，本人負担額あり	訪問看護
原子爆弾被爆者に対する援護に関する法律（一般疾病医療費の給付）	19	医療全般の対象者	被爆者健康手帳	100% 介護保険優先，残り全額公費	訪問看護
難病の患者に対する医療等に関する法律	54	特定の疾患のみ	受給者証	100% 介護保険優先 利用者本人負担額あり	訪問看護
被爆体験者精神影響等調査研究事業の実施について	86	被爆体験による精神的要因に基づく健康影響に関連する特定の精神科精神疾患または関連する身体化症状，心身症のみ	受給者証	100% 介護保険優先，残り全額公費	訪問看護
特定疾患治療研究事業について	51	特定の疾患のみ	受給者証	同上	訪問看護
先天性血液凝固因子障害等治療研究事業について	51	特定の疾患のみ	受給者証	同上	訪問看護
「水俣病総合対策費の国庫補助について」「療養費及び研究治療費の支給」	88	水俣病発生地域において過去に通常のレベルを超えるメチル水銀の曝露を受けた可能性のある者における水俣病にもみられる症状に関する医療	医療手帳 被害者手帳	同上	訪問看護
「メチル水銀の健康影響に係る調査研究事業について」	88	メチル水銀の曝露に起因するものでないことが明らかなものを除く疾病等の医療	医療手帳	同上	訪問看護
「茨城県神栖町における有機ヒ素化合物による環境汚染及び健康被害に係る緊急措置事業要綱」について「医療費の支給」	87	茨城県神栖町におけるジフェニルアルシン酸の曝露に起因する疾病等の医療	医療手帳	同上	訪問看護
石綿による健康被害の救済に関する法律「指定疾病に係る医療」	66	指定疾病に係る医療	石綿健康被害医療手帳	同上	訪問看護
中国残留邦人等の円滑な帰国の促進並びに永住帰国した中国残留邦人等及び特定配偶者の自立の支援に関する法律「介護支援給付」	25	介護保険及び介護予防，日常生活支援総合事業（一般介護予防事業を除く）の給付対象サービス	介護券	100% 介護保険優先 利用者本人負担あり	介護保険及び介護予防，日常生活支援総合事業（一般介護予防事業を除く）の給付対象サービス
生活保護法（介護扶助）	12	介護保険及び介護予防，日常生活支援総合事業（一般介護予防事業を除く）の給付対象サービス	介護券	100% 介護保険優先 利用者本人負担あり	同上

②訪問看護がかかわる主な公費負担医療制度について

▶ **戦傷病者特別援護法による更生医療（給付は10割）**

- ・給付：第2次世界大戦で受けた傷病に対する給付
- ・対象：指定訪問看護事業者等用医療券の交付を受けた者
- ・請求：都道府県宛の訪問看護療養費請求書と同明細書を添えて審査支払機関に提出する

▶ **原子爆弾被爆者に対する援護に関する法律の認定疾病医療（給付は10割）・一般疾病医療（医療保険または介護保険の自己負担分）**

- ・対象：被爆者健康手帳の保持者
- ・請求：公費負担医療として審査支払機関に請求する

▶ **心神喪失等の状態で重大な他害行為を行った者の医療及び観察等に関する法律による医療の実施に係る医療の給付（10割）**

- ・給付：医療観察精神科訪問看護指示書，医療観察精神科特別訪問看護指示書に基づく訪問看護を提供する
- ・対象：心神喪失等の状態で重大な他害行為を行って，「通院対象者通院医学管理」のもとに通院している者

○ 指定通院医療機関の主治医の指示に基づき，本人または家族の了解を得て訪問し，看護または必要な療養上の指導を行います。

○ 医療観察訪問看護を行う訪問看護ステーションは，「訪問看護事業型指定通院医療機関」の指定を地方厚生局長から受ける必要があります。指定を受けるにあたっては，「通院対象者通院医学管理」を行う医療機関との連携が条件となっています。

▶ **障害者総合支援法による精神通院医療・更生医療・育成医療（保険給付9割＋負担上限額を控除した額）（表16）**

- ・対象：医療受給者証の保有者
- ・請求：公費負担分として明細書に記載し，審査支払機関に請求する

表16 障害者総合支援法による精神通院医療・更生医療・育成医療

精神通院医療 都道府県知事等による医療受給者証	精神疾患で継続的な通院医療を必要とし，精神障害のため長期にわたり日常生活や社会生活への制約がある人（知的障害者は除く）
更生医療 市町村による医療受給者証	18歳以上の身体障害者手帳を持っている人で，医療を行うことにより身体の機能障害の軽減・改善など，治療効果が期待できる人
育成医療 市町村による医療受給者証	18歳未満の児童で，身体に障害があるか，治療を行わなければ障害が残ると認められる疾患があり，かつ確実な治療効果が期待できる人

▶ **児童福祉法による小児慢性特定疾病医療支援**
　（自己負担が2割となるような保険給付＋公費負担）

・対象：①悪性新生物，②慢性腎疾患，③慢性呼吸器疾患，④慢性心疾患，⑤内分泌疾患，⑥膠原病，⑦糖尿病，⑧先天性代謝異常，⑨血液疾患，⑩免疫疾患，⑪神経・筋疾患，⑫慢性消化器疾患，⑬染色体または遺伝子に変化を伴う症候群，⑭皮膚疾患群，⑮骨系統疾患，⑯脈管系疾患で医療受給者証の交付を受けている児童（18歳未満）（p475参照）

※引き続き治療が必要な場合は20歳到達時まで延長可

・請求：都道府県知事等により指定小児慢性特定疾病医療機関の指定を受ける。医療受給者証を確認して行った訪問看護を医療保険の明細書に公費負担分として記載し，審査支払機関に請求する

※詳細は，小児慢性特定疾病情報センターホームページ（https://www.shouman.jp）を参照のこと

▶ **難病の患者に対する医療等に関する法律（難病法）による特定医療**
　（自己負担が2割となるような保険給付＋公費負担）

・対象：難病の患者に対する医療等に関する法律（難病法）により新たな医療費（特定医療費）助成制度の対象者で医療受給者証が交付されている人。長期の療養を必要とする341疾病が助成対象となる（p472〜474参照）。病状は「個々の指定難病の特性に応じ，日常生活または社会生活に支障があると医学的に判断される程度」とされる

・請求：都道府県知事等の指定を受けている指定医療機関が指定難病の患者に対し行い，月額の自己負担上限額は所得や治療状況に応じて設定されている。対象者は医療受給者証と併せて自己負担上限額管理票が交付される。入院・入院外の区別を設定せず，また，複数の指定医療機関（病院，薬局，訪問看護ステーション（介護保険における訪問看護等を含む）等）で支払われた自己負担をすべて合算したうえで自己負担上限月額を適用する（**表17**）。医療保険（または介護保険）の明細書に公費負担分の額を記載して審査支払機関に請求する

※詳細は，厚生労働省のホームページ「難病対策」（https://www.mhlw.go.jp/stf/seisakunitsuite/bunya/kenkou_iryou/kenkou/nanbyou/index.html）を参照のこと

表17　自己負担（月額・円）

階層区分	階層区分の基準		患者負担割合：2割		
			自己負担額上限額（外来＋入院）		
			原則		人工呼吸器等装着者
			一般	高額かつ長期※	
生活介護	—		0	0	0
低所得者Ⅰ	市町村民	本人年収〜80万円	2,500	2,500	1,000
低所得者Ⅱ	税非課税	本人年収80万円超	5,000	5,000	
一般所得Ⅰ	市町村民税7.1万円未満 （約160万円〜約370万円）		10,000	5,000	
一般所得Ⅱ	市町村民税7.1万円以上25.1万円未満 （約370万円〜約810万円）		20,000	10,000	
上位所得	市町村民税25.1万円以上 （約810万円〜）		30,000	20,000	
入院時の食事			全額自己負担		

※高額かつ長期とは月毎の医療費総額が5万円以上を超える月が年間6回以上ある者（例えば医療保険の2割負担の場合，医療費の自己負担が1万円を超える月が年間6回以上）

▶ 特定疾患治療研究事業実施要項の医療費（保険の残り分）

▶ 先天性血液凝固因子障害等治療研究事業（保険の残り分）

▶ 生活保護法による医療扶助（保険の残り分）（図14）

・給付：医療保険利用者で生活保護による訪問看護の場合は医療扶助として給付される。医療扶助の給付は無保険者の場合はすべて公費，健保70歳以上は2割分が公費，健保70歳未満は公費3割，ただし，義務教育就学前の児童は2割

・対象：生活保護の指定医療機関が診察の結果，訪問看護の必要を認めて医療券（p290参照）の交付を受けた被保護者

・請求：都道府県知事等から生活保護法の指定医療機関の指定を受けた訪問看護ステーションは，福祉事務所が発行する「生活保護法医療券」に基づき訪問看護を行い，明細書等に記載して審査支払機関に請求する。「その他の利用料」は医療券を発行した福祉事務所に，利用料にかかる請求書により請求する

※医療券は暦月単位で発行される

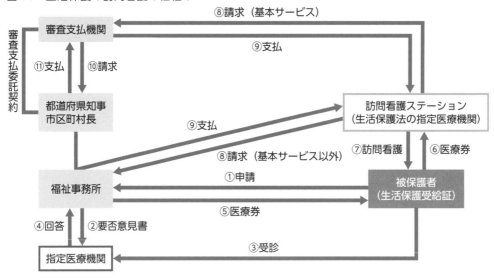

図 14　生活保護の訪問看護の仕組み

※⑤，⑥の医療券は，直接福祉事務所から訪問看護ステーションに交付される場合もある

3 介護保険における公費負担医療対象者

① 介護保険の訪問看護利用者

○ 介護保険の訪問看護利用者には，障害者総合支援法による更生医療，原爆被爆者援護法の一般疾病医療，難病の患者に対する医療等に関する法律（難病法）による特定医療，先天性血液凝固因子障害等治療研究事業に基づく公費負担医療などがあります。以下の公費は介護保険法に優先される公費です。

▶ **労働災害に対する補償の給付**

　・労働基準法：療養補償など

▶ **公務災害に対する補償の給付**

　・消防法による損害の補償：療養補償，介護補償など

▶ **国家補償的給付**

　・戦傷病者特別援護法：療養の給付，更生医療の給付

　・原子爆弾被爆者に対する援護に関する法律：医療の給付

○ 保険優先の公費負担医療受給者では，利用者負担が公費の対象となります。

○ 利用者からは，公費の本人負担額と公費対象とならない介護保険サービスの額を受

け取ります。そして，国保連合会へ公費の請求額と介護保険への請求額を提出します。

②生活保護法による介護扶助

○ 生活保護法による介護扶助では介護保険給付と公費負担医療が優先し，給付されない分が介護扶助の請求の対象となり，原則として現物給付により行われます。

　・給付：介護保険利用者で生活保護による訪問看護の場合は介護扶助として給付される（生活保護法介護券は p300 を参照）。訪問看護ステーションは，介護保険の指定を受けた時点で生活保護法の指定医療機関とみなされる

　・対象：福祉事務所に申請して，生活保護の指定医療機関が診察の結果，訪問看護の必要を認めて福祉事務所から介護券の交付を受けた被保護者（生活保護の受給証保持者）。利用者のケアマネジャー等が福祉事務所にケアプラン等の写しを提出し，福祉事務所から「介護券」が交付される

　※介護券は暦月単位で交付される

　・請求：訪問看護ステーションは，福祉事務所が発行した「介護券」に基づき訪問看護を行い，介護給付費明細書等に記載し，国保連合会に請求する

　※「基本サービス以外のサービス」は介護券を発行した福祉事務所に利用料にかかる請求書により請求する

Column

障害福祉制度との連携

○ 障害福祉サービスの実施者は市町村で，保険給付ではなく公費で行われます。相談支援専門員はサービス等利用計画を作成する計画相談支援を実施します。

○ 障害福祉サービスには，訪問系サービス，短期入所などの介護給付，就労移行支援など訓練等給付，補装具，自立支援医療の給付があります。さらに，相談支援やコミュニケーション支援などの地域生活支援事業を市町村が実施しています。

○ 訪問看護が関連するのは自立支援医療で，精神通院医療・更生医療・育成医療が対象となります（図15）。

○ 看護師配置のない児童発達支援事業者との委託契約による「医療連携体制強化加算」にかかる訪問看護（健康観察や医療的ケア）を行うことができます。

図 15　障害福祉サービス制度

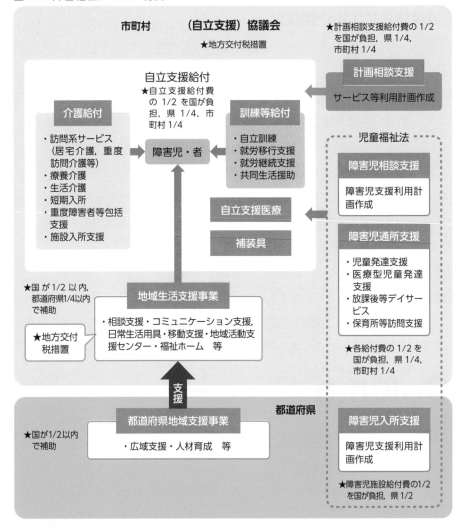

○ 更生医療は 18 歳以上の身体障害者手帳を有する人が対象となります。

○ 障害の認定を受けるには，都道府県に診断書等をもって申請します。視覚・聴覚障害，平衡機能障害，肢体不自由等の障害を認定されると身体障害者手帳（**図16**）が交付されます。例えば，右上肢の機能全廃では 2 級の認定となります。当該手帳で利用できる公的サービスは重度心身障害児者医療などの医療費助成です。その他，自治体による違いはありますが，交通機関の利用割引，税金控除，義足や杖の支給，特別障害者手当の支給などがあります。

図16 身体障害者手帳の見本

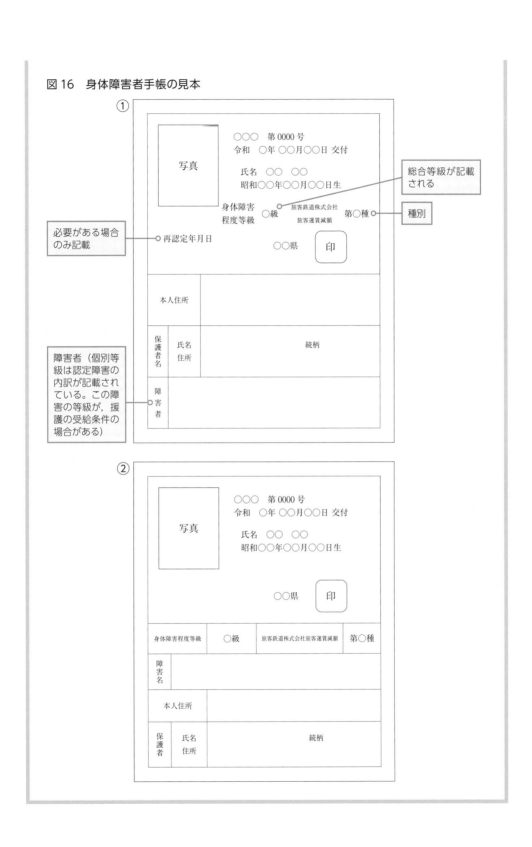

5 高額療養費制度等

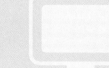

☑CHECK!!

□ 介護保険における高額介護（介護予防）サービス費の支給は，世帯合算と個人の負担上限額（月額）が設定されて，上限額を超えるときに払い戻されます。

□ 医療保険における高額療養費制度は，初めから自己負担限度額までを払い，それ以上は支払わない仕組みが導入されています。

 **1 介護保険における
高額介護（介護予防）サービス費の支給**

○ 世帯合算と個人の負担上限額（月額）が設定されて，上限額を超えるときは払い戻されます（表18）。

表18　介護保険における世帯合算と個人の負担上限額（月額）

区分	負担の上限（月額）	
現役並所得者に相当する方がいる世帯の人 ※同一世帯に課税所得145万円以上の65歳以上の人がいる場合	年収約1,160万円以上	140,100円（世帯）
	年収約770万円以上約1,160万円未満	93,000円（世帯）
	年収約383万円以上約770万円未満	44,400円（世帯）
世帯内の誰かが市区町村民税を課税されている人	44,400円（世帯） ※同じ世帯のすべての65歳以上の人（サービスを利用していない人を含む）の利用者負担の割合が1割の世帯に年間上限額（446,400円）を設定	
世帯の全員が市区町村民税を課税されていない人	24,600円（世帯）	
前年度の合計所得金額と公的年金等収入額の合計が年間80万円以下の人等	24,600円（世帯）	
	15,000円（個人） ※個人とは利用者本人の負担上限額を指す	
生活保護を受給している人等	15,000円（個人）	

2 医療保険における高額療養費制度

○ 自己負担額が高額にならないように，自己負担限度額が定められ，それを超えると払い戻しが行われる仕組みです。はじめから自己負担限度額を払い，それ以上は支払わない仕組みも導入されているのが高額療養費制度です。所得区分に応じた計算の仕方があります（**表19**）。

○ 70歳未満と70歳以上，世帯全体の限度額（70歳以上を含めた世帯単位と70歳未満を含めた世帯単位）に分けられています（**表20・21**）。

○ 高額療養費の支給を受けるためには支給申請書に訪問看護ステーション等に支払った基本利用料の領収書を添付して保険者に提出し支給を受けます。償還払い方式が原則です。

表19　高額療養費（70歳未満）

適用区分	1月の上限額（世帯）
年収約1,160万円〜 健保／83万円以上　国保／901万円超	252,600円＋（医療費ー842,000）×1% 〈多数回140,100円〉
年収約770万円〜約1,160万円 健保／53万円〜79万円　国保／600万円〜901万円	167,400円＋（医療費ー558,000）×1% 〈多数回93,000円〉
年収約370万円〜約770万円 健保／28万円〜50万円　国保／210万円〜600万円	80,100円＋（医療費ー267,000）×1% 〈多数回44,400円〉
〜年収約370万円 健保／26万円以下　国保／210万円以下	57,600円 〈多数回44,400円〉
住民税非課税者	35,400円〈多数回24,600円〉

注：1つの医療機関等での自己負担（院外処方代を含む）では上限を超えないときでも，同じ月の別の医療機関等での自己負担（69歳以下の場合は21,000円以上であることが必要）を合算することができる。この合算額が上限額を超えれば，高額療養費の支給対象となる

表 20　70 歳以上の高額療養費（医療保険・後期高齢者医療）

適用区分		外来（個人）	1 月の上限額（世帯）
現役並み	年収約 1,160 万円以上 標報 83 万円以上／課税所得 690 万円以上	252,600 円＋（医療費－ 842,000）× 1% 〈多数回 140,100 円〉	
	年収約 770 万円～約 1,160 万円 標報 53 万円以上／課税所得 380 万円以上	167,400 円＋（医療費－ 558,000）× 1% 〈多数回 93,000 円〉	
	年収約 370 万円～約 770 万円 標報 28 万円以上／課税所得 145 万円以上	80,100 円＋（医療費－ 267,000）× 1% 〈多数回 44,400 円〉	
一般	年収 156 万円～約 370 万円 標報 26 万円以下／課税所得 145 万円未満等	18,000 円 （年間上限 144,000 円）	57,600 円 〈多数回 44,400 円〉
住民税非課税	Ⅱ住民税非課税世帯	8,000 円	24,600 円
	Ⅰ住民税非課税世帯 （年金収入 80 万円以下など）		15,000 円

注：1 つの医療機関等での自己負担（院外処方代を含む）では上限を超えないときでも，同じ月の別の医療機関等での自己負担を合算することができる。この合算額が上限額を超えれば，高額療養費の支給対象となる

表 21　高額介護合算療養費の自己負担限度額　※毎年 8 月～翌年 7 月までの 1 年間

区分		後期高齢＋介護保険	被用者または 国保＋介護保険 （70 ～ 74 歳がいる世帯）	被用者または 国保＋介護保険 （70 歳未満がいる世帯）
標準報酬 83 万円～		212 万円	212 万円	212 万円
53 万円～ 79 万円		141 万円	141 万円	141 万円
28 万円～ 50 万円		67 万円	67 万円	67 万円
26 万円以下		56 万円	56 万円	60 万円
低所得者	Ⅱ	31 万円	31 万円	34 万円
	Ⅰ	19 万円	19 万円	

第 **2** 章

記載例からわかる
報酬請求業務の実際

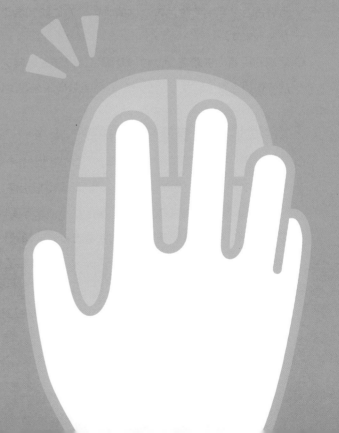

1 初回訪問・契約時の チェックポイント

☑CHECK!!

□ 訪問看護の開始前から，確認しておかなければならない情報がいくつかあります。確認不足が請求の誤りにつながりますので，新規受付時に欠かせない内容を予め整理しておきます。

□ 後々のトラブルにつながらないよう，加算に関する説明書など，契約時に使用する資料を用意することも必要です。

□ 契約時は，正確な利用者情報を得るよい機会となります。確認漏れを防ぐために，初回訪問時までの準備が必要です。

1 初回訪問前に確認すること

①新規依頼の受付

○ 訪問看護の新規依頼は主に，入院中の方が退院した後に訪問看護サービスを導入する場合と，自宅で生活または療養中の方に訪問看護サービスを新たに導入する場合があります。

○ 新規利用者の依頼を受け付けた際には，訪問看護ステーションの管理者，または新規依頼担当看護師が窓口となり，必要な情報を収集します。

②情報の収集 ― 管理者・新規受付担当者

○ 医療機関や居宅介護支援事業所等から新規利用者の依頼を受ける際，入院中の利用者についての情報を，医療機関からの訪問看護指示書（指示書）や看護サマリー等で事前に確認します。居宅介護支援事業所から依頼を受けた場合は，必要な情報を事前に得るために，申込票を兼ねた「訪問看護新規依頼票」を予めステーションで作成しておき，介護支援専門員（ケアマネジャー）に記入してもらうようにすると，明確です。

○ 指示書が発行されていない場合には，主治医に発行を依頼します。その場合は，「訪問看護新規依頼票」の情報をもとに，ステーションから主治医に指示書の交付を依頼することもあります。

訪問看護新規依頼票の例

訪問看護新規依頼票

依頼日　　　年　　　　月　　　　日

貴事業所名＿＿＿＿＿＿＿＿＿＿＿＿＿＿　　ご担当者様氏名＿＿＿＿＿＿＿＿＿＿＿＿＿＿

電話番号＿＿＿＿＿＿＿＿＿＿＿＿＿＿＿　　FAX 番号＿＿＿＿＿＿＿＿＿＿＿＿＿＿＿

利用者情報

① 氏名　　　　：＿＿＿＿＿＿＿＿＿＿＿＿様　　　性別（男・女）
（フリガナ）

② 生年月日　　：明・大・昭・平・令　　　年　　　　月　　　　日　　　年齢　　　　歳

③ 住所　　　　：＿＿＿＿＿＿＿＿＿＿＿＿＿＿＿＿＿＿＿＿＿＿＿＿

④ 電話番号　　：＿＿＿＿＿－＿＿＿＿＿－＿＿＿＿＿

⑤ □独居　・　□同居（　　　　　　　　　　　　　　　　）

⑥ 主介護者＿＿＿＿＿＿＿＿＿＿＿＿＿　　本人との関係＿＿＿＿＿＿＿＿＿＿＿＿＿

⑦ 医療機関名＿＿＿＿＿＿＿＿＿＿＿　　主治医名＿＿＿＿＿＿＿＿＿＿＿＿＿

⑧ 保険区分　　　医療保険・公費負担（　　　　　　　　　　　　　　　　　　）
　　　　　　　　介護保険（1 号被保険者・2 号被保険者）公費（　　　　　　　　　　）

⑨ 日常生活自立度（寝たきり度）　J 自立・A 一部介助・B 部分介助・C 全面介助

⑩ 認知症の状況　　　　　　　Ⅰ・Ⅱ・Ⅱa・Ⅱb・Ⅲ・Ⅲa・Ⅲb・Ⅳ・M

⑪ 要介護認定　未申請・有　（要支援 1・要支援 2・要介護 1・要介護 2・要介護 3・要介護 4・要介護 5）

⑫ 病名　　　　：＿＿＿＿＿＿＿＿＿＿＿＿＿＿＿＿＿＿＿＿＿＿＿＿＿

⑬ 病状等現在の状況

病状＿＿＿＿＿＿＿＿＿＿＿＿＿＿＿＿＿＿＿＿＿＿＿＿＿＿＿＿＿＿＿
＿＿＿＿＿＿＿＿＿＿＿＿＿＿＿＿＿＿＿＿＿＿＿＿＿＿＿＿＿＿＿＿＿
＿＿＿＿＿＿＿＿＿＿＿＿＿＿＿＿＿＿＿＿＿＿＿＿＿＿＿＿＿＿＿＿＿

医療管理の有無　有　（HOT・IVH・点滴注射・人工呼吸器・各種ストーマ・CAPD・PTCD
　　　　　　　　その他：　　　　　　　　　　　　　　　　　　　　　　　）

介護状況　介護者の状況：身体的状況（良・普通・不良）・精神的状況（良・普通・不良）
＿＿＿＿＿＿＿＿＿＿＿＿＿＿＿＿＿＿＿＿＿＿＿＿＿＿＿＿＿＿＿＿＿
＿＿＿＿＿＿＿＿＿＿＿＿＿＿＿＿＿＿＿＿＿＿＿＿＿＿＿＿＿＿＿＿＿

⑭ 社会資源利用の有無
　　　有・無：　訪問介護・訪問入浴・通所・その他＿＿＿＿＿＿＿＿＿＿＿＿＿

⑮ 訪問看護サービス依頼内容＿＿＿＿＿＿＿＿＿＿＿＿＿＿＿＿＿＿＿＿＿＿＿＿
＿＿＿＿＿＿＿＿＿＿＿＿＿＿＿＿＿＿＿＿＿＿＿＿＿＿＿＿＿＿＿＿＿
＿＿＿＿＿＿＿＿＿＿＿＿＿＿＿＿＿＿＿＿＿＿＿＿＿＿＿＿＿＿＿＿＿

⑯ 希望曜日　　月・火・水・木・金　　訪問頻度　　　回 / 週　・　月

> 訪問看護初回訪問の前に
> 基本情報及び居宅サービス計画書（暫定）をお送りくださいますよう、お願い致します。

○○訪問看護ステーション　TEL：■■－▲▲▲▲－○○○○　FAX：■■－▲▲▲▲－□□□□

③訪問看護は医療保険か介護保険か?

○ 訪問看護サービス導入時に，利用者の保険証（被保険者証），指示書に記載されている傷病名，公費負担医療受給者証の有無を確認します。訪問看護サービスが「医療保険」になるのか「介護保険」になるのか，また，訪問看護が適用対象の公費負担医療受給者なのかを，まず確認します。さらに，訪問看護サービスにかかる加算の確認もする必要があります。

利用者の年齢と介護の必要，疾病等からみた介護保険と医療保険の使い分け

年齢	介護保険の訪問看護		医療保険の訪問看護（後期高齢者医療制度を含む）	
	ケアプランに基づく訪問時間区分と回数		週3日の制限	週4日以上算定可
	要介護度別支給限度額あり		○1回の訪問は30分～1時間30分程度 ○精神科訪問看護では30分未満または30分以上	
				1日2回または3回以上の算定可
40歳未満			傷病者	○厚生労働大臣が定める疾病等（別表7） ○特別管理加算（別表8） ○特別訪問看護指示期間 ○精神科特別訪問看護指示期間（ただし1回/日） ○精神科病院退院後3か月（ただし5日/週で1回/日）
40歳以上65歳未満		16特定疾病で認定者	16特定疾病以外の傷病者 16特定疾病の非認定傷病者	
65歳以上	要介護・要支援認定者		介護保険の非認定傷病者 介護保険の給付は行わない者（精神科訪問看護・指導料，精神科訪問看護基本療養費にかかる訪問看護の利用者）	

（公益財団法人日本訪問看護財団：2024年版　訪問看護関連報酬・請求ガイド，p19, 公益財団法人日本訪問看護財団，2024. より）

④医療保険と介護保険で注意するポイント

○ 医療保険での訪問看護は原則週3日を限度として提供されますが，特別訪問看護指示書の指示期間中，及び，特掲診療料の施設基準等別表第7に掲げる疾病等の者（厚生労働大臣が定める疾病等の者），特掲診療料の施設基準等別表第8に掲げる者（特別管理加算の対象者）については，週4日以上の訪問看護を提供できます（p15参照）。

特掲診療料の施設基準等別表第7に掲げる疾病等の者（厚生労働大臣が定める疾病等の者）

○末期の悪性腫瘍　○多発性硬化症　○重症筋無力症　○スモン　○筋萎縮性側索硬化症　○脊髄小脳変性症　○ハンチントン病　○進行性筋ジストロフィー症　○パーキンソン病関連疾患（進行性核上性麻痺，大脳皮質基底核変性症，パーキンソン病（ホーエン・ヤールの重症度分類がステージ3以上であって生活機能障害度がⅡ度またはⅢ度のものに限る））　○多系統萎縮症（線条体黒質変性症，オリーブ橋小脳萎縮症，シャイ・ドレーガー症候群）　○プリオン病　○亜急性硬化性全脳炎　○ライソゾーム病　○副腎白質ジストロフィー　○脊髄性筋萎縮症　○球脊髄性筋萎縮症　○慢性炎症性脱髄性多発神経炎　○後天性免疫不全症候群　○頸髄損傷　○人工呼吸器を使用している状態

特掲診療料の施設基準等別表第8に掲げる者（特別管理加算の対象者）

1. 在宅麻薬等注射指導管理，在宅腫瘍化学療法注射指導管理または在宅強心剤持続投与指導管理もしくは在宅気管切開患者指導管理を受けている状態にある者または気管カニューレもしくは留置カテーテルを使用している状態にある者
2. 下のいずれかを受けている状態にある者
   在宅自己腹膜灌流指導管理，在宅血液透析指導管理，在宅酸素療法指導管理，在宅中心静脈栄養法指導管理，在宅成分栄養経管栄養法指導管理，在宅自己導尿指導管理，在宅人工呼吸指導管理，在宅持続陽圧呼吸療法指導管理，在宅自己疼痛管理指導管理，在宅肺高血圧症患者指導管理
3. 人工肛門または人工膀胱を設置している状態にある者
4. 真皮を越える褥瘡の状態にある者
5. 在宅患者訪問点滴注射管理指導料を算定している者

○ 週4日以上訪問看護を提供する場合，以下も可能となります。
　・1日に複数回の訪問看護
　・2か所の訪問看護ステーションの利用
　・週7日の計画により，3か所の訪問看護ステーションの利用
○ 介護保険の要介護・要支援認定者であっても，以下の場合は医療保険（訪問看護療養費）の給付となるので，注意が必要です。
　・精神疾患（認知症を除く）の場合は，医療保険の精神科訪問看護基本療養費の算定となる（精神科訪問看護基本療養費の算定には地方厚生局への届出書が必要）（p15・16参照）

・急性増悪等により頻回の訪問看護を行う必要がある旨の特別訪問看護指示書が発行されている場合，月1回に限り，指示期間開始日から14日を限度（気管カニューレ使用者や真皮を越える褥瘡がある場合は一月に2回まで）として，医療保険の訪問看護となる

2 初回訪問時に確認すること

① 保険証・医療受給者証の確認

○ 初回訪問時に，保険証（被保険者証），医療受給者証，限度額適用・標準負担額減額認定証，公費負担医療の有無を確認します。

○ 被保険者証に記載されている「保険者番号」「被保険者証番号」，公費負担医療受給者証に記載されている「公費負担者番号」「受給者番号」をもとに，保険請求をすることになります。チェックリスト（p76参照）も参考にしてください。

○ 2024（令和6）年6月から訪問看護でも導入された「オンライン資格確認・オンライン請求」のうち「オンライン資格確認」により，保険証の最新情報を確認することができます。健康保険証利用登録済みのマイナンバーカードのICチップにより，モバイル端末等で資格情報を確認することができます（※詳細はp124，「オンライン資格確認・オンライン請求」参照）。

マイナンバーカードの例

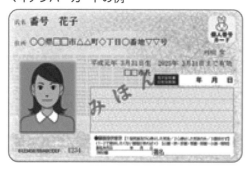
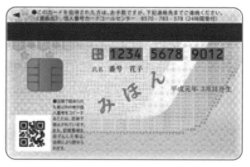

国民健康保険被保険者証の例

| 国民健康保険 被保険者証 | 有効期限　　令和○○年　○月　○○日
記号　**-**　番号****　（枝番） |

氏　　名　　　　○○　○○○
生年月日　　　　昭和○○年○○月○○日　　　　性別　　女
資格取得年月日　平成○○年○○月　○日
交付年月日　　　令和○○年○○月　○日
世帯主氏名　　　○○　○○
住　　所　　　　○○市◇◇町○丁目○番○号

印

| 保険者番号 | ＊ | ＊ | ＊ | ＊ | ＊ | ＊ | 保険者名　　○○市 |

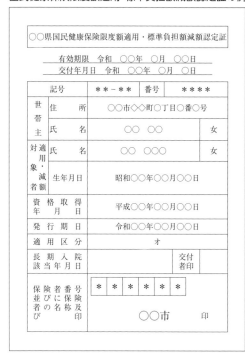

国民健康保険限度額適用・標準負担額減額認定証の例

| ○○県国民健康保険限度額適用・標準負担額減額認定証 |

有効期限　令和　○○年　○月　○○日
交付年月日　令和　○○年　○月　○日

記　号	**-**	番号	****

世帯主	住　　所	○○市◇◇町○丁目○番○号	
	氏　　名	○○　○○	女
対象者・減額適用	氏　　名	○○　○○○	女
	生年月日	昭和○○年○○月○○日	
資格取得年月日		平成○○年○○月○○日	
発行期日		令和○○年○○月○○日	
適用区分		オ	
長期入院該当年月日			交付者印
保険者番号並びに保険者の名称及び印	＊＊＊＊＊＊＊　○○市　印		

健康保険限度額適用認定証の例

| 健康保険限度額適用認定証 |

令和　　　年　　　月　　　日交付

被保険者	記　　号		番　号	
	氏　　名			男女
	生年月日	大正・昭和・平成・令和　年　月　日		
適用対象者	氏　　名			男女
	生年月日	昭和・平成・令和　年　月　日		
	住　　所			
発効年月日		令和　　年　　月　　日		
有効期限		令和　　年　　月　　日		
適用区分				
保険者	所在地			
	保険者番号			
	名称及び印			

後期高齢者医療被保険者証の例

後期高齢者医療被保険者証	有効期限								
	令和○年○月○○日								

後期高齢者医療被保険者証　　　　有効期限

被保険者証番号　| * | * | * | * | * | * | * | * |　　　令和○年○月○○日

住　　　所　　　○○市◇◇町○丁目○番○号

氏　　　名　　　○○　　○○○

生年月日　　　昭和○年○○月○○日　　性別　女

資格取得年月日　　平成○○年○月○日

発効期日　　　平成○○年○月○日

交付年月日　　　令和○年○月○日

一部負担金の割合　　　　1割

保険者番号　　3 9 * * * * * *

保険者名　　○○県後期高齢者医療広域連合

後期高齢者医療限度額適用・標準負担額減額認定証の例

後期高齢者医療限度額適用・標準負担額減額認定証	
有効期限　令和○○年　○月○○日	
交付年月日　令和○○年　○月　○日	
被保険者番号	＊＊＊＊＊＊＊＊
被保険者 住　　所	○○市◇◇町○丁目○番○号
氏　　名	○○　○○○　　女
生年月日	昭和○○年○○月○○日
資格取得年月日	平成○○年○○月○○日
発行期日	令和○○年○○月○○日
一部負担金の割合	1割
長期入院該当年月日	保険者印
保険者番号並びに保険者の名称及び印	3 9 * * * * * *　　印　　○○県後期高齢者医療広域連合

介護保険被保険者証の例

（一）		（二）				（三）									
介護保険被保険者証		要介護状態区分等				給付制限	内容	期　間							

（一）側
- 介護保険被保険者証
- 番　号
- 被保険者　住　所
- フリガナ
- 氏　名
- 生年月日　明治・大正・昭和　年　月　日　性別　男・女
- 交付年月日　令和　年　月　日
- 保険者番号並びに保険者の名称及び印

（二）側
- 要介護状態区分等
- 認定年月日　令和　年　月　日
- 認定の有効期間　令和　年　月　日〜令和　年　月　日
- 居宅サービス　区分支給限度額基準額　令和　年　月　日〜令和　年　月　日　1月あたり
- （うち種類支給限度基準額）　サービスの種類　種類支給限度基準額
- 認定審査会の意見及びサービスの種類の指定

（三）側
- 給付制限　内容　期間
- 開始年月日　令和　年　月　日　終了年月日　令和　年　月　日
- 開始年月日　令和　年　月　日　終了年月日　令和　年　月　日
- 開始年月日　令和　年　月　日　終了年月日　令和　年　月　日
- 居宅介護支援事業者及びその事業所の名称　届出年月日　令和　年　月　日
- 届出年月日　令和　年　月　日
- 届出年月日　令和　年　月　日
- 介護保険施設等　種類　入所入院　年月日　令和　年　月　日
- 名称　退所通院　年月日
- 種類　入所入院　年月日　令和　年　月　日
- 名称　退所通院　年月日　令和　年　月　日

介護保険負担割合証の例

介護保険負担割合証

交付年月日　　年　月　日

被保険者	番　号	
	住　所	
	フリガナ	
	氏　名	
	生年月日	明治・大正・昭和　年　月　日　性別　男・女

利用者負担の割合	適用期間	
割	開始年月日　令和　年　月　日 終了年月日　令和　年　月　日	
割	開始年月日　令和　年　月　日 終了年月日　令和　年　月　日	

保険者番号並びに保険者の名称及び印

特定医療費（指定難病）受給者証の例

特定医療費（指定難病）受給者証

公費負担者番号		5	4	*	*	*	*	*	*
受給者番号		0	5	*	*	*	*	*	*

受診者	住　所	○○県○○市○○－○－○	
	氏　名	○○○　○○	女
	生年月日	昭和　○○　年　○○　月　○○　日生	

保護者 （受診者が18歳未満）	住所	
	氏名	続柄

疾病名	①	多系統萎縮症
	②	
	③	

保険者番号	01＊＊＊＊＊＊	適用区分	Ⅲ

有効期間	令和○○年　○月　○日から　令和○○年○○月○○日まで

負担上限月額	2,500 円 （食事療養標準負担及び生活療養標準負担額は本人負担）

指定医療機関	名称	○○○○○クリニック
	所在地	○○市◇◇町○－○－○
	名称	△△薬局
	所在地	○○市◇◇町○－○－○
	名称	○○○○訪問看護ステーション
	所在地	○○市◇◇町

高額長期		所得階層		軽症者		呼吸器等		同一世帯	

自立支援医療受給者証の例

自立支援医療受給者証（精神通院）

印
○○県知事

令和　○○年　○月　○○日交付

取扱窓口名		○○市						公費負担番号	2	1	＊	＊	＊	＊	＊	＊
受給者番号		＊	＊	＊	＊	＊	＊	負担番号	9	3	＊	＊	＊	＊	＊	＊

受給者	氏名	○○　○○	男	生年月日	昭和　○年　○月　○○日
	住所	○○県○○市○○　○−○−○			

有効期間	公費負担	令和○○年　○月　○日　から　令和○○年　○月　○○日　まで
	医療費助成	令和○○年　○月　○日　から　令和○○年　○月　○○日　まで

月額自己負担上限額	5,000 円　医療費の本人負担なし	高額治療継続者（重度かつ継続）	───

医療機関	名称	○○病院
	所在地	○○市○○○　○−○−○
薬局	名称	○○薬局
	所在地	○○市○○○　○−○−○
その他	名称	○○○○訪問看護ステーション
	所在地	○○市○○○　○−○−○

② 保険証等を確認するうえで知っておきたいポイント

○ 各々の医療保険制度毎に，保険者番号，公費負担者番号が導き出されているため，番号により種別が判断できる仕組みになっています。

○ 正確な負担割合を算出するためには，医療保険被保険者証のほかに，「健康保険限度額認定証」，または「限度額適用・標準負担額減額認定証」が発行されているかを確認する必要があります。

○ 要介護被保険者で，訪問看護を医療保険で算定する場合には，介護保険被保険者証の確認も必要です。訪問看護療養費明細書の特記事項に記載する必要があり（p115 特記事項「5　介」を○で囲む），訪問看護請求システムに基本情報として入力します。

○ 保険証等の情報の取扱いには注意します。

▶ オンライン資格確認を利用する場合

○ 医療保険証，限度額適用認定証，限度額適用・標準負担額減額認定証，生活保護受

給者に交付される医療券はオンライン資格確認で確認できますが，一部医療保険証，公費負担受給者証など，確認できないものがあります。今後追加される予定のものもありますが，それまでは今まで同様，目視により確認する必要があります。

③加算への同意

○ 医療保険においても介護保険においても，初回訪問時，または契約時に，訪問看護師から加算について利用者に説明します。病状や訪問状況等により発生する加算等があることを説明し，同意を得ます。

○ 契約時の「訪問看護サービスにかかる加算」などの説明書を添付して説明します。ここでは，医療保険の例をあげます。

「訪問看護サービスにかかる加算」の同意書の例

医療保険での訪問看護サービスにかかる加算

＜病状や訪問状況、指導等により加算されます＞

□２４時間対応体制加算
　２４時間連絡をできる体制にあり、緊急時及び必要に応じて、電話相談または訪問看護を利用することができます（訪問時には別途料金がかかります）月に１回加算されます。

> ２４時間対応体制加算のお申込み
>
> 　令和　　　年　　　月　　　日付で訪問看護をお申込みになりました
>
> 　(利用者名)　　　　　　　　　　　　様に対し、令和　　　年　　　月　　　日より
>
> 　２４時間対応体制加算を実施いたします。
> 　　　　□イ.24時間対応体制における看護業務の負担軽減の取組を行っている場合
> 　　　　□ロ.イ以外の場合
> 　　　　※24時間対応体制加算は、訪問看護ステーションの施設基準の届け出により（イ）または（ロ）
> 　　　　のいずれかを算定します。当訪問看護ステーションは（　イ　・　ロ　）の届け出をしております。

※緊急訪問を行った場合、さらに緊急訪問看護加算が加算される場合があります。

□特別管理加算

特別管理加算（Ⅰ）重症度等の高い場合	特別管理加算（Ⅱ）
□在宅麻薬等注射指導管理	□在宅自己腹膜灌流指導管理
□在宅腫瘍化学療法注射指導管理	□在宅血液透析指導管理
□在宅強心剤持続投与指導管理	□在宅酸素療法指導管理
□在宅気管切開患者指導管理	□在宅中心静脈栄養法指導管理
□気管カニューレを使用している状態	□在宅成分栄養管理栄養法指導管理
□留置カテーテルを使用している状態	□在宅自己導尿管理
	□在宅持続陽圧呼吸療法指導管理
	□在宅人工呼吸指導管理
	□在宅自己疼痛管理指導管理
	□在宅肺高血圧症患者指導管理
	□人工肛門・人工膀胱を設置している状態
	□真皮を超える褥瘡の状態
	□在宅患者訪問点滴注射管理指導料を算定

※病状、装着・医療機器等が変更になった場合、特別管理加算も変更になります。

「訪問看護サービスにかかる加算」の同意書の例（つづき）

□難病等複数回訪問看護加算

厚生労働大臣が定める疾病等（別表第7※1・別表第8※2）の利用者、特別訪問看護指示書が交付された利用者で、1日に2回または3回以上の訪問看護を行った場合に加算されます。

□長時間訪問看護加算

特別管理加算の対象となる利用者に対して、90分の訪問看護に連続して長時間の訪問看護を行う場合、1回の訪問看護につき加算されます。

□乳幼児加算

乳幼児（6歳未満）の利用者に訪問看護を行う場合、1日に1回加算されます。

　　□6歳未満の乳幼児の場合

　　□6歳未満の乳幼児で、厚生労働大臣は定める者に該当する場合

　　　　乳幼児加算にかかる厚生労働大臣が定める者

　　　　　　（1）超重症児または準超重症児

　　　　　　（2）特掲診療料の施設基準等別表7に掲げる疾病等の者（※1）

　　　　　　（3）特掲診療料の施設基準等別表8に掲げる者（※2）

□複数名訪問看護加算

下記の該当者となる利用者に、同時に複数の看護師等が訪問看護を行ったときに加算されます。

　　　　イ　別表第7に掲げる者（厚生労働大臣の定める疾病等）（※1）

　　　　ロ　別表第8に掲げる者（特別管理加算の対象者）（※2）

　　　　ハ　特別訪問看護指示書による訪問看護を受けている者

　　　　ニ　暴力行為、著しい迷惑行為、器物破損行為等が認められる者

　　　　ホ　利用者の身体的理由により一人の看護師等による訪問看護が困難と認められる者（看護補助者の場合に限る）

　　　　ヘ　その他利用者の状況から判断して、イからホまでのいずれかに準ずると認められる者（看護補助者の場合に限る）

□夜間・早朝訪問看護加算、深夜訪問看護加算

夜間（午後6時から午後10時までの時間）、または早朝（午前6時から午前8時までの時間）、深夜（午後10時から翌6時まで）に訪問看護を行った場合、1日につきそれぞれ1回ずつ加算されます。

□退院時共同指導加算

退院または介護老人保健施設の退所にあたって、訪問看護師が入院・入所先に出向き、在宅療養生活について医師及び看護師等が指導を行った場合、退院、退所後の初回の訪問看護の際に1回（特別な場合は2回）加算されます。

　　◇特別管理指導加算

　　　退院後、特別な管理が必要な方に対して、退院時共同指導を行った場合に、退院時共同指導加算に追加して加算されます。

「訪問看護サービスにかかる加算」の同意書の例（つづき）

□退院支援指導加算
　　退院日に訪問看護が必要であると認められ、居宅に訪問して療養上必要な指導を行った場合に加
　算されます。または、長時間（９０分以上）、複数回の訪問（合計時間が９０分を超えた場合）の
　加算があります。

□在宅患者連携指導加算
　　訪問看護師が訪問診療を実施している医療機関を含め、歯科訪問診療または訪問薬剤管理指導を
　実施している保険薬局と月に２回以上情報共有を行い、指導を行った場合に加算されます。

□在宅患者緊急時等カンファレンス加算
　　状態の急変や診療方針の変更に伴い、保険医療機関の医師の求めにより開催されたカンファレン
　スに訪問看護師が参加して、共同で指導を行った場合に加算されます。（月２回まで）

□看護・介護職員連携強化加算
　　喀痰吸引等の業務を行う介護職員等の支援を行った場合に加算されます。

□専門管理加算
　　緩和ケア、褥瘡ケア、人工肛門ケア及び人工膀胱ケアの専門の研修を受けた看護師が計画的な管
　理を行った場合、または、特定行為研修を修了した看護師が計画的な管理を行った場合に月１回
　加算されます。

□訪問看護医療DX情報活用加算
　　電子資格確認により、利用者の診療情報等を取得したうえで訪問看護の実施に関する計画的な管
　理を行った場合に月１回に限り加算されます。

□訪問看護情報提供療養費１、２、３
　　利用者の居住地の市区町村、保育所、学校や、指定特定相談支援事業者、指定障害児相談支援事
　業者、保険医療機関等に訪問看護の情報を提供した場合に算定されます。
　①保健福祉サービスとの連携を強化し、利用者に対する総合的な在宅療養を推進することを目的
　　とするもので、健康教育、健康相談、機能訓練、訪問指導等の保健サービスまたはホームヘル
　　プサービス（入浴、洗濯等のサービスも含む）等の福祉サービスを有効に提供することを目的
　　とし、市区町村等が情報提供を求めているものです。
　②医療的ケアが必要な小児の入園・入学時・転園・転学時に年１回。さらに、医療的ケアの実施
　　方法等を変更した場合は月１回、訪問看護ステーションから保育所等、学校や指定特定相談支
　　援事業者、指定障害児相談支援事業者への医療的ケア等の情報提供を行います。
　③保険医療機関、介護老人保健施設または介護医療院に入院・入所する利用者の訪問看護にかか
　　る情報を、主治医を介して提供する場合に算定されます。

「訪問看護サービスにかかる加算」の同意書の例（つづき）

□訪問看護ターミナルケア療養費1

　在宅、特別養護老人ホーム等で死亡した利用者(介護予防は対象外)について、死亡日及び死亡前14日以内（15日間）に2回以上の訪問看護を実施し、訪問看護におけるターミナル支援体制について利用者及びその家族等に対して説明したうえでターミナルケアを行った場合に加算されます。（ターミナルケア実施後、24時間以内に在宅以外で死亡した場合を含みます）

□訪問看護ターミナルケア療養費2

　特別養護老人ホーム等で死亡した入所者で当該施設の看取り介護加算等を算定している利用者(介護予防は対象外)について、死亡日及び死亡前14日以内（15日間）に2回以上の訪問看護を実施し、訪問看護におけるターミナル支援体制について利用者及びその家族等に対して説明したうえでターミナルケアを行った場合に加算されます。

□訪問看護ベースアップ評価料（I）

　訪問看護ステーションが主として医療に従事する職員の賃金の改善を実施している場合に、利用者一人につき、月1回に限り算定されます。

　　　　　　　訪問看護サービスの開始にあたり、訪問看護にかかる加算等についての説明を受けました。
　　　　　　　　　　　　　　　　　　　　令和　　　年　　　月　　　日

　　　　　事業所　　　○○○訪問看護ステーション

　　　　　管理者　　　○　○　　○　○　　　　　㊞

　　　　　利用者＿＿＿＿＿＿＿＿＿＿＿＿＿＿＿＿㊞

　　　　　ご家族（代理人）＿＿＿＿＿＿＿＿＿＿㊞

「訪問看護サービスにかかる加算」の同意書の例（つづき）

［参考］

※1 別表第7＜厚生労働大臣が定める疾病等＞

〇末期の悪性腫瘍 〇多発性硬化症 〇重症筋無力症 〇スモン 〇筋萎縮性側索硬化症 〇脊髄小脳変性症 〇ハンチントン病 〇進行性筋ジストロフィー症 〇パーキンソン病関連疾患（進行性核上性麻痺、大脳皮質基底核変性症、パーキンソン病（ホーエン・ヤールの重症度分類がステージ3以上であって生活機能障害度がⅡ度またはⅢ度のものに限る。）） 〇多系統萎縮症（線条体黒質変性症、オリーブ橋小脳萎縮症、シャイ・ドレーガー症候群） 〇プリオン病 〇亜急性硬化性全脳炎 〇ライソゾーム病 〇副腎白質ジストロフィー 〇脊髄性筋萎縮症 〇球脊髄性筋萎縮症 〇慢性炎症性脱髄性多発神経炎 〇後天性免疫不全症候群 〇頸髄損傷 〇人工呼吸器を使用している状態

※2 別表第8

1. 在宅麻薬等注射指導管理，在宅腫瘍化学療法注射指導管理または在宅強心剤持続投与指導管理もしくは在宅気管切開患者指導管理を受けている状態にある者または気管カニューレもしくは留置カテーテルを使用している状態にある者
2. 在宅自己腹膜灌流指導管理、在宅血液透析指導管理、在宅酸素療法指導管理、在宅中心静脈栄養法指導管理、在宅成分栄養経管栄養法指導管理、在宅自己導尿指導管理、在宅人工呼吸指導管理、在宅持続陽圧呼吸療法指導管理、在宅自己疼痛管理指導管理または在宅肺高血圧症患者指導管理を受けている状態にある者
3. 人工肛門または人口膀胱を設置している状態にある者
4. 真皮を越える褥瘡の状態にある者
5. 在宅患者訪問点滴注射管理指導料を算定している者

3 算定漏れ・請求の誤りを防ぐ工夫

○ 初回訪問担当者が収集した利用者情報をもとに，事務職員が訪問看護請求システムに必要事項を入力します。

○ 保険種別，病名，公費負担医療の有無，加算等を，担当看護師と事務職員が双方で確認し合うことで，算定漏れや請求誤りを防ぐことができます。

○ 予め確認項目をまとめたチェックリストを作成し，活用することで確認漏れを防ぐことができます。チェックリストを表紙に，訪問看護記録Ⅰ（初回訪問記録），保険証，指示書などをまとめて，訪問看護師から事務職員に提出するなど，情報漏れのないように工夫します。

○ 契約時は正確な利用者情報を得る機会です。確認漏れがないようにするには，初回訪問時までの準備が大切です。初回訪問時に必要な情報を得られないこともありますが，必要書類に不備がないよう注意しましょう。

初回訪問チェックリストの例

初回訪問チェックリスト

利用者氏名 　　　　　　　　　　　　　　　　　　　　　様

初回訪問日 　　　　　　　　　年　　　　月　　　　日

契約担当者 　　　　　　　　　担当看護師

※チェックを入れてください

保険種別	□ 医療保険　　　　　□ 介護保険		
提出書類等	□ 初回訪問記録　　　□ 新規受付簿　　　□ 医療保険証の確認 □ 介護保険証確認（□認定済・□申請中）　　　□ 介護保険負担割合証の確認 　　□ 訪問看護指示書（ □ 指示期間の確認 ・ □ 装着、使用医療機器等の確認 ） 　　□ 退院後の訪問診療の有無 （ 無・有<　　　　　　　　　　　　　　>） 　　　※訪問診療有の場合の指示書の依頼先 （ 病院 ・ 往診医 ） 　　　訪問診療への指示書依頼月 （ 　　　月～） □ 公費受給者証(自立支援(21)・特定医療(54)・生保・その他<　　　　　　>) □ リハビリテーション 　　1日当たりの訪問時間 （ 　　　）分 ・ 週 （ 　　　）回		
加　算	医療保険	□ 24時間対応体制加算　　　□ 特別管理加算 （ 5,000円 ・ 2,500円 ） □ 退院時共同指導加算　　<実施日　　　／　　　> 　　□ 特別管理指導加算 □ 退院支援指導加算　　<退院日　　　／　　　> □ オンライン資格確認	
	介護保険	□ 緊急時訪問看護加算 □ 特別管理加算 （ 500単位 ・ 250単位 ） □ 退院時共同指導加算　　<実施日　　　／　　　> □ 初回加算 （ Ⅰ・Ⅱ ）	
支払方法	□ 口座振替・・・・□ 口座振替依頼書　　　　　□ 現金　　　□ 振込		
その他	学生実習 （ 可 ・ 不可 ）		

2　一月の業務の流れと請求前の確認ポイント

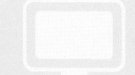

☑CHECK!!

☐ 保険請求を正確に行うためには，訪問看護をめぐる制度について理解し，訪問看護療養費や介護給付費，それぞれの保険における加算等の算定要件を把握するとともに，算定間違い（不正請求）や，そもそも保険請求できない訪問看護サービスが発生しないようにすることなどが大切です。

☐ そのためには，一月の流れのなかで，請求前に管理者，訪問看護師，事務職員が，日々の訪問看護の利用状況について互いに確認し合う仕組みを設けるなど，未然にミスを防ぐためのチェック体制をつくることが必要になります。

> **請求業務を正確に行うために** ➡ **チェック体制をつくる**

①看護師⇔事務職員のダブルチェック
②看護師⇔事務職員⇔管理者のトリプルチェック
③チェックリストや確認表を作成して活用する

1　スケジュール表で一月の流れを把握する

○ 訪問看護の保険請求を行うには，訪問看護サービスの開始時，または開始前からの請求に関する準備が必要です。訪問看護は医療保険制度と介護保険制度に基づき，一月の実績を翌月10日までに請求することが基本となっています。

○ 訪問看護ステーションの事務職員が行う保険請求以外の日常業務等としては，訪問看護サービスに欠かせない訪問看護指示書（指示書）の交付依頼，訪問看護計画書（計画書）・訪問看護報告書（報告書）の送付などがあります。

○ 請求業務を効率よく行うためには，請求業務を進めるだけでなく，日々の訪問看護や緊急対応などの利用状況，保険証・受給者証等の有効期限などを簡便に確認できるようにするなどの管理上の工夫，備品，小口現金の管理など，ステーション運営上の管理にも気を配ることが大切です。

○ 業務分担等はそれぞれの訪問看護ステーションにより異なりますが，各々のステーションにあったスケジュール表を作成して一月の流れを把握すると，業務が進めやす

くなります。請求関連業務の月間スケジュールの一例と業務内容等を紹介します。

請求関連業務の月間スケジュールの例

日にち	医療保険請求	介護保険請求	日常業務等
1	前月実績確認 （訪問回数・加算等の確認）	前月実績確認（訪問回数・加算等の確認） ケアマネジャーへの実績報告	小口現金締め
2	「心身の状態」の入力期限終了		
3	公費（21・54等）利用者自己負担累計金額の確認		
4		返戻・保留一覧表確認 介護給付費等支払決定通知書確認	訪問看護報告書・計画書送付準備
5			訪問看護指示書依頼準備
6	訪問看護の情報提供書の送付		
7	利用料 口座振替結果データ処理，その他の利用料の確認		週間訪問実績の確認
8	訪問看護療養費請求一覧表作成 利用料 請求金額集計	介護給付費請求一覧表作成 利用料 請求金額集計	
9	社会保険診療報酬支払基金（支払基金）等へレセプト送付・送信	国民健康保険団体連合会（国保連合会）へレセプト伝送	
10	レセプト提出期限 利用料 前月分入金一覧表作成 利用料 請求一覧表作成 利用料 未入金リスト作成		訪問看護報告書・計画書を医療機関へ送付 訪問看護指示書依頼
11		訪問看護の提供票・実績表ファイリング	特定医療費（54）医療費総額・自己負担額を利用者毎の一覧表へ記入
12	利用料 請求書・領収証発行 利用料 口座振替データ作成		
13			
14			週間訪問実績の確認
15	利用料 請求書・領収証発送		当月分訪問看護報告書，翌月分訪問看護計画書の一括コピー
16			
17			
18			
19			
20	診療報酬等決定通知書入金額確認	介護給付費等支払決定通知書入金額確認	保険証・医療券等期限確認
21			週間訪問実績の確認
22			
23			
24	利用料 口座振替データ送信（最終締切日）		翌月分の訪問看護の情報提供書の一括コピー
25	心身の状態・訪問看護の情報提供書の看護師別入力一覧表の作成		翌月提供票確認リスト作成
26			
27	被保険者証，受給者証有効期限確認		
28			担当看護師別変更事項確認表配布 週間訪問実績の確認
29			
30		翌月分提供票（担当者別利用者一覧表）配布	
31	レセプト「心身の状態」の入力開始		看護師別翌月分提供票配布 訪問看護指示書依頼準備

各業務内容の紹介

医療保険	「心身の状態」の入力	訪問看護療養費請求書の「心身の状態」欄や，訪問看護の情報提供書の「病状・障害等の状態」欄を担当看護師が請求システムに入力する。
	公費（21・54 等）利用者自己負担累計金額の確認	各利用者の「自己負担上限額管理票」の累積額（月額）を担当看護師が利用者に確認し，請求システムに入力する。
	訪問看護の情報提供書の送付	訪問看護情報提供療養費を算定する利用者の情報提供書を，管轄の機関に送付する。
	訪問看護療養費請求一覧表作成	最終確認後，訪問看護療養費請求書・訪問看護療養費明細書を出力し，訪問看護療養費請求一覧表を作成する。訪問看護療養費請求一覧表により，国保連合会等から送付される「診療報酬等決定通知書」等の支払決定額の確認する。
	支払基金等へレセプト送付	支払基金，国保連合会へ毎月 10 日までに送付または送信する。
	診療報酬等決定通知書入金額確認	診療報酬等決定通知書と訪問看護療養費請求一覧表の金額を確認する。
	心身の状態・訪問看護の情報提供書の看護師別入力一覧表の作成	訪問看護療養費請求書の「心身の状態」欄や訪問看護の情報提供書の「病状・障害等の状態」欄の入力に漏れがないよう，担当看護師毎に入力する利用者の一覧表を作成し配る。
介護保険	ケアマネジャーへの実績報告	1 週間毎に訪問実績を確認し，前月の訪問回数，加算等の最終確認後，月初めにサービス提供実施報告書等で実績報告をする。
	公費（21・54 等）利用者自己負担累計金額の確認	各利用者の「自己負担上限額管理票」の累積額（月額）を担当看護師が利用者に確認し，請求システムに入力する。
	返戻・保留一覧表確認	請求システム，または国保連伝送システムで，国保連合会からの審査結果，支払通知，連絡文書を受信し，内容を確認する。返戻や過誤決定分は誤りを確認し，再請求する。保留や減単位となったものは，内容によりケアマネジャーに確認する。
	介護給付費請求一覧表作成	最終確認後，介護給付費請求書・介護給付費明細書を出力し，介護給付費請求一覧表を作成する。介護給付費請求一覧表により，国保連合会から送付される「介護給付費等決定通知書」の支払決定額の確認する。
	国保連合会へレセプト伝送	インターネット伝送システムでデータファイルを国保連合会に送信する。
	訪問看護の提供票・実績表ファイリング	保険請求終了後，当月の「提供票・別表」と「実績表」を利用者毎にまとめ保管する。ファイルをカナ順でまとめ，利用者毎にファイルする。
	介護給付費等支払決定通知書入金額確認	支払決定通知書と介護給付費請求一覧表の金額を確認する。
	翌月分提供票（担当者別利用者一覧表）配布	翌月分サービス提供票を担当者毎に分け，表紙に担当者別利用者一覧表を付けて配布する。
利用料	口座振替結果データ処理	金融機関の料金代行回収サービスの利用料口座振替結果を確認する。振替不能の利用料は繰越額に計上し，再度請求をする。
	その他の利用料の確認	医療保険制度の適用外となる訪問看護サービスの差額利用料や，交通費などの実費負担の利用料を確認する。介護保険制度では，実施地域以外の交通費の差額を確認する。
	請求金額集計	保険請求終了後，利用者負担額が確定するので，利用料確認のため一度集計する。訂正等があった場合は，修正後に再度集計し，利用料請求額を確定させる。
	前月分入金一覧表作成	利用料未入金を確認し，一覧表を作成し繰越額を確認する。
	請求一覧表作成	未入金額を確認後，請求一覧表を作成する。
	未入金リスト作成	利用料未入金の利用者のリストを作成し，徴収漏れがないように確認する。また，ステーション内でリストを共有する。
	請求書・領収証発行	請求書・領収証を発行し，内容，支払方法等，誤りがないか確認する。
	口座振替データ作成	料金代行回収サービス利用料の口座振替データを作成する。
	請求書・領収証発送	請求書・領収証を担当看護師毎にまとめ，配布する。担当看護師の確認後，郵送分請求書等は郵送する。
	口座振替データ送信	金融機関の料金回収代行サービスの最終締切日までに，請求データの送信手続を行う。

業務内容のほかに発生する主な日常業務の例

業務	業務内容
☐ 訪問看護指示書の確認	訪問看護指示書の指示期間，装着医療機器等の記載内容を確認
☐ 訪問回数確認表の入力	1週間毎に確認することで，訪問実績（訪問時間，加算）の入力誤りや見落としを防ぐ
☐ 入退院・緊急訪問の確認	訪問状況の確認
☐ 事務用品，図書，備品等の発注	ステーション運営上必要なものを発注
☐ 小口現金の管理	利用料の集金や，図書，備品等購入の支払
☐ 終了者カルテの整理	終了者のカルテを保存期間終了まで管理
☐ 訪問看護契約書等，初回訪問セット※の作成	新規利用者，保険変更等に備えてセットを作成する
☐ 発信簿（切手管理簿），受理簿の作成・確認	切手使用の管理，文書等の管理

※初回訪問セットの例：訪問看護契約書（訪問看護契約書，重要事項説明書，利用料について（料金表），訪問看護サービスにかかる加算について（加算算定同意書），個人情報保護に関する同意書），訪問看護ステーションのリーフレット，初回訪問看護記録（利用者情報・初期アセスメント）（用紙），初回訪問チェックリスト（用紙），緊急携帯電話のお知らせ，訪問看護サービス計画書（用紙），服薬内容表（用紙）

2　実績の確認

① 誤りを防ぐためには実績管理が不可欠

○ 正確な保険請求を行ううえで大切なことの一つが，訪問実績の確認です。

○ 現在，訪問看護業務支援システム（いわゆる，請求ソフト）も効率よく入力できるようになるなど，便利になってきています。その便利な機能の一つに，訪問看護記録を入力する際，前回の訪問記録の複写を作成して利用できるというものがあります。前回の訪問時間，サービス内容（サービスコード）を複写でき，便利な機能です。しかし一方で，訪問時間やサービスコードを変更するのを忘れてしまったり，システムによっては加算まで複写されるため，算定しない加算が算定された状態で進んでしまうということも発生します（サービスコード表は p458 ～ 469 を参照）。

○ このような入力の誤り等を防ぐためにも，実績を確認することが不可欠になります。

○ また，営業時間外や休日に緊急訪問があった場合，万が一実績入力を忘れてしまうと，訪問予定の登録にない訪問のため，請求が漏れてしまう可能性があります。そのような事態を防ぐためにも，それぞれの訪問看護ステーションにあった確認方法で，実績や算定誤り，見落としのないように，請求までの一月の流れのなかで工夫

することをお勧めします。

② 確認方法の一例

▶ 訪問実績は週単位で確認！

○ 一月分の訪問実績をまとめて確認するよりも，週単位で確認することが入力の誤りを防ぐことにつながります。

○ 一週間毎に，訪問看護業務支援システムより「週間実績表」などを出力して担当看護師に配布し，実績確認をします。誤りがあれば「週間実績表」に修正箇所を記し，訪問看護記録を修正後，事務に提出してもらいます。修正した日があった場合は，業務日誌の修正も忘れずに行います。実績の確認をすることが，居宅介護支援事業所などへの実績報告の誤りや過誤請求を予防することにつながります。

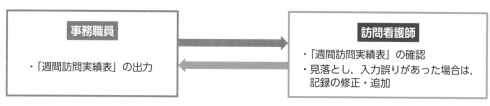

週間訪問実績表の例

週間訪問実績表

○○訪問看護ステーション

スタッフ名	○/●（日）	○/●（月）	○/●（火）	○/●（水）	○/●（木）	○/●（金）	○/●（土）
▲▲ ■■		9：30～10：50 Ⅰ（※1） ○○○○様	9：50～10：50 訪看Ⅰ3（※3） ●●○様	10：00～11：00 訪看Ⅰ3 ●●●○様	9：30～10：00 精Ⅰ ●●●●様	9：40～10：40 予防看Ⅰ3 ●●●様	
		13：30～13：50 精Ⅰ（※2） ○○●●様	11：00～12：00 訪看Ⅰ3 ○○○○様	12：00～13：30 Ⅰ ○○△△様	11：30～12：00 訪看Ⅰ3 ○○○○様	11：00～12：00 訪看Ⅰ3 ●●□□様	
		15：00～~~16：30~~ 16：00 訪看~~Ⅰ~~Ⅰ3 ○○○様	13：00～14：00 訪看Ⅰ3 ○○○○様	13：45～14：50 Ⅰ ○○○様	13：15～14：15 予防看Ⅰ3（※3） ○○○○様	13：30～14：30 Ⅰ ○○○様	
				15：30～16：30 精Ⅰ ○○●●様		15：00～16：00 訪看Ⅰ3 ○○△△様	

※1：医療保険の訪問看護基本療養費Ⅰを指す
※2：医療保険の精神科訪問看護基本療養費Ⅰを指す
※3：介護保険サービスコード表中のサービス内容略称を用いている

▶ 保険証・受給者証等の有効期限の確認

○ 請求時に保険証等の期限切れに気づき，慌てることのないよう，予め期限を確認しておくようにします。

○ 有効期限終了日は事前に確認することができますので，期限が切れる 1 か月前には事業所内でリストを使用するなどして告知し，保険請求前までに利用者から更新後の保険情報を確認します。特に，公費負担の医療券の期限切れに気づかず請求してしまうと，利用料請求にもかかわってきますので，注意が必要です。

○ 「オンライン資格確認」を導入し，利用者が同意した場合，訪問看護利用期間中は**健康保険証**の再照会機能により，訪問看護ステーションの事務所において最新の資格情報の確認ができます（2024（令和 6）年 7 月現在，p124，「オンライン資格確認・オンライン請求」参照）。

介護保険証 有効期間終了者リストの例

介護保険証 有効期間終了リスト				
利用者名	保険	介護 保険開始	介護 保険終了	備考
○○ ○○	介護	○○年 07 月 01 日	○○年 06 月 30 日	
△△ △△△	介護	○○年 07 月 01 日	○○年 06 月 30 日	
□□ □□	介護	○○年 07 月 01 日	○○年 06 月 30 日	
・・・・ ・・・	医療※	○○年 07 月 01 日	○○年 06 月 30 日	
・・・・ ・・・	介護	○○年 07 月 01 日	○○年 07 月 31 日	
・・・・ ・・・	介護	○○年 08 月 01 日	○○年 07 月 31 日	
・・・・ ・・・	介護	○○年 08 月 01 日	○○年 07 月 31 日	
・・・・ ・・・	介護	○○年 08 月 01 日	○○年 07 月 31 日	
・・・・ ・・・	介護	○○年 07 月 15 日	○○年 07 月 31 日	
・・・・ ・・・	介護	○○年 09 月 01 日	○○年 08 月 31 日	
・・・・ ・・・	医療※	○○年 09 月 01 日	○○年 08 月 31 日	

※要介護被保険者で，訪問看護を医療保険で算定している利用者の有効期限にも注意が必要。訪問看護療養費明細書の「特記事項」欄の記載のため，訪問看護業務支援システムに入力しておく必要がある（p63 参照）

3 訪問看護指示書の確認

○ 発行された訪問看護指示書（指示書）の指示期間や記入漏れ等がないかを必ず管理者と確認し，必要があれば医療機関に返送して修正を依頼します。また，指示書の指示期間終了日は必ず確認します。

○ 指示書の交付依頼が必要な利用者を確認して各医療機関に依頼しますが，訪問看護報告書（報告書）と訪問看護計画書（計画書）を医療機関に送付する際にあわせて

訪問看護指示書記入の注意点の例

（別紙様式16）

訪 問 看 護 指 示 書
在宅患者訪問点滴注射指示書

※該当する指示書を○で囲むこと

訪問看護指示期間 （　　　年　月　日　～　　　年　月　日）
点滴注射指示期間 （　　　年　月　日　～　　　年　月　日）

> **該当する指示書を○で囲んでください**

患者氏名		生年月日	
患者住所			
主たる傷病名	（1）		（2）
傷病名コード			

> **有効期間は6か月以内です**
> ex）1か月の場合：○年2月1日～○年2月28日
> ex）6か月の場合：○年2月12日～○年8月11日
> 在宅患者訪問点滴注射指示書の有効期間は1週間です

<table>
<tr><td rowspan="8">現在の状況（該当項目に○等）</td><td>病状・治療状状</td><td colspan="3"></td></tr>
<tr><td>投与中の用量</td><td colspan="3"></td></tr>
<tr><td>日常自立</td><td colspan="3">J1 J2 A1 A2 B1 B2 C1 C2
I II III IV M</td></tr>
<tr><td>要介護認定の状況</td><td colspan="3">要支援（1 2） 要介護（1 2 3 4 5 ）</td></tr>
<tr><td>褥瘡の深さ</td><td colspan="3">DESIGN-R2020分類 D3 D4 D5 NPUAP分類 III度 IV度</td></tr>
<tr><td rowspan="3">装着・使用医療機器等</td><td colspan="3">1．自動腹膜灌流装置 2．透析液供給装置 3．酸素療法（ l／min）
4．吸引器 5．中心静脈栄養 6．輸液ポンプ</td></tr>
<tr><td colspan="3">7．経管栄養 （経鼻・胃瘻：サイズ 、 日に1回交換）
サイズ 、 日に1回交換）</td></tr>
<tr><td colspan="3">方式：設定
11．人工肛門 12．人工膀胱 13．その他（ ）</td></tr>
</table>

> **訪問看護において公費となる医療券をお持ちの利用者の場合は，その医療券に該当する病名の記載もお願いします**
> パーキンソン病はホーエン・ヤールの重症度分類・生活機能障害度をご記入ください。末期がんの場合は，必ず「○○がん末期」とご記入ください。また，傷病名コードの記載をお願いします

> **使用医療機器の有無や取り扱いに関する記入をお願いします（サイズや用量等）**

留意事項及び指示事項
I　療養生活指導上の留意事項

II　1．理学療法士・作業療法士・言語聴覚士が行う訪問看護
　　　1日あたり（　　　）分を週（　　　）回

　　2．褥瘡の処置等
　　3．装着・使用医療機器等の操作援助・管理
　　4．その他

> **リハビリテーションの内容に加えて，訪問時間と週の訪問回数の記載が必要です**

在宅患者訪問点滴注射に関する指示（投与薬剤・投与量・投与方法等）

緊急時の連絡先
不在時の対応

> **緊急時の連絡先と電話番号の記載をお願いします**

特記すべき留意事項 （注：薬の相互作用・副作用についての留意点、薬物アレルギーの既往、定期巡回・随時対応型訪問介護看護及び複合型サービス利用時の留意事項等があれば記載して下さい。）

他の訪問看護ステーションへの指示
　（　無　　有　：　指定訪問看護ステーション名　　　　　　　　　　　　　　　　）
たんの吸引等実施のための訪問介護事業所への指示
　（　無　　有　：　訪問介護事業所名　　　　　　　　　　　　　　　　　　　　　）

上記のとおり、指示いたします。

　　　　　　　　　　　　　　　　　　　　　　　　　　　　年　　　月　　　日
　　　　　　医療機関名

> **発効日は指示書の記入日，もしくは指示期間開始日以前の日付でお願いします。開始日より後の日付になりますと，遡っての指示書の発効は認められておりませんのでご注意ください**

　　　　　　　　　　　　　　　　　　　　　　　　　　　　　　　　　　印

　　事業所　　　　　　　　　　　　　　殿

依頼すると，何度も書類を送らずに済み，効率的です（例えば，1月分の報告書を2月10日に送る際に，訪問看護が継続して必要な場合は，3月分の指示書の発行を依頼します）。

▶ 訪問看護指示書の依頼

○ 指示書が届いた後の確認が大切です。「指示期間」や「病名」「傷病名コード」「装着・使用医療機器等」などに記入漏れがないかを確認し，あった場合は返送し正確な記載をお願いします。特別訪問看護指示書の指示期間が15日間で発行されているなど（特別訪問看護指示書の有効期間は，診療のあった日から14日間），指示期間が誤っているものをそのまま受理することなどがないようにしなければなりません。

○ 訪問看護の一環として，理学療法士，作業療法士，言語聴覚士が行うリハビリテーションは，リハビリテーションの内容，訪問時間と週の訪問回数の記載が必要です。

○ 指示書交付の依頼時に，特に誤りの多い箇所をまとめた「訪問看護指示書記入の注意点」（p77）を同封して，訪問看護に必要な項目が記入されるように工夫します。

▶ 訪問看護指示書に不備があった際の返送

○ 「訪問看護指示書記入の注意点の例」で示した吹き出し部分が，記入漏れ等の多い箇所です。事前に医療機関の担当者に連絡するとともに，返送する送り状に不備内容を記載し同封します。

○ 指示書の記入漏れ箇所や訂正の必要な箇所に付箋をつけて送るとわかりやすくなります。

4 変更事項の確認

○ 「今月から特別管理加算を算定することになった」「来月から主治医が変更になる」「介護保険から医療保険に変更になった」など，加算の算定，医療機関や主治医の変更などについては，情報を担当訪問看護師と共有し把握することが大切です。メモの手渡しや口頭での伝達では煩雑になり，問題が発生する可能性もありますので，管理上の工夫が必要です。

○ 月末に担当看護師毎の利用者一覧表を作成し，変更等が生じた場合は変更内容を記入する担当者別利用者一覧表などの「確認表」を作成するのも一つの方法です。医療機関や主治医が変更になった場合は，報告書・計画書の送付先や指示書の依頼先

担当看護師別「変更事項確認表」の例

変更事項確認表　　○年・△月

担当看護師：○○　□□

利用者名	種別	公費	緊急	特別	24H加算	特別加算	ケアマネジャー	病院名	主治医	備考	変更事項
……	医				○	2,500	—	□□クリニック□	……		
……	医				○		—	○○クリニック□□	……	○/○入院	
……	医	自立支援			○		—	△△病院	……		
……	医						—	○○○ホスピタル	……		
……	医				○	5,000	△ △△△	○○往診クリニック	……	退院時指示書： ○○病院（～8/31）	
……	医	乳幼児			○		—	□□診療所○○	……		
……	医	自立支援			○	5,000	—	△△△病院	……		
……	医				○	5,000	—	○○クリニック	……		
……	医	54			○		—	□□□□クリニック	……		
……	介予防						○○○地域包括支援センター	○○記念クリニック	……		
……	介						□□介護福祉支援センター	○○往診クリニック	……		○月より緊急時訪問看護 加算あり
……	介		○				○○○ケアサービス	△△△病院	……		○月より医療保険に変更 （□□クリニック）
……	介		○	500			□□サポート○○○	○○クリニック	……		○月より主治医変更 （▲▲■■先生）

の変更が必要になりますし，加算の変更は保険請求，利用者請求に影響しますので，情報の共有は大切です。

5 保険外請求・加算等の確認

○ 医療保険の加算や訪問看護ターミナルケア療養費，介護保険の加算の算定等については，算定漏れがないように，月末には必ず確認します。

○ 加算については算定要件を確認し，算定できる加算の見落としや，本来算定できない加算を算定しないように注意します。

○ また，保険外請求や死後の処置料等のその他利用料の請求漏れがないようにするため，それぞれのステーションで必要な加算項目等をまとめた月報などを作成して，担当看護師に記入してもらうとともに，事務職員が請求前に入力の有無を確認するなど，見落としがないように双方で注意します。

保険外請求・加算等に関する月報の例

保険外請求・加算等月報（○○○○年○月）

保険外請求

■キャンセル料

利用者名	日　付
	月　　　日
	月　　　日
	月　　　日

■エンゼルケア

利用者名	日　付	交通費
	月　　　日	円
	月　　　日	円
	月　　　日	円

医療保険＜基本報酬・加算等＞

■複数名訪問看護加算（▽）

利用者名	スタッフ資格	日付
	看護師・その他職員	月　　日
	看護師・その他職員	月　　日
	看護師・その他職員	月　　日
	看護師・その他職員	月　　日
	看護師・その他職員	月　　日
	看護師・PT・その他	月　　日
	看護師・PT・その他	月　　日
	看護師・PT・その他	月　　日
	看護師・PT・その他	月　　日
	看護師・PT・その他	月　　日
	看護師・PT・その他	月　　日
	看護師・その他職員	月　　日
	看護師・その他職員	月　　日
	看護師・その他職員	月　　日
	看護師・その他職員	月　　日
	看護師・その他職員	月　　日
	看護師・その他職員	月　　日

利用者名	スタッフ資格	日付
	看護師・PT・その他	月　　日
	看護師・PT・その他	月　　日
	看護師・PT・その他	月　　日
	看護師・PT・その他	月　　日
	看護師・PT・その他	月　　日
	看護師・PT・その他	月　　日
	看護師・PT・その他	月　　日
	看護師・PT・その他	月　　日
	看護師・PT・その他	月　　日
	看護師・PT・その他	月　　日
	看護師・PT・その他	月　　日
	看護師・PT・その他	月　　日
	看護師・PT・その他	月　　日
	看護師・PT・その他	月　　日
	看護師・PT・その他	月　　日
	看護師・PT・その他	月　　日
	看護師・PT・その他	月　　日

※その他職員：週の2回目以降の看護師又は看護補助者

■長時間訪問看護加算（□）

利用者名	日　付
	月　　　日（　）
	月　　　日（　）
	月　　　日（　）
	月　　　日（　）
	月　　　日（　）

■緊急訪問看護加算

利用者名	日　付
	月　　　日
	月　　　日
	月　　　日

■退院支援指導加算

利用者名	日付	
	月　　日	6,000円・8,400円
	月　　日	6,000円・8,400円
	月　　日	6,000円・8,400円

※8,400円：長時間の指導・15歳未満の（準）超重症児・別表第8・特別指示

■専門管理加算

利用者名	実施日
	月　　　日
	月　　　日
	月　　　日
	月　　　日

■特別訪問看護指示書（△）

利用者名	実施日
	／　　～　　／
	／　　～　　／
	／　　～　　／
	／　　～　　／

■退院時共同指導加算

利用者名	日　付
	月　　　日
	月　　　日
	月　　　日

■特別管理指導加算

利用者名	日　付
	月　　　日
	月　　　日
	月　　　日

■訪問看護ターミナルケア療養費

利用者名	訪問看護ターミナルケア療養費	日付
	（　1　・　2　）	月　　日
	（　1　・　2　）	月　　日
	（　1　・　2　）	月　　日

■基本療養費Ⅲ（外泊日の訪問看護）

利用者名	日　付
	月　　　日
	月　　　日
	月　　　日
	月　　　日

保険外請求・加算等月報（○○○○年○月）

介護保険＜加算等＞

■初回加算

利用者名	日付	
	月　　日	初回加算（I）・初回加算（II）
	月　　日	初回加算（I）・初回加算（II）
	月　　日	初回加算（I）・初回加算（II）
	月　　日	初回加算（I）・初回加算（II）

■退院時共同指導加算

利用者名	実施日	初回訪問日
	月　　日	
	月　　日	
	月　　日	
	月　　日	

■複数名訪問看護加算（I）＜看護師＞

利用者名	日付	
	月　　日	30分未満・30分以上
	月　　日	30分未満・30分以上
	月　　日	30分未満・30分以上
	月　　日	30分未満・30分以上

■複数名訪問看護加算（II）＜看護補助者＞

利用者名	日付	
	月　　日	30分未満・30分以上
	月　　日	30分未満・30分以上
	月　　日	30分未満・30分以上
	月　　日	30分未満・30分以上

■専門管理加算

利用者名	実施日
	月　　日
	月　　日
	月　　日

■ターミナルケア加算

利用者名	日　付
	月　　日
	月　　日
	月　　日

■口腔連携強化加算

利用者名	実施日
	月　　日
	月　　日
	月　　日

■自由契約訪問看護

利用者名	日付（曜日）	実施時間	利用料金	交通費
	月　日（　）	時　分　～　時　分	円	円
	月　日（　）	時　分　～　時　分	円	円
	月　日（　）	時　分　～　時　分	円	円
	月　日（　）	時　分　～　時　分	円	円
	月　日（　）	時　分　～　時　分	円	円
	月　日（　）	時　分　～　時　分	円	円
	月　日（　）	時　分　～　時　分	円	円

■グリーフケア

利用者名	日　付
	月　　日
	月　　日
	月　　日

※各ステーションで算定の多い加算をピックアップすると，状況がわかりやすくなる

6 保険請求前の訪問回数・単位数の確認

○ 請求前の訪問実績は，管理者が一括で確認する，訪問予定との相違がないか事務職員が確認するなど，訪問看護ステーションによって確認方法はさまざまです。

○ 確認する手間はかかりますが，できる限り誤りに気づくことに重点を置き，不正請求が起こらないようにしなければなりません。

○ 請求システムの「予定・実績チェック」等で確認します。

業務日誌の例

業　務　日　誌

緊急携帯当番：①△△　□□□
　　　　　　　　②▲▲　○○

令和○年○月○日（○）

	所長	副所長

1. 勤務・訪問状況

~20分 ~30分 ~60分 ~90分

勤務者		勤務状況		利用者名	新規	複数名	緊急	訪問時刻	サービス内容					
		AM	PM						医	I1	I2	I3	I4	自費
常勤	△△　□□□							： ～ ：						
								： ～ ：						
								： ～ ：						
								： ～ ：						
								： ～ ：						
	○○　○○○							： ～ ：						
								： ～ ：						
								： ～ ：						
								： ～ ：						
								： ～ ：						
	▲▲　○○							： ～ ：						
								： ～ ：						
								： ～ ：						
								： ～ ：						
								： ～ ：						
	・・・・・・・・							： ～ ：						
								： ～ ：						
								： ～ ：						
								： ～ ：						
								： ～ ：						
								： ～ ：						
								： ～ ：						
								： ～ ：						
								： ～ ：						
								： ～ ：						
非常勤	○○　□□							： ～ ：						
								： ～ ：						
								： ～ ：						
								： ～ ：						
								： ～ ：						
	○○○　▲							： ～ ：						
								： ～ ：						
								： ～ ：						
								： ～ ：						
								： ～ ：						
	・・・・・・・・							： ～ ：						
								： ～ ：						
								： ～ ：						
								： ～ ：						
								： ～ ：						
								： ～ ：						
								： ～ ：						
								： ～ ：						
								： ～ ：						
								合計						

業務日誌の例 (つづき)

業　務　日　誌 　　　　　　　　　　　　令和○年○月○日　（　）

2.訪問中止

入院 人所	医療	2名	‥	‥	‥‥					
	介護	3名	‥ ‥‥	‥ ‥‥	‥ ‥‥					
その他	医療	0名								
	介護	0名								

終了者	氏名	理由	特別指示書該当者	指示期間
				～
				～
				～

相談・待機者	0名							

3.夜間・休日緊急対応

利用者名	担当	時間	訪問	状況及び対応

4.カンファレンス等

利用者名	担当	場所	時間	内容
				サービス担当者会議・退院前カンファレンス・その他（　　　）
				サービス担当者会議・退院前カンファレンス・その他（　　　）
				サービス担当者会議・退院前カンファレンス・その他（　　　）
				サービス担当者会議・退院前カンファレンス・その他（　　　）
				サービス担当者会議・退院前カンファレンス・その他（　　　）

5.その他

1）入院・入所

利用者名	医療機関・入所施設	理由

2）退院・退所

利用者名	医療機関・入所施設	備考

3）グリーフケア

利用者名	担当	時間
		～
		～

4）備考

居宅介護支援事業所への実績報告

○ 介護保険の利用者の場合，前月の訪問回数，加算等の最終確認後，月初めにサービス提供実績報告書等で実績報告をします。訪問看護業務支援システムから出力した「サービス提供実績報告書」を活用します。

○ 居宅介護支援事業所と介護サービス事業所との間でやり取りされる「サービス提供票」（予定・実績）をデータ連携するための「ケアプランデータ連携システム」が公益社団法人国民健康保険中央会から公開されています。利用する場合は，居宅介護支援事業所が利用しているかなどの確認が必要です（p205 参照）。

○ 支援系のサービス（居宅介護支援事業所）と訪問系のサービス（介護サービス事業所等）の事業者間で連携できるソフトもあります。このようなソフトを利用している場合は「サービス提供票」をインターネットで受領できます。

○ 訪問時間等の変更があった場合はサービス提供票の修正を依頼し，新たに送られてきたサービス提供票のサービス単位数や区分支給限度基準を超える単位数の有無を確認します。

サービス提供実績報告書の例

作成日：●●年●月●日

●●年●月　サービス提供実績報告書

居宅介護支援事業所	●●●●ケアプランセンター
	電話： 　　FAX：●●●●●●
ケアマネジャー氏名	●●●●●
フリガナ	●●　●●●
被保険者氏名	様（女）

保険者番号	13＊
被保険者番号	00002＊
利用者コード	1400＊
生年月日	昭和●年●月●日（8●歳）
要介護度	要介護3

提供時間帯	サービスコード	サービス項目	実	1木	2金	3土	4日	5月	6火	7水	8木	9金	10土	11日	12月	13火	14水	15木	16金	17土	18日	19月	20火	21水	22木	23金	24土	25日	26月	27火	28水	29木	30金	合計	備考
10：40～12：10	131311	訪看Ｉ４	実																				1											1	
13：20～14：50	131311	訪看Ｉ４	実									1																						1	
13：30～14：30	131211	訪看Ｉ３	実				1											1																2	
	133100	緊急時訪問看護加算1	実		1																													1	
	134001	訪問看護特別管理加算Ⅱ	実		1																													1	
	136101	訪問看護サービス提供体制加算Ⅱ	実		1							1							1							1								4	

実績：●,●●●単位
（限度額管理対象：●,●●●単位）

訪問看護ステーション ●●●●●●●●●
電話 ●●●●●●●●●

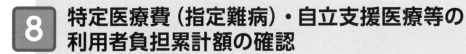

8 特定医療費（指定難病）・自立支援医療等の利用者負担累計額の確認

○ 自己負担限度額を管理する必要がある場合は，利用者毎に累積額を記入するシートを作成し，訪問看護師の訪問時に確認してもらいます。

○ 訪問看護は月末締めとなるので，関係医療機関のなかで最後に確認するのが確実ですが，それぞれの医療機関で利用額を記載する時期が異なることもあるので，事前に相談して決めます。

○ 特定医療費（指定難病）についてはp268，自立支援医療についてはp256を参照してください。

記入シートの例
○特定医療費（指定難病）の場合

54	○○　○○　　様		負担上限額 5,000 円
☆翌月第一回目の訪問時に必ず確認☆			
	自己負担の累計額(月額)	医療費総額（訪問看護）	自己負担額（訪問看護）
○○年 /1 月	2,500 円	169,240 円	2,500 円
2 月	円	円	円
3 月	円	円	円
・	円	円	
・	円	円	
・	円	円	円
・	円	円	円
・	円	円	円

自己負担上限額管理票に記入されている累積額を転記する

○自立支援医療の場合

21	○○　○○様	負担上限額 5,000 円
☆翌月第一回目の訪問時に必ず確認☆		
	自己負担金額	
○○年 /1 月	2,410 円	
2 月	円	
3 月	円	
4 月	円	
5 月	円	
6 月	円	
7 月	円	
8 月	円	
9 月	円	
10 月	円	
11 月	円	
12 月	円	

自立支援医療（21）の利用者も記入シートを作成し，月末，または月初めの訪問時に確認して記載する

9 請求処理前の確認が重要

○ 請求前の確認事項としていくつか例をあげましたが，請求処理前の確認が重要であるため，一月のなかで時期をみて確認項目をスケジュールに組み入れ，請求の誤りを防ぐことに努める必要があります。事業所内で協力してチェック体制をつくり，お互いに確認し合いましょう。

3 医療保険の請求

☑CHECK!!

- □ 医療保険の報酬を診療報酬といいます。保険者が支払う「訪問看護療養費」と，利用者が負担する「基本利用料」が，訪問看護の費用として訪問看護ステーションに支払われます。
- □ 「訪問看護療養費」は，「訪問看護基本療養費（または精神科訪問看護基本療養費）」及び「その加算」，「訪問看護管理療養費」及び「その加算」，「訪問看護情報提供療養費」「訪問看護ターミナルケア療養費」「訪問看護ベースアップ評価料」から構成されています。請求にあたって使用する「訪問看護療養費明細書」は，この区分に基づきまとめられています。
- □ 請求を誤ると，煩雑な手続きをしなければなりません。事前に確認を重ねることが重要です。

はじめに

○ 訪問看護療養費は，「訪問看護請求書」「訪問看護療養費明細書」を審査支払機関に送付して請求していましたが，2024（令和6）年7月の請求分（令和6年6月実施分）より，電子化による請求（電子情報処理組織の使用による請求：オンライン請求）が開始されました。

○ データとデジタル技術を駆使した医療DXにより，医療の効率化，関係機関との連携強化，医療の質の向上を目的としています。

○ これにより，訪問看護療養費の請求だけでなく，利用者の医療保険の資格情報もオンラインでの確認により正しい資格情報等を得ることが可能になり，レセプトの返戻件数の減少や事務作業の効率化など，さまざまなメリットがあります。

○ 令和6年度診療報酬改定で，訪問看護療養費明細書は「様式第四」（オンライン請求を出力した様式）と，「様式第四の二」（紙による請求の様式）の2種類になりました。いずれの請求方法でも，制度の理解や請求前の確認などが正確な保険請求を行ううえでは重要です。

1 医療保険の訪問看護と請求の流れ

① 医療保険の訪問看護の仕組み

▶ 医療保険と診療報酬

○ 医療保険の報酬を診療報酬といい，保険者が支払う「訪問看護療養費」と，利用者が負担する「基本利用料」が，訪問看護の対価として訪問看護ステーションに支払われます。

○ 指定訪問看護では，主治医が訪問看護の必要を認めて交付した訪問看護指示書（指示書）のもと，訪問看護ステーションが訪問看護計画書（計画書）を作成して訪問看護を行います。

○ 保険者には，組合管掌健康保険や共済組合等の職域保険，国民健康保険，後期高齢者医療広域連合会があります。

○ 訪問看護ステーションは訪問看護療養費を，社会保険診療報酬支払基金（支払基金），または国民健康保険団体連合会（国保連合会）に翌月 10 日までに請求します。費用の総額から，利用者の保険証等で確認した負担割合（1 ～ 3 割）を差し引いた額が保険請求額となります。オンライン請求の場合はレセプトデータを送信，紙レセプトで提出する場合は訪問看護療養費請求書と利用者毎の訪問看護療養費明細書を添えて，各々請求します。

○ 訪問看護療養費請求書と訪問看護療養費明細書は，「訪問看護療養費及び公費負担医療に関する費用の請求に関する命令第 2 条の 2 の規定に基づきこども家庭庁長官及び厚生労働大臣が定める様式」（平成 20 年厚生労働省告示第 127 号）に定められています。請求書は様式第一（国民健康保険または後期高齢者医療の被保険者にかかるものを除く場合），様式第二（国民健康保険の被保険者にかかるものの場合），様式第三（後期高齢者医療の被保険者にかかるものの場合）の 3 種類があり，明細書は様式第四（電子情報処理組織の使用による請求を行う体制を有している場合），様式第四の二（様式第四以外の請求を行う場合）として定められています。

○ 「訪問看護療養費」は，「訪問看護基本療養費（または精神科訪問看護基本療養費)」及び「その加算」，「訪問看護管理療養費」及び「その加算」，「訪問看護情報提供療養費」「訪問看護ターミナルケア療養費」「訪問看護ベースアップ評価料」から構成されています。請求にあたって使用する「訪問看護療養費明細書」は，この区分に基づい

てまとめられています。

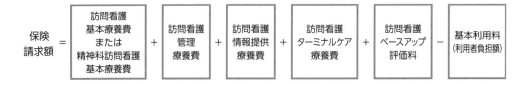

▶ 訪問看護基本療養費・精神科訪問看護基本療養費とその加算

1) 訪問看護基本療養費

○ 訪問看護指示書または精神科訪問看護指示書の有効期間内に，訪問看護指示書・精神科訪問看護指示書と訪問看護計画書または精神科訪問看護計画書に基づいて訪問看護を行った場合に算定します。

訪問看護基本療養費

訪問看護基本療養費（Ⅰ）または 精神科訪問看護基本療養費（Ⅰ）	居宅の療養者に対する訪問看護（1日1回算定）
訪問看護基本療養費（Ⅱ）または 精神科訪問看護基本療養費（Ⅲ）	同一建物に居住する複数の利用者の訪問看護に算定（1日1回算定）
訪問看護基本療養費（Ⅲ）または 精神科訪問看護基本療養費（Ⅳ）	外泊中の入院患者に対する訪問看護（1日1回算定）

2) 訪問看護基本療養費・精神科訪問看護基本療養費の加算

○ 算定要件を満たした場合に，各種加算を算定します。

訪問看護基本療養費の加算

訪問看護基本療養費の加算	精神科訪問看護基本療養費の加算
難病等複数回訪問看護加算，緊急訪問看護加算，長時間訪問看護加算，乳幼児加算，複数名訪問看護加算，夜間・早朝訪問看護加算，深夜訪問看護加算，特別地域訪問看護加算	精神科緊急訪問看護加算，長時間精神科訪問看護加算，複数名精神科訪問看護加算，夜間・早朝訪問看護加算，深夜訪問看護加算，精神科複数回訪問看護加算

▶ 訪問看護管理療養費とその加算

1) 訪問看護管理療養費

○ 安全な提供体制が整備されているステーションが，（精神科）訪問看護計画書（計画書）・（精神科）訪問看護報告書（報告書）を主治医に提出するとともに，利用者に休日等も含めた計画的な管理を行った場合に算定します。

○ 訪問看護管理療養費は，次のようになっています。

訪問看護管理療養費

月の初日の訪問	イ　機能強化型訪問看護管理療養費 1 ロ　機能強化型訪問看護管理療養費 2 ハ　機能強化型訪問看護管理療養費 3 ニ　イからハまで以外の場合	
2 日目以降	1 日につきの報酬	イ　訪問看護管理療養費 1 ロ　訪問看護管理療養費 2

2）訪問看護管理療養費の加算

○ 算定要件を満たした場合に，各種加算を算定します。

訪問看護管理療養費の加算

訪問看護管理療養費の加算
24 時間対応体制加算，特別管理加算，退院時共同指導加算，特別管理指導加算，退院支援指導加算，在宅患者連携指導加算，在宅患者緊急時カンファレンス加算，精神科重症患者支援管理連携加算（精神科訪問看護のみ），看護・介護職員連携強化加算，専門管理加算，訪問看護医療 DX 情報活用加算

▶ 訪問看護情報提供療養費

○ ステーションが市町村等からの求めに応じて，訪問看護の状況等を情報提供した際に算定します。利用者の同意が必要で，利用者 1 人につき月 1 回限りの算定となります。

○ 情報の提供先によって，訪問看護情報提供療養費 1（市町村等），同 2（保育所等と義務教育諸学校等），同 3（保険医療機関等や介護老人保健施設または介護医療院）に分かれています。

▶ 訪問看護ターミナルケア療養費

○ ステーションが主治医との連携のもと，死亡日及び死亡前 14 日以内に 2 回以上ターミナルケアを提供した際に算定します（算定要件あり）。

○ 訪問看護ターミナルケア療養費 1 及び 2 があり，2 は特別養護老人ホーム等で看取り介護加算を算定している利用者に限られます。

▶ 遠隔死亡診断補助加算

○ 情報通信機器を用いた在宅での見取りに係る研修を受けた看護師が，厚生労働大臣が定める地域に居住する利用者に限り，主治医が死亡診断加算（医科点数表の区分番号 C001 の注 8 に規定する）を算定する利用者について，その主治医の指示に基づき情報通信機器を用いて医師の死亡診断の補助を行った場合に算定します。

▶ **訪問看護ベースアップ評価料（Ⅰ）・（Ⅱ）**

○ 訪問看護ステーションが，主として医療に従事する職員の賃金の改善を図る体制にある場合は，訪問看護管理療養費を算定している利用者1人につき，訪問看護ベースアップ評価料を月1回に限り算定します（p17参照）。

② 訪問看護療養費の請求手順

○ 訪問看護療養費明細書には，利用者より提示された医療保険被保険者証，医療受給者証等にある基本情報のほか，医療機関名，主治医氏名，訪問看護指示書の有効期間などを記載するとともに，日々の訪問の実績についてまとめます。訪問看護療養費明細書を作成した後，訪問看護療養費請求書を作成することになります。

○ 訪問看護基本療養費の算定は，日曜日を起算日として土曜日までの暦週を基本として計算します。訪問看護は原則週3日までとされていますが，病状等により週4日以上の訪問が可能な場合があり，訪問看護基本療養費も4日目以降引き上げられるので，訪問実績，加算の算定とあわせて，請求前に必ず確認します。

2 訪問看護療養費明細書の記載方法（様式第四の二）

○ 訪問看護療養費請求書は様式第一から様式第三，訪問看護療養費請求明細書は平成20年厚生労働省告示第127号（訪問看護療養費及び公費負担医療に関する費用の請求に関する命令第2条の2の規定に基づきこども家庭庁長官及び厚生労働大臣が定める様式）に規定されている様式第四，様式第四の二のいずれかを用いて提出します。

○ ここではまず，従前からある，紙による請求様式である「様式第四の二」の記載方法をまとめます。そのうえで，令和6年6月から導入されることになった訪問看護の「オンライン資格確認・オンライン請求」の概要等及びオンライン請求を出力した様式である「様式第四」の記載方法を紹介します。その後，様式第四と第四の二の具体的な記載例を示すことにします。

訪問看護療養費明細書（様式第四の二）の見本

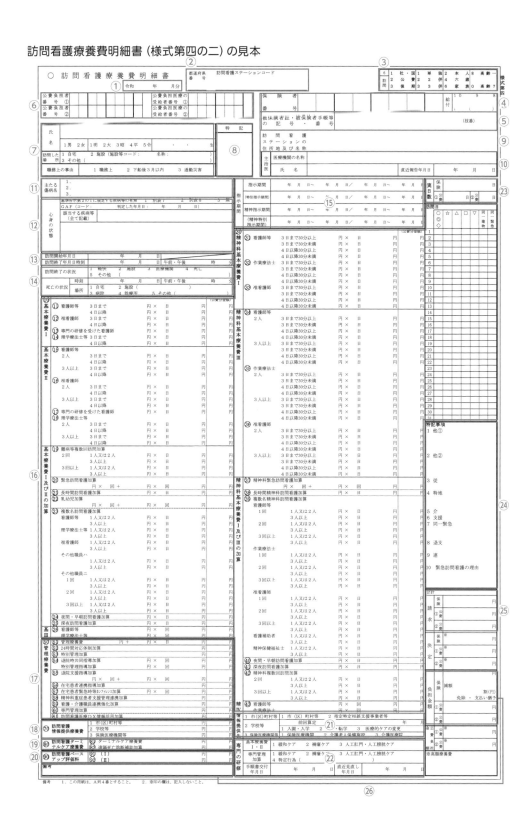

	様式	摘要
訪問看護療養費請求書	様式第一	国民健康保険または後期高齢者医療の被保険者にかかるものを除く場合
	様式第二 様式第三	国民健康保険の被保険者にかかるものの場合 後期高齢者医療の被保険者にかかる者の場合
訪問看護療養費明細書	様式第四	電子情報処理組織の使用による請求を行う体制を有している場合であって、「訪問看護療養費及び公費負担医療に関する費用の請求に関する命令（平成4年厚生省令第5号）第1条に規定する指定訪問看護事業者の使用にかかる電子計算機から出力した書面による請求を行う場合
	様式第四の二	様式第四により請求を行う以外の場合

○ 月の途中に保険者番号の変更や給付割合の変更，公費負担医療の公費負担者番号，公費負担医療の受給者番号の変更があった場合は，それぞれ別の明細書を作成します。

○ 訪問看護療養費明細書（様式第四の二）の項目の記載について，記入事項を解説していきます。

①「令和　　年　　月分」欄の記載

○ 指定訪問看護の行われた年月を記載します。

②「訪問看護ステーションコード」欄の記載

○ それぞれの訪問看護ステーションについて，訪問看護ステーション開設地の都道府県番号2桁と，定められた訪問看護ステーションコード7桁を記載します。

③「保険の種別」欄の記載

ョンコード					6 訪問	1 2 3	社・国 公 費 後 期	1 2 3	単 2 3	独 2 併 3 併	2 4 6	本 人 六 歳 家 族	8 0	高 齢 一 高 齢 7	様式第四の
保 険 者												給	1 0	9 8	

○ 保険証等の種別を確認し，保険（制度），公費負担医療，本人家族，給付割合の該当
する項目に○印をつけます。

保険種別 1

1	社・国	健康保険，または国民健康保険	
2	公費	公費負担医療	健康保険，国民健康保険，後期高齢者医療との併用の場合を除く
3	後期	後期高齢者医療	「39」で始まる 8 桁の保険者番号

保険種別 2

1	単独	単独	公費負担医療ではない利用者
2	2 併	公費負担医療との併用	保険と 1 種類の公費負担医療との 2 者併用
3	3 併	公費負担医療との併用	保険と 2 種以上の公費負担医療との 3 者併用

本人・家族欄

2	本人	本人	70 歳未満の利用者
4	六歳	未就学者	（70 歳以上の利用者には使用しない）
6	家族	家族	
8	高齢一	高齢受給者・後期高齢者医療一般・低所得者	高齢受給者＝国保 70 歳以上（前期高齢者）
0	高齢 7	高齢受給者・後期高齢者医療 7 割給付	

④「保険者番号」・「給付割合」欄の記載

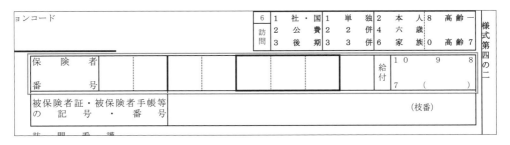

○ 健康保険被保険者証（社保・国保・後期）に限定された保険者番号と，記号及び番
号を記載し，該当する給付割合に○印をつけます。

○「保険者番号」は右詰めにします。

○ 記号と番号の間にスペース,「・」もしくは「-」を挿入します。

○ 月の途中において「記号・番号」に変更があった場合は,変更後の「記号・番号」を記載します。

○ 月の途中で市町村番号に変更があった場合は,市町村番号別に訪問看護療養費明細書を作成します。

Column

「保険種別」と「給付割合」の記載例

○ 社会保険で,公費負担医療ではない70歳未満,3割負担の利用者

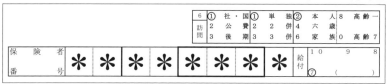

○ 国民健康保険で,公費負担医療ではない「家族」,3割負担の利用者

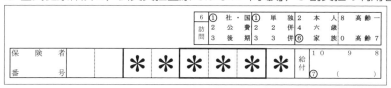

○ 国民健康保険で,公費「21」(精神通院医療)のある70歳未満,3割負担の利用者

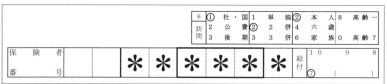

<注意>「2 公費」には〇をつけません。

○ 後期高齢者医療で,公費「21」(精神通院医療)・「93」(東京都助成)のある1割負担の利用者

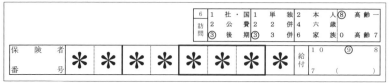

○ 生活保護（単独）の利用者

| | 6 訪問 | 1 社・国 ② 公費 3 後期 | ① 2 3 | 単 2 併 3 | 独 2 併 3 | ② 4 6 | 本 人 六 歳 家 族 | 8 0 | 高齢一 高齢七 | 給付 | 10 9 8 7 （ ） |

○ 国民健康保険で，公費「88」（東京都の乳幼児医療助成）のある 4 歳児

| | 6 訪問 | ① 2 3 | 社・国 公 費 後 期 | 1 ② 3 | 単 2 併 3 | 独 2 併 3 | 2 ④ 6 | 本 人 六 歳 家 族 | 8 0 | 高齢一 高齢七 | 給付 | 10 9 8 7 （ ） ⑧ |
| 保険者番号 | | ＊ ＊ ＊ ＊ ＊ ＊ | | | | | | | | | |

※義務教育就学前は負担割合が 2 割であるため，8 割に○がつきます。

保険種別等の表示パターン

パターン	保険種別 1	保険種別 2	本人・家族
国保・社保単独（高齢受給者以外）	1 社・国	1 単独	「2 本人」「4 六歳」「6 家族」のいずれか
国保・社保単独（高齢受給者）	1 社・国	1 単独	「8 高齢一」「0 高齢 7」のいずれか
国保・社保単独（高齢受給者以外）と公費の併用	1 社・国	「22 併」または「33 併」	「2 本人」「4 六歳」「6 家族」のいずれか
国保・社保単独（高齢受給者）と公費の併用	1 社・国	「22 併」または「33 併」	「8 高齢一」「0 高齢 7」のいずれか
生活保護受給者	2 公費	1 単独	「2 本人」
生活保護受給者（他の公費の併用）	2 公費	「22 併」または「33 併」	「2 本人」「4 六歳」「6 家族」のいずれか
後期高齢者医療単独	3 後期	1 単独	「8 高齢一」「0 高齢 7」のいずれか
後期高齢者医療と公費の併用	3 後期	「22 併」または「33 併」	「8 高齢一」「0 高齢 7」のいずれか

⑤「被保険者証・被保険者手帳等の記号・番号」欄の記載

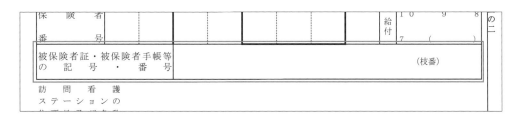

○ 健康保険被保険者証（社会保険・国民健康保険・後期高齢者医療等）の記号及び番号を記載します。

○ 被保険者証等の「記号及び番号」欄に枝番の記載がある場合は，併せて枝番を記載します。

⑥「公費負担者番号」「公費負担医療受給者番号」欄の記載

			令和　　年　　月分			保
公費負担者番号①			公費負担医療の受給者番号①			番
公費負担者番号②			公費負担医療の受給者番号②			被 の
				特　記		

○ 医療券等に記載されている公費負担者番号，公費負担医療受給者番号を記載します。

○ 2つの公費負担者番号にかかる請求の場合は，「第一公費」（先順位の公費負担者番号）を「公費負担者番号①」に記載し，「第二公費」（後順位の公費負担者番号）を「公費負担者番号②」に記載します。

※訪問看護療養費請求書等記載要領の別添2「法別番号及び制度の略称表」参照

▶ 記載例

		令和　　年　　月分		
公費負担者番号①	5 4 1 3 * * * *	公費負担医療の受給者番号①	8 5 * * * * *	
公費負担者番号②		公費負担医療の受給者番号②		
			特　記	

⑦「氏名」「性別」「生年月日」「訪問した場所」「職務上の事由」欄の記載

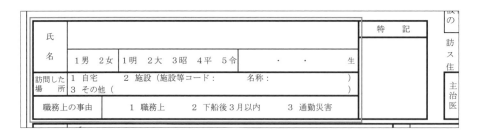

氏名					特　記		訪 ス 住
	1男 2女	1明 2大 3昭 4平 5令	・　・　生				主治医
訪問した場所	1 自宅	2 施設（施設等コード：　　　名称：　　　　）3 その他（　　　　　　　　　　　　　　　）					
職務上の事由	1 職務上	2 下船後3月以内	3 通勤災害				

100

氏名	訪問看護を受けた利用者の氏名
性別	利用者の性別
生年月日	利用者の生年月日
訪問した場所	訪問した場所を〇で囲む。自宅，施設に該当しない場合は，「3. その他」を〇で囲み，その場所を（　　）内に記載する。月の途中で訪問した場所に変更があった場合等，複数に該当する場合は，該当するものすべてを〇で囲む。訪問した場所が「2. 施設」に該当する場合は，該当する「施設コード」と「名称（施設名）」を記載する
職務上の理由	船員保険の被保険者は，「1　職務上」，「2　下船後3月以内」または「3　通勤災害」のうち，該当するものを記載する ただし，「1　職務上」及び「3　通勤災害」については，災害発生時が2009（平成21）年12月31日以前のものに限る 共済組合の船員組合員については，下船後3か月以内の傷病で職務上の取り扱いとなる場合に「2　下船後3月以内」の番号を記載する 次のとおり略称により記載することとしても差し支えない 1　職上（職務上）」，2　下3（下船後3月以内），3　通災（通勤災害）

施設とコード

コード	施設等
01	社会福祉施設及び身体障害者施設
02	小規模多機能型居宅介護
03	複合型サービス
04	認知症対応型グループホーム
05	特定施設
06	地域密着型介護老人福祉施設及び介護老人福祉施設

⑧「特記」欄の記載

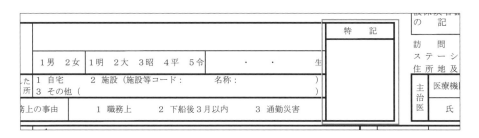

○「特記」欄には，所得区分の記載が必要な利用者のコードと略称（26 区ア〜 42 区キ）を記載します。記載が必要なのは次の利用者です。

・公費「特定疾患 51」「小児慢性特定疾患 52」「難病医療 54」，または「限度額適用認定証」が提示された 70 歳未満の利用者

・70 歳以上の利用者

Column

自己負担限度額と限度額適用認定証

○ 医療保険では自己負担額が高額にならないよう高額療養費制度があり，年齢や所得に応じて予め自己負担限度額が定められています。訪問看護の基本利用料は高額療養費の対象となります。一月あたりそれぞれの限度額までとなり，それ以上は徴収しません。高額療養費制度では医療機関窓口等で請求された金額を支払い，後日，自己負担限度額を超えた分が払い戻されますが，事前に保険者から「限度額適用認定証」を交付され利用者が提示すると，医療機関窓口等での支払いは自己負担限度額までとなり，高額療養費にかかる負担が軽減されます。

○ 2022（令和4）年10月から後期高齢者の医療費窓口負担割合の見直しが行われました。令和4年10月1日から2025（令和7）年9月30日までは，負担割合が2割の方は負担増加を3,000円までに抑える配慮措置があります。

○ 国公費は所得にかかわらず，「一般」扱いとなります。

○ 特定医療費（54）は所得に応じた上限額で計算します（p45 参照）。

70歳未満

所得区分	負担割合	コード	適用区分	自己負担限度額	特記事項表記
上位所得者	3割	26	ア	252,600円＋（総医療費－842,000円）×1%	26区ア
		27	イ	167,400円＋（総医療費－558,000円）×1%	27区イ
一般		28	ウ	80,100円＋（総医療費－267,000円）×1%	28区ウ
		29	エ	57,600円	29区エ
低所得者		30	オ	35,400円	30区オ

70歳以上

所得区分		負担割合	コード	適用区分	自己負担限度額	特記事項表記
現役並み	Ⅲ	3割	26	－	252,600円＋（総医療費－842,000円）×1%	26区ア
	Ⅱ		27	現役並みⅡ	167,400円＋（総医療費－558,000円）×1%	27区イ
	Ⅰ		28	現役並みⅠ	80,100円＋（総医療費－267,000円）×1%	28区ウ
一般		2割※	29	－	18,000円	29区エ
低所得Ⅱ		2割※	30	Ⅱ	8,000円	30区オ
低所得Ⅰ		2割※		Ⅰ		

※限度額適用認定証の提示があった場合

後期高齢者医療

所得区分		負担割合	コード	適用区分	自己負担限度額	特記事項表記
現役並み	III	3割	26	－	252,600 円＋（総医療費 842,000 円）×1%	26 区ア
	II ※2		27	現役並み II	167,400 円＋（総医療費－558,000 円）×1%	27 区イ
	I ※2		28	現役並み I	80,100 円＋（総医療費－267,000 円）×1%	28 区ウ
一般 II		2割	41	－	18,000 円 or 6,000 円＋（総医療費－30,000 円）×10%※1	41 区カ
一般 I		1割	42	－	18,000 円	42 区キ
低所得 I または II ※2		1割	30	I または II	8,000 円	30 区オ

※1　配慮措置については，令和 4 年 10 月〜令和 7 年 9 月診療分が対象
※2　限度額適用認定証の提示があった場合

⑨「訪問看護ステーションの住所及び名称」欄の記載

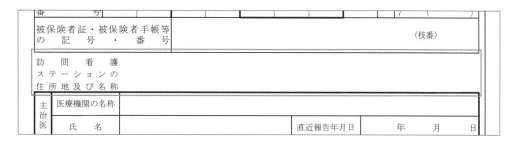

○ 地方厚生（支）局長に届け出た訪問看護ステーションの所在地及び名称を記載します。

⑩「主治医」欄の記載

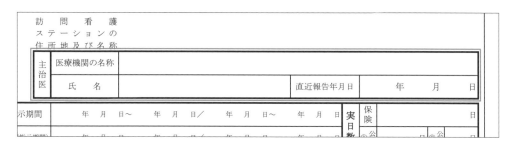

○ 指定訪問看護にかかる訪問看護指示書，または精神科訪問看護指示書を交付した医師の所属する保険医療機関名等と，交付した主治医の氏名を記載します。
○「直近報告年月日」欄には，主治医に対して計画書や報告書により報告をした場合，その最終報告年月日を記載します。

⑪「主たる傷病名」欄の記載

職務上の事由	1　職務上　　　2　下船後3月以内　　　3　通勤災害	
主たる傷病名	1. 2. 3.	指示期間
	基準告示第2の1に規定する疾病等の有無　1　別表7　　2　別表8　　3　無	
	GAF（コード：　　　　　判定した年月日：　　年　　月　　日）	
	該当する疾病等	

○ 主治医の交付した指示書に基づき，主傷病，副傷病の順に1〜3の項目欄に記載します。

⑫「心身の状態」欄の記載

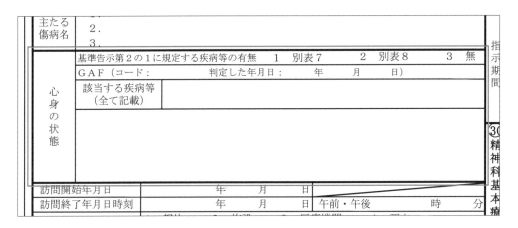

○ 指定訪問看護の利用者の心身の状態について記載します。

　・訪問看護療養費の算定要件において，必要な利用者の状態や日常生活動作（ADL）の状態等を具体的に記載する

　・基準告示（「訪問看護療養費に係る訪問看護ステーションの基準等」（平成18年3月厚生労働省告示第103号））第2の1に規定する疾病等の有無について，「1　別表7」「2　別表8」，または「3　無」の該当する数字を○で囲む

　・精神科基本療養費（Ⅰ）または（Ⅱ）を算定した場合は，当該付きの初日の訪問看護におけるGAF尺度により判定した値に対応するコードと判定した年月日を「GAF」欄に記載する

　・利用者の病状が別表7，別表8，または基準告示第2の3の（2）に規定する超重症児，もしくは準超重症児に該当する者は，その利用者が該当するすべての疾

病等について該当するコード（下記コラム参照）を,「該当する疾病等」の欄に記載する

Column

疾病等のコード

○ 特掲診療科の施設基準等別表第7に掲げる疾病等の者（厚生労働大臣の疾病等の者）と疾病コード

コード	疾病
01	末期の悪性腫瘍
02	多発性硬化症
03	重症筋無力症
04	スモン
05	筋萎縮性側索硬化症
06	脊髄小脳変性症
07	ハンチントン病
08	進行性筋ジストロフィー症
09	パーキンソン病関連疾患（進行性核上性麻痺，大脳皮質基底核変性症，パーキンソン病（ホーエン・ヤールの重症度分類がステージ3以上であって生活機能障害度がⅡ度またはⅢ度以上のものに限る））
10	多系統萎縮症（線条体黒質変性症，オリーブ橋小脳萎縮症，シャイ・ドレーガー症候群）
11	プリオン病
12	亜急性硬化性全脳炎
13	ライソゾーム病
14	副腎白質ジストロフィー
15	脊髄性筋萎縮症
16	球脊髄性筋萎縮症
17	慢性炎症性脱髄性多発神経炎
18	後天性免疫不全症候群
19	頸髄損傷
20	人工呼吸器を使用している状態

○ 特掲診療科の施設基準等別表第8に掲げる者（特別管理加算の対象者）と疾病コード

コード	病状等	特別管理加算算定額
41	在宅麻薬等注射指導管理を受けている状態にある者	重症度の高い場合の報酬
42	在宅腫瘍化学療法注射指導管理料を受けている状態にある者	
43	在宅強心剤持続投与指導管理を受けている状態にある者	
44	在宅気管切開患者指導管理を受けている状態にある者	
45	気管カニューレを使用している状態にある者	
46	留置カテーテルを使用している状態にある者	

47	在宅自己腹膜灌流指導管理を受けている状態にある者	
48	在宅血液透析指導管理を受けている状態にある者	
49	在宅酸素療法指導管理を受けている状態にある者	
50	在宅中心静脈栄養法指導管理を受けている状態にある者	
51	在宅成分栄養経管栄養法指導管理を受けている状態にある者	
52	在宅自己導尿指導管理を受けている状態にある者	
53	在宅人工呼吸指導管理を受けている状態にある者	特別な管理を要する場合の報酬
54	在宅持続陽圧呼吸療法指導管理を受けている状態にある者	
55	在宅自己疼痛管理指導管理を受けている状態にある者	
56	在宅肺高血圧症患者指導管理を受けている状態にある者	
57	人工肛門又は人工膀胱を設置している状態にある者	
58	真皮を越える褥瘡の状態にある者	
59	在宅患者訪問点滴注射管理指導料を算定している者	

○ 超重症児・準超重症児のコード

コード	病状等
91	超重症児
92	準超重症児

○ GAF 尺度のコード

コード	GAF 尺度により判定した値
01	GAF 尺度 100-91
02	GAF 尺度 90-81
03	GAF 尺度 80-71
04	GAF 尺度 70-61
05	GAF 尺度 60-51
06	GAF 尺度 50-41
07	GAF 尺度 40-31
08	GAF 尺度 30-21
09	GAF 尺度 20-11
10	GAF 尺度 10-1
11	GAF 尺度 0
20	家族への訪問看護であり GAF 尺度による判定が行えなかった（当該月に利用者本人への訪問看護を行わなかった）

⑬「訪問開始年月日」「訪問終了年月日時刻」欄の記載

訪問開始年月日		年	月	日			
訪問終了年月日時刻		年	月	日	午前・午後	時	分
訪問終了の状況	1 軽快 2 施設 3 医療機関 4 死亡						
	5 その他 (						)

○「訪問開始年月日」には指定訪問看護を開始した年月日を記載します。「訪問終了年月日時刻」には指定訪問看護を終了した年月日と最後に訪問した時刻を記載します。

⑭「訪問終了の状況」「死亡の状況」欄の記載

訪問終了年月日時刻		年	月	日	午前・午後	時	分
訪問終了の状況		1 軽快 2 施設 3 医療機関 4 死亡					
		5 その他 (					)
死亡の状況	時刻	年	月	日	午前・午後	時	分
	場所	1 自宅 2 施設 (			)		
		3 病院 4 診療所 5 その他 (					)

○「訪問終了の状況」欄では，該当する番号を○で囲みます。「1 軽快」は症状の軽快により指定訪問看護を必要としなくなった場合，「2 施設」は介護老人保健施設等に入所した場合，「3 医療機関」は保険医療機関等に入院した場合，「4 死亡」は死亡した場合を指しています。「5 その他」はそれ以外の場合で，その内容を（ ）に記載することになっています。

○「死亡の状況」は，訪問看護ターミナルケア療養費を算定した場合に記載するものです。「時刻」には利用者の死亡年月日及び時刻を記載します。「場所」欄は死亡した場所のことで，該当する番号を○で囲みます。「2 施設」は介護保険施設等を指します。「5 その他」は1～4以外の場合で，具体的に（ ）に記載します。

○死亡した場所が施設の場合は，⑦「氏名」「性別」「生年月日」を記載し，「訪問した場所」の「施設等コード」に該当するコードを記載します（p100参照）。

⑮「指示期間」欄の記載

医	氏 名						直近報告年月日			年		月		日	

指示期間	指示期間	年 月 日～	年 月 日／	年 月 日～	年 月 日	実日数	保険								日
	(特別指示期間)	年 月 日～	年 月 日／	年 月 日～	年 月 日		①公費				日	②公費			日
	精神指示期間	年 月 日～	年 月 日／	年 月 日～	年 月 日	訪問日	○	☆	△	□	▽	同一建物	同一緊急
	(精神特別指示期間)	年 月 日～	年 月 日／	年 月 日～	年 月 日		◎◇						

（公費分金額） 1

精 ㉛ 看護師等 3日まで30分以上 円 × 日 円 円 2

○「指示期間」「精神指示期間」には，指定訪問看護にかかる主治医が交付した最新の
 訪問看護指示書，または精神科訪問看護指示書の指示有効期間を示す年月日を記載
 します。

○「(特別指示期間)」「(精神特別指示期間)」には，主治医から，特別訪問看護指示書，
 または精神科特別訪問看護指示書の交付を受けた場合，指示有効期間を示す年月日
 を記載します。なお，請求を行う月の前月に特別訪問看護指示書が交付され，引き
 続き特別指示による訪問看護を実施した場合は，前月の指示有効期間年月日も記載
 します。

⑯「基本療養費」欄と「訪問日」欄の記載

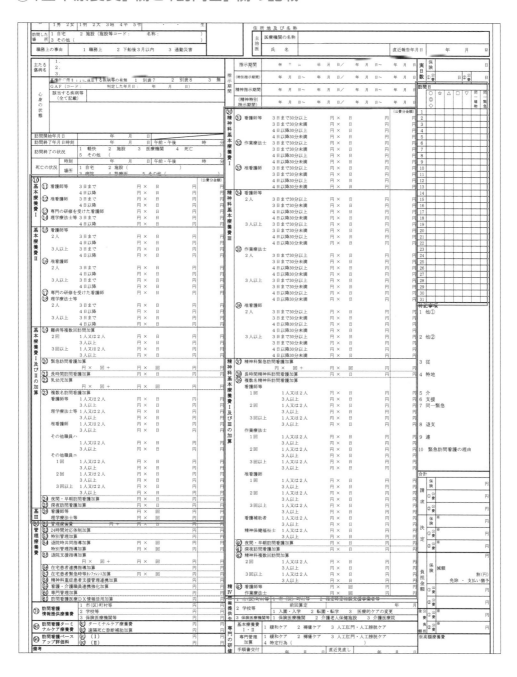

○「基本療養費」「精神科基本療養費」の欄では，算定した項目に金額（金額と日数または回数），及び合計金額を記載します。

○「訪問日」欄には，それぞれの状況に応じた記号を記載します。

基本療養費／精神科基本療養費／管理療養費	訪問看護の内容	訪問日の記号	明細書
看護師等，理学療法士等，専門の研修を受けた看護師，准看護師	指定訪問看護を行った日	○	⑪～⑭ ㉖ ㉛～㊱ ㊸
	特別訪問看護指示書，精神科特別訪問看護指示書に基づく訪問看護を行った日	△	⑪～⑭ ㉛～㊱
	専門の研修を受けた看護師が指定訪問看護を行った日	☆	⑬⑰
難病等複数回訪問看護加算 精神科複数回訪問看護加算	1日に2回訪問した場合	◎	⑲ ㊷
	1日に3回以上訪問した場合	◇	
長時間訪問看護加算	1回の訪問が90分を超えた場合 (週に1回に限り／厚生労働大臣が定める者は週3日まで)	□	㉑ ㊳
複数名訪問看護加算	同時に複数名で訪問看護を行った場合	▽	㉓ ㊴
専門管理加算	専門の研修を受けた看護師等が訪問看護を行った場合	☆	⑬ ⑰ (60)
訪問看護基本療養費（Ⅱ），精神科訪問看護基本療養費（Ⅲ）	「同一建物」欄	○	⑯～⑱ ㉞～㊱
複数の訪問看護ステーションのうち，その他のステーションが緊急訪問を行い，緊急訪問看護加算または精神科緊急訪問看護加算のみを算定した場合	「同一緊急」欄	○	⑳

⑰「管理療養費」欄の記載

Ⅲ	理学療法士等		円× 回	円	円
(50) 管理療養費	(51) 管理療養費	円＋	円× 日	円	円
	(52) 24時間対応体制加算			円	円
	(53) 特別管理加算			円	円
	(54) 退院時共同指導加算		円× 回	円	円
	特別管理指導加算		円× 回	円	円
	(55) 退院支援指導加算	円× 回＋	円× 回	円	円
	(56) 在宅患者連携指導加算			円	円
	(57) 在宅患者緊急時等ｶﾝﾌｧﾚﾝｽ加算		円× 回	円	円
	(58) 精神科重症患者支援管理連携加算			円	円
	(59) 看護・介護職員連携強化加算			円	円
	(60) 専門管理加算			円	円
	(61) 訪問看護医療ＤＸ情報活用加算			円	円
訪問看護	1 市(区)町村等			円	円

○ 算定した項目に金額（金額と日数または回数），及び合計金額を記載します。

○ 特別管理加算を算定する場合は，「心身の状態」欄の基準告示第２の１に規定する疾病等の有無（p104 参照）の「2　別表 8」に○が必要であり，「該当する疾病等」の欄にコードの記載が必要です（p105 参照）。

特別管理加算	基準告示第２の１に規定する疾病等の有無	該当する疾病等
5,000 円を算定	「2　別表８」に○が必要	41 ～ 46 のいずれかのコード
2,500 円を算定		47 ～ 59 のいずれかのコード

Column

届出が必要な算定項目

○ 下記の表にある項目の訪問看護療養費等の算定については，地方厚生（支）局長に届出が必要です。届出をしていない場合は，算定することができません。

項目	届出様式		明細書
精神科訪問看護基本療養費	精神科訪問看護基本療養費に係る届出書	別紙様式 1	㉛～㊱㊸
24 時間対応体制加算・特別管理加算	24 時間対応体制加算・特別管理加算に係る届出書	別紙様式 2	(52)(53)
	24 時間対応体制加算（基準告示第 3 に規定する地域，医療を提供しているが医療資源の少ない地域 又は地域の相互支援ネットワークに参画している場合）に係る届出書	別紙様式 3	
訪問看護基本療養費の注 2 及び注 4 に規定する専門の研修を受けた看護師	訪問看護基本療養費の注 2 及び注 4 に規定する専門の研修を受けた看護師に係る届出書	別紙様式 4	⑬⑰
精神科複数回訪問加算・精神科重症患者支援管理連携加算	精神科複数回訪問加算・精神科重症患者支援管理連携加算に係る届出書	別紙様式 5	㊷(58)
機能強化型訪問看護管理療養費	機能強化型訪問看護管理療養費に係る届出書	別紙様式 6	(51)
専門管理加算	専門管理加算に係る届出書	別紙様式 7	⑬⑰(60)
遠隔死亡診断補助加算	遠隔死亡診断補助加算に係る届出書	別紙様式 8	(82)
訪問看護管理療養費 1・2	訪問看護管理療養費に係る届出書	別紙様式 9	(52)
訪問看護医療 DX 情報活用加算	訪問看護医療 DX 情報活用加算に係る届出書	別紙様式 10	(61)
訪問看護ベースアップ評価料（Ⅰ）（Ⅱ）	訪問看護ベースアップ評価料（Ⅰ）の施設基準に係る届出書添付書類 訪問看護ベースアップ評価料（Ⅱ）の施設基準に係る届出書添付書類	別紙様式 11	(91)(92)

⑱「訪問看護情報提供療養費」・㉑「情報提供先」欄の記載

○ 「訪問看護情報提供療養費」欄では，当該指定訪問看護利用者の指定訪問看護の状況等について情報を提供した場合に，提供先の欄に「×，×××円」と記載します。

○ 「情報提供先」欄では，情報提供先の該当する数字を○で囲みます。

○ 訪問看護情報提供療養費１は，市（区）町村等からの求めに応じて必要な情報を提供した場合に算定するものです。市（区）町村等により要件が異なる場合があるため，新規利用者は算定可能かを確認します。

○ 市（区）町村宛の「訪問看護の情報提供書」は翌月10日までに，保健所等の管轄の機関に送付します。

⑲「訪問看護ターミナルケア療養費」欄の記載

○ 「訪問看護ターミナルケア療養費」を算定する場合は「××，×××円」と記載し，「死亡状況」欄の「時刻」と「場所」も併せて記載します（p107参照）。

⑳「訪問看護ベースアップ評価料」欄の記載

⑤ 情報提供療養費	3 保険医療機関等	円		円	供先 専門の研修
⑧⓪ 訪問看護ターミナルケア療養費	⑧① ターミナルケア療養費	円		円	
	⑧② 遠隔死亡診断補助加算	円		円	
⑨⓪ 訪問看護ベースアップ評価料	⑨① （Ⅰ）	円		円	
	⑨② （Ⅱ）	円		円	
備考					
備考　　1.　この用紙は，A列4番とすること。　　2.　※印の欄は，記入しないこと。					

○ 「訪問看護ベースアップ評価料（Ⅰ）」「訪問看護ベースアップ評価料（Ⅱ）」を算定する場合は，それぞれの項に金額を記載します。

㉒「専門の研修」欄の記載

供先	3 保険医療機関等	1 保険医療機関	2 介護老人保健施設	3 介護医療院	費負担額担
専門の研修	基本療養費Ⅰ・Ⅱ	1 緩和ケア　　2 褥瘡ケア　　3 人工肛門・人工膀胱ケア			
	専門管理加算	1 緩和ケア　　2 褥瘡ケア　　3 人工肛門・人工膀胱ケア 4 特定行為（　　　　　　　　　　　　　　　　）			※高
	手順書交付年月日	年　　月　　日	直近見直し年月日	年　　月　　日	

○ 「専門の研修を受けた看護師」が訪問看護を行った場合，「基本療養費Ⅰ・Ⅱ」欄の「1 緩和ケア」「2 褥瘡ケア」「3 人工肛門・人口膀胱ケア」のいずれかを〇で囲みます。

▶「専門の研修を受けた看護師」の訪問看護

○ 主治医から交付を受けた訪問看護指示書及び訪問看護計画書に基づき，緩和ケア，褥瘡ケア，人工肛門・人工膀胱ケアにかかる専門の研修を受けた看護師が他の訪問看護ステーションの看護師もしくは准看護師，または当該利用者の在宅医療を担う保険医療機関の看護師もしくは准看護師と共同して訪問看護を行った場合に月1回を限度として専門の研修を受けた看護師が所属する訪問看護ステーションが算定できるものです。なお，算定した場合は同一日に訪問看護管理療養費は算定できません。

○ 「専門管理加算」を算定した場合，「専門管理加算」欄の「1 緩和ケア」「2 褥瘡ケア」「3 人工肛門・人口膀胱ケア」「4 特定行為」のいずれかを〇で囲みます。

○ 「4 特定行為」の場合は特定行為のうち該当するコードを（　）内に記載します。

コード	特定行為
01	気管カニューレの交換
02	胃ろうカテーテルもしくは腸ろうカテーテルまたは胃ろうボタンの交換
03	膀胱ろうカテーテルの交換
04	褥瘡または慢性創傷の治療における血流のない壊死組織の除去
05	創傷に対する陰圧閉鎖療法
06	持続点滴中の高カロリー輸液の投与量の調整
07	脱水症状に対する輸液による補正

○ 手順書が交付された特定行為の場合は，交付された年月日を記載し，「直近見直し年月日」は主治医とともに手順書の妥当性を検討した年月日を記載します。

▶ **手順書が交付される特定行為**

○ 気管カニューレの交換，胃瘻カテーテルもしくは腸瘻カテーテルまたは胃瘻ボタンの交換，末梢留置型中心静脈注射用カテーテルの挿入，褥瘡または慢性創傷の治療における血流のない壊死組織の除去，脱水症状に対する輸液の補正，感染徴候がある者に対する薬剤の臨時投与，インスリンの投与量の調整，抗不安薬の臨時投与等が，手順書が交付される特定行為です。

㉓「実日数」欄の記載

	主治医	氏　名		直近報告年月日		年　　　月　　　日	
指示期間		指示期間	年　月　日〜　年　月　日／　年　月　日〜　年　月　日	実日数	保険		日
		（特別指示期間）	年　月　日〜　年　月　日／　年　月　日〜　年　月　日		公費①	日 ②公費	
		精神指示期間	年　月　日〜　年　月　日／　年　月　日〜　年　月　日	訪問日	○　☆　△　□　▽　同一　同一		

○「保険」欄には，医療保険で指定訪問看護を行った実日数を記載します。

○「公費①」欄には，「第一公費」にかかる指定訪問看護を行った実日数を記載します。なお，公費負担医療のみの場合は，「公費①」欄に実日数を記載します。

○「公費②」欄には，「第二公費」にかかる指定訪問看護を行った実日数を記載します。

○ 第一公費にかかる分が医療保険にかかるものと同じ場合は，第一公費にかかる分を省略しても差し支えありません。また，第二公費がある場合において，当該第二公費にかかる分が第一公費にかかる分と同じ場合は，第二公費にかかる分の記載を省略しても差し支えありません。

○ 公費の優先順位が高いものから，第一公費，第二公費となります。

㉔「特記事項」欄の記載

	3人以上	3日まで30分以上	円 × 日	円	28
		3日まで30分未満	円 × 日	円	29
		4日以降30分以上	円 × 日	円	30
		4日以降30分未満	円 × 日	円	31
	㊱ 准看護師				
	2人	3日まで30分以上	円 × 日	円	
		3日まで30分未満	円 × 日	円	
		4日以降30分以上	円 × 日	円	
		4日以降30分未満	円 × 日	円	
	3人以上	3日まで30分以上	円 × 日	円	
		3日まで30分未満	円 × 日	円	
		4日以降30分以上	円 × 日	円	
		4日以降30分未満	円 × 日	円	
精神科基本療養費Ⅰ及びⅢの加算	㊲ 精神科緊急訪問看護加算	円 × 回 ＋	円 × 回	円	
	㊳ 長時間精神科訪問看護加算		円 × 日	円	
	㊴ 複数名精神科訪問看護加算				
	看護師等				
	1回	1人又は2人	円 × 日	円	
		3人以上	円 × 日	円	
	2回	1人又は2人	円 × 日	円	
		3人以上	円 × 日	円	
	3回以上	1人又は2人	円 × 日	円	
		3人以上	円 × 日	円	
	作業療法士				
	1回	1人又は2人	円 × 日	円	
		3人以上	円 × 日	円	
	2回	1人又は2人	円 × 日	円	
		3人以上	円 × 日	円	
	3回以上	1人又は2人	円 × 日	円	
		3人以上	円 × 日	円	
	准看護師				
	1回	1人又は2人	円 × 日	円	
		3人以上	円 × 日	円	

特記事項

1 他①

2 他②

3 従

4 特地

5 介
6 支援
7 同一緊急

8 退支

9 連

10 緊急訪問看護の理由

合計

保険		円
請		

○ 該当する項目の数字を○で囲み，必要事項を記載します。

略称	記載事項		内容
1	他①	当該他の訪問看護ステーションの所在地及び名称	別表7・別表8の利用者であって，他の1つの指定訪問看護ステーションから指定訪問看護を受けている場合。他の2つの訪問看護ステーションから指定訪問看護を受けている場合の1つ目の訪問看護ステーション
2	他②	当該他の訪問看護ステーションの所在地及び名称	別表7・別表8の利用者であって，他の2つの訪問看護ステーションから指定訪問看護を受けている場合の2つ目の訪問看護ステーション
3	従		従たる訪問看護ステーションの看護師が指定訪問看護を行った場合
4	特地	利用者の住所，及び通常の場合訪問に要する時間（片道）	特別地域訪問看護加算を算定した場合
5	介		要介護被保険者で，訪問看護を医療保険で算定している場合
6	支援		在宅療養支援診療所または在宅療養支援病院が24時間往診及び訪問看護により対応できる体制を確保し，往診担当医や訪問看護担当者氏名，担当日等を文書により提供している利用者の場合
7	同一緊急	加算のみを算定した日 加算のみを算定した日の直前に訪問看護基本療養費または精神科訪問看護基本療養費を算定した年月日 加算のみを算定した日に計画に基づく指定訪問看護を行った当該他の訪問看護ステーションの所在地及び住所	複数の訪問看護ステーションから現に指定訪問看護を受けている利用者に対し，当該複数の訪問看護ステーションのいずれかが計画に基づく指定訪問看護を行った日に，当該複数の訪問看護ステーションのうち，その他の訪問看護ステーションが緊急の指定訪問看護を行い，「20 緊急訪問看護加算」または「37 精神科緊急訪問看護加算」のみを算定した場合
8	退支	死亡日または再入院日	「55 退院支援指導加算」を算定した利用者が，退院日の翌日以降の初回の指定訪問看護が行われる前に死亡または再入院した場合
9	連	介護職員等と同行訪問した日	「59 看護・介護職員連携強化加算」を算定した場合
10	緊急訪問看護の理由	緊急訪問看を実施した日と緊急訪問看護の理由	緊急訪問看護加算または精神科緊急訪問看護加算を算定した場合，緊急の訪問看護を実施した日と緊急訪問看護の理由を，加算を算定した日毎に併せて記載する。特記事項欄に書ききれない場合は明細書または明細書と同じ大きさの用紙に，訪問看護の行われた年月，訪問看護ステーションコード，氏名，保険種別保険者番号，被保険者証等の番号・記号（公費負担医療のみの場合は第一公費の公費負担医療の受給者番号）と所定の内容を記載し，続紙として明細書の次に重ね，左上端を貼り付ける

※後期高齢者医療制度は，75歳以上を対象とする医療制度であるが，65歳以上75歳未満で，申請により後期高齢者医療広域連合から一定の障害があると認定された場合（障害認定），後期高齢者医療の対象となる。障害認定を受けた者が月の途中で75歳の誕生日を迎える誕生月については，誕生日前に加入していた医療保険制度（国民健康保険・被用者保険）と誕生日後の後期高齢者医療制度における自己負担限度額を，それぞれ本来額の2分の1に減額するが，1日生まれの者など，75歳の誕生月に加入している医療保険が後期高齢者医療制度のみの場合は対象外となり，特記事項欄に 障害 と記載する

㉕「合計」欄の記載

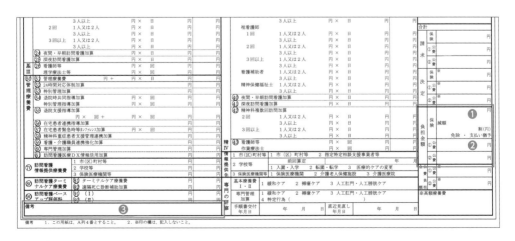

○ 「保険」については医療保険，「公費①」については第一公費，「公費②」については第二公費にかかる金額（「基本療養費」欄の金額（または「精神科基本療養費」欄の金額），「管理療養費」の金額，「情報提供療養費」欄の金額，「ターミナルケア療養費」欄及び「訪問看護ベースアップ評価料」の金額の合計額）を記載します。

○ なお，公費負担医療のみの場合の第一公費の金額は「公費①」の項に記載します。だだし，第一公費にかかる金額が医療保険にかかるものと同じ場合は，第一公費にかかる金額の記載を省略しても差し支えありません。また，第二公費がある場合において，当該第二公費にかかる金額が第一公費にかかる金額と同じ場合は，第二公費にかかる金額の記載を省略しても差し支えありません。

㉖「負担金額」欄の記載

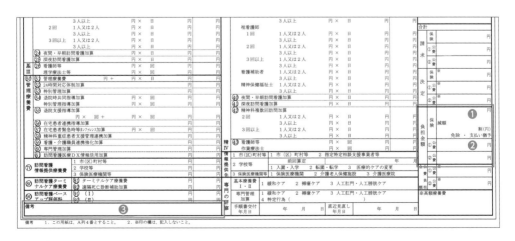

❶「負担金額」欄

○ 高額療養費が発生し，現物給付となった場合，下記の対象者は「負担金額」欄の記載が必要です。

　　・70歳以上の利用者

　　・「限度額認定証」「限度額適用・標準負担額認定証」等の提示があった70歳以下の利用者

＜基本的な考え方＞

○ 後期高齢者（9割給付）で保険単独の場合の利用者の基本的な考え方は次のようになります。

○ 後期高齢者，所得区分は一般のため，自己負担上限額は18,000円です。例えば，医療費総額が252,440円であった場合の1割は25,244円になり，自己負担上限額の18,000円を上回るため，高額療養費が発生します。高額療養費が発生している場合は「負担金額」欄に金額の記載が必要になりますので，この場合は18,000円と記載します。

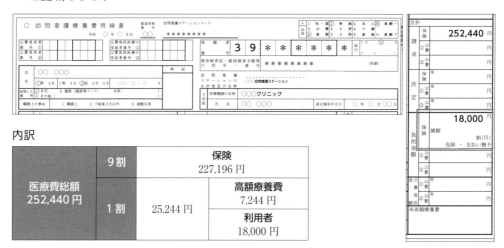

内訳

医療費総額 252,440円	9割	保険 227,196円	
	1割	25,244円	高額療養費 7,244円
			利用者 18,000円

118

Column

訪問看護の基本利用料と高額療養費制度

○ 訪問看護療養費の保険請求額は，利用者が負担する「基本利用料」を控除した金額ですが，この訪問看護の「基本利用料」は高額療養費の対象となります。

○ 利用者から徴収する「基本利用料」は，一月あたり，年齢及び所得状況等に応じて設定された自己負担限度額までとなり，それ以上は徴収しません。

○ 訪問看護療養費の合計額から利用者の負担割合を乗じた基本利用料の額が，設定された自己負担限度額を超えた場合は高額療養費が発生しているため，❶「負担金額」欄に上限額の記載が必要になります。

・自己負担限度額

69歳以下

適用区分	1月の上限額（世帯）
年収約1,160万円～　健保／83万円以上　国保／901万円超	252,600円＋（医療費－842,000円）×1%（多数回140,100円）
年収約770万円～約1,160万円　健保／53万円～79万円　国保／600万円超～901万円	167,400円＋（医療費－558,000円）×1%（多数回93,000円）
年収約370万円～約770万円　健保／28万円～50万円　国保／210万円超～600万円	80,100円＋（医療費－267,000円）×1%（多数回44,400円）
年収約370万円　健保／26万円以下　国保／210万円以下	57,600円（多数回44,400円）
住民税非課税者	35,400円（多数回24,600円）

70歳以上

	適用区分	外来（個人）	1月の上限額（世帯）
現役並み所得者	年収約1,160万円以上　標準報酬月額83万円以上／課税所得690万円以上	252,600円＋（医療費－842,000）×1%（多数回140,100円）	
	年収約770万円～約1,160万円　標準報酬月額53万円～79万円／課税所得380万円以上	167,400円＋（医療費－558,000）×1%（多数回93,000円）	
	年収約370万円～約770万円　標準報酬月額28万円～50万円以上／課税所得145万円以上	80,100円＋（医療費－267,000）×1%（多数回44,400円）	
一般所得者	～約370万円　標準報酬月額26万円以上／課税所得145万円未満等	18,000円（年間上限144,000円）	57,600円（多数回44,400円）
住民税非課税	Ⅱ　住民税非課税世帯	8,000円	24,600円
	Ⅰ　住民税非課税世帯（所得が一定以下）		15,000円

❷ 「公費①・公費②」の「負担金額」欄

○ 「公費①」には第一公費，「公費②」には第二公費にかかる一部負担金額を記載します。

<基本的な考え方>

○ 社会保険（8割給付）で公費（54：特定医療費）との併用レセプトの場合を考えてみます。

○ 公費（54：特定医療費）の自己負担上限額は1,000円で，すでに上限額に達しているため，利用者の訪問看護の自己負担は0円です。

○ このとき，所得区分が「一般」で負担割合が2割の場合は，自己負担上限額が18,000円です。例えば，医療費総額238,090円であった場合，その2割は47,618円になり，2割分が自己負担上限額の18,000円を上回るため高額療養費が発生します。高額療養費が発生している場合は「負担金額」欄に金額の記載が必要になりますので，この場合は「18,000円」と記載し，第一公費にかかる金額は，特定医療費（54）の自己負担限度額に達しており残額が0円なので，「0円」と記載します。

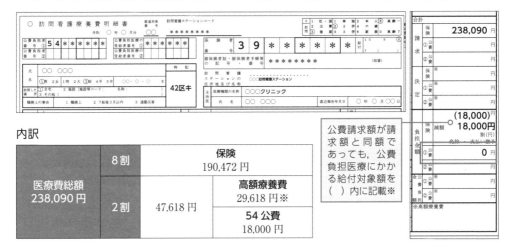

内訳

医療費総額 238,090円	8割	保険 190,472円
	2割 47,618円	高額療養費 29,618円※
		54公費 18,000円

※公費負担医療にかかる給付対象額の記載について
・対象者：医療保険（高齢受給者及び高齢受給者以外であって，限度額適用認定証または限度額適用・標準負担額減額認定証の提示があった者で高額療養費が現物給付された者にかかるものに限る）及び後期高齢者医療
・一部負担金相当額の一部を公費負担医療が給付するときは，公費負担医療にかかる給付対象額を「負担金額」の項の「保険」の項の上段に（　）で再掲するものとし，「負担金額」の項には支払いを受けた一部負担金と公費負担医療が給付する額と合算した金額を記載すること。

❸「備考」欄

○ 前期・後期高齢者の低所得者については，高額療養費が発生して「負担金額」欄に金額の記載が必要な場合は，備考欄に「低所得Ⅰ」または「低所得Ⅱ」のうち該当するいずれかの記載が必要です。

<基本的な考え方>

○ 後期高齢者（9割給付）で保険単独の場合を考えてみます。

○ 後期高齢者で所得区分が低所得（低所得Ⅰ）のとき，自己負担上限額は 8,000 円です。例えば，医療費総額 113,440 円であれば，1割は 11,344 円になり自己負担上限額の 8,000 円を上回るため，高額療養費が発生します。高額療養費が発生している場合は「負担金額」欄に金額の記載が必要になりますので，この場合は 8,000 円と記載し，「備考」欄に「低所得Ⅰ」と記載します。

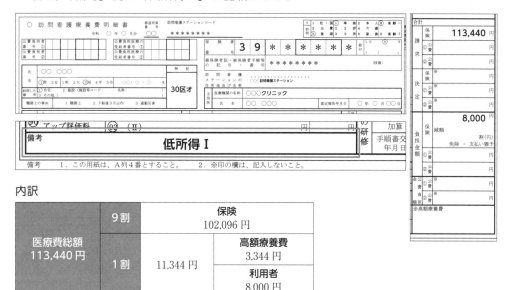

内訳

医療費総額 113,440 円	9割	保険 102,096 円	
	1割	11,344 円	高額療養費 3,344 円
			利用者 8,000 円

▶「負担金額」欄の記載例

○ 社会保険・高齢者一般の利用者で，公費（54：特定医療費）併用の利用者です。2割分が上限の 18,000 円を超えており，高額療養費が発生しています。そのため，「負担金額」欄に所得区分が一般の限度額「18,000 円」の記載が必要です。また，特定医療費の自己負担上限額に達しており，徴収金額がない場合は，公費負担金額欄に「0円」の記載が必要です。

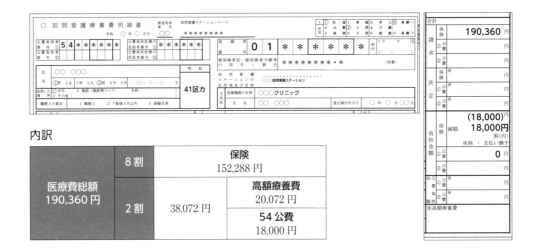

内訳

医療費総額 190,360 円	8 割	保険 152,288 円	
	2 割	38,072 円	高額療養費 20,072 円
			54 公費 18,000 円

○ 後期高齢者医療の 1 割負担（低所得者）で，公費（21：精神通院医療）併用の利用者です。低所得者の限度額は本来 8,000 円ですが，利用者の所得にかかわらず一般並みの上限額となる 21（精神通院医療）との併用のため，限度額は一般並みの 18,000 円となります。また，1 割負担分が 18,000 円を超えており高額療養費が発生しているため，「負担金額」欄に所得区分が一般の限度額「18,000 円」の記載が，備考欄に「低所得Ⅰ」または「低所得Ⅱ」のいずれか該当するものの記載が必要です。さらに，自立支援医療の自己負担上限月額に達しており，徴収金額がない場合は，公費負担金額欄に「0 円」の記載が必要です。

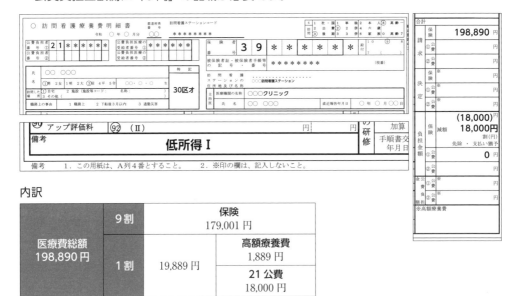

内訳

医療費総額 198,890 円	9 割	保険 179,001 円	
	1 割	19,889 円	高額療養費 1,889 円
			21 公費 18,000 円

○ 社保・70 歳未満の利用者で，公費（21：精神通院医療）併用，自立支援医療の自己負担上限月額が 5,000 円の利用者です。自立支援医療の自己負担累積額が 4,540 円で自己負担上限額の 5,000 円に達しておらず，差額の 460 円が公費負担医療にかかる利用者負担額となり，公費負担金額欄に「460 円」の記載が必要です。高額療養費は発生していないため，「負担金額」欄の記載は必要ありません。

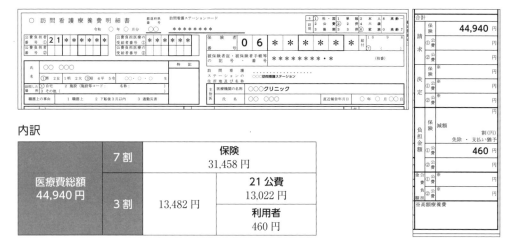

内訳

医療費総額 44,940 円	7 割	保険 31,458 円	
	3 割	13,482 円	21 公費 13,022 円
			利用者 460 円

※自立支援医療に係る公費欄の負担金額について
  ・自立支援医療は，所得にかかわらず所得区分が「一般」となります（70 歳以上の場合は，自己負担限度額が「一般」18,000 円）。
    ※所得区分が「低所得」の場合，本来自己負担限度額が8,000 円ですが，「一般」の 18,000 円で考えます。
  ・70 歳以上で 3 割負担の場合は，保険総額の 3 割が 18,000 円を超えた場合，負担金額欄に「18,000 円」の記載が必要です。
  ・高額療養費が発生した場合は，「公費①」負担金額欄の金額は，10 円未満を四捨五入で記載します。

3 オンライン資格確認・オンライン請求

○ 訪問看護の「オンライン請求・オンライン資格確認」が 2024（令和6）年6月から導入されました。令和6年秋の保険証廃止に伴い、「オンライン請求・オンライン資格確認」が義務化となります。「オンライン請求・オンライン資格」の導入により、最新の保険証情報を確認することができ、システムへの手入力が不要となります。

○ レセプトのデータは、オンラインで専用端末より送信するため、レセプトの印刷、発送が不要になり、請求にかかる作業時間が短縮されます。また、レセプト情報により訪問看護全体のデータ分析、地域医療や在宅医療の実態把握等、より質の高い医療・看護の実現につながります。

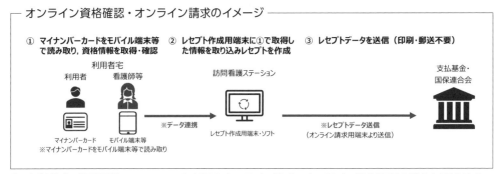

オンライン資格確認・オンライン請求のイメージ

① マイナンバーカードをモバイル端末等で読み取り、資格情報を取得・確認　② レセプト作成用端末に①で取得した情報を取り込みレセプトを作成　③ レセプトデータを送信（印刷・郵送不要）

（厚生労働省：訪問看護ステーションにおけるオンライン請求・オンライン資格確認の導入に関するオンライン説明会資料，2023．より，https://iryohokenjyoho.service-now.com/sys_attachment.do?sys_id=ca17a94bc3a63950071f37011501312d　2024 年 7 月 3 日閲覧）

① オンライン資格確認とは

○ 健康保険証利用登録済みマイナンバーカードの IC チップにより、オンラインで医療保険の資格情報等を確認できる仕組みです。

○ モバイル端末等で利用者の最新の資格情報（医療保険の種類、有効期間（資格が有効であるかどうか））をその場で確認できるだけでなく、利用者本人の同意を得られた場合は「診療・薬剤情報・特定健診等」の情報を閲覧することが可能になります。これにより、診療情報、薬剤情報等の医療データに基づいた適切な看護を提供することができます。

○ 訪問看護利用期間中はオンライン資格確認の再照会機能により、訪問看護ステーションの事務所において最新の資格情報の確認ができるようになります。

※資格確認の対象となるのは，健康保険被保険者証，国民健康保険被保険者証，後期高齢者医療被保険者証等，保険者がシステム管理している保険証類です。現時点では，公費医療受給者証等の確認はできないため，いままでどおりの確認が必要です。（令和 6 年 7 月現在）将来的には公費負担医療，地方単独医療の資格など，対応が拡大される予定です。

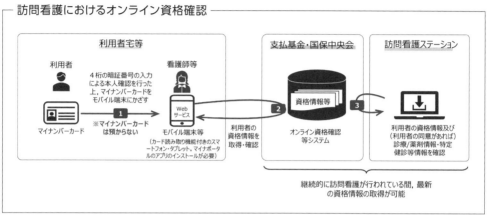

訪問看護におけるオンライン資格確認

（厚生労働省：訪問看護ステーションにおけるオンライン請求・オンライン資格確認の導入に関するオンライン説明会資料，2023. より，https://iryohokenjyoho.service-now.com/sys_attachment.do?sys_id=ca17a94bc3a63950071f37011501312d　2024 年 7 月 3 日閲覧）

②オンライン請求とは

○ 電子的に作成したレセプトデータをセキュリティが確保されたネットワーク回線により，オンラインで審査支払機関に送信する仕組みです。

○ 訪問看護ステーションのレセプト請求事務の効率化，審査支払機関，保険者等の効率化も図られます。また，介護保険，医療保険をあわせた訪問看護全体のデータ分析，地域医療や在宅医療の実態把握など，レセプト情報の利活用の推進につながります。

○ レセプトの受付時間は，毎月 10 日の 24 時まで送信可能です。

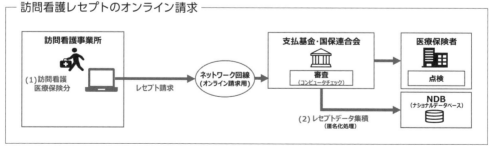

訪問看護レセプトのオンライン請求

（厚生労働省保険局：令和 6 年 5 月から医療保険請求分の訪問看護レセプトのオンライン請求が始まります＜周知リーフレット＞，2022. より，https://kouseikyoku.mhlw.go.jp/chugokushikoku/gyomu/gyomu/tsuchi/000263536.pdf　2024 年 7 月 3 日閲覧）

導入前と導入後の比較

	導入後	導入前
資格情報確認	・マイナンバーカードを専用のモバイル端末等で読み取り，資格情報を取得 ・継続的に訪問看護が行われている間，利用者の最新の資格情報の照会・取得が可能	健康保険証を目視で確認し，被保険者番号，有効期間等を控える
資格情報の入力	モバイル端末等で読み取った情報をレセプト作成用端末で取得	控えた保険証情報を手入力
レセプト請求	・オンライン請求用端末よりレセプトデータを送信 ・10日の24時までオンライン請求の送信が可能 ・資格過誤による返戻レセプトの減少 ・審査後に返送される還元帳票が電子データで一元管理が可能	レセプトを印刷し，審査支払基金へ期日までに送付
返戻レセプト	オンライン請求したレセプトについては，請求月の翌月5日にオンライン請求システムに返戻ファイルが配信	郵送により返送
診療報酬決定通知書・当座口振込通知書	オンライン請求システムへ配信	郵送による送付
支払関係帳票	増減点連絡書，増減点連絡書，返戻内訳書等はPDF形式でオンライン請求システムへ配信	郵送による送付またはソフトで受信
情報の活用	利用者の同意により，診療・薬剤情報，特定健診等情報の閲覧が可能	

③オンライン資格確認・オンライン請求開始に向けた準備・導入作業

○ オンライン資格確認・オンライン請求に必要な端末，ネットワーク回線は兼用できます。

○ オンライン資格確認・オンライン請求には電子証明書が必要となります。電子証明書はインストールする端末1台に1枚必要になります。

○ オンライン資格確認導入に必要な費用は導入完了後に補助金を申請すると42.9万円を上限として実費補助されます（令和6年11月30日までにオンライン資格確認の導入が完了していること。補助金申請期間は2025（令和7）年5月31日まで）。

○ オンライン資格確認・オンライン請求にかかる各種申請手続きを行うには「医療機関向け総合ポータルサイト」に新規登録が必要です。

○「医療機関向け総合ポータルサイト」では，オンライン資格確認・オンライン請求に関する概要や導入準備にかかる手続きを公開しています。オンライン資格確認・オンライン請求の「利用申請」や「電子証明書の発行申請」「補助金申請」に必要な手続きを医療機関向け総合ポータルサイトで行います。

（厚生労働省：訪問看護ステーションにおけるオンライン請求・オンライン資格確認の導入に関するオンライン説明会資料，2023. より，https://iryohokenjyoho.service-now.com/sys_attachment.do?sys_id=ca17a94bc3a63950071f37011501312d　2024 年 7 月 3 日閲覧）

▶ 必要な準備

○ オンライン資格確認及びオンライン請求の導入にあたっては，レセプトを作成している訪問看護請求システム（ソフト）がある場合は，システム会社（システムベンダー）に相談します。運用開始に必要なネットワーク回線，端末，設置サービス，保守サービス等をセットにしたパッケージ商品を販売しているかを確認します。

○ システム会社によっては，オンライン請求に必要なデータの作成のみを行い，導入の支援は行わない会社もあります。その場合は，「導入支援事業者」に相談します。導入支援事業者もオンライン資格確認に必要な端末の搬入，設置，ネットワーク回線の敷設等の必要な対応を一括で提供するサービスを販売しています。

○ 導入支援事業者は以下の各社です。

NTT 東日本（東日本電信電話株式会社），NTT 西日本（西日本電信電話株式会社），リコージャパン株式会社，株式会社 NTT データ中国，菱洋エレクトロ株式会社
※上記各社の問い合わせ先については，「医療機関向け総合ポータルサイト」で確認できます。

▶ 準備の流れ

○ オンライン資格確認・オンライン請求開始に向けた準備の流れを以下に示します。

準備の流れ

	主な流れ	主な内容
1	訪問看護システム（ソフト）がオンライン資格確認・オンライン請求に対応しているかを確認	使用している訪問看護システムがオンライン資格確認・オンライン請求に対応しているかを確認し，対応していない場合はシステムの改修を依頼するか，対応している訪問看護システムを新たに導入する。
2	システムベンダー，または導入支援事業者に相談し，見積を依頼	訪問看護ステーションの利用状況等を相談し，費用の見積書を依頼する。オンライン資格確認・オンライン請求に必要な機器，オンライン資格確認・オンライン請求専用端末，レセプト作成用端末，モバイル端末等，セキュリティを確保できる回線の敷設に必要な工事等。
3	契約，発注	見積書の金額を確認し，機器，工事等を発注する。訪問看護システム会社が一括で請け負う場合と，導入支援事業者とシステム会社が異なる場合がある。導入支援事業者とシステム会社が異なる場合は，工事の日程調整や設置等の日時などを訪問看護ステーション側で調整する必要がある場合がある。
4	医療機関向け総合ポータルサイトに登録	医療機関向け総合ポータルサイトでアカウント登録を行う。利用申請完了後，電子証明書の発行申請を行う。
5	オンライン資格確認の利用申請（医療機関向け総合ポータルサイト）	オンライン資格確認の利用申請を行う。
6	オンライン請求の利用申請（医療機関向け総合ポータルサイト）	オンライン請求の利用申請を行う。
7	電子証明書発行申請（医療機関向け総合ポータルサイト）	利用申請完了後，電子証明書の発行申請を行う。
8	オンライン専用ネットワークの敷設	ネットワークの敷設が必要な場合は，依頼した事業者が回線工事を行う。
9	オンライン専用端末等の設置	購入した端末等を設置する。
10	システムセットアップ	システムの導入，ネットワークの設定，機器のセットアップとセキュリティ対策を行う。
11	運用テスト	システムセットアップ後に，接続テスト，運用テストを行う。
12	補助金申請（医療機関向け総合ポータルサイト）	基準とする事業額 42.9 万円を上限に実費が補助される。導入に要した費用の領収証等，必要な書類を整え，補助金の申請を行う（令和 6 年 11 月 30 日までに導入の場合）。

※ 8 〜 11 は通常，依頼した事業者が行う

▶ **訪問看護レセプトのオンライン請求義務化の経過措置**

○ 保険証廃止時期の令和6年秋の時点で，やむを得ない事情がある場合は期限付きの経過措置が設けられています。その場合は，支払基金に事前に届け出が必要です。

経過措置の理由と期限

経過措置の理由		経過措置の期限
①通信回線	通信回線設備に障害が発生した場合	障害が解消されるまで
②システム整備中	義務化の2か月前の月末までにベンダーと契約締結したが，導入に必要なシステム整備が未完了の場合	システムの整備が完了する日まで（遅くとも義務化の6か月後の月末まで）
③ネットワーク環境	オンライン請求に必要な光回線ネットワーク環境が整備されていない場合	光回線ネットワーク環境が整備されてから6か月後まで
④改装工事中	ステーションが改装工事中の場合	改装工事が完了するまで
⑤廃止・休止予定	ステーションの廃止または休止の計画を定めている場合	廃止・休止まで（遅くとも義務化の6か月後の月末まで）
⑥特に困難な事情がある場合	・常勤の看護職員その他の従業者の年齢が，令和6年3月31日においていずれも71歳以上である場合 ・①〜⑤の場合と同一視できるか個別に判断された場合	特に困難な事業が解消されるまで

4　訪問看護療養費明細書の記載方法（様式第四：オンライン請求を出力した様式）

○ 訪問看護療養費を請求する場合，指定訪問看護事業者毎に訪問看護療養費請求書に訪問看護療養費明細書を添えて，審査支払機関に提出します。

○ 訪問看護療養費請求書は様式第一から様式第三，訪問看護療養費請求明細書は平成20年厚生労働省告示第127号に規定されている様式第四，様式第四の二のいずれかを用いて提出します。

○ ここでは，オンライン請求を出力した様式である「様式第四」の記載方法をまとめます。

訪問看護療養費明細書の記載（様式第四）の見本

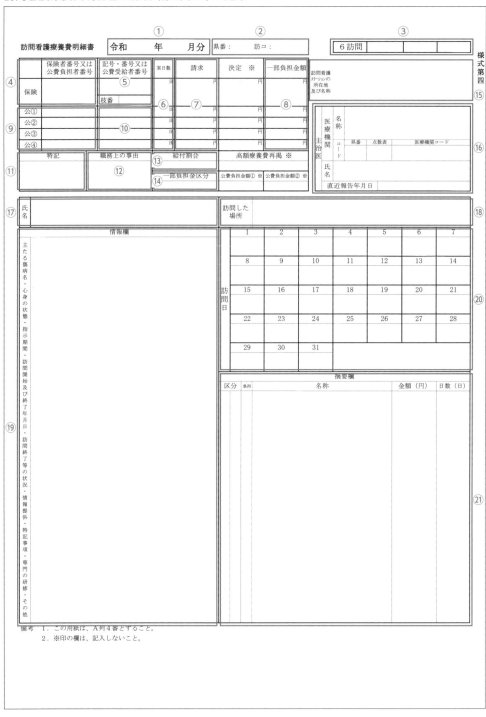

	様式	摘要
訪問看護療養費請求書	様式第一	国民健康保険または後期高齢者医療の被保険者にかかるものを除く場合
	様式第二	国民健康保険の被保険者にかかるものの場合
	様式第三	後期高齢者医療の被保険者にかかるものの場合
訪問看護療養費明細書	様式第四	電子情報処理組織の使用による請求を行う体制を有している場合であって，「訪問看護療養費及び公費負担医療に関する費用の請求に関する命令（平成４年厚生省令第５号）第１条に規定する指定訪問看護事業者の使用にかかる電子計算機から出力した書面による請求を行う場合
	様式第四の二	様式第四により請求を行う以外の場合

①「令和　年　月分」欄の記載

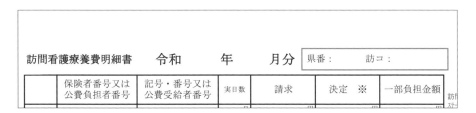

○ 指定訪問看護の行われた年月を記載します。

②「都道府県番号」（「県番」），「訪問看護ステーションコード」（訪コ）欄の記載

訪問看護療養費明細書	令和	年	月分	県番：	訪コ：

	保険者番号又は公費負担者番号	記号・番号又は公費受給者番号	実日数	請求	決定　※	一部負担金額	訪ステ

○「県番」は訪問看護ステーションの所在地の都道府県番号二桁を，「訪コ」は訪問看護ステーションコード７桁を記載します。

③「保険種別1」「保険種別2」「本人・家族」欄の記載

	年	月分	県番：	訪コ：	6 訪問			様式第Ⅲ

実日数	請求	決定　※	一部負担金額	訪問看護 ステーションの
	円	円	円	

○ 保険証等の種別を確認し，保険（制度），公費負担医療，本人・家族を記載します。

④「保険者番号又は公費負担者番号」欄の記載

訪問看護療養費明細書		令和		年		月分	県番：	訪コ：	6
	保険者番号又は 公費負担者番号	記号・番号又は 公費受給者番号		実日数	請求	決定　※	一部負担金額		訪問看護 ステーションの 所在地 及び名称
保険				日	円	円	円		
		枝番							
公①				日	円	円	円		医　名
公②				日	円	円	円		

○ 健康保険被保険者証（社保・国保・後期）に設定された保険者番号と記号及び番号
  を記載します。公費負担医療単独及び公費負担医療と公費負担医療の併用（公費負
  担医療のみ）の場合は記載しません。

⑤「記号・番号又は公費受給者番号」欄の記載

訪問看護療養費明細書		令和		年		月分	県番：	訪コ：	6
	保険者番号又は 公費負担者番号	記号・番号又は 公費受給者番号		実日数	請求	決定　※	一部負担金額		訪問看護 ステーションの 所在地 及び名称
保険				日	円	円	円		
		枝番							
公①				日	円	円	円		医　名
公②				日	円	円	円		

○ 健康保険被保険者証（社会保険・国民健康保険・後期高齢者医療等）の記号及び番
  号を記載します。

○ 被保険者証等の「記号及び番号」欄に枝番の記載がある場合は，併せて枝番欄に記
  載します。

○ 電子資格確認の場合は，オンラインにより提供された資格情報からこれらを記載し

ます。

⑥「実日数」欄の記載

訪問看護療養費明細書	令和		年		月分	県番：	訪コ：				6

	保険者番号又は公費負担者番号	記号・番号又は公費受給者番号	実日数	請求	決定　※	一部負担金額	訪問看護ステーションの所在地及び名称
保険			日	円	円	円	
		枝番					
公①			日	円	円	円	医療機関 コード / 名称
公②			日	円	円	円	主治医
公③			日	円	円	円	
公④			日	円	円	円	氏
特記		職務上の事由		給付割合	高額療養費再掲　※		

○ 「保険」欄には，医療保険で指定訪問看護を行った実日数を記載します。

○ 「公費①」欄には，「第一公費」にかかる指定訪問看護を行った実日数を記載します。なお，公費負担医療のみの場合は，「公費①」欄に実日数を記載します。

○ 「公費②」欄には，「第二公費」にかかる指定訪問看護を行った実日数を記載します。

○ 第一公費にかかる分が医療保険にかかるものと同じ場合は，第一公費にかかる分を省略しても差し支えありません。また，第二公費がある場合において，当該第二公費にかかる分が第一公費にかかる分と同じ場合は，第二公費にかかる分の記載を省略しても差し支えありません。

○ 同一日に2回または3回の指定訪問看護を行った場合であっても1日として記載します。

⑦「請求」欄の記載

	保険者番号又は公費負担者番号	記号・番号又は公費受給者番号	実日数	請求	決定 ※	一部負担金額	
保険			日	円	円	円	訪問看護ステーションの所在地及び名称
		枝番					
公①			日	円	円	円	医療機関 名称
公②			日	円	円	円	
公③			日	円	円	円	コード
公④			日	円	円	円	主治医
特記		職務上の事由	給付割合		高額療養費再掲 ※		氏

訪問看護療養費明細書　　令和　　　年　　　　月分　県番：　　　訪コ：　　　　6

○「保険」の項には医療保険，「公①」欄には第1公費，「公②」には第2公費，「公③」には第3公費，「公④」には第4公費にかかる金額（「摘要」欄の金額の合計）を記載します。

※公費負担医療が第1公費のみの場合の第一公費の金額は，「公①」に記載する。ただし，第1公費にかかる金額が医療保険にかかるものと同じ場合は省略しても差し支えない。

※第2公費以降がある場合は，第2公費以降にかかる金額が第一公費にかかる金額と同じ場合，第2公費以降にかかる金額の記載を省略しても差し支えない。

⑧「一部負担金額」欄の「保険」「公①」「公②」「公③」及び「公4」の記載

	保険者番号又は公費負担者番号	記号・番号又は公費受給者番号	実日数	請求	決定 ※	一部負担金額	
保険			日	円	円	円	訪問看護ステーションの所在地及び名称
		枝番					
公①			日	円	円	円	医療機関 名称
公②			日	円	円	円	
公③			日	円	円	円	コード
公④			日	円	円	円	主治医
特記		職務上の事由	給付割合		高額療養費再掲 ※		氏

訪問看護療養費明細書　　令和　　　年　　　　月分　県番：　　　訪コ：　　　　6

○「一部負担金」欄の「保険」の項は，次のような点を確認して記載する。

				摘要	記載内容
医療保険	高齢受給者・高齢受給者以外	限度額認定証又は限度額適用・標準負担額減額認定証の提示あり	高額療養費の現物給付なし	利用者負担金額が「割」単位で減額される場合	減額割合を記載
				利用者負担割合が「円」単位で減額される場合	減額される金額を記載
				利用者負担額が免除される場合	免除
				支払が猶予される場合	支払猶予
医療保険	高齢受給者・高齢受給者以外	限度額認定証又は限度額適用・標準負担額減額認定証の提示あり	高額療養費の現物給付あり		支払を受けた一部負担金額
後期高齢者医療					
医療保険	高齢受給者・高齢受給者以外	限度額認定証又は限度額適用・標準負担額減額認定証の提示あり	高額療養費の現物給付あり	一部負担金の一部を公費負担利用が給付する場合	「一部負担金額」の項の「保険」の項の上段に（　）で再掲し，「一部負担金額」の項には支払いを受けた一部負担金と公費負担医療が給付する額を合算した金額を記載※ A
後期高齢者医療					
医療保険			高額療養費の現物給付あり		所得区分に応じた自己負担限度額の金額※1円未満の端数は四捨五入
後期高齢者医療					
医療保険				利用者負担金額が「割」単位で減額される場合	減額割合を記載
				利用者負担割合が「円」単位で減額される場合	減額後の一部負担金額を記載
				利用者負担額が免除される場合	免除
				支払が猶予される場合	支払猶予
後期高齢者医療	災害その他の厚生労働省令で定める特別の事情がある被保険者であって一部負担金を支払うことが困難であると認められるもの			利用者負担金額が「割」単位で減額される場合	減額割合を記載
				利用者負担割合が「円」単位で減額される場合	減額後の一部負担金額を記載
				利用者負担額が免除される場合	免除
				支払が猶予される場合	支払猶予

○ 一部負担金額欄の「公①」「公②」「公③」「公④」の項には，それぞれ，第1公費，第2公費，第3公費，第4公費にかかる医療券等に記載されている公費負担医療にかかる利用者の負担額を記載する。

				記載内容	
医療保険		限度額適用認定証，または限度額適用・標準負担額認定証あり	高額療養費の現物給付あり	一部負担金の額が医療券に記載されている公費負担医療にかかる利用者の負担額を下回る場合は，「保険」項※Aの金額	
後期高齢者医療				上記以外	10円未満の端数を四捨五入する前の一部負担金額金額を記載
併用公費				**記載内容**	
感染症法による結核患者の適正医療	医療保険	高齢受給者	高額療養費の現物給付あり	一部負担金額から同負担金のうち当該負担医療が給付する額を控除した額（利用料として徴収した額）	
	後期高齢者医療				
感染症法との併用	医療保険	高齢受給者以外	限度額適用認定証，または限度額適用・標準負担額認定証あり	高額療養費の現物給付あり	
障害者総合支援法による精神通院医療等	医療保険			負担割合額を徴収する場合	10円未満の端数を四捨五入する前の金額
	後期高齢者医療				
	後期高齢者医療		高額療養費の現物給付あり	10円未満の端数を四捨五入した後の一部負担金額を記載	
	医療保険	高齢受給者			
小児慢性特定疾病医療	医療保険				
難病法による特定医療	医療保険				
	後期高齢者医療				
感染症法による結核患者の適正医療	後期高齢者医療			「公①」「公②」「公③」「公④」の項には記載しない	
	医療保険	高齢受給者			
	医療保険		限度額適用認定証，または限度額適用・標準負担額認定証あり		

併用公費				**記載内容**	
難病法による特定医療				医療券に記載されている公費負担医療にかかる負担額を記載	
肝炎治療特別推進治療	医療保険	高齢受給者	一般所得及び低所得者	給付対象額の2割相当額が医療券に記載されている利用者の負担額を下回る場合	10円未満の端数を四捨五入した後の金額
				負担割合額を徴収する場合	10円未満の端数を四捨五入する前の金額

⑨「保険者番号又は公費負担者番号」欄の「公①」「公②」「公③」及び「公④」の記載

保険										所在地 及び名称		
		枝番									名称	
公①				日		円		円		円	医療機関	
公②				日		円		円		円		コード
公③				日		円		円		円	主治医	
公④				日		円		円		円		
	特記		職務上の事由		給付割合		高額療養費再掲 ※				氏	

○ 医療券等に記入されている公費負担者番号8桁を記載します。

○ 先順位の公費負担者番号を「公①」欄に（「第1公費」），後順位の公費負担者番号を「公②」欄に「第2公費」，「公③」欄に「第3公費」，「公④」欄に「第4公費」の公費負担番号を記載します。

※訪問看護療養費請求書等記載要領の別添2「法別番号及び制度の略称表」参照

○ 保険者番号及び受給者番号の変更はないが，住所変更により月の途中に公費負担者番号の変更があった場合は，変更前の公費負担医療にかかる分を第1公費とし，変更後の公費負担医療にかかる分を第2公費，第3公費及び第4公費として記載します。

⑩「記号・番号又は公費受給者番号」欄の「公①」「公②」「公③」及び「公④」の記載

保険										所在地 及び名称		
		枝番									名称	
公①				日		円		円		円	医療機関	
公②				日		円		円		円		コード
公③				日		円		円		円	主治医	
公④				日		円		円		円		
	特記		職務上の事由		給付割合		高額療養費再掲 ※				氏	

○ 医療券等に記入されている受給者番号7桁を，第1公費については「公①」欄に，第2公費については「公②」欄に，第3公費については「公③」欄に，第4公費については「公④」欄に記載します。

⑪「特記」欄の記載

公③			日	円	円	円	療機関 主治医		コード
公④			日	円	円	円			
特記		職務上の事由	給付割合		高額療養費再掲 ※			氏名	
			一部負担金区分	公費負担金額① ※	公費負担金額② ※			直近報	
氏					訪問した				

○ 所得区分の記載が必要な利用者のコードと略称（26 区ア〜 42 区キ）を記載します。記載が必要なのは次の利用者です。

○ 公費「特定疾患 51」「小児慢性特定疾患 52」「難病医療 54」，または「限度額適用認定証」が提示された 70 歳未満の利用者

○ 70 歳以上の利用者

⑫「職務上の事由」欄の記載

公③			日	円	円	円	療機関 主治医		コード
公④			日	円	円	円			
特記		職務上の事由	給付割合		高額療養費再掲 ※			氏名	
			一部負担金区分	公費負担金額① ※	公費負担金額② ※			直近報	
氏					訪問した				

○ 船員保険の被保険者は，「1　職務上」「2　下船後 3 月以内」または「3　通勤災害」のうち該当するものを記載します。

○ ただし，「1　職務上」及び「3　通勤災害」については，災害発生時が 2009（平成 21）年 12 月 31 日以前のものに限ります。

○ 共済組合の船員組合員については，下船後 3 か月以内の傷病で職務上の取扱いとなる場合に「2　下船後 3 月以内」の番号を記載します。

○ 次のとおり略称により記載することとしても差し支えありません。

　　1　職上（職務上），2　下 3（下船後 3 月以内），3　通災（通勤災害）

⑬「給付割合」欄の記載

公③			日	円	円	円	療機関	主治医	コード
公④			日	円	円	円			
特記	職務上の事由	給付割合		高額療養費再掲 ※				氏名	
		一部負担金区分	公費負担金額① ※	公費負担金額② ※				直近報	

氏			訪問した	

○ 該当する給付割合を「給付割合」欄に記載します。

⑭「一部負担金区分」欄の記載

公③			日	円	円	円	療機関	主治医	コード
公④			日	円	円	円			
特記	職務上の事由	給付割合		高額療養費再掲 ※				氏名	
		一部負担金区分	公費負担金額① ※	公費負担金額② ※				直近報	

氏			訪問した	

○ 限度額適用認定証または限度額適用・標準負担額減額認定証の提示があり，高額療養費が現物給付された利用者は，「一部負担金区分」に認定証に記載されている適用区分により，「低Ⅰ（低所得1）」または「低Ⅱ（低所得Ⅱ）」と記載します。

⑮「訪問看護ステーションの所在地及び名称」欄の記載

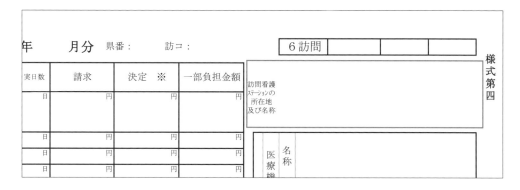

○ 事業者の指定申請の際等に地方厚生（支）局長に届け出た当該訪問看護ステーションの所在地及び名称を記載します。

⑯「主治医」欄の記載

					及び名称					
日	円	円	円		医療機関	名称				
日	円	円	円							
日	円	円	円			コード	県番	点数表	医療機関コード	
日	円	円	円	主治医						
給付割合	高額療養費再掲 ※									
一部負担金区分	公費負担金額① ※	公費負担金額② ※				氏名				
					直近報告年月日					

医療機関		名称	訪問看護指示書または精神科訪問看護指示書を交付した医師の所属する保険医療機関等の名称
	コード	県番	医療機関が所在する都道府県の番号
		点数表	医療機関等が使用する点数表（例えば，医科であれば「1」を記載
		医療機関コード	医療機関等のコード
氏名			訪問看護にかかる訪問看護指示書または精神科訪問看護指示書を交付した医師の氏名
直近報告年月日			主治医に対して，訪問看護計画書もしくは訪問看護報告書または精神訪問看護計画書もしくは精神訪問看護報告書により報告をした場合には，その最終報告年月日

※主治医の医療機関等コードについては記載することが望ましいが，確認できなかった場合は空欄でも差し支えない。

※月の途中で主治医が変更になった等の事情により，主治医を複数記録する必要がある場合は，一人目の主治医にかかる「名称」「コード」「氏名」及び「直近報告年月日」を「主治医」欄へ記載し，二人目以降についての記載は「摘要」欄へ見出しとして＜主治医＞を記載し，「名称」「コード」「氏名」及び「直近報告年月日」を記載する。

⑰「氏名」欄の記載

									氏名	
		一部負担金区分	公費負担金額① ※	公費負担金額② ※					直近報	
氏名					訪問した場所					
	情報欄					1	2	3		
主たる						8	9	10		

○ 訪問看護を受けた者の姓名を記載します。

○ 性別は，「1　男」または「2　女」のうち該当するものを記載します。

○ 生年月日は生まれた年月日を記載します。元号は「1　明」「2　大」「3　昭」「4　平」，または「5　令」と記載します。

⑱「訪問した場所」欄の記載

一部負担金区分	公費負担金額① ※	公費負担金額② ※	氏名	
			直近報告年月日	

	訪問した場所						
		1	2	3	4	5	6	7
		8	9	10	11	12	13	14

○ 「訪問した場所」が自宅の場合は「1　自宅」を，次の表に掲げる施設等の場合は「2　施設」を，これらに該当しない場合は「5　その他」を記載します。

○ 月の途中で訪問した場所に変更があった場合等，訪問した場所が複数ある場合は，訪問した場所及び変更した年月日を「情報欄」の「その他」にすべて記載します。

○ 訪問した場所が「2　施設」に該当する場合は，次の表に掲げるコード及び施設等を，「5　その他」に該当する場合にあっては，その場所を記載します。

施設とコード

コード	施設等
01	社会福祉施設及び身体障害者施設
02	小規模多機能型居宅介護
03	複合型サービス
04	認知症対応型グループホーム
05	特定施設
06	地域密着型介護老人福祉施設及び介護老人福祉施設

⑲「情報欄」の記載

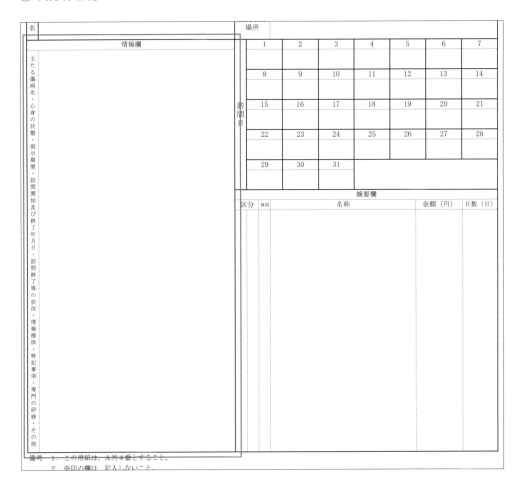

○「情報欄」の記載順は,「主たる傷病名」「心身の状態」「指示期間」「訪問開始及び終了年月日」「訪問終了等の状況」「情報提供」「特記事項」「専門の研修」,及び「その他」の順で記載し,各項目の見出しとして,＜主たる傷病名＞＜心身の状態＞＜指示期間＞＜訪問開始年月日及び終了年月日＞＜訪問終了等の状況＞＜情報提供＞＜特記事項＞＜専門の研修＞,及び＜その他＞と記載します。

※電子レセプトによる請求は,「訪問看護療養費請求書等の記載要領」別表Ⅰの「レセプト電算処理システム用コード」欄にコードが記載された項目については,「電子情報処理組織の使用による費用の請求に関して厚生労働大臣が定める事項及び方式並びに光ディスク等を用いた費用の請求に関して厚生労働大臣が定める事項,方式及び規格について」(令和4年4月22日保発0422第1号)(本通知が改正された場合は改正後の通知によること。)に基づき,該当するコードを選択すること。

情報欄の記載内容

情報欄項目	見出し	内容	記載事項		
主たる傷病名・心身の状態	＜主たる傷病名＞	主治医の交付した訪問看護指示書に基づいた主傷病，副傷病	主傷病，副傷病の順に項番及び傷病名をそれぞれ記載する（※1）		
	＜心身の状態＞	訪問看護療養費の算定要件において必要な利用者の状態や日常生活動作（ADL）の状態等を具体的に記載する	基準告示第2の1に規定する疾病等の有無		
			1 別表7	基準告示第2の1に規定する疾病等の有無について，該当するものを記載。また，利用者の状態等が別表7，別表8または同告示第2の3の（2）に規定する超重症児もしくは準超重症児に該当する場合は，その利用者が該当するすべての疾病等について，疾病コード表に該当するコード及び疾病，状態等を「該当する疾病等」として記載する	
			2 別表8		
			3 無	基準告示第2の1に規定する疾病等に該当しない場合	
			精神科訪問看護基本療養費（Ⅰ）または（Ⅲ）を算定した場合は，当該月の初日の指定訪問看護時におけるGAF尺度により判定した値に対応するGAFコード表のコードと判定した年月日を記載する		
指示期間	＜指示期間＞	訪問看護指示書または精神科訪問看護指示書（※2）	主治医の交付した最新の訪問看護指示書または精神科訪問看護指示書の指示有効期間（訪問看護療養費または精神科訪問看護療養費）を示す年月日を記載する		
		特別訪問看護指示書または精神科特別訪問看護指示書	主治医から，利用者の急性増悪等により一時的に頻回の訪問看護が必要である旨の特別訪問看護指示書または精神科特別訪問看護指示書の交付を受けた場合は，見出しとして＜特別指示期間＞または＜精神特別指示期間＞を記載し，特別指示の有効期間を示す年月日を記載。請求を行う月の前月に特別訪問看護指示書または精神科特別訪問看護指示書の交付を受け，当該請求月においても引き続き当該特別指示による訪問看護を実施した場合は，特別指示があった前月の年月日についても「特別指示期間」または「精神特別指示期間」欄に記載する		
訪問開始及び訪問終了年月日等	＜訪問開始年月日＞	指定訪問看護を開始した年月日を記載（※3，※4）			
	＜訪問終了年月日＞	訪問終了年月日を記載			
	＜訪問終了時刻＞	最後に訪問した時刻を記載			
	＜訪問終了の状況＞		1 軽快	症状の軽快により指定訪問看護を必要としなくなった場合	
			2 施設	介護老人保健施設等に入所した場合	
			3 医療機関	保険医療機関等に入院した場合	
			4 死亡	死亡した場合	
			5 その他	1～4に該当しない場合	
	＜死亡年月日＞	訪問看護ターミナルケア療養費を算定した場合の記載	死亡年月日を記載する		
	＜死亡時刻＞		死亡時刻を記載する		
	＜死亡した場所＞		死亡した場所を記載する	1 自宅	自宅の場合
				2 施設	介護保険施設等の場合（「訪問した場所」にかかる表に掲げる施設等のうち該当するコード及び施設等を記載する）
				3 病院	病院の場合
				4 診療所	診療所の場合
				5 その他	1～4に該当しない場合

医療保険の請求

情報欄の記載内容（つづき）

情報欄項目	見出し	内容	記載事項		
情報提供	＜情報提供先1市（区）町村等＞	訪問看護情報提供療養費1を算定する場合	市町村等への情報提供にかかる算定の場合は「1 市（区）町村等」，指定特定相談支援事業者への情報提供にかかる算定の場合は「2 指定特定相談支援事業者」を記載する		
	＜情報提供先2学校等＞	訪問看護情報提供療養費2を算定する場合「前回算定年月」として，当該療養費を算定した前回の年月を記載すること（ただし，初めて算定する場合を除く）	1 入園・入学	各年度1回までの算定とは別に，入園または入学にかかる算定の場合	
			2 転園・転学	転園または転学にかかる算定の場合	
			3 医療的ケアの変更	医療的ケアの実施方法の変更にかかる算定の場合	
	＜情報提供先3保険医療機関等＞	訪問看護情報提供療養費3を算定する場合	1 保険医療機関	保険医療機関の場合	
		利用者の診療を行っている保険医療機関の紹介先を記載	2 介護老人保健施設	介護老人保健施設の場合	
			3 介護医療院	介護医療院の場合	
特記事項	＜特記事項＞	他の訪問看護ステーションから訪問看護を受けている場合	1 他①	基準等第2の1に規定する疾病等の利用者等であって他の1つの指定訪問看護ステーションから指定訪問看護を受けている場合	
			2 他②	基準等第2の1に規定する疾病等の利用者等であって他の1つの指定訪問看護ステーションから指定訪問看護を受けている場合	
		従たる訪問看護ステーションに勤務する看護師等が指定訪問看護を行った場合	3 従		
		特別地域訪問看護加算を算定した場合	4 特地	利用者の住所及び通常の場合訪問に要する時間（片道）をあわせて記載する	
		要介護被保険者等で、訪問看護を医療保険で算定している場合	5 介		
		在宅療養支援診療所または在宅療養支援病院が24時間往診及び訪問看護により対応できる体制を確保し，往診担当医や訪問看護担当者氏名，担当日等を文書により提供している利用者の場合	6 支援		
		複数の訪問看護ステーションから現に指定訪問看護を受けている利用者に対し，当該複数の訪問看護ステーションのいずれかが計画に基づく指定訪問看護を行った日に，当該複数の訪問看護ステーションのうちその他の訪問看護ステーションが緊急の指定訪問看護を行い，緊急訪問看護加算または精神科緊急訪問看護加算のみを算定した場合	7 同一緊急	加算のみを算定した日の直前に訪問看護基本療養費または精神科訪問看護基本療養費を算定した年月日を記載すること。また，当該他の訪問看護ステーションの所在地及び名所を，「その他」に記載する	
		退院支援指導加算を算定した場合であって，利用者が退院日の翌日以降の初回の指定訪問看護が行われる前に死亡または再入院した場合	8 退支	死亡日または再入院日をあわせて記載する	

情報欄の記載内容（つづき）

情報欄項目	見出し	内容		記載事項
		看護・介護職員連携強化加算を算定した場合	9 連	介護職員等と同行訪問した日をあわせて記載する
		緊急訪問看護加算または精神科緊急訪問看護加算を算定した場合	10 緊急訪問看護の理由	緊急の訪問看護を実施した日と緊急訪問看護の理由を，加算を算定した日毎にあわせて記載する
		65～75歳未満の者であって，後期高齢者医療広域連合の障害認定を受けた者が75歳に到達した月に療養を受けた場合で，自己負担限度額が2分の1とならない場合（※5）	11 障害	
専門の研修	<専門の研修>	悪性腫瘍の利用者に対する緩和ケア，褥瘡ケアまたは人工肛門ケア及び人工膀胱ケアにかかる専門の研修を受けた看護師が指定訪問看護を行い，訪問看護基本療養費（I）または（II）を算定した場合	基本療養費I・II（1 緩和ケア）	
			基本療養費I・II（2 褥瘡ケア）	
			基本療養費I・II（3 人工肛門・人工膀胱ケア）	
			基本療養費I・II（4 特定行為（01 創傷管理関連））	
		専門管理加算のイに該当する場合	専門管理加算（1 緩和ケア）	
			専門管理加算（2 褥瘡ケア）	
			専門管理加算（3 人工肛門・人工膀胱ケア）	
		専門管理加算のロに該当する場合	専門管理加算（4 特定行為）	特定行為のうち該当するコードを記載する
			手順書交付年月日	手順書が交付された年月日を記載する
			直近見直し年月日	利用者の主治医とともに，手順書の妥当性を検討した年月日を記載する
その他	<他の訪問看護ステーション1>	他の1つ訪問看護ステーションから訪問看護を受けている場合		他の訪問看護ステーションの所在地及び名称を記載する
	<他の訪問看護ステーション2>	他の2つの指定訪問看護ステーションから現に指定訪問看護を受けている場合		2つ目の他の訪問看護ステーションの所在地及び名称を1つ目の訪問看護ステーションとあわせて記載する
	<訪問した場所>	月の途中で訪問した場所に変更があった場合等		複数訪問した場所がある場合は，訪問した場所をすべてを記載し，訪問した場所の変更年月日を記載する

※1：原則として，「電子情報処理組織の使用による費用の請求に関して厚生労働大臣が定める事項及び方式並びに光ディスク等を用いた費用の請求に関して厚生労働大臣が定める事項，方式及び規格について」（令和4年4月22日保発0422第1号）（本通知が改正された場合は改正後の通知によること。）別添3に規定する傷病名を用いること。別添3に規定する傷病名と同一の傷病でありながら名称が異なる傷病名については，「傷病名コードの統一の推進について」（令和6年3月27日医療課事務連絡）に取りまとめたので，これを参照し，原則として，傷病名コードに記載されたものを用いること。

※2：指示年月日の記載がない場合は，指示書の有効期間を交付後1か月とみなすこと。

※3：同一の利用者に対する指定訪問看護の継続中に，当該訪問看護ステーションにおいて，開設者，名称，所在地等の変更があった場合については，当該訪問看護ステーションの指定訪問看護の内容の継続性が認められて継続して訪問看護ステーションの指定を受けた場合を除き，新たに訪問看護ステーションの指定を受けた日を訪問開始年月日として記載し，「その他」として，その旨を記載すること。

※4：同月中に保険種別等の変更があった場合には，その変更があった日を訪問開始年月日として記載し，「その他」として，その旨を記載すること。

※5：後期高齢者医療制度は，75歳以上を対象とする医療制度であるが，65歳以上75歳未満で，申請により後期高齢者医療広域連合から一定の障害があると認定された場合（障害認定），後期高齢者医療の対象となる。障害認定を受けた者が月の途中で75歳の誕生日を迎える誕生月については，誕生日前に加入していた医療保険制度（国民健康保険・被用者保険）と誕生日後の後期高齢者医療制度における自己負担限度額を，それぞれ本来額の2分の1に減額するが，1日生まれの者など，

75歳の誕生月に加入している医療保険が後期高齢者医療制度のみの場合は対象外となり，特記事項として記載する。

⑳「訪問日」欄の記載

氏名		訪問した場所							
	情報欄		1	2	3	4	5	6	7
主たる傷病名・心身の状態・指示期間・訪問開始及び		訪問日	8	9	10	11	12	13	14
			15	16	17	18	19	20	21
			22	23	24	25	26	27	28
			29	30	31				
		摘要欄							
区分	負担	名称				金額（円）		日数（日）	

訪問看護の内容と記号

訪問看護の内容	日付欄の記号
指定訪問看護を行った日	○
1日に2回訪問を行った場合	◎
1日に3回以上訪問を行った場合	◇
訪問看護基本療養費（Ⅰ）または訪問看護基本療養費（Ⅱ）における悪性腫瘍の利用者に対する緩和ケア，褥瘡ケアまたは人工肛門ケア及び人工膀胱ケアにかかる専門の研修を受けた看護師が指定訪問看護を行った場合	☆
専門管理加算を算定した場合緩和ケア，褥瘡ケアもしくは人工肛門ケア及び人工膀胱ケアにかかる専門の研修を受けた看護師または保健師助産師看護師法（昭和23年法律第203号）第37条の2第2項第5号に規定する指定研修機関において行われる研修を修了した看護師が指定訪問看護を行った日	
特別訪問看護指示書または精神科特別訪問看護指示書に基づき指定訪問看護を行った場合	△
長時間訪問看護加算または長時間精神科訪問看護加算を算定した場合	□
複数名訪問看護加算または複数名精神科訪問看護加算を算定した場合	▽
訪問看護基本療養費（Ⅱ）または精神科訪問看護基本療養費（Ⅲ）を算定した場合	▲
複数の訪問看護ステーションから現に指定訪問看護を受けている利用者に対し，当該複数の訪問看護ステーションのいずれかが計画に基づく指定訪問看護を行った日に，当該複数の訪問看護ステーションのうちその他の訪問看護ステーションが緊急の指定訪問看護を行い，緊急訪問看護加算または精神科緊急訪問看護加算のみを算定した場合	▼

㉑「摘要欄」の記載

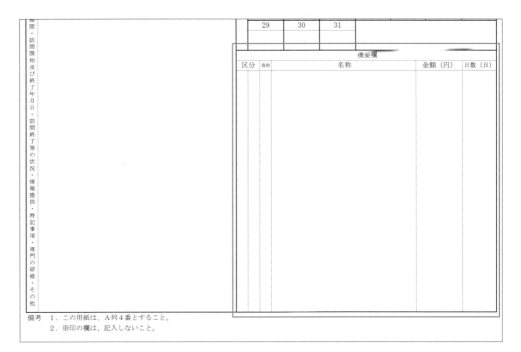

○ 「摘要欄」の「区分」には指定訪問看護を行った場合のコード，「負担」には負担区分コー
ド，「名称」には訪問看護基本療養費，訪問看護基本療養費の加算，訪問看護管理療
養費，訪問看護管理療養費の加算を記載します。また，「金額（円）」に該当する金額，
「日数（日）」に当該月に指定訪問看護を行った日数を記載します。

負担区分コード

		負担区分コード	医保	公費①	公費②	公費③	公費④
医保と公費または公費と公費の併用	1者	1	○				
		5		○			
		6			○		
		B				○	
		C					○
	2者	2	○	○			
		3	○		○		
		E	○			○	
		G	○				○
		7		○	○		
		H		○		○	
		I		○			○
		J			○	○	
		K			○		○
		L				○	○
	3者	4	○	○	○		
		M	○	○		○	
		N	○	○			○
		O	○		○	○	
		P	○		○		○
		Q	○			○	○
		R		○	○	○	
		S		○	○		○
		T		○		○	○
		U			○	○	○
	4者	V	○	○	○	○	
		W	○	○	○		○
		X	○	○		○	○
		Y	○		○	○	○
		Z		○	○	○	○
	5者	9	○	○	○	○	○

注1 ○は請求点数のある管掌（法別）である。
　2 国民健康保険，退職者医療または後期高齢者医療については，医療保険を国民健康保険，退職者医療または後期高齢者医療と読み替える。

主な区分コード，名称及び算定額

基本療養費・加算の種別		区分		名称	算定額（円）	職種コードの選択
訪問看護基本療養費	訪問看護基本療養費（Ⅰ）	10	11	訪問看護基本療養費1（保健師，助産師又は看護師による場合（ハを除く。））（週3日目まで）	5,550	○
		10	11	訪問看護基本療養費1（保健師，助産師又は看護師による場合（ハを除く。））（週4日目以降）	6,550	
		10	12	訪問看護基本療養費1（准看護師による場合）（週3日目まで）	5,050	
		10	12	訪問看護基本療養費1（准看護師による場合）（週4日目以降）	6,050	
		10	13	訪問看護基本療養費1（悪性腫瘍の利用者に対する緩和ケア，褥瘡ケア又は人工肛門ケア及び人工膀胱ケアに係る専門の研修を受けた看護師による場合）	12,850	
		10	14	訪問看護基本療養費1（理学療法士，作業療法士又は言語聴覚士による場合）（週3日目まで）	5,550	
		10	14	訪問看護基本療養費1（理学療法士，作業療法士又は言語聴覚士による場合）（週4日目以降）	5,550	
	訪問看護基本療養費（Ⅱ）	10	15	訪問看護基本療養費2（保健師，助産師又は看護師による場合（ハを除く。））（同一日に2人）（週3日目まで）	5,550	○
		10	15	訪問看護基本療養費2（保健師，助産師又は看護師による場合（ハを除く。））（同一日に2人）（週4日目以降）	6,550	
		10	15	訪問看護基本療養費2（保健師，助産師又は看護師による場合（ハを除く。））（同一日に3人以上）（週3日目まで）	2,780	
		10	15	訪問看護基本療養費2（保健師，助産師又は看護師による場合（ハを除く。））（同一日に3人以上）（週4日目以降）	3,280	
		10	16	訪問看護基本療養費2（准看護師による場合）（同一日に2人）（週3日目まで）	5,050	
		10	16	訪問看護基本療養費2（准看護師による場合）（同一日に2人）（週4日目以降）	6,050	
		10	16	訪問看護基本療養費2（准看護師による場合）（同一日に3人以上）（週3日目まで）	2,530	
		10	16	訪問看護基本療養費2（准看護師による場合）（同一日に3人以上）（週4日目以降）	3,030	
		10	17	訪問看護基本療養費2（悪性腫瘍の利用者に対する緩和ケア，褥瘡ケア又は人工肛門ケア及び人工膀胱ケアに係る専門の研修を受けた看護師による場合）	12,850	
		10	18	訪問看護基本療養費2（理学療法士，作業療法士又は言語聴覚士による場合）（同一日に2人）（週3日目まで）	5,550	
		10	18	訪問看護基本療養費2（理学療法士，作業療法士又は言語聴覚士による場合）（同一日に2人）（週4日目以降）	5,550	
		10	18	訪問看護基本療養費2（理学療法士，作業療法士又は言語聴覚士による場合）（同一日に3人以上）（週3日目まで）	2,780	
		10	18	訪問看護基本療養費2（理学療法士，作業療法士又は言語聴覚士による場合）（同一日に3人以上）（週4日目以降）	2,780	
	訪問看護基本療養費（Ⅲ）	10	26	訪問看護基本療養費3	8,500	○
	特別地域訪問看護加算	10	11	特別地域訪問看護加算（訪問看護基本療養費）	所定額の50%※	
精神科訪問看護基本療養費	精神科訪問看護基本療養費（Ⅰ）	30	31	精神科訪問看護基本療養費1（保健師又は看護師による場合）（週3日目まで30分以上の場合）	5,550	○
		30	31	精神科訪問看護基本療養費1（保健師又は看護師による場合）（週3日目まで30分未満の場合）	4,250	
		30	31	精神科訪問看護基本療養費1（保健師又は看護師による場合）（週4日目以降30分以上の場合）	6,550	
		30	31	精神科訪問看護基本療養費1（保健師又は看護師による場合）（週4日目以降30分未満の場合）	5,100	

主な区分コード，名称及び算定額（つづき）

基本療養費・加算の種別		区分		名称	算定額 （円）	職種コード の選択
		30	32	精神科訪問看護基本療養費1（作業療法士による場合）（週3日目まで30分以上の場合）	5,550	
		30	32	精神科訪問看護基本療養費1（作業療法士による場合）（週3日目まで30分未満の場合）	4,250	
		30	32	精神科訪問看護基本療養費1（作業療法士による場合）（週4日目以降30分以上の場合）	6,550	
		30	32	精神科訪問看護基本療養費1（作業療法士による場合）（週4日目以降30分未満の場合）	5,100	○
		30	33	精神科訪問看護基本療養費1（准看護師による場合）（週3日目まで30分以上の場合）	5,050	
		30	33	精神科訪問看護基本療養費1（准看護師による場合）（週3日目まで30分未満の場合）	3,870	
		30	33	精神科訪問看護基本療養費1（准看護師による場合）（週4日目以降30分以上の場合）	6,050	
		30	33	精神科訪問看護基本療養費1（准看護師による場合）（週4日目以降30分未満の場合）	4,720	
		30	34	精神科訪問看護基本療養費3（保健師又は看護師による場合）（同一日に2人）（週3日目まで30分以上の場合）	5,550	
		30	34	精神科訪問看護基本療養費3（保健師又は看護師による場合）（同一日に2人）（週3日目まで30分未満の場合）	4,250	
		30	34	精神科訪問看護基本療養費3（保健師又は看護師による場合）（同一日に2人）（週4日目以降30分以上の場合）	6,550	
		30	34	精神科訪問看護基本療養費3（保健師又は看護師による場合）（同一日に2人）（週4日目以降30分未満の場合）	5,100	
		30	34	精神科訪問看護基本療養費3（保健師又は看護師による場合）（同一日に3人以上）（週3日目まで30分以上の場合）	2,780	
		30	34	精神科訪問看護基本療養費3（保健師又は看護師による場合）（同一日に3人以上）（週3日目まで30分未満の場合）	2,130	
		30	34	精神科訪問看護基本療養費3（保健師又は看護師による場合）（同一日に3人以上）（週4日目以降30分以上の場合）	3,280	
		30	34	精神科訪問看護基本療養費3（保健師又は看護師による場合）（同一日に3人以上）（週4日目以降30分未満の場合）	2,550	
	精神科訪問看護基本療養費（Ⅲ）	30	35	精神科訪問看護基本療養費3（作業療法士による場合）（同一日に2人）（週3日目まで30分以上の場合）	5,550	
		30	35	精神科訪問看護基本療養費3（作業療法士による場合）（同一日に2人）（週3日目まで30分未満の場合）	4,250	○
		30	35	精神科訪問看護基本療養費3（作業療法士による場合）（同一日に2人）（週4日目以降30分以上の場合）	6,550	
		30	35	精神科訪問看護基本療養費3（作業療法士による場合）（同一日に2人）（週4日目以降30分未満の場合）	5,100	
		30	35	精神科訪問看護基本療養費3（作業療法士による場合）（同一日に3人以上）（週3日目まで30分以上の場合）	2,780	
		30	35	精神科訪問看護基本療養費3（作業療法士による場合）（同一日に3人以上）（週3日目まで30分未満の場合）	2,130	
		30	35	精神科訪問看護基本療養費3（作業療法士による場合）（同一日に3人以上）（週4日目以降30分以上の場合）	3,280	
		30	35	精神科訪問看護基本療養費3（作業療法士による場合）（同一日に3人以上）（週4日目以降30分未満の場合）	2,550	
		30	36	精神科訪問看護基本療養費3（准看護師による場合）（同一日に2人）（週3日目まで30分以上の場合）	5,050	
		30	36	精神科訪問看護基本療養費3（准看護師による場合）（同一日に2人）（週3日目まで30分未満の場合）	3,870	

主な区分コード，名称及び算定額（つづき）

基本療養費・加算の種別	区分		名称	算定額（円）	職種コードの選択
	30	36	精神科訪問看護基本療養費3（准看護師による場合）（同一日に2人）（週4日目以降30分以上の場合）	6,050	
	30	36	精神科訪問看護基本療養費3（准看護師による場合）（同一日に2人）（週4日目以降30分未満の場合）	4,720	
	30	36	精神科訪問看護基本療養費3（准看護師による場合）（同一日に3人以上）（週3日目まで30分以上の場合）	2,580	
	30	36	精神科訪問看護基本療養費3（准看護師による場合）（同一日に3人以上）（週3日目まで30分未満の場合）	1,940	○
	30	36	精神科訪問看護基本療養費3（准看護師による場合）（同一日に3人以上）（週4日目以降30分以上の場合）	3,030	
	30	36	精神科訪問看護基本療養費3（准看護師による場合）（同一日に3人以上）（週4日目以降30分未満の場合）	2,360	
精神科訪問看護基本療養費（IV）	30	43	精神科訪問看護基本療養費4	8,500	○
特別地域訪問看護加算	30	31	特別地域訪問看護加算（精神科訪問看護基本療養費）	所定額の50%※	
難病等複数回訪問加算	10	19	難病等複数回訪問加算（1日に2回の場合）（同一建物内1人又は2人）（訪問看護基本療養費）	4,500	
	10	19	難病等複数回訪問加算（1日に2回の場合）（同一建物内3人以上）（訪問看護基本療養費）	4,000	○
	10	19	難病等複数回訪問加算（1日に3回以上の場合）（同一建物内1人又は2人）（訪問看護基本療養費）	8,000	
	10	19	難病等複数回訪問加算（1日に3回以上の場合）（同一建物内3人以上）（訪問看護基本療養費）	7,200	
緊急訪問看護加算	10	20	緊急訪問看護加算（月14日目まで）（訪問看護基本療養費）	2,650	
	10	20	緊急訪問看護加算（月15日目以降）（訪問看護基本療養費）	2,000	
長時間訪問看護加算	10	21	長時間訪問看護加算（訪問看護基本療養費）	5,200	
	10	21	長時間訪問看護加算（別に厚生労働大臣が定める者）（訪問看護基本療養費）	5,200	
乳幼児加算	10	22	乳幼児加算（訪問看護基本療養費）	1,300	
	10	22	乳幼児加算（別に厚生労働大臣が定める者）（訪問看護基本療養費）	1,800	
複数名訪問看護加算	10	23	複数名訪問看護加算（看護職員が他の看護師等（准看護師を除く。）と同時に指定訪問看護を行う場合）（同一建物内1人又は2人）（訪問看護基本療養費）	4,500	
	10	23	複数名訪問看護加算（看護職員が他の看護師等（准看護師を除く。）と同時に指定訪問看護を行う場合）（同一建物内3人以上）（訪問看護基本療養費）	4,000	
	10	23	複数名訪問看護加算（看護職員が他の准看護師と同時に指定訪問看護を行う場合）（同一建物内1人又は2人）（訪問看護基本療養費）	3,800	
	10	23	複数名訪問看護加算（看護職員が他の准看護師と同時に指定訪問看護を行う場合）（同一建物内3人以上）（訪問看護基本療養費）	3,400	○
	10	23	複数名訪問看護加算（看護職員がその他職員と同時に指定訪問看護を行う場合（別に厚生労働大臣が定める場合を除く。））（同一建物内1人又は2人）（訪問看護基本療養費）	3,000	
	10	23	複数名訪問看護加算（看護職員がその他職員と同時に指定訪問看護を行う場合（別に厚生労働大臣が定める場合を除く。））（同一建物内3人以上）（訪問看護基本療養費）	2,700	
	10	23	複数名訪問看護加算（看護職員がその他職員と同時に指定訪問看護を行う場合（別に厚生労働大臣が定める場合に限る。））（1日に1回の場合）（同一建物内1人又は2人）（訪問看護基本療養費）	3,000	
	10	23	複数名訪問看護加算（看護職員がその他職員と同時に指定訪問看護を行う場合（別に厚生労働大臣が定める場合に限る。））（1日に1回の場合）（同一建物内3人以上）（訪問看護基本療養費）	2,700	

基本療養費・加算の種別（左端縦見出し）：精神科訪問看護基本療養費（IV）の上部、特別地域訪問看護加算、訪問看護基本療養費の加算

主な区分コード，名称及び算定額（つづき）

基本療養費・加算の種別		区分		名称	算定額（円）	職種コードの選択
		10	23	複数名訪問看護加算（看護職員がその他職員と同時に指定訪問看護を行う場合（別に厚生労働大臣が定める場合に限る。））（1日に2回の場合）（同一建物内1人又は2人）（訪問看護基本療養費）	6,000	
		10	23	複数名訪問看護加算（看護職員がその他職員と同時に指定訪問看護を行う場合（別に厚生労働大臣が定める場合に限る。））（1日に2回の場合）（同一建物内3人以上）（訪問看護基本療養費）	5,400	○
		10	23	複数名訪問看護加算（看護職員がその他職員と同時に指定訪問看護を行う場合（別に厚生労働大臣が定める場合に限る。））（1日に3回以上の場合）（同一建物内1人又は2人）（訪問看護基本療養費）	10,000	
		10	23	複数名訪問看護加算（看護職員がその他職員と同時に指定訪問看護を行う場合（別に厚生労働大臣が定める場合に限る。））（1日に3回以上の場合）（同一建物内3人以上）（訪問看護基本療養費）	9,000	
夜間・早朝訪問看護加算		10	24	夜間・早朝訪問看護加算（訪問看護基本療養費）	2,100	
深夜訪問看護加算		10	25	深夜訪問看護加算（訪問看護基本療養費）	4,200	
精神科訪問看護基本療養費の加算	精神科緊急訪問看護加算	30	37	精神科緊急訪問看護加算（月14日目まで）（精神科訪問看護基本療養費）	2,650	
		30	37	精神科緊急訪問看護加算（月15日目以降）（精神科訪問看護基本療養費）	2,000	
	長時間精神科訪問看護加算	30	38	長時間精神科訪問看護加算（精神科訪問看護基本療養費）	5,200	
		30	38	長時間精神科訪問看護加算（別に厚生労働大臣が定める者）（精神科訪問看護基本療養費）	5,200	
	複数名精神科訪問看護加算	30	39	複数名精神科訪問看護加算（保健師又は看護師が他の保健師，看護師又は作業療法士と同時に指定訪問看護を行う場合）（1日に1回の場合）（同一建物内1人又は2人）（精神科訪問看護基本療養費）	4,500	
		30	39	複数名精神科訪問看護加算（保健師又は看護師が他の保健師，看護師又は作業療法士と同時に指定訪問看護を行う場合）（1日に1回の場合）（同一建物内3人以上）（精神科訪問看護基本療養費）	4,000	
		30	39	複数名精神科訪問看護加算（保健師又は看護師が他の保健師，看護師又は作業療法士と同時に指定訪問看護を行う場合）（1日に2回の場合）（同一建物内1人又は2人）（精神科訪問看護基本療養費）	9,000	
		30	39	複数名精神科訪問看護加算（保健師又は看護師が他の保健師，看護師又は作業療法士と同時に指定訪問看護を行う場合）（1日に2回の場合）（同一建物内3人以上）（精神科訪問看護基本療養費）	8,100	
		30	39	複数名精神科訪問看護加算（保健師又は看護師が他の保健師，看護師又は作業療法士と同時に指定訪問看護を行う場合）（1日に3回以上の場合）（同一建物内1人又は2人）（精神科訪問看護基本療養費）	14,500	
		30	39	複数名精神科訪問看護加算（保健師又は看護師が他の保健師，看護師又は作業療法士と同時に指定訪問看護を行う場合）（1日に3回以上の場合）（同一建物内3人以上）（精神科訪問看護基本療養費）	13,000	○
		30	39	複数名精神科訪問看護加算（保健師又は看護師が准看護師と同時に指定訪問看護を行う場合）（1日に1回の場合）（同一建物内1人又は2人）（精神科訪問看護基本療養費）	3,800	
		30	39	複数名精神科訪問看護加算（保健師又は看護師が准看護師と同時に指定訪問看護を行う場合）（1日に1回の場合）（同一建物内3人以上）（精神科訪問看護基本療養費）	3,400	
		30	39	複数名精神科訪問看護加算（保健師又は看護師が准看護師と同時に指定訪問看護を行う場合）（1日に2回の場合）（同一建物内1人又は2人）（精神科訪問看護基本療養費）	7,600	
		30	39	複数名精神科訪問看護加算（保健師又は看護師が准看護師と同時に指定訪問看護を行う場合）（1日に2回の場合）（同一建物内3人以上）（精神科訪問看護基本療養費）	6,800	
		30	39	複数名精神科訪問看護加算（保健師又は看護師が准看護師と同時に指定訪問看護を行う場合）（1日に3回以上の場合）（同一建物内1人又は2人）（精神科訪問看護基本療養費）	12,400	

主な区分コード，名称及び算定額（つづき）

基本療養費・加算の種別		区分		名称	算定額 （円）	職種コード の選択
		30	39	複数名精神科訪問看護加算（保健師又は看護師が准看護師と同時に指定訪問看護を行う場合）（1日に3回以上の場合）（同一建物内3人以上）（精神科訪問看護基本療養費）	11,200	
		30	39	複数名精神科訪問看護加算（保健師又は看護師が看護補助者又は精神保健福祉士と同時に指定訪問看護を行う場合）（同一建物内1人又は2人）（精神科訪問看護基本療養費）	3,000	○
		30	39	複数名精神科訪問看護加算（保健師又は看護師が看護補助者又は精神保健福祉士と同時に指定訪問看護を行う場合）（同一建物内3人以上）（精神科訪問看護基本療養費）	2,700	
	夜間・早朝訪問看護加算	30	40	夜間・早朝訪問看護加算（精神科訪問看護基本療養費）	2,100	
	深夜訪問看護加算	30	41	深夜訪問看護加算（精神科訪問看護基本療養費）	4,200	
	精神科複数回訪問加算	30	42	精神科複数回訪問加算（1日に2回の場合）（同一建物内1人又は2人）（精神科訪問看護基本療養費）	4,500	
		30	42	精神科複数回訪問加算（1日に2回の場合）（同一建物内3人以上）（精神科訪問看護基本療養費）	4,000	
		30	42	精神科複数回訪問加算（1日に3回以上の場合）（同一建物内1人又は2人）（精神科訪問看護基本療養費）	8,000	
		30	42	精神科複数回訪問加算（1日に3回以上の場合）（同一建物内3人以上）（精神科訪問看護基本療養費）	7,200	
訪問看護管理療養費	訪問看護管理療養費	50	51	訪問看護管理療養費（月の初日の訪問の場合）（機能強化型訪問看護管理療養費1）	13,230	○
		50	51	訪問看護管理療養費（月の初日の訪問の場合）（機能強化型訪問看護管理療養費2）	10,030	
		50	51	訪問看護管理療養費（月の初日の訪問の場合）（機能強化型訪問看護管理療養費3）	8,700	
		50	51	訪問看護管理療養費（月の初日の訪問の場合）（イからハまで以外の場合）	7,670	
		50	51	訪問看護管理療養費（月の2日目以降の訪問の場合）（訪問看護管理療養費1）（1日につき）	3,000	
		50	51	訪問看護管理療養費（月の2日目以降の訪問の場合）（訪問看護管理療養費2）（1日につき）	2,500	
訪問看護管理療養費の加算	24時間対応体制加算	50	52	24時間対応体制加算（看護業務の負担軽減の取組を行っている場合）（訪問看護管理療養費）	6,800	
		50	52	24時間対応体制加算（イ以外の場合）（訪問看護管理療養費）	6,520	
	特別管理加算	50	53	特別管理加算（訪問看護管理療養費）	2,500	
		50	53	特別管理加算（特別な管理を必要とする利用者のうち重症度等の高いものとして別に厚生労働大臣が定める状態等にある利用者）（訪問看護管理療養費）	5,000	
	退院時共同指導加算	50	54	退院時共同指導加算（訪問看護管理療養費）	8,000	○
	特別管理指導加算	50	54	特別管理指導加算（訪問看護管理療養費）	2,000	
	退院支援指導加算	50	55	退院支援指導加算（訪問看護管理療養費）	6,000	○
		50	55	退院支援指導加算（別に厚生労働大臣が定める長時間の訪問を要する者）（訪問看護管理療養費）	8,400	
	在宅患者連携指導加算	50	56	在宅患者連携指導加算（訪問看護管理療養費）	3,000	○
	在宅患者緊急時等カンファレンス加算	50	57	在宅患者緊急時等カンファレンス加算（訪問看護管理療養費）	2,000	○

主な区分コード，名称及び算定額（つづき）

基本療養費・加算の種別		区分		名称	算定額 （円）	職種コード の選択
精神科重症患者支援管理連携加算		50	58	精神科重症患者支援管理連携加算（精神科在宅患者支援管理料 2 のイを算定する利用者に定期的な訪問看護を行う場合）（訪問看護管理療養費）	8,400	○
		50	58	精神科重症患者支援管理連携加算（精神科在宅患者支援管理料 2 のロを算定する利用者に定期的な訪問看護を行う場合）（訪問看護管理療養費）	5,800	
看護・介護職員連携強化加算		50	59	看護・介護職員連携強化加算（訪問看護管理療養費）	2,500	○
専門管理加算		50	60	専門管理加算（緩和ケア，褥瘡ケア又は人工肛門ケア及び人工膀胱ケアに係る専門の研修を受けた看護師が計画的な管理を行った場合）（訪問看護管理療養費）	2,500	
		50	60	専門管理加算（特定行為研修を修了した看護師が計画的な管理を行った場合）（訪問看護管理療養費）	2,500	
訪問看護医療DX 情報活用加算		50	61	訪問看護医療DX 情報活用加算（訪問看護管理療養費）	50	
訪問看護情報提供療養費	訪問看護情報提供療養費	70	70	訪問看護情報提供療養費 1	1,500	
		70	70	訪問看護情報提供療養費 2	1,500	
		70	70	訪問看護情報提供療養費 3	1,500	
訪問看護ターミナルケア療養費	訪問看護ターミナルケア療養費	80	81	訪問看護ターミナルケア療養費 1	25,000	
		80	81	訪問看護ターミナルケア療養費 2	10,000	
	遠隔死亡診断補助加算	80	82	遠隔死亡診断補助加算（訪問看護ターミナルケア療養費）	1,500	○
訪問看護ベースアップ評価料	訪問看護ベースアップ評価料	90	91	訪問看護ベースアップ評価料（1）	780	
		90	92	訪問看護ベースアップ評価料（2） 1	10	
		90	92	訪問看護ベースアップ評価料（2） 2	20	
		90	92	訪問看護ベースアップ評価料（2） 3	30	
		90	92	訪問看護ベースアップ評価料（2） 4	40	
		90	92	訪問看護ベースアップ評価料（2） 5	50	
		90	92	訪問看護ベースアップ評価料（2） 6	60	
		90	92	訪問看護ベースアップ評価料（2） 7	70	
		90	92	訪問看護ベースアップ評価料（2） 8	80	
		90	92	訪問看護ベースアップ評価料（2） 9	90	
		90	92	訪問看護ベースアップ評価料（2） 10	100	
		90	92	訪問看護ベースアップ評価料（2） 11	150	
		90	92	訪問看護ベースアップ評価料（2） 12	200	
		90	92	訪問看護ベースアップ評価料（2） 13	250	
		90	92	訪問看護ベースアップ評価料（2） 14	300	
		90	92	訪問看護ベースアップ評価料（2） 15	350	
		90	92	訪問看護ベースアップ評価料（2） 16	400	
		90	92	訪問看護ベースアップ評価料（2） 17	450	
		90	92	訪問看護ベースアップ評価料（2） 18	500	

※特別地域訪問看護加算を算定した場合は，訪問看護基本療養費の所定額及び当該加算額を合算して記載する
※医療観察訪問看護を除く

○ 電子レセプトによる請求の場合，「区分コード，名称及び算定額」の表の「職種コードの選択に「〇」がある場合は，職種コード表に掲げる職種等のうち，当該指定訪問看護を実施した者に該当する職種の職種等コードを選択します（難病等複数回訪問加算，精神科複数回訪問看護加算の場合は，職種等コードを訪問回数に応じて選択します）。

電子レセプト請求の場合の訪問看護を実施した者に該当する職種の職種等コード

コード						内容	
1回目		2回目		3回目以降			
0 1	5 1	1 1	6 1	2 1	7 1	保健師	・同日複数回の指定訪問看護を実施し，訪問回毎の職種等コードを記録する場合は，それぞれ「1回目」から「3回目以降」の該当する列のコードを使用して記録する ・同日に4回以上の指定訪問看護を実施した場合は，3回目以降の任意の訪問回の職種を「3回目以降」のコードを使用して記録する ・上記以外の場合は，「1回目」の列のコードを使用して記録する ・従たる訪問看護ステーションに勤務する者が指定訪問看護を行った場合は，「51」～「80」のいずれかを記録する
0 2	5 2	1 2	6 2	2 2	7 2	助産師	
0 3	5 3	1 3	6 3	2 3	7 3	看護師（悪性腫瘍の利用者に対する緩和ケア，褥瘡ケアまたは人工肛門ケア及び人工膀胱ケアにかかる専門の研修を受けた看護師または保健師助産師看護師法（昭和23年法律第203号）第37条の2第2項第5号に規定する指定研修機関において行われる研修を修了した看護師を除く）	
0 4	5 4	1 4	6 4	2 4	7 4	理学療法士	
0 5	5 5	1 5	6 5	2 5	7 5	作業療法士	
0 6	5 6	1 6	6 6	2 6	7 6	言語聴覚士	
0 7	5 7	1 7	6 7	2 7	7 7	准看護師	
0 8	5 8	1 8	6 8	2 8	7 8	悪性腫瘍の利用者に対する緩和ケア，褥瘡ケアまたは人工肛門ケア及び人工膀胱ケアにかかる専門の研修を受けた看護師または保健師助産師看護師法（昭和23年法律第203号）第37条の2第2項第5号に規定する指定研修機関において行われる研修を修了した看護師	
0 9	5 9	1 9	6 9	2 9	7 9	看護補助者	
1 0	6 0	2 0	7 0	3 0	8 0	精神保健福祉士	

訪問看護療養費明細書の記載例

○ 訪問看護サービスの実績と算定，訪問看護療養費明細書の例をあげます（いずれも
看護師が訪問した場合）。

▶ **訪問看護療養費算定例①**

1956（昭和 31）年生まれの A さん（女性，68 歳）は脳血管後遺症で，訪問看護は週 1 回で，24 時間対応体制加算の申し込みがあります。
24 時間対応体制加算を算定

保険・公費情報		レセプト表記
医療保険	国民健康保険	**保険種別欄** 1 国保　1 単独　2 本人
	自己負担割合　　3 割負担	**給付割合欄** 7 割

訪問看護療養費算定例①

国民健康保険　保険単独　本人　？割負担

訪問日

日	月	火	水	木	金	土
	1	2	3	4 ○ 5,550円	5	6
7	8	9	10	11 ○ 5,550円	12	13
14	15	16	17	18 ○ 5,550円	19	20
21	22	23	24	25 ○ 5,550円	26	27
28	29	30				

算定例

第1週	日 月 火 水 木 金 土 ①	基本療養費		5,550 円	×	1 日	5,550 円
		管理療養費	① 7,670 円				7,670 円
		24時間対応体制加算	6,800 円				6,800 円
第2週	日 月 火 水 木 金 土 ①	基本療養費		5,550 円	×	1 日	5,550 円
		管理療養費	① 3,000 円	×	1 日		3,000 円
第3週	日 月 火 水 木 金 土 ①	基本療養費		5,550 円	×	1 日	5,550 円
		管理療養費	① 3,000 円	×	1 日		3,000 円
第4週	日 月 火 水 木 金 土 ①	基本療養費		5,550 円	×	1 日	5,550 円
		管理療養費	① 3,000 円	×	1 日		3,000 円
		訪問看護ベースアップ評価料					780 円
		医療費の総額（訪問看護療養費明細書「合計」欄）					46,450 円
		訪問看護療養費請求額					32,515 円
利用者負担額		療養費合計額 × 負担割合 46,450 円 × 0.3 （10円未満四捨五入）					13,940 円

訪問看護療養費明細書　令和 ○ 年 ○ 月分　県番：○○　訪コ：○○○○○○○○　| 6 訪問 | 1 国保 | 1 単独 | 2 本人 |　様式第四

	保険者番号又は公費負担者番号	記号・番号又は公費受給者番号	実日数	請求	決定 ※	一部負担金額
保険	13○○○○	○○-○○・○○○○	日 4	円 46,450	円	円
		枝番 01				
公①			日	円	円	円
公②			日	円	円	円
公③			日	円	円	円
公④			日	円	円	円

訪問看護ステーションの所在地及び名称
○○○訪問看護ステーション
○○－○○○○－○○○○

	特記	職務上の事由	給付割合	高額療養費再掲 ※
			7	
			一部負担金区分	公費負担金額① ※　公費負担金額② ※

主治医	医療機関	名称	○○○クリニック		
	コード	県番 13	点数表 1	医療機関コード ○○○○○○○
	氏名	○○　○○○		

直近報告年月日　令和○年○月○日

氏名	○○○○　1 ○　3 昭和○○.○.○生

訪問した場所　1 自宅

1	2	3	4	5	6	7
			○			
8	9	10	11	12	13	14
			○			
15	16	17	18	19	20	21
			○			
22	23	24	25	26	27	28
			○			
29	30	31				

情報欄

主たる傷病名・心身の状態・指示期間・訪問開始及び終了年月日・訪問終了等の状況・情報提供・特記事項・専門の研修・その他

<主たる傷病名>
1　○○○○
2　○○○○
3　○○○○

<心身の状態>
・・・・・・・・・・・
(基準告示第2の1に規定する疾病等の有無)
3　無
(該当する疾病等)
(GAF尺度)
令和　年　月　日

<指示期間>
令和○年○月○日～令和○年○月○日

<特別指示期間>

<精神指示期間>

<精神特別指示期間>

<訪問開始年月日>
令和○○年○月○日

<訪問終了年月　訪問終了時刻>
　年　月　日

<訪問終了の状況　訪問終了の状況その他内容>

<死亡の状況　年月日　時刻>
　年　月　日

<死亡の状況　場所　施設　その他>

<専門の研修>

<情報提供先>

<特記事項>

<その他>

摘要欄

区分	負担	名称	金額 (円)	日数 (日)
10 11	1	訪問看護基本療養費Ⅰ(保健師，助産師又は看護師による場合)(ハを除く。)(週3日目まで)	5,550	× 4
50 51	1	訪問看護管理療養費(月の初日の訪問の場合)(イからハまで以外の場合)	7,670	× 1
		訪問看護管理療養費(月の2日目以降の訪問の場合)(訪問看護管理療養費1)(1日につき)	3,000	× 3
52	1	24時間対応体制加算(看護業務の負担軽減の取組を行っている場合)(訪問看護管理療養費)	6,800	× 1
90 91	1	訪問看護ベースアップ評価料(Ⅰ)	780	× 1

備考　1．この用紙は、A列4番とすること。
　　　2．※印の欄は、記入しないこと。

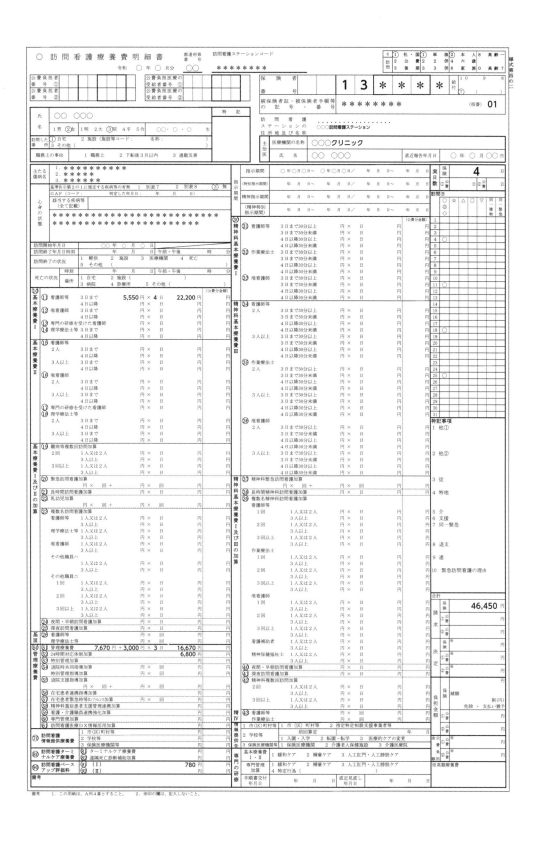

▶ 訪問看護療養費算定例②

1928（昭和3）年生まれのBさん（女性，96歳）は介護保険の利用者ですが，がん末期のため，訪問看護は医療保険になります。週2回の訪問をしていましたが，がん性疼痛が増強したため，1週間入院されました。退院後もがん性疼痛があります。24時間対応体制加算の申し込みがあり，腎瘻の管理が必要で，重症度の高い特別管理を行うことになりました。別表第7の疾病コードは「01」。別表第8の心身の状態のコードは「44」となります（疾病等コードはp105・106参照）。その後，痛みの頻発と食事摂取量減少のため，再度入院されました。

24時間対応体制加算を算定
腎瘻管理あり

<訪問看護指示書参照>

装着・使用医療機器等	1. 自動腹膜灌流装置　　2. 透析液供給装置　　3. 酸素療法（　　l／min） 4. 吸引器　　　　　　5. 中心静脈栄養　　　6. 輸液ポンプ 7. 経管栄養（経鼻・胃瘻：サイズ 20Fr　，6か月に1回交換） ⑧ 留置カテーテル（部位：左腎瘻　サイズ 12Fr　　，28日に1回交換） 9. 人工呼吸器（陽圧式・陰圧式：設定　　　　　　　　　　　　） 10. 気管カニューレ（サイズ　　　　　　） 11. 人工肛門　　　　12. 人工膀胱　　　　13. その他（　　　　　　）	**特別管理加算** 5,000円 **心身の状態 該当する疾病等 疾病コード** 01，44

	保険・公費情報		レセプト表記
医療保険	後期高齢者医療		**保険種別欄** 3 後期　1 単独　0 高齢7
	自己負担割合	3割負担	**給付割合欄** 7割

訪問看護療養費算定例②

後期高齢者医療　保険単独　本人　3割負担

訪問日

日	月	火	水	木	金	土
	1	2 ○□ 5,550円	3	4 ○ 5,550円	5	6
7	8	9 ○ 5,550円	10	11	12	13
14	15	16	17	18	19 ○ 5,550円	20 ○ 5,550円
21 ○ 5,550円	22 ○◎ 5,550円	23 ○◎ 5,550円	24 ○◇ 6,550円	25 ○ 6,550円	26 ○◇ 6,550円	27
28 ○◇ 5,500円	29	30				

算定例

週	曜日	項目	記号	単価		回数	金額
第1週	日 月 火 水 木 金 土 　　①　　　②	基本療養費	①②	5,550 円	×	2 日	11,100 円
		長時間訪問看護加算①		5,200			5,200 円
		管理療養費	①	7,670 円			7,670 円
			②	3,000 円	×	1 日	3,000 円
		24時間対応体制加算		6,800 円			6,800 円
		特別管理加算		5,000 円			5,000 円
第2週	日 月 火 水 木 金 土 　　①	基本療養費	①	5,550 円	×	1 日	5,550 円
		管理療養費	①	3,000 円	×	1 日	3,000 円
第3週	日 月 火 水 木 金 土 　　　　　　①　②	基本療養費	①②	5,550 円	×	2 日	11,100 円
		管理療養費	①②	3,000 円	×	2 日	6,000 円
第4週	日 月 火 水 木 金 土 ①　②　③　④　⑤　⑥	基本療養費	①②③	5,550 円	×	3 日	16,650 円
			④⑤⑥	6,550 円	×	3 日	19,650 円
		難病等複数回訪問看護加算（2回）②③		4,500 円	×	2 日	9,000 円
		難病等複数回訪問看護加算（3回以上）④⑥		8,000 円	×	2 日	16,000 円
		管理療養費	①②③④⑤⑥	3,000 円	×	6 日	18,000 円
第5週	日 月 火 水 木 金 土 ①	基本療養費	①	5,550 円	×	1 日	5,550 円
				8,000 円	×	1 日	8,000 円
		管理療養費	①	3,000 円	×	1 日	3,000 円
		訪問看護ベースアップ評価料					780 円
		医療費の総額（訪問看護療養費明細書「合計」欄）					161,050 円
		訪問看護療養費請求額					112,735 円
	利用者負担額	療養費合計額　×　　負担割合 161,050　円　×　　　0.3　　（10円未満四捨五入）					48,320 円

訪問看護療養費明細書　　令和　○　年　○　月分　県番：○○　訪コ：○○○○○○○　｜ 6 訪問 ｜ 3 後期 ｜ 1 単独 ｜ 0 高齢7 ｜

	保険者番号又は公費負担者番号	記号・番号又は公費受給者番号	実日数	請求	決定　※	一部負担金額
保険	39○○○○○○	○○○○○○○○○○ 枝番 □	12 日	161,050 円	円	円
公①			日	円	円	円
公②			日	円	円	円
公③			日	円	円	円
公④			日	円	円	円

訪問看護ステーションの所在地及び名称　○○○訪問看護ステーション　○○○－○○○○－○○○○

特記	職務上の事由	給付割合 7	高額療養費再掲　※
26区ア		一部負担金区分	公費負担金額①	公費負担金額② ※

医療機関	名称 ○○○クリニック
主治医	コード｜県番 13｜点数表 1｜医療機関コード ○○○○○○○
	氏名 ○○　○○

直近報告年月日　令和○年○月○日

氏名	○○○○　　　2 ○　3 昭和○○.○.○生	訪問した場所	1 自宅

情報欄

主たる傷病名・心身の状態・指示期間・訪問開始及び終了年月日・訪問終了等の状況・情報提供・特記事項・専門の研修・その他

<主たる傷病名>
1 ○○○○
2 ○○○○
3 ○○○
4

<心身の状態>
・・・・・・・・・・・
（基準告示第 2 の 1 に規定する疾病等の有無）
1 別表7
2 別表8
（該当する疾病等）
01 末期の悪性腫瘍
44 留置カテーテルを使用している状態にある者
（GAF 尺度）
令和　年　月　日

<指示期間>
令和○年○月○日～令和○年○月○日

<特別指示期間>

<精神指示期間>

<精神特別指示期間>

<訪問開始年月日>
令和○○年○月○日

<訪問終了年月　訪問終了時刻>
　年　月　日

<訪問終了の状況　訪問終了の状況その他内容>

<死亡の状況　年月日　時刻>
　年　月　日

<死亡の状況　場所　施設　その他>

<専門の研修>

<情報提供先>

<特記事項>
5 介

<その他>

訪問日
1	2	3	4	5	6	7
		○□			○	
8	9	10	11	12	13	14
		○				
15	16	17	18	19	20	21
				○	○	○
22	23	24	25	26	27	28
◎	◎	◇	○	◇		◇
29	30	31				

摘要欄

区分	負担	名称	金額（円）	日数（日）
10	11 2	訪問看護基本療養費Ⅰ（保健師、助産師又は看護師による場合）（ハを除く。）（週3日目まで）	5,550	× 9
		訪問看護基本療養費Ⅰ（保健師、助産師又は看護師による場合）（ハを除く。）（週4日目以降）	6,550	× 3
	19 2	難病等複数回訪問加算（1日に2回の場合）（同一建物内1人又は2人）（訪問看護基本療養費）	4,500	× 2
		難病等複数回訪問加算（1日に3回以上の場合）（同一建物内1人又は2人）（訪問看護基本療養費）	8,000	× 3
	21 2	長時間訪問看護加算（訪問看護基本療養費）	5,200	× 1
50	51 2	訪問看護管理療養費（月の初日の訪問の場合）（イからハまで以外の場合）	7,670	× 1
		訪問看護管理療養費（月の2日目以降の訪問の場合）（訪問看護管理療養費1）（1日につき）	3,000	× 11
	52 2	24 時間対応体制加算（看護業務の負担軽減の取組を行っている場合）（訪問看護管理療養費）	6,800	× 1
	53 2	特別管理加算（特別な管理を必要とする利用者のうち重症度等の高いものとして別に厚生労働大臣が定める状態にある利用者）（訪問看護管理療養費）	5,000	× 1
90	91 2	訪問看護ベースアップ評価料（Ⅰ）	780	× 1

備考　1．この用紙は、A列4番とすること。
　　　2．※印の欄は、記入しないこと。

162

○ 訪問看護療養費明細書

令和 ○ 年 ○ 月分

都道府県番号　　訪問看護ステーションコード
＊＊＊＊＊＊＊＊

	6 1 訪問	社・国 1	単独 2 併 3 併	2 本人 8 高齢一
	2 公費 3 後期	2 3		4 六歳 0 高齢7

保険者番号　**3 9 ＊＊＊＊＊**　給付 (7) 10 9 8

被保険者証・被保険者手帳等の記号・番号　＊＊＊＊＊＊＊＊　（枝番）

公費負担者番号①
公費負担医療の受給者番号①
公費負担者番号②
公費負担医療の受給者番号②

氏名　○○　○○○
①男 2女 1明 2大 ③昭 4平 5令 ○・○・○ 生

特記　26区ア

訪問看護ステーション　……○○○訪問看護ステーション

訪問看護ステーションの住所地及び名称

訪問した場所　①自宅 2施設（施設等コード：　　名称：）3その他（ ）

主治医　医療機関の名称　○○○クリニック
氏名　○○　○○
直近報告年月日　○ 年 ○ 月○○ 日

職務上の事由　1職務上 2下船後3月以内 3通勤災害

指示期間　○年○月○日～ ○年○月○日／ 年 月 日～ 年 月 日
（特別指示期間）年 月 日～ 年 月 日／ 年 月 日～ 年 月 日
精神指示期間 年 月 日～ 年 月 日
（精神特別指示期間）年 月 日～ 年 月 日／ 年 月 日～ 年 月 日

実日数 保険 **12** 日 公費 日
訪問日

主たる傷病名
1. ＊＊＊＊＊＊
2. ＊＊＊＊＊
3. ＊＊＊＊

基準告示第2の1に規定する疾病等の有無 ① 別表7 ② 別表8 3 無
GAF（コード）判定した年月日：　年　月　日
心身の状態　該当する疾病等（全て記載）01,44
＊＊＊＊＊＊＊＊＊＊＊＊＊＊＊＊＊＊
＊＊＊＊＊＊＊＊＊＊＊＊＊＊＊＊＊

訪問開始年月日　○○ 年 ○ 月 ○ 日
訪問終了年月日時刻　年 月 日 午前・午後 時 分
訪問終了の状況　1軽快 2施設 3医療機関 4死亡 5その他（ ）
死亡の状況　時刻 年 月 日 午前・午後 時 分
場所 1自宅 2施設 3病院 4診療所 5その他（ ）

⑩基本療養費I					
⑪看護師等	3日まで	5,550円 × 9 日	49,950円		（公費分金額）
	4日以降	6,550円 × 3 日	19,650円		
⑫准看護師	3日まで	円 × 日	円		
	4日以降	円 × 日	円		
⑬専門の研修を受けた看護師		円 × 日	円		
⑭理学療法士等 3日まで		円 × 日	円		
	4日以降	円 × 日	円		

基本療養費II				
⑮看護師等 2人	3日まで	円 × 日	円	
	4日まで	円 × 日	円	
3人以上	3日まで	円 × 日	円	
	4日以降	円 × 日	円	
⑯准看護師 2人	3日まで	円 × 日	円	
	4日以降	円 × 日	円	
3人以上	3日まで	円 × 日	円	
	4日以降	円 × 日	円	
⑰専門の研修を受けた看護師		円 × 日	円	
⑱理学療法士等 2人	3日まで	円 × 日	円	
	4日以降	円 × 日	円	
3人以上	3日まで	円 × 日	円	
	4日以降	円 × 日	円	

基本療養費I及びIIの加算					
⑲難病等複数回訪問加算 2回	1人又は2人	4,500円 × 2 日	9,000円		
	3回以上	1人又は2人	8,000円 × 3 日	24,000円	
		3人以上	円 × 日	円	
⑳緊急訪問看護加算		円 × 回	円 回		
㉒長時間訪問看護加算		5,200円 × 1 日	5,200円		
㉓乳幼児加算		円 × 回 +	円 × 回	円	
㉔複数名訪問看護加算 看護師等	1人又は2人	円 × 日	円		
	3人以上	円 × 日	円		
理学療法士等	1人又は2人	円 × 日	円		
	3人以上	円 × 日	円		
准看護師	1人又は2人	円 × 日	円		
	3人以上	円 × 日	円		
その他職員ハ	1人又は2人	円 × 日	円		
	3人以上	円 × 日	円		
その他職員ニ 1回	1人又は2人	円 × 日	円		
	3人以上	円 × 日	円		
2回	1人又は2人	円 × 日	円		
	3人以上	円 × 日	円		
3回以上	1人又は2人	円 × 日	円		
㉕夜間・早朝訪問看護加算		円 × 回	円		
㉖深夜訪問看護加算		円 × 回	円		

基本療養費III			
看護師等		円 × 回	円
理学療法士等		円 × 回	円

㊿管理療養費				
㊼管理療養費	7,670円 + 3,000円 × 11 日	40,670円		
㊽24時間対応体制加算		6,800円		
㊾特別管理加算		5,000円		
退院時共同指導加算		円 × 回	円	
特別管理指導加算		円		
退院支援指導加算		円 × 回 +	円	円
在宅患者連携指導加算		円 × 回	円	
在宅患者緊急時等カンファレンス加算		円 × 回	円	
精神科重症患者支援管理連携加算		円		
看護・介護職員連携強化加算		円		
専門管理加算		円		
訪問看護医療DX情報活用加算		円		

訪問看護情報提供療養費
1 市(区)町村等 円
2 学校等 円
3 保険医療機関等 円

訪問看護ターミナルケア療養費
㉛ターミナルケア療養費 円
㉜遠隔死亡診断補助加算 円

訪問看護ベースアップ評価料
㉑（I）780 円
㉒（II）円

備考

㉚精神科基本療養費I				
㉛看護師等	3日まで30分以上	円 × 日	円	（公費分金額）
	3日まで30分未満	円 × 日	円	
	4日以降30分以上	円 × 日	円	
	4日以降30分未満	円 × 日	円	
㉜作業療法士	3日まで30分以上	円 × 日	円	
	3日まで30分未満	円 × 日	円	
	4日以降30分以上	円 × 日	円	
	4日以降30分未満	円 × 日	円	
㉝准看護師	3日まで30分以上	円 × 日	円	
	3日まで30分未満	円 × 日	円	
	4日以降30分以上	円 × 日	円	
	4日以降30分未満	円 × 日	円	

精神科基本療養費III				
㉞看護師等 2人	3日まで30分以上	円 × 日	円	
	3日まで30分未満	円 × 日	円	
	4日以降30分以上	円 × 日	円	
	4日以降30分未満	円 × 日	円	
3人以上	3日まで30分以上	円 × 日	円	
	3日まで30分未満	円 × 日	円	
	4日以降30分以上	円 × 日	円	
	4日以降30分未満	円 × 日	円	
㉟作業療法士 2人	3日まで30分以上	円 × 日	円	
	3日まで30分未満	円 × 日	円	
	4日以降30分以上	円 × 日	円	
	4日以降30分未満	円 × 日	円	
3人以上	3日まで30分以上	円 × 日	円	
	3日まで30分未満	円 × 日	円	
	4日以降30分以上	円 × 日	円	
	4日以降30分未満	円 × 日	円	
㊱准看護師 2人	3日まで30分以上	円 × 日	円	
	3日まで30分未満	円 × 日	円	
	4日以降30分以上	円 × 日	円	
	4日以降30分未満	円 × 日	円	
3人以上	3日まで30分以上	円 × 日	円	
	3日まで30分未満	円 × 日	円	
	4日以降30分以上	円 × 日	円	
	4日以降30分未満	円 × 日	円	

㊲精神科緊急訪問看護加算		円 × 回 +	円 × 回	円
㊳長時間精神科訪問看護加算		円 × 日	円	

精神科基本療養費I及びIIIの加算				
㊴複数名精神科訪問看護加算				
看護師等 1回	1人又は2人	円 × 日	円	
	3人以上	円 × 日	円	
2回	1人又は2人	円 × 日	円	
	3人以上	円 × 日	円	
3回以上	1人又は2人	円 × 日	円	
	3人以上	円 × 日	円	
作業療法士 1回	1人又は2人	円 × 日	円	
	3人以上	円 × 日	円	
2回	1人又は2人	円 × 日	円	
	3人以上	円 × 日	円	
3回以上	1人又は2人	円 × 日	円	
	3人以上	円 × 日	円	
准看護師 1回	1人又は2人	円 × 日	円	
	3人以上	円 × 日	円	
2回	1人又は2人	円 × 日	円	
	3人以上	円 × 日	円	
3回以上	1人又は2人	円 × 日	円	
	3人以上	円 × 日	円	
看護補助者	1人又は2人	円 × 日	円	
	3人以上	円 × 日	円	
精神保健福祉士	1人又は2人	円 × 日	円	
	3人以上	円 × 日	円	
㊵夜間・早朝訪問看護加算		円 × 日	円	
㊶深夜訪問看護加算		円 × 日	円	
㊷精神科複数回訪問加算				
2回	1人又は2人	円 × 日	円	
	3人以上	円 × 日	円	
3回以上	1人又は2人	円 × 日	円	
	3人以上	円 × 日	円	

精神IV 看護師等 円
作業療法士 円

情報提供療養費
1 市(区)町村等 円
2 学校等 円
3 保険医療機関等 円

専門の研修 円

特記事項	
1 他①	
2 他②	
3 従	
4 特地	
⑤ 介	
5 介 支援	
6 同一緊急	
7 同一緊急	
8 退支	
9 連	
10 緊急訪問看護の理由	

合計			
請求	保険		161,050 円
	①公費		円
	②公費		円
決定	保険		円
	①公費		円
	②公費		円
負担金額	保険 減額	割(円) 免除・支払い猶予	円
	①公費		円
	②公費		円
公費負担	①公費		円
	②公費		円
※高額療養費			円

情報提供先
1 市(区)町村等 1 市(区)町村等 2 指定特定相談支援事業者等 前回算定 年
2 学校等
3 保険医療機関等 1 入園・入学 2 転園・転学 3 医療的ケアの変更 年
1 保険医療機関 2 介護老人保健施設 3 介護医療院

基本療養費I・II 1 緩和ケア 2 褥瘡ケア 3 人工肛門・人工膀胱ケア
専門管理加算 1 緩和ケア 2 褥瘡ケア 3 人工肛門・人工膀胱ケア 4 特定行為（ ）

手順書交付年月日 年 月 日 直近見直し 年 月 日

備考 1. この用紙は、A列4番とすること。 2. ※印の欄は、記入しないこと。

様式第四の二

▶ 訪問看護療養費算定例③

1975（昭和50）年生まれのCさん（男性，49歳）は，指定難病である筋萎縮性側索硬化症で，特定医療費受給者です（p168参照）。疾病コードは「05」，心身の状態は「43」「44」に該当します。気管カニューレを装着し，また胃瘻を造設しています。24時間対応体制加算の申し込みがあり，特別管理加算の対象者です。

訪問看護は週4日のときもあり，その場合は日曜日を起算日として4日目は1,000円高い報酬となります。またCさんは特定医療費受給者のため，負担上限額が10,000円となります。月末に訪問看護の利用料を請求するにあたり，自己負担累計額がすでに医療機関や薬局の支払いにより10,000円に達していたため，訪問看護での利用料残額は0円となりました。

24時間対応体制加算を算定
気管カニューレ装着，胃瘻造設

<訪問看護指示書参照>

| 装着・使用
医療機器等 | 1. 自動腹膜灌流装置　　2. 透析液供給装置　　3. 酸素療法（　　ℓ／min）
④ 吸引器　　　　　　　5. 中心静脈栄養　　6. 輸液ポンプ
⑦ 経管栄養（経鼻　胃瘻 サイズ 20Fr　　，6か月に1回交換）
⑧ 留置カテーテル（部位：左腎瘻　サイズ 14Fr　　，30日に1回交換）
9. 人工呼吸器（陽圧式・陰圧式：設定　　　　　　　　　　　　　）
⑩ 気管カニューレ（サイズ　　　　　　　）
11. 人工肛門　　　　12. 人工膀胱　　　　13. その他（　　　　　　） | **特別管理加算**
5,000円

**心身の状態
該当する疾病等
疾病コード**
05，43，44 |

	保険・公費情報		レセプト表記
医療保険	全国健康保険協会		**保険種別欄** 1社保　22併　2本人
	自己負担割合	3割負担	**給付割合欄** 7割
公費	特定医療費（指定難病）受給者証 （54）		**特記欄** 28区ウ ※自己負担累計額　10,000円（残額　0円）
	負担上限額	10,000円	
	適用区分	ウ	

訪問看護療養費算定例③

社会保険（指定難病）公費併用　本人　3割負担　　特定医療費自己負担上限月額　10,000円
自己負担の累積額（月額）　10,000円　残額　0円

訪問日

日	月	火	水	木	金	土
	1 ○ 5,550円	2	3 ○▽ 5,550円	4	5 ○▽ 5,550円	6
7	8 ○ 5,550円	9	10 ○▽ 5,550円	11	12 ○▽ 5,550円	13
14	15 ○ 5,550円	16	17 ○▽ 5,550円	18	19 ○▽ 5,550円	20 ○ 6,550円
21	22 ○ 5,550円	23	24 ○▽ 5,550円	25	26 ○▽ 5,550円	27
28	29 ○ 5,550円	30	31 ○▽ 5,550円			

算定例

第1週	日 月 火 水 木 金 土 　① 　② 　③			
	基本療養費	5,550 円 × 3 日	16,650 円
	複数名訪問看護加算（看護師）②	4,500 円 × 1 日	4,500 円
	複数名訪問看護加算（看護補助者）③	3,000 円 × 1 日	3,000 円
	管理療養費　①	7,670 円	7,670 円
	②③	3,000 円 × 2 日	6,000 円
	24時間対応体制加算	6,800 円	6,800 円
	特別管理加算	5,000 円	5,000 円
第2週	日 月 火 水 木 金 土 　① 　② 　③			
	基本療養費	5,550 円 × 3 日	16,650 円
	複数名訪問看護加算（看護師）②	4,500 円 × 1 日	4,500 円
	複数名訪問看護加算（看護補助者）③	3,000 円 × 1 日	3,000 円
	管理療養費　①②③	3,000 円 × 3 日	9,000 円
第3週	日 月 火 水 木 金 土 　① 　② 　③ ④			
	基本療養費	5,550 円 × 3 日	16,650 円
		6,550 円 × 1 日	6,550 円
	複数名訪問看護加算（看護師）②	4,500 円 × 1 日	4,500 円
	複数名訪問看護加算（看護補助者）③	3,000 円 × 1 日	3,000 円
	管理療養費　①②③④	3,000 円 × 4 日	12,000 円
第4週	日 月 火 水 木 金 土 　① 　② 　③			
	基本療養費	5,550 円 × 3 日	16,650 円
	複数名訪問看護加算（看護師）②	4,500 円 × 1 日	4,500 円
	複数名訪問看護加算（看護補助者）③	3,000 円 × 1 日	3,000 円
	管理療養費　①②③	3,000 円 × 3 日	9,000 円
第5週	日 月 火 水 木 金 土 　① 　②			
	基本療養費	5,550 円 × 2 日	11,100 円
	複数名訪問看護加算（看護補助者）②	3,000 円 × 1 日	3,000 円
	管理療養費　①②	3,000 円 × 2 日	6,000 円
	訪問看護ベースアップ評価料		780 円
	医療費の総額（訪問看護療養費明細書「合計」欄）		179,500 円
	訪問看護療養費請求額		179,500 円
	利用者負担額		0 円

訪問看護療養費明細書　令和○年○月分　県番：○○　訪コ：○○○○○○○　| 6訪問 | 1社保 | 22併 | 2本人 |

	保険者番号又は公費負担者番号	記号・番号又は公費受給者番号	実日数	請求	決定　※	一部負担金額
保険	01○○○○○○	○○○○・○○○○ 枝番	15	181,000 円	円	円
公①	54○○○○○○	05○○○○○	15日	181,000 円	円	円
公②			日	円	円	円
公③			日	円	円	
公④			日	円	円	

訪問看護ステーションの所在地及び名称　・・・・・・・・・・・・・・・・　○○○訪問看護ステーション　○○－○○○○－○○○○

特記	職務上の事由	給付割合	7	高額療養費再掲　※
28区ウ		一部負担金区分	公費負担金額①	公費負担金額②　※

医療機関　主治医

名称	○○○クリニック
コード	県番 13　点数表 1　医療機関コード ○○○○○○○
氏名	○○　○○○

直近報告年月日　令和○年○月○日

氏名	○○○○　1○　3 昭和○○.○.○生

訪問した場所	1 自宅

情報欄

<主たる傷病名>
1　○○○○
2　○○○○
3

<心身の状態>
・・・・・・・・・・・・・
（基準告示第2の1に規定する疾病等の有無）
1　別表7
2　別表8
（該当する疾病等）
05　筋萎縮性側索硬化症
43　気管カニューレを使用している状態にある者
44　留置カテーテルを使用している状態にある者
（GAF尺度）
令和　年　月　日

<指示期間>
令和○年○月○日～令和○年○月○日

<特別指示期間>

<精神指示期間>

<精神特別指示期間>

<訪問開始年月日>
令和○○年○月○日

<訪問終了年月　訪問終了時刻>
　年　月　日

<訪問終了の状況　訪問終了の状況その他内容>

<死亡の状況　年月日　時刻>
　年　月　日

<死亡の状況　場所　施設　その他>

<専門の研修>

<情報提供先>
1　（市）（区）町村等

<特記事項>
5　介
6　支援

<その他>

訪問日

	1	2	3	4	5	6	7
			○▽		○▽		
	8	9	10	11	12	13	14
	○		○▽		○▽	○▽	
	15	16	17	18	19	20	21
			○▽		○▽	○	
	22	23	24	25	26	27	28
	○		○▽		○▽		
	29	30	31				
	○		○▽				

摘要欄

区分	負担	名称	金額（円）	日数（日）
10	11　2	訪問看護基本療養費Ⅰ（保健師、助産師又は看護師による場合）（ハを除く。）（週3日目まで）	5,550	× 14
		訪問看護基本療養費Ⅰ（保健師、助産師又は看護師による場合）（ハを除く。）（週4日目以降）	6,550	× 1
	23　2	複数名訪問看護加算（看護職員が他の看護師等（准看護師を除く。）と同時に指定訪問看護を行う場合）（同一建物内1人又は2人）（訪問看護基本療養費）	4,500	× 4
		複数名訪問看護加算（看護職員がその他職員と同時に指定訪問看護を行う場合（別に厚生労働大臣が定める場合に限る。））（1日に1回の場合）（同一建物内1人又は2人）（訪問看護基本療養費）	3,000	× 5
50	51　2	訪問看護管理療養費（月の初日の訪問の場合）（イからハまで以外の場合）	7,670	× 1
		訪問看護管理療養費（月の2日目以降の訪問の場合）（訪問看護管理療養費1）（1日につき）	3,000	× 14
	52　2	24時間対応体制加算（看護業務の負担軽減の取組を行っている場合）（訪問看護管理療養費）	6,800	× 1
	53　2	特別管理加算（特別な管理を必要とする利用者のうち重症度等の高いものとして別に厚生労働大臣が定める状態等にある利用者）（訪問看護管理療養費）	5,000	× 1
70	70　2	訪問看護情報提供療養費1	1,500	× 1
90	91　2	訪問看護ベースアップ評価料（Ⅰ）	780	× 1

備考　1．この用紙は、A列4番とすること。
　　　2．※印の欄は、記入しないこと。

166

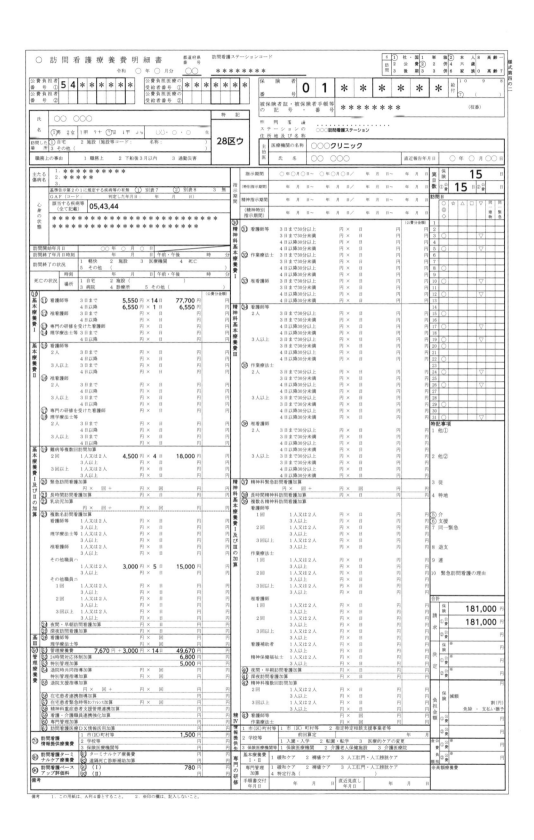

Column

特定医療費（指定難病）受給者証と自己負担上限額の管理

特定医療費（指定難病）受給者証の例

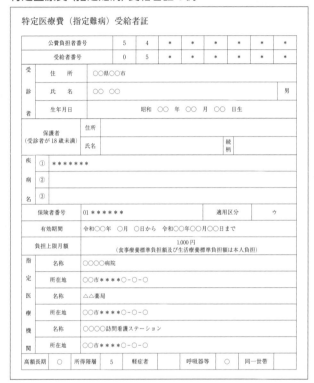

特定医療費（指定難病）受給者証

公費負担者番号			5	4	＊	＊	＊	＊	＊	＊
受給者番号			0	5	＊	＊	＊	＊	＊	＊

受診者	住　　所	○○県○○市		
	氏　　名	○○　○○		男
	生年月日	昭和　○○　年　○○　月　○○　日生		

保護者 （受診者が18歳未満）	住所			
	氏名		続柄	

疾病名	①	＊＊＊＊＊＊＊
	②	
	③	

保険者番号	01＊＊＊＊＊＊	適用区分	ウ
有効期間	令和○○年　○月　○日から　令和○○年○○月○○日まで		
負担上限月額	1,000 円 （食事療養標準負担額及び生活療養標準負担額は本人負担）		

指定医療機関	名称	○○○○病院
	所在地	○○市＊＊＊＊○-○-○
	名称	△△薬局
	所在地	○○市＊＊＊＊○-○-○
	名称	○○○○訪問看護ステーション
	所在地	○○市＊＊＊＊○-○-○

高額長期	○	所得階層	5	軽症者		呼吸器等	○	同一世帯	

▶ 自己負担上限額管理票で自己負担の累計額を確認する

○ 特定医療受給者証のある利用者（指定難病の利用者）は，自己負担上限額が設定されています。「自己負担上限額管理票」でサービス提供月の自己負担の累計額を確認する必要があります。

○ 訪問看護は月末締めの請求となるので，関係する医療機関のなかで最後に確認するのが確実ですが，それぞれの医療機関で利用者負担金額を記入する時期が異なることもあるので，事前に相談して決めます。

○ 上限額に達していない場合は，上限額までの差額を訪問看護療養費明細書の「合計」欄の「①公費」の「負担金額」に記載し，利用者に基本利用料として請求します。

○ 正確な情報を得るために，「自己負担上限額管理票」の写しをとるか，利用者毎に累計額を記入するシートを作成し月初めの訪問時に転記するなど，確

認方法を工夫します。

自己負担上限額管理票の例（3割負担の利用者の場合）

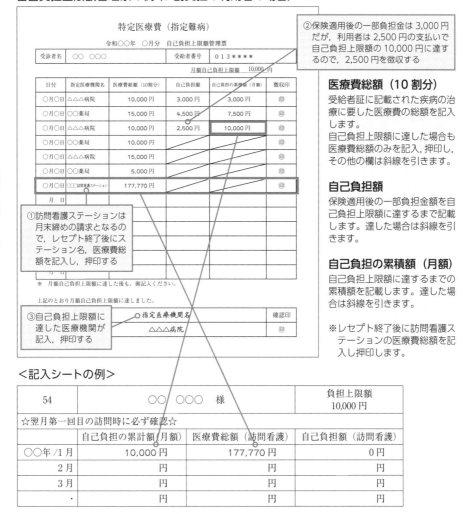

医療費総額（10割分）
受給者証に記載された疾病の治療に要した医療費の総額を記入します。
自己負担上限額に達した場合も医療費総額のみを記入，押印し，その他の欄は斜線を引きます。

自己負担額
保険適用後の一部負担金額を自己負担上限額に達するまで記載します。達した場合は斜線を引きます。

自己負担の累積額（月額）
自己負担上限額に達するまでの累積額を記載します。達した場合は斜線を引きます。

※レセプト終了後に訪問看護ステーションの医療費総額を記入し押印します。

<記入シートの例>

54		○○　○○○　　様	負担上限額 10,000 円
☆翌月第一回目の訪問時に必ず確認☆			
	自己負担の累計額（月額）	医療費総額（訪問看護）	自己負担額（訪問看護）
○○年/1 月	10,000 円	177,770 円	0 円
2 月	円	円	円
3 月	円	円	円
・	円	円	円

※各ステーションで記入シートなどを作成して管理する場合，月末または月初めに確認して記載します。

6 訪問看護療養費明細書の記載ポイント(まとめ)

○ 訪問看護療養費明細書の記載の注意点をまとめました。各項目に不備や相違がないか，必ず確認します。

○ 様式第四については，オンライン請求用の様式となりますので，電子的に入力した内容が規定の順番，欄に掲載されるため，ここでは主に，様式第四の二（従来の様式）について要点をまとめています。

訪問看護療養費明細書（様式第四の二）の例

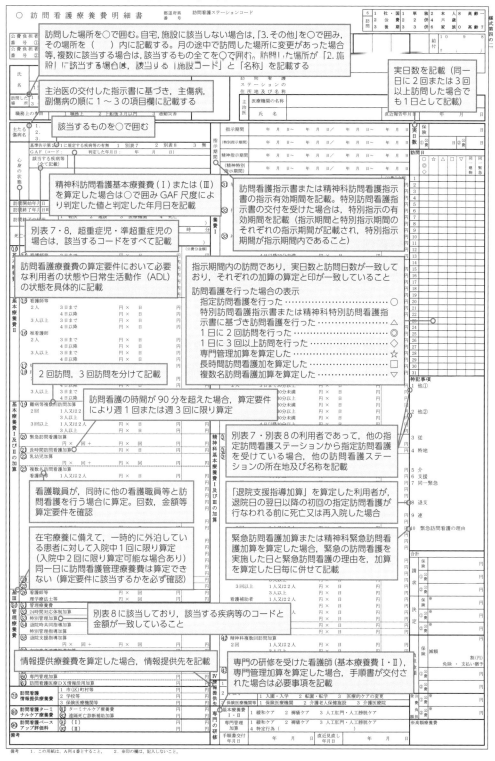

訪問看護療養費請求書の記載方法と請求

○ 診療報酬の請求は，「訪問看護療養費請求書」と「訪問看護療養費明細書」を作成し，その2つをあわせて，社会保険診療報酬支払基金（支払基金），または国民健康保険団体連合会（国保連合会）に提出します。

○ 訪問看護の提供年月が異なる訪問看護療養費明細書は，まとめて請求書を作成し提出します。

① 社会保険診療報酬支払基金への請求

▶ 訪問看護療養費請求書の例

○ 支払基金への請求は，平成20年厚生労働省告示第127号の様式第一を使用します。

○ 医療保険欄の「医保本人と公費の併用」「医保家族と公費の併用」「医保（六歳）と公費の併用」については，「公費負担分」欄に再掲されます。

▶ 訪問看護療養費請求書及び訪問看護療養費明細書の編綴方法

○ 訪問看護療養費請求書を表紙に，訪問看護療養費請求書の「医療保険」欄の順に編綴します。

訪問看護療養費請求書（様式第一）の例（支払基金）

令和　　年　　月分　　　　　　　　　　訪問看護療養費請求書

別　記　殿　　　　　　　　　　　　　　ステーションコード

訪問看護ステーション
の所在地及び名称
指定訪問看護事業者氏名

下記のとおり請求します。　令和　年　月　日

区　　　　　分		件数	日数	金額	負担金額
医保（70以上一般・低所得）と公費の併用					
医保単独（一般・低所得七〇以上）〇	01　　　　　（政）				
	02（船）職務上				
	職務外				
	03　　　　　（日）				
	04　　　　（日特）				
	31～34（共）下船3月				
	一般				
	06　　　　　（組）				
	63・72～75（退）				
	小　　計				
医保（70以上7割）と公費の併用					
医保単独（七〇以上七割）（七〇）	01　　　　　（政）				
	02（船）職務上				
	職務外				
	31～34（共）下船3月				
	一般				
	06　　　　　（組）				
	63・72～75（退）				
	小　　計				
医保本人と公費の併用					
医保単独（本人）	01　　　　　（政）				
	02（船）職務上				
	職務外				
	03　　　　　（日）				
	04　　　　（日特）				
	31～34（共）下船3月				
	一般				
	06　　　　　（組）				
	07　　　　　（自）				
	63・72～75（退）				
	小　　計				
医保家族と公費の併用					
医保単独（家族）	01　　　　　（政）				
	02　　　　　（船）				
	03　　　　　（日）				
	04　　　　（日特）				
	31～34　　　（共）				
	06　　　　　（組）				
	63・72～75（退）				
	小　　計				
医保（6歳）と公費の併用					
医保単独（六歳）	01　　　　　（政）				
	02　　　　　（船）				
	03　　　　　（日）				
	04　　　　（日特）				
	31～34　　　（共）				
	06　　　　　（組）				
	63・72～75（退）				
	小　　計				
①	合　　計				

備考　この用紙は、日本工業規格A列4番とすること。

第2章　記載例からわかる報酬請求業務の実際　　173

訪問看護療養費請求書（様式第一）の例（支払基金）（つづき）

ステーションコード _____

区　　　分		件数	日数	金額	控除額 （公費負担医療）
公費と医保の併用	12（生保）				
	21（精神通院）				
	54（指定難病）				
	52（一）				
	80（マル障）				
公費負担	公費と公費の併用	12（生保）			
	公費単独	12（生保）			
		21（精神通院）			
② 合　計					
総件数①＋②		件	請求金額	円	

備　　考

備考　この用紙は、日本工業規格 A 列 4 番とすること。

②国民健康保険団体連合会への請求

○ 国保連合会への請求書として，平成 20 年厚生労働省告示第 127 号に様式第二（国民健康保険の被保険者にかかるものの場合）と様式第三（後期高齢者医療の被保険者にかかるものの場合）が示されていますが，実際には，都道府県により使用する訪問看護請求書のフォーマット等は異なります。このため，所轄の都道府県の国保連合会に事前に確認をとる必要があります。

▶ **国民健康保険の被保険者の訪問看護療養費請求書**

○ 前述のように，国民健康保険の被保険者の訪問看護療養費請求書として，平成 20 年厚生労働省告示第 127 号に様式第二があります。

訪問看護療養費請求書（様式第二）

令和　　年　　月分　　　　　　　　　　訪問看護療養費請求書

保　険　者　　　　　　　　　　　　　　　　　　　　　ステーションコード

（別　　　　　記）殿

　　　　　　　　下記のとおり請求する。

令和　　年　月　日　　　　　　　　　　　訪問看護ステーション
国民健康保険　　　　　　　　　　　　　　の所在地及び名称
　　　　　　　　　　　　　　　　　　　　指定訪問看護事業者氏名

		件　数	日　数	金　額	負担金額
一般被保険者 （70歳以上一般・低所得）	請求				
	※決定				
一般被保険者 （70歳以上7割）	請求				
	※決定				
一般被保険者	請求				
	※決定				
一般被保険者 （6歳）	請求				
	※決定				

公費負担医療

		件　数	日　数	金　額	負担金額
	請求				
	※決定				
	請求				
	※決定				
	請求				
	※決定				

※高額療養費	件数	
	金額	

備考　この用紙は、A列4番とすること。

○ ただし，都道府県により使用する訪問看護請求書のフォーマット等は異なります。

訪問看護療養費請求書（国保連合会）

| 国保 | 令和　年　月分訪問看護療養費請求書 |

保険者（別　　　　記）殿

下記のとおり請求する。

訪問看護ステーションの
所在地及び名称　電話番号
指定訪問看護事業者氏名

令和　年　月　日

保険者番号	都道府県番号	ステーションコード	表　別
	1 3		看護 6

〔国民健康保険〕

区　分			件　数	日　数	金　額	負担金
一般被保険者	七〇歳以上	8割 請求	82			
		※決定				
		7割 請求	72			
		※決定				
	一般被保険者	割 請求	4			
		※決定				
	7割 請求	2				
		※決定				
	6歳未満 請求	32				
		※決定				

〔公費負担医療〕

区　分		件　数	日　数	点　数	基本利用料
	請求				
	※決定				
	請求				
	※決定				

※高額療養費	一　般 被保険者	件数	
		金額	円

※欄は記入しないで下さい。

令和6年6月改正

▶ 後期高齢者医療の被保険者の訪問看護療養費請求書

〇 同様に，後期高齢者医療の被保険者の訪問看護療養費請求書として，平成 20 年厚生労働省告示第 127 号に様式第三があります。

訪問看護療養費請求書 (様式第三)

様式第三

令和 　年 　月分　　　　　　　　　訪問看護療養費請求書

保　険　者

各広域連合　殿

下記のとおり請求する。

令和 　年 　月 　日

ステーションコード

訪問看護ステーション
の所在地及び名称
指定訪問看護事業者氏名　　　　　　印

後期高齢者医療

		件　数	日　数	金　額	負担金額
後期高齢9割	請求				円
	※決定				
後期高齢7割	請求				
	※決定				

公費負担医療

		件　数	日　数	金　額	負担金額
	請求				
	※決定				
	請求				
	※決定				
	請求				
	※決定				

※高額療養費	件数	
	金額	

備考　この用紙は、A 列 4 番とすること。

178

○ ただし，都道府県により使用する訪問看護請求書のフォーマット等は異なります。

訪問看護療養費請求書（後期高齢者医療）

| 国 保 | 令和　年　　月分訪問看護療養費請求書 |

後期高齢者医療広域連合（　別　　　　記　）

　　　　下記のとおり請求する。

訪問看護ステーションの
所在地及び名称　電話番号
指定訪問看護事業者氏名

　　　令和　　年　月　日

〔後期高齢者医療〕

広域連合番号		都道府県番号	ステーションコード	表　別
3　9	0　0　0	1　3		看護	6

区　　分			件　　数	日　　数	金　　額	負　担　金
一般 低所得者	請求	29				
	※決定					
7　割	請求	27				
	※決定					

〔公費負担医療〕

区　　分		件　　数	日　　数	金　　額	基 本 利 用 料
	請求				
	※決定				

※高額療養費	件数	
	金額	円

※欄は記入しないで下さい。

令和4年10月改正

▶ 訪問看護療養費総括請求書

〇 なお，東京都国保連合会の場合は，国民健康保険，後期高齢者医療の請求書は作成
せず，訪問看護療養費総括請求書を作成して提出することになっています。

訪問看護療養費総括請求書 (東京都)

国　保　（看　護）		

令和　　年　　月分 訪 問 看 護 療 養 費
総 括 請 求 書

都道府県番号	ステーションコード
１３	

〒　　　　　－

所　　在　　地

名　称（電　話）

開 設 者 氏 名

指導整備委員会印	連合会受付印	審査委員会印

国保分	区　分		請 求 件 数	金　　額	公費併用件数
	都内分	国　保			
		退職者			
		計			
	都外分	国　保			
		退職者			
		計			

後期高齢者	区　分	請 求 件 数	金　　額	公費併用件数
	都 内 分			
	都 外 分			

▶ 編綴方法

○ また，編綴方法も都道府県によりまとめ方が異なることがあるので，こちらも確認します。

東京都国保連合会の編綴例

【編綴のイメージ】

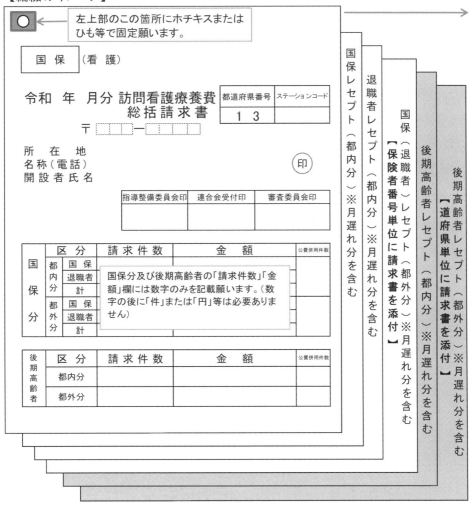

8 保険請求後の処理

① 訪問看護療養費請求一覧表の作成

○ 訪問看護療養費のレセプト作成と同時に，訪問看護療養費請求一覧表を作成します。保険や公費の内容，基本療養費，管理療養費等の項目毎の一覧表を作成することで，レセプト明細書の見直しではわからなかった加算の算定誤りに気づくなど，確認リスト代わりになります。

○ また，保険・公費請求額を診療報酬等決定通知書の入金額と照合するのに便利です。訪問看護療養費請求一覧表は，請求システムで出力できるよう装備されているものがほとんどですが，CSV ファイルで出力可能であれば，必要項目のみ抽出して加工でき，当月請求分のほかに，月遅れ請求，返戻再請求別に作成するなど，独自の一覧表を作成できます。

訪問看護療養費請求一覧表の例

令和〇年〇月分訪問看護療養費請求一覧表

②訪問看護療養費決定額の確認

○ 訪問看護療養費は請求月の翌月に入金されます。例えば，サービス提供月が9月の場合は，10月請求の11月入金となります。支払機関から支払通知書が郵送されますので，支払確定額を確認します。オンライン請求の場合はPDF化され，オンライン請求システムに掲載されます。

支払通知書の例

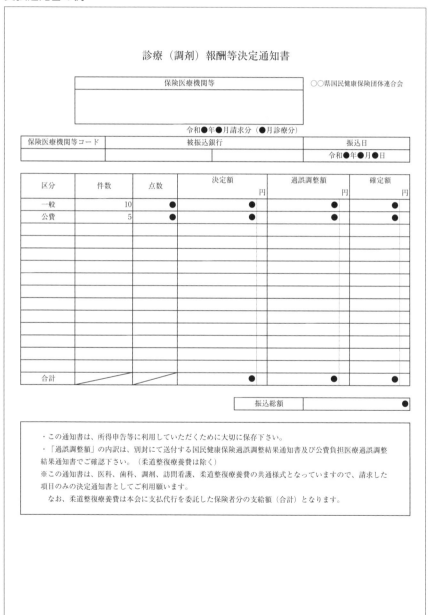

9 医療保険の利用料請求の考え方と流れ

① 利用料請求

▶ 基本利用料とは

○ 医療保険制度にしたがって算出した訪問看護に要する費用は，「訪問看護療養費」と利用者が負担する「基本利用料」からなります。

○ 基本利用料は，保険請求の前に保険証等で確認した利用者負担割合により算出され，その基本利用料を控除した額が「訪問看護療養費」です。

○ 訪問看護療養費請求が終了した時点で，指定訪問看護に対する利用者負担額（基本利用料）が確定します。請求内容の確認後，利用料請求書を発行します。

▶ 基本利用料の算出

○ 保険証等で確認した利用者負担割合（1 ～ 3 割）により算出します。

○ 訪問看護の基本利用料は高額療養費の対象となりますので，一月あたりそれぞれの限度額までとなり，それ以上は徴収しません。

○ 訪問看護が適用の公費負担医療受給者証（自立支援医療　特定医療等）等の提示があった利用者については，所得や治療状況に応じて自己負担限度額の上限が設定されています。複数の指定医療機関で支払われた自己負担限度額をすべて合算したうえで，一月の自己負担上限額を適用します（第 2 章 5 参照）。

利用者負担割合

	一般・低所得者	現役並み所得者
75 歳以上	1 割負担	3 割負担
70 ～ 74 歳	2 割負担	
6 ～ 69 歳	3 割負担	
6 歳未満	2 割負担	

Column

高額療養費制度

○ 一月に医療機関で支払った額が，年齢や所得により定められた上限額を超えた場合，超えた金額を支給する制度です。利用者の負担額自体を限度額までにとどめて徴収する仕組みもあります。訪問看護では，利用者負担額を下表の限度額までにとどめ，月の途中から限度額を超えた場合，限度額以上は徴収しません。

・1か月の自己負担限度額

69 歳以下

適用区分	1月の上限額（世帯）
年収約 1,160 万円〜　健保／ 83 万円以上　国保／ 901 万円超	252,600 円＋（医療費− 842,000 円）× 1%（多数回 140,100 円）
年収約 770 万円〜約 1,160 万円　健保／ 53 万円〜 79 万円　国保／ 600 万円超〜 901 万円	167,400 円＋（医療費− 558,000 円）× 1%（多数回 93,000 円）
年収約 370 万円〜約 770 万円　健保／ 28 万円〜 50 万円　国保／ 210 万円超〜 600 万円	80,100 円＋（医療費− 267,000 円）× 1%（多数回 44,400 円）
年収約 370 万円　健保／ 26 万円以下　国保／ 210 万円以下	57,600 円（多数回 44,400 円）
住民税非課税者	35,400 円（多数回 24,600 円）

70 歳以上

適用区分		外来（個人）	1月の上限額（世帯）
現役並み所得者	年収約 1,160 万円以上　標準報酬月額 83 万円以上／課税所得 690 万円以上	252,600 円＋（医療費− 842,000）× 1%（多数回 140,100 円）	
	年収約 770 万円〜約 1,160 万円　標準報酬月額 53 万円以上／課税所得 380 万円以上	167,400 円＋（医療費− 558,000）× 1%（多数回 93,000 円）	
	年収約 370 万円〜約 770 万円　標準報酬月額 28 万円以上／課税所得 145 万円以上	80,100 円＋（医療費− 267,000）× 1%（多数回 44,400 円）	
一般所得者	年収約 156 万円〜約 370 万円　標準報酬月額 26 万円以上／課税所得 145 万円未満等	18,000 円（年間上限144,000円）	57,600 円（多数回44,400円）
住民税非課税	Ⅱ　住民税非課税世帯	8,000 円	24,600 円
	Ⅰ　住民税非課税世帯（年金収入 80 万円以下など）		15,000 円

▶ **訪問看護療養費と基本利用料の一覧表の作成**

○ 基本利用料は，次の計算式で算出されます。法令により，基本利用料の 10 円未満は四捨五入となります。

・基本利用料＝（基本療養費＋管理療養費＋加算等）×負担割合

○ 基本利用料の目安となる金額の一覧表を作成すると，契約時等に利用者に提示することができます。

24時間対応体制加算，特別管理加算，情報提供療養費を算定している利用者の例

日数	基本療養費	管理療養費	24時間対応体制加算	高難易度	情報提供	合計	基本利用料		
							1割負担	2割負担	3割負担
1	5,550	7,670	6,800	5,000	1,500	26,520	2,650	5,300	7,960
2	11,100	10,670	6,800	5,000	1,500	35,070	3,510	7,010	10,520
3	16,650	13,670	6,800	5,000	1,500	43,620	4,360	8,720	13,090
4	22,200	16,670	6,800	5,000	1,500	52,170	5,220	10,430	15,650
5	27,750	19,670	6,800	5,000	1,500	60,720	6,070	12,140	18,220
6	33,300	22,670	6,800	5,000	1,500	69,270	6,930	13,850	20,780
7	38,850	25,670	6,800	5,000	1,500	77,820	7,780	15,560	23,350
8	44,400	28,670	6,800	5,000	1,500	86,370	8,640	17,270	25,910
9	49,950	31,670	6,800	5,000	1,500	94,920	9,490	18,980	28,480
10	55,500	34,670	6,800	5,000	1,500	103,470	10,350	20,690	31,040
11	61,050	37,670	6,800	5,000	1,500	112,020	11,200	22,400	33,610
12	66,600	40,670	6,800	5,000	1,500	120,570	12,060	24,110	36,170
13	72,150	43,670	6,800	5,000	1,500	129,120	12,910	25,820	38,740
14	77,700	46,670	6,800	5,000	1,500	137,670	13,770	27,530	41,300

2024年6月1日現在

▶ その他の利用料

○ 医療保険制度の適用外で，利用者の選定により行った訪問看護サービスの差額利用料，訪問看護にかかる交通費などの実費負担の利用料もあります。

差額利用料	留意事項
指定訪問看護の平均的な時間を超えた場合の利用料 （1時間30分を超えた場合）	訪問看護基本療養費，精神科訪問看護基本療養費の長時間訪問看護加算，長時間精神科訪問看護加算を算定する場合は，この差額費用の徴収はできません
運営規程において定める営業日の訪問看護以外の訪問看護の利用料	夜間・早朝訪問看護加算，深夜訪問看護加算が算定できるため，時間外の差額利用料は徴収できません

実費負担の利用料	金額等
交通費	実費相当額
日常生活で必要な物品代	
死後の処置料	指定訪問看護と連続して行われる死後の処置

②利用料請求までの流れと請求書

○ ここまでみてきたように，利用料を請求するまでには，次のような流れがあります。

訪問看護療養費の請求 ▶ 基本利用料の確定 ▶ その他利用料の確認，計上 ▶ 利用料請求書の発行

▶ 利用料請求書の具体例

○「3. 訪問看護療養費明細書の記載例」の項であげた「訪問看護療養費算定例①」（p156 ～ 159）を例にまとめた，利用料請求書を紹介します。

訪問看護療養費算定例①の利用者（国民健康保険・保険単独・3 割負担）の請求額

算定例													
第 1 週	日	月	火	水	木	金	土	基本療養費		5,550 円	×	1 日	5,550 円
						①		管理療養費	① 7,670 円				7,670 円
								24 時間対応体制加算 6,800 円					6,800 円
第 2 週	日	月	火	水	木	金	土	基本療養費		5,550 円	×	1 日	5,550 円
						①		管理療養費	①	3,000 円	×	1 日	3,000 円
第 3 週	日	月	火	水	木	金	土	基本療養費		5,550 円	×	1 日	5,550 円
						①		管理療養費	①	3,000 円	×	1 日	3,000 円
第 4 週	日	月	火	水	木	金	土	基本療養費		5,550 円	×	1 日	5,550 円
						①		管理療養費	①	3,000 円	×	1 日	3,000 円
				訪問看護ベースアップ評価料									780 円
				医療費の総額（訪問看護療養費明細書「合計」欄）									46,450 円
				訪問看護療養費請求額									32,515 円
	利用者負担額				療養費合計額 × 負担割合 46,450 円 × 0.3 （10 円未満四捨五入）								13,940 円

利用料請求書の例

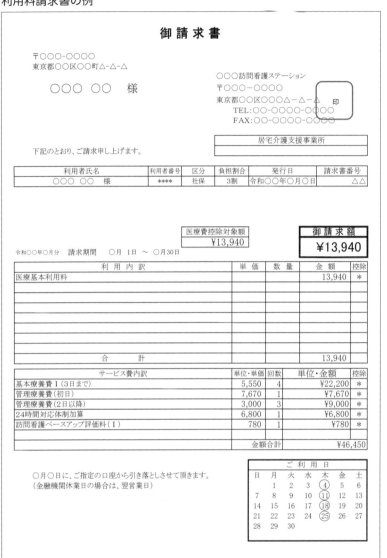

御 請 求 書

〒○○○-○○○○
東京都○○区○○町△-△-△

○○○　○○　様

○○○訪問看護ステーション
〒○○○-○○○○
東京都○○区○○○△-△-△　　印
　　　TEL:○○-○○○○-○○○○
　　　FAX:○○-○○○○-○○○○

居宅介護支援事業所

下記のとおり、ご請求申し上げます。

利用者氏名	利用者番号	区分	負担割合	発行日	請求書番号
○○○　○○　様	****	社保	3割	令和○○年○月○日	△△

医療費控除対象額
¥13,940

御 請 求 額
¥13,940

令和○○年○月分　請求期間　○月 1日 ～ ○月30日

利 用 内 訳	単 価	数 量	金 額	控除
医療基本利用料			13,940	＊
合　　　　計			13,940	

サービス費内訳	単位・単価	回数	単位・金額	控除
基本療養費Ⅰ（3日まで）	5,550	4	¥22,200	＊
管理療養費（初日）	7,670	1	¥7,670	＊
管理療養費（2日以降）	3,000	3	¥9,000	＊
24時間対応体制加算	6,800	1	¥6,800	＊
訪問看護ベースアップ評価料（Ⅰ）	780	1	¥780	＊
		金額合計	¥46,450	

○月○日に、ご指定の口座から引き落しさせて頂きます。
（金融機関休業日の場合は、翌営業日）

ご 利 用 日						
日	月	火	水	木	金	土
	1	2	3	④	5	6
7	8	9	10	⑪	12	13
14	15	16	17	⑱	19	20
21	22	23	24	㉕	26	27
28	29	30				

③利用料の管理

○ 利用料の管理のため，利用料の請求一覧，入金一覧表，利用料未入金リスト等を作成し，回収漏れのないように管理します。

○ 利用料の回収方法は，現金集金，振込，指定口座振替がありますが，現金集金は訪問時間や訪問効率にも影響します。件数が多い場合は金融機関の料金回収代行サービスを利用すると効率よく回収できるため，口座振替をおすすめします。

○ 公費受給等で利用者負担がない場合も明細書を発行し利用者に渡します。

10 利用料領収証の交付

○ 訪問看護利用料の支払いを受けたときは，領収証を発行します。「医療費のわかる領収証」の交付が義務づけられています。正当な理由がない限り，領収証は無償で交付しなければなりません。

○ 指定訪問看護の費用額算定における訪問看護基本療養費，訪問看護管理療養費，訪問看護情報提供療養費，訪問看護ターミナルケア療養費の項目別に，金額の内訳（明細）のわかる領収証の交付が義務づけられています（令和6年の診療報酬改定により，領収証兼明細書としての様式に見直されました）。

領収証兼明細書の例

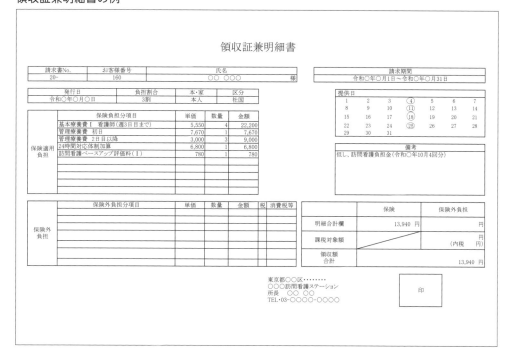

11 返戻再請求

○ 基本情報等の記載に誤りがあった場合や，基本療養費，管理療養費等の算定に誤りがあった場合，返戻通知書とともに，レセプトの写しが国保連合会，または支払基

金から返戻されます。

○ 再請求の際は，「レセプトの写し」の誤り部分を取消し線で抹消のうえ，正しい内容を記載し，返戻付箋とともに次回請求分と一緒に提出します（下記の「12. 過誤請求の対応」も参照してください）。

12 過誤請求の対応

○ 国保連合会や支払基金に提出したレセプトの内容に誤りがあった場合，国保連合会へは「再審査・取下げ依頼書」を，支払基金へは「再審査等請求書」を送付し，レセプトの取下げを行います（様式はインターネットでダウンロードできます）。

○ 対象となるレセプト1件毎に依頼書（請求書）を作成し，提出します。

○ 依頼書の提出後，国保連合会・支払基金から，該当のレセプトの写しが返戻通知書または返戻内訳書等と戻ってきます。再請求の必要がある場合は，レセプトの写しの誤り部分を取消し線で抹消のうえ，正しい内容を記載し，次回請求分と一緒に提出します。

○ なお，レセプトの取下げ手続きや依頼書の様式は，各国保連合会により異なりますので，必ず確認します。

○ オンライン請求の場合については，第3章のQ&A（p326）を参照してください。

① 国民健康保険団体連合会の取下げ例 ―「再審査・取下げ依頼書」の様式と記載

▶ 自立支援医療の利用者の取下げ依頼

○ 自立支援医療の月額自己負担上限額が受給者証の有効期間内で変更があったが，利用者から提示がなく，以前の限度額で負担額を計算し提出してしまった例をもとに，各様式等の記載内容等を示していきます。

・変更内容：月額自己負担限度額 10,000 円→ 2,500 円に変更

○ まず，国保連合会に「再審査・取下げ依頼書」を送付します。

再審査・取下げ依頼書の例（東京都）

再 審 査 ・ 取 下 げ 依 頼 書

令和○○年　○月○○日

東京都国民健康保険団体連合会　御中

保険医療機関等	東京都・・・・・・・・・・・・・・・・
所在地及び名称	○○○訪問看護ステーション
開 設 者 氏 名	理事長　○○○　○
電 話 番 号	０３－・・・・－・・・・

下記理由により、診療報酬明細書を ~~再審査~~ (取下げ) 願います。

1	点数表	1 医科　4 調剤 3 歯科　⑥ 訪問	医療機関等 コ ー ド	７１＊＊＊＊＊		旧総合病院 診 療 科	
2	診療年月	請求(調整)年月	明細書 種　類	1 入院	① 国 保（００） ・ 退 職（６７）		
	○○年　○月	○○年 ○月		② 外来	2 後 期（３９）		

3	保 険 者 番 号		＊	＊	＊	＊	＊	＊	記号・番号	８４－○○○○ ・ ○○○○
	【 後 期 用 】 保 険 者 番 号	3	9						【後期用】 番　　号	

4	公費負担者番号	2	1	＊	＊	＊	＊	＊	＊	受給者番号	

5	フ リ ガ ナ	＊＊＊＊　＊＊＊	生 年 月 日	
	患 者 氏 名	○○　○○	1 明治 2 大正 ③ 昭和 4 平成 5 令和	○○年　　○月　　○日

6	請求点数(金額)	＊＊＊＊＊ 点(円)	

7	処方箋発行医療機関名称 （保険薬局のみ記載）		処方箋発行医療機関コード （保険薬局のみ記載）	

8	【取下げ理由】選択し○をして下さい。
	①. 一部負担金相違のため　　2．社会保険該当のため　　3．労災該当のため　　4．生活保護該当のため
	5．公費該当・非該当のため　　6．給付割合変更のため　　7．制度変更のため　　8．記号番号誤りのため
	9．誤請求のため　　　　　10．その他（理由：　　　　　　　　　　　　　　　　　　　　　）

9	再審査等　対象種別	1　一次審査　　　2　突合審査　　　3　再審査

	Ｎ ｏ	減点点数（金額）	減点事由及び箇所	減 点 内 容
1 0	①	点(円)		
	②			
	③			
	④			

1 1	院外処方せん発行有無及び調剤した保険薬局 （再審査等対象種別が突合審査のとき分かる 範囲で記載願います）	有	薬 局 コ ー ド	（府県　　）	
		無	薬 局 名 称		

1 2	【再審査依頼理由】（※病名の欠落・記載誤り等による減点査定分は対象となりません）

令和２年４月改訂

○ 依頼書の送付後，国保連合会から該当のレセプトの写しが，返戻通知書または返戻内訳書等と，返戻付箋とともに戻ります。返戻付箋が付いているものは貼付したまま再請求します。

返戻付箋の例 (東京都)

返戻（照会）付せん（過誤）

医療機関コード・名称： ●●● ●訪問看護ステーション 御中
診療科：
患者氏名：●●●●
レセプト全国共通キー： 国保連レセプト番号：

この診療報酬明細書については、下記の理由により返戻いたしますので、
整備のうえ、この付せんを貼付したまま、次回請求時にご提出下さい。

返戻理由欄

診療項目	一連番号	項目番号	返戻事項
			〔201115〕医療機関等から依頼返戻 〔0017〕連合会経由　返礼依頼書　●年●月審査

注意事項

1. 再提出の際は、この付せんを貼付して、翌月分に含めて再提出して下さい。

令和●年●月●日　　　　　東京都国民健康保険診療報酬審査委員会
　　　　　　　　　　　　　東京都国民健康保険団体連合会　　　　　　　　　1ページ

○ 返戻された「レセプトの写し」は，誤った部分を取消し二重線で抹消のうえ，正しい内容を記載し，次回請求分と一緒に提出します。

訪問看護療養費明細書の例

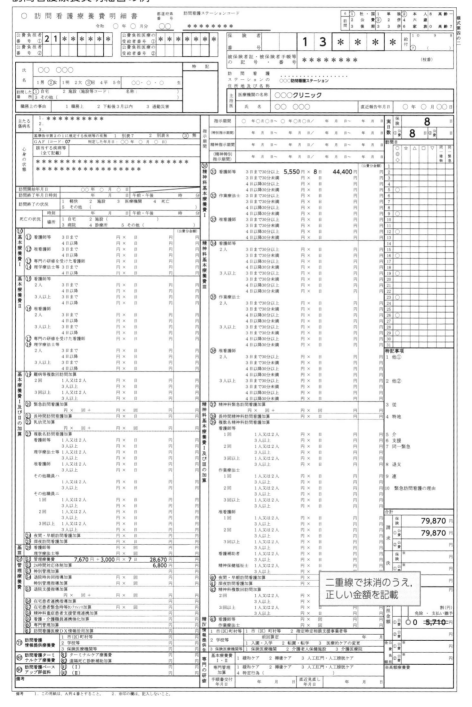

○ 返戻されたレセプト分は，診療報酬等決定通知書の「過誤調整額」欄に「-（マイナス）」で計上されます。

診療（調剤）報酬等決定通知書の例

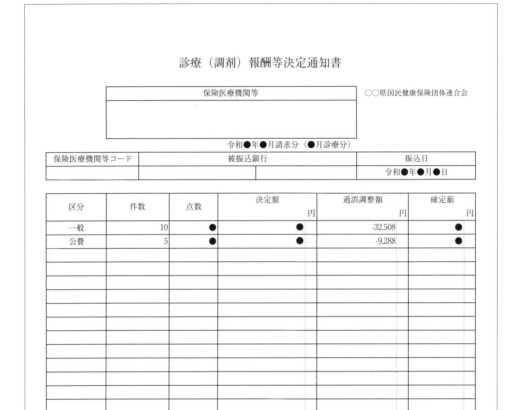

診療（調剤）報酬等決定通知書

保険医療機関等	○○県国民健康保険団体連合会

令和●年●月請求分（●月診療分）

保険医療機関等コード	被振込銀行	振込日
		令和●年●月●日

区分	件数	点数	決定額 円	過誤調整額 円	確定額 円
一般	10	●	●	-32,508	●
公費	5	●	●	-9,288	●
合計			●	-41,796	●

振込総額	●

・この通知書は、所得申告等に利用していただくために大切に保存下さい。
・「過誤調整額」の内訳は、別封にて送付する国民健康保険過誤調整結果通知書及び公費負担医療過誤調整結果通知書でご確認下さい。（柔道整復療養費は除く）
※この通知書は、医科、歯科、調剤、訪問看護、柔道整復療養費の共通様式となっていますので、請求した項目のみの決定通知書としてご利用願います。
　なお、柔道整復療養費は本会に支払代行を委託した保険者分の支給額（合計）となります。

②社会保険診療報酬支払基金の取下げ例
―「再審査等請求書」の様式と記載例

○ 生活保護単独の利用者であるが，自立支援医療の該当者でもあったため，取下げ後，再請求するという例をもとに，各様式等の記載内容等を示していきます。

・公費には適用優先順位があり，この場合は（12）生活保護医療扶助よりも，（21）精神通院医療が優先される

○ まず，支払基金に「再審査等請求書」を送付します。

再審査等請求書の例

<table>
<tr><td colspan="8">
再審査等請求書   令和○○年○○月○○日
社会保険診療報酬支払基金 ○○ 支部 御中   保険医療機関等の ・・・・・・・・・・・・・・
      所在地及び名称   ○○○○訪問看護ステーション
      開設者氏名   理事長 ○○○   ○○
      電話番号   ＊＊－＊＊＊＊－＊＊＊＊
</td></tr>
</table>

下記理由により、診療報酬等明細書を　　　　　再審査／（取下げ）　　　　　願います。

1	点数表	1 医科　3 歯科　4 調剤　⑥ 訪問	医療機関等コード	＊＊＊＊＊＊＊	旧総合病院 診療科

| 2 | 診療年月 | R○○年○○月 | 請求(調整)年月 R○○年○○月 | 明細書区分 | ① 単独　2 併用　3 老健 | 1=本人入院 ②=本人外来 3=未就学者入院 4=未就学者外来 5=家族入院 6=家族外来 7=高齢者入院一般 8=高齢者外来一般 9=高齢者入院7割 0=高齢者外来7割 | 再審査等対象種別 | 1 一次審査 2 突合再審査 3 再審査 |

| 3 | 再審査等対象種別が「2 突合再審査」のとき、相手方薬局 | 薬局コード | | 都道(府県) | |
| | | 薬局の名称 | | | |

| 4 | 保険者番号 | | | | 記号・番号 | |

| 5 | 公費負担者番号 市町村番号 | 1 | 2 | ＊ | ＊ | ＊ | ＊ | ＊ | 受給者番号 | 4 | 3 | ＊ | ＊ | ＊ | ＊ | ＊ |

| 6 | フリガナ | ○○○　○○○ | 生年月日 | 写真の有無 |
| | 患者氏名 | ○○　○○ | 2 大正　③ 昭和　4 平成　5 令和　28年 ○月 1日 | 1　2　有・無 |

| 7 | 請求点数(金額) | ＊＊＊＊＊点 (円) | | 一部負担金 | | 円 |
| | 食事・生活請求金額 | 円 | 標準負担額 | 円 | ※取下げ理由 | |

8	No.	減点点数(金額)	減点事由及び箇所	減点内容
	①	点 (円)		
	②			
	③			

請求理由

生活保護受給者であり、尚且つ自立支援医療の該当者であったため。

再審査の結果、下記のとおり決定します。			※備考
No.	結果	原審理由 摘要	
1	復活・原審		
2	復活・原審		※基金使用欄 増減点
3	復活・原審		請求理由 責任 請求数 処理 診療科 再々審

注　「※取下げ理由」欄、「※備考」欄及び「※基金使用欄」については、基金で使用しますので、何も記入しないでください。

○ 請求書の送付後，支払基金から該当のレセプトの写しが，返戻通知書または返戻内訳書等と，返戻付箋とともに戻ります。返戻付箋が付いているものは貼付したまま再請求します。

○ 返戻された「レセプトの写し」は，誤った部分を取消し二重線で抹消のうえ，正しい内容を記載し，次回請求分と一緒に提出します。

返戻付箋が付いた訪問看護療養費明細書の例

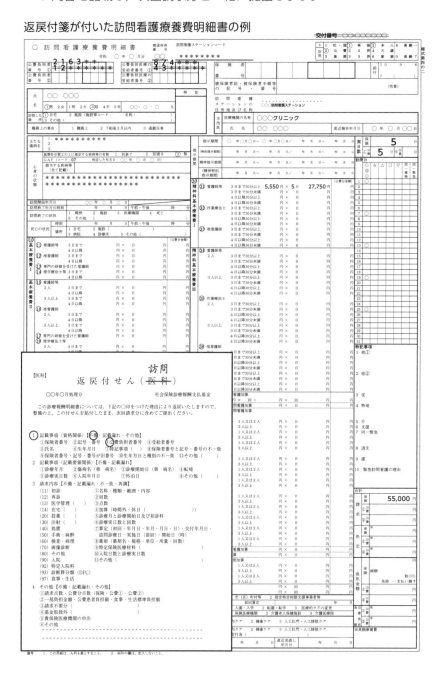

Column

利用料請求額の見直しも忘れずに！

○ 基本療養費や管理療養費の訂正がある場合は，費用合計額が変わるため，基本利用料も変わります。

○ 基本利用料の自己負担のある利用者の場合は請求額を見直し，差額分を請求，または返金することを忘れてはなりません。

13 まとめ ― 請求業務を正確に行う

○ 請求業務を効率よく，正確に行うためには，日々の訪問看護や緊急対応の実績，利用者の入退院，加算の算定の確認など，利用状況を把握することが大切です。

○ 保険請求は利用者請求に反映されるため，実績や加算の算定誤りは誤った利用料を請求してしまうことになります。請求漏れや請求誤りを防ぐために，日々の実績とともに，利用者の傷病名，保険証，受給者証等の保険情報など，請求処理前の確認が重要です。

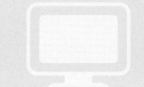

4 介護保険の請求

☑CHECK!!

- □ 介護保険の報酬は介護報酬といい,「介護給付費単位数表」でサービス毎に表わされます。また, 訪問看護に関する報酬は「訪問看護費（介護予防訪問看護費）」といいます。保険者（市町村）が支払う「介護給付費（介護予防介護給付費）」と, 利用者が負担する「利用者負担（利用料）」が, 訪問看護の費用として訪問看護ステーションに支払われます。
- □ 介護保険では医療保険と異なり,「地域区分」があり, 地域によって単価が異なるため, 地域区分の適用地域を確認します。
- □ 医療保険と同様に, 請求を誤ると, 煩雑な手続きをしなければなりません。事前に確認を重ねることが重要です。

1 介護保険の訪問看護と請求の流れ

①介護保険の訪問看護の仕組み

▶介護保険制度の利用

- ○ 介護保険の居宅サービスを受けるには, 介護保険の認定（要介護, または要支援）を受ける必要があります。
- ○ 認定後, 介護保険被保険者証と介護保険負担割合証が発行されます。要介護の場合は居宅介護支援事業所, 要支援の場合は地域包括支援センター, または市町村からの指定を受けて介護予防支援を実施する居宅介護支援事業所（2024（令和6）年4月1日より）の介護支援専門員（ケアマネジャー）に,「居宅サービス計画書（ケアプラン）」または「介護予防サービス計画書（介護予防プラン）」の作成とサービスの調整を依頼します。

▶訪問看護サービスの開始

- ○ なお, 以下では,「介護予防訪問看護」も含め,「訪問看護」として記述します。
- ○ 介護保険の訪問看護サービスを開始するには, 主治医が訪問看護の必要を認めて交付した訪問看護指示書（指示書）が必要です。

○ 指示書の内容及び利用者の心身の状態と利用者の希望を踏まえ，「居宅サービス計画書」「介護予防サービス・支援計画書」に沿って訪問看護師が「訪問看護計画書（計画書）」を作成します。

▶ 居宅介護支援事業所と訪問看護ステーション

○「訪問看護計画書」は「居宅サービス計画書」の内容に沿って作成し，ケアマネジャーと確認し合い，必要に応じて計画を変更します。

○ 介護保険においては居宅介護支援事業所等と訪問看護ステーションの連携が重要です。ケアマネジャーが作成した，訪問日と訪問時間，サービス内容等が記載された「サービス提供票」に基づいて訪問看護サービスは提供されます。

○ サービスを利用した際にかかるサービス単位，単価，費用総額，保険請求額，利用者負担等が「サービス提供票別表」に詳しく記載されています。「サービス提供票」「サービス提供票別表」は，居宅介護支援事業所から対象月の前月末までに送付されます。

② 介護給付費の請求と支払い

▶ 介護給付費の請求

○ 介護保険の介護給付費には，居宅介護サービス費，施設介護サービス費，介護予防サービス費，介護予防サービス計画費などがありますが，訪問看護にかかる訪問看護費は居宅介護サービス費，介護予防訪問看護費は介護予防サービス費に位置づけられています（p30 参照）。

○ 訪問看護ステーションは介護給付費を，「介護給付費請求書」及び「介護給付費明細書」を用いて「国民健康保険団体連合会（国保連合会）」に翌月 10 日までに請求します。この請求書及び明細書は，「介護給付費及び公費負担医療等に関する費用等の請求に関する省令」（平成 12 年厚生省令第 20 号）に定められています。

○ 1 か月分の介護報酬の額が決定すると，費用の総額から，利用者の「介護保険負担割合証」で確認した負担割合（1 ～ 3 割）を差し引いた額（1 割負担の利用者は 9 割，2 割負担の利用者は 8 割，3 割負担の利用者は 7 割）を国保連合会に請求します。

○ 国保連合会は，利用者の基本情報と居宅介護支援事業所から提出された「給付管理票」，訪問看護ステーションより提出された「介護給付費明細書」を突き合わせて審査を行います。

○ 介護保険請求については，審査支払事務の効率化を図る観点から，インターネット

による伝送，または電子媒体による請求が原則となっています。やむを得ず書面（紙帳票）による請求を行う場合は，審査支払機関への届出が必要となりますので，予め国保連合会に確認します。

▶ 介護給付費の支払い

○ 介護給付費は，市町村から国保連合会を経由し，請求から2か月後に支払われます。

○ 審査決定の内容は，伝送の届出をしている事業所が請求した月の末日から翌月3日にかけて，「介護給付費等支払決定額通知書」「介護給付費等支払決定額内訳書」を受信します。電子媒体で登録している事業所は翌月6日前後に通知書が届きます。

○ 審査チェックで返戻や保留となった請求明細書があった場合や過誤申立をした場合は，「請求明細書・給付管理票返戻（保留）一覧表」「介護保険審査決定増減表」「介護給付費過誤決定通知書」「介護給付費再審査決定通知書」等の通知が追加されます。

③訪問看護費の請求手順

▶ 訪問看護の費用

○ サービス内容，加算毎に設定された単位数に回数を乗じた（単位数×回数）値が，その月の訪問実績の合計単位数になります。この合計単位数に「地域単価」を乗じたもの（給付単位数×地域単価）が費用額となり，保険請求額は7～9割，1～3割が利用者負担額となります。

$$\boxed{保険請求額} = \left(\boxed{給付単位数} \times \boxed{地域単価} \right) \times \boxed{保険の給付率}$$

▶ 地域別・サービス別の1単位の単価

○ 地域区分は，公務員（国家・地方）の地域手当の設定に準拠しています。

○ 利用者に直接介護サービスを提供する従業者の賃金は地域によって差があり，この地域差を介護報酬に反映するために地域単価が設定されています。基本的に日本の全地域が1～7級地に分類されていますが，この7通りにあてはまらない「その他」の区分もあるため，実質8種類に分けられます。

○ サービス別に人件費割合70％，55％，45％が設定され，訪問看護は人件費割合70％のサービスに位置づけられていますので，以下のとおりです。

	1級地	2級地	3級地	4級地	5級地	6級地	7級地	その他
1単位の単価	11.40円	11.12円	11.05円	10.84円	10.70円	10.42円	10.21円	10.00円

2024年4月1日現在

▶ 介護保険情報の確認

○ 利用者より提示された「介護保険被保険者証」で保険者番号, 被保険者番号, 要介護度, 認定の有効期間等を把握し, 「介護保険負担割合証」で利用者負担の割合, 適用期間を確認する必要があります。

介護保険被保険者証の例

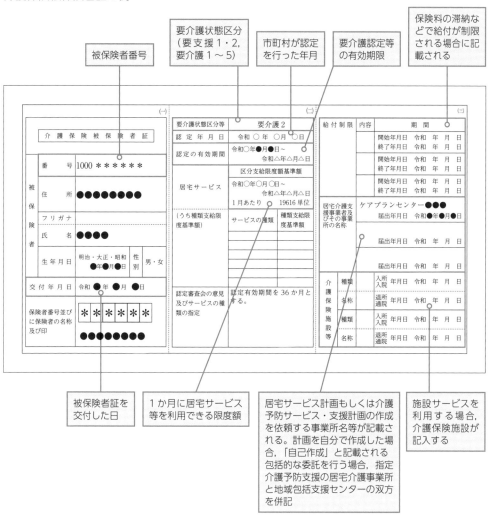

介護保険負担割合証の例

	介護保険負担割合証		
	交付年月日　　○○年○○月○○日		

被保険者	番　　号	00002****			
	住　　所				
	フリガナ	○○○○○○○○			
	氏　　名	○○○○			
	生年月日	明治・大正・昭和○年○月○日	性別	男・女	

利用者負担の割合		適用期間	
3　割		開始年月日　　　令和○○年○○月○○日 終了年月日　　　令和○○年○○月○○日	
割		開始年月日　　　令和　　年　　月　　日 終了年月日　　　令和　　年　　月　　日	

保険者番号並びに保険者の名称及び印	＊＊　　　　　　　 　　　　　　○○市

利用者の負担割合を確認する

▶「サービス提供票」「サービス提供票別表」について

○ ケアマネジャーが作成する「サービス提供票」には，利用者の基本情報とあわせて，訪問日，サービス提供時間帯，サービス内容，サービス提供事業所が記載されており，「サービス提供票」に基づいて訪問看護サービスが提供されます。

○「サービス提供票別表」は，「サービス提供票」で計画されたサービスを利用した際にかかるサービスの単位数，単価，費用総額，保険請求額，利用者負担等，保険給付限度範囲内と給付限度を超えるサービスの単位数と金額が区分されて，詳しく記載されています。

サービス提供票の例

計画：火・金曜日 11:00～12:00の訪問 (訪問看護Ｉ3)

サービス提供票 （令和●年●月分）

認定・申請中					
保険者番号	＊	＊	＊	＊	＊
被保険者番号	＊	＊	＊	＊	＊
生年月日	明・大・昭 ●年●月●日	性別 男・女			

保険者名	●●●
フリガナ 被保険者氏名	●●●
要介護状態区分	要介護5
変更後要介護状態区分 変更前要介護状態区分 変更日	令和 年 月 日

居宅介護支援事業者〜サービス事業者	○○訪問看護ステーション 様
居宅介護支援事業者事業者名 担当者名	●●●●●●●●●●●●●●●
保険者確認印	
区分支給限度基準額	36,065 単位／月
限度額適用期間	令和●年●月から 令和●年●月まで
作成年月日	令和●年●月●日
届出年月日	令和●年●月●日
前月までの短期入所利用日数	0日

月間サービス計画及び実績の記録

提供時間帯	サービス内容	サービス事業者事業所名	日付 曜日 予定/実績	1 月	2 火	3 水	4 木	5 金	6 土	7 日	8 月	9 火	10 水	11 木	12 金	13 土	14 日	15 月	16 火	17 水	18 木	19 金	20 土	21 日	22 月	23 火	24 水	25 木	26 金	27 土	28 日	29 月	30 火	31 水	合計回数
09:00～09:30	身体介護1	●●●●●	予定	1																															3
11:00～11:30	身体介護1	●●●●●	予定			1											1																		3
19:00～19:30	身体介護1・夜	●●●●●	予定				1							1						1															6
	訪問介護処遇改善加算Ⅱ	●●●●●	予定																																1
11:00～12:00	訪看Ｉ3	○○訪問看護ステーション	予定			1							1									1			1										7
	緊急時訪問看護加算Ⅱ	○○訪問看護ステーション	予定																																1
	訪問看護体制強化加算Ⅱ	○○訪問看護ステーション	予定																																1
	訪問看護サービス提供体制加算Ⅰ	○○訪問看護ステーション	予定			1							1					1				1			1										7
12:00～12:30	身体介護1	●●●●●	予定				1					1					1											1							4
16:10～17:10	身体介護2	●●●●●	予定		1																							1							2
18:30～19:30	身体介護2・夜	●●●●●	予定					1					1													1									3
	訪問介護処遇改善加算Ⅰ	●●●●●	予定																																1
21:00～21:30	身体介護1・夜	●●●●●	予定					1								1												1							3
	訪問介護処遇改善加算Ⅰ	●●●●●	予定																																1

サービス提供票別表の例

サービス提供票別表

区分支給限度管理・利用者負担計算

令和　年　月分

事業所名	事業所番号	サービス内容/種類	サービスコード	単位数	割引率適用後率%	割引適用後単位数	回数	サービス単位/金額	種類支給限度基準を超える単位数	区分支給限度基準内単位数	区分支給限度基準を超える単位数	単位数単価	費用総額保険/事業対象分	給付率(%)	保険/事業費請求額	定額利用者負担単価金額	利用者負担保険/事業対象分	利用者負担(全額負担分)
○○訪問看護ステーション	*********	訪看I3	131211	823			7	5,761										
○○訪問看護ステーション	*********	訪問看護体制強化加算II	134005	200			1	200										
○○訪問看護ステーション	*********	訪問看護合計						(5,961)			5,961							
○○訪問看護ステーション	*********	緊急時訪問看護加算II	133100	(574)			(1)	(574)										
○○訪問看護ステーション	*********	訪問看護サービス提供体制加算II	136101	(6)			(7)	(42)										
○○訪問看護ステーション	*********	訪問看護合計	136103					(6,577)			(6,577)	10.84	71,294	80	57,035		14,259	
他事業所								(13,145)			(13,145)		138,542		110,832		27,710	
						合計	36,065	19,722		0	19,722		209,836		167,867		41,969	0

①区分支給限度基準内サービス

②区分支給限度基準外サービス

③給付率を確認する

区分支給限度基準額（単位）

区分支給限度基準額（単位）	種類支給限度基準を超える単位数	サービス種類	合計単位数	種類支給限度基準額（単位）
			合計	

種類別支給限度管理

サービス種類	種類支給限度基準額（単位）	合計単位数	種類支給限度基準を超える単位数

要介護認定期間中の短期入所利用日数

前月までの利用日数	当月の計画利用日数	累積利用日数
0	0	0

合計金額　41,939

④介護給付費請求のための確認事項

▶ サービス提供票の確認

○ 居宅介護支援事業所からケアマネジャーが作成した一月単位の「サービス提供票・サービス提供票別表」が対象月の前月末に交付されます。担当看護師はサービス提供票の内容を確認し，利用者に訪問看護サービスを提供します。

○ サービス内容や加算の有無等，サービス提供票の内容に誤りがあった場合，サービス提供時間の予定に変更がある場合は，ケアマネジャーに連絡し，「サービス提供票」の修正を依頼します。

○ 居宅介護支援事業所と介護サービス事業所の業務負担の軽減を目的として，「ケアプランデータ連携システム」が公益社団法人国民健康保険中央会（国保中央会）から公開されています。居宅介護支援事業所と介護サービス事業所との間で毎月やり取りされる「居宅サービス計画書（Ⅰ）（Ⅱ）」「サービス提供票（予定・実績）」「サービス提供票別表」を効率的に事業所間でデータを連携するシステムです。利用にあたっては，「ケアプランデータ連携システム」専用 WEB サイトで利用申請を行います。国保中央会からクライアントソフトのダウンロード，厚生労働省の標準仕様に

ケアプランデータ連携業務フロー

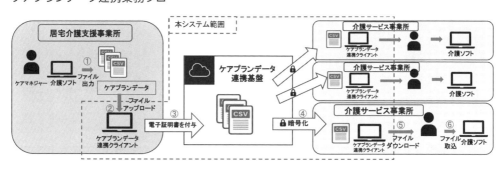

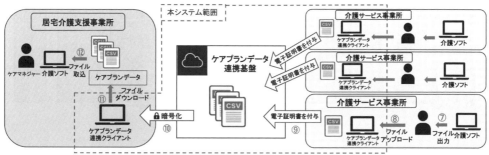

（公益社団法人国民健康保険中央会：ケアプランデータ連携システムについて，令和 4 年 10 月，ver.2，2023. より）

ケアプランデータ連携システム導入フロー

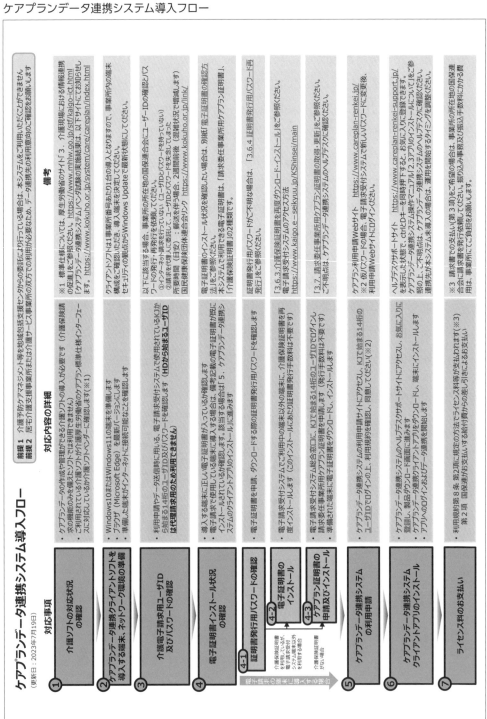

（公益社団法人国民健康保険中央会ホームページより，https://www.kokuho.or.jp/system/care/careplan/lib/230719_5113_info1.pdf　2024年7月23日閲覧）

準拠した介護ソフト, 電子証明書等が必要です。居宅介護支援事業所, 訪問看護ステーション双方が「ケアプランデータ連携システム」の利用, 厚生労働省の標準仕様に準拠した介護ソフトを導入している場合はデータ連携が可能です。なお, 連携方法や連携可能なデータの範囲は介護ソフトによって対応が異なるため, 導入時に確認します。

※費用, 申請等の詳細は「公益社団法人　国民健康保険中央会」のホームページを参照

▶ 訪問看護サービスの予定等に変更があった場合

○ 訪問看護の予定がキャンセルになった場合や, 訪問時間帯, サービス内容, 加算の算定に変更があった場合は,「サービス提供票」と合計単位数や請求金額に差異が生じるため, 必ず担当看護師がケアマネジャーに報告します。

▶ サービス実績の報告

○ その月の訪問が終了した後, 前月の訪問回数, 加算等の最終的な確認をし, 翌月の初めに居宅介護支援事業所へ, 実績をまとめた「サービス実績表」等を FAX などや, ケアプランデータ連携システムを活用し, 報告します。

○ 実績報告については, 請求支援ソフトにより, 次頁の例の「サービス提供実績報告書」や帳票が「サービス提供票」と同じ様式で実績報告できるものなど, 出力できる帳票が異なります。

○ 介護認定の申請中や, 区分変更申請中の利用者は, 介護認定の結果が出てからの請求になります。サービス提供月の翌月 10 日までに請求することができないため, 月遅れ請求（翌々月以降の請求）になります。月遅れ請求の利用者の実績報告は, 要介護認定判明後に必ず実績を報告し, 翌月分とあわせて国保連合会に請求します。

サービス提供実績報告書の例

●年●月　サービス提供実績報告書

作成日：　○年○月○日

居宅介護支援事業所	●●●ケアプランセンター		保険者番号	13 ＊
ケアマネジャー氏名	電話：●●●●●●　FAX：		被保険者番号	00002 ＊
フリガナ	●● ●●●	様	生年月日	昭和●年●月●日　（●●歳）
被保険者氏名	●● ●●●	様　（女）	認定の有効期間	令和○年○月○日～令和○年○月○日
			要介護度	要介護 3

提供時間帯	サービスコード	サービス項目		1木金	2金土	3土日	4日月	5月火	6火水	7水木	8木金	9金土	10土日	11日月	12月火	13火水	14水木	15木金	16金土	17土日	18日月	19月火	20火水	21水木	22木金	23金土	24土日	25日月	26月火	27火水	28水木	29木金	30金	合計	備考
10：40～12：10	131311	訪看Ⅰ4	実	1																			1										1	
13：20～14：50	131311	訪看Ⅰ4	実		1							1																						1	
13：30～14：30	131211	訪看Ⅰ3	実			1												1																2	
	133100	緊急時訪問看護加算Ⅱ1	実				1																											1	
	134001	訪問看護特別管理加算Ⅱ	実				1																											1	
	136103	訪問看護サービス提供体制加算Ⅰ1	実				1					1					1						1											4	

実績：4,700 単位
（限度額管理対象：4,102 単位）

●●●●●訪問看護ステーション

電話：●●●●●●●●

208

▶ 要介護度別に決められた利用限度額の確認

〇 介護保険では，要介護状態区分（要支援1・2，要介護1～5）に応じて上限（支給限度額）が決められています。上限の範囲内でサービスを利用するときの利用者負担の割合は，「1割」「2割」「3割」のいずれかですが，上限を超えてサービスを利用した場合には，超えた分が全額，利用者の負担となります。

〇「区分支給限度基準を超える単位数」がある場合は，訪問実績報告後に，修正後の「サービス提供票」が居宅介護支援事業所等から送られてきますので，「サービス提供票別表」で「区分支給限度基準を超える単位数」の有無を確認します。

▶ 介護給付費の請求スケジュール

〇 介護給付費の請求にあたってのスケジュールは，下記を参照してください。

介護給付費請求スケジュールの例

		介護保険
前月	20日 〜 末日	翌月分サービス提供票の確認
サービス提供月	1日 〜 末日	訪問看護サービスの実施
翌月	1日	前月実績確認 **ケアマネジャーへの実績報告**
翌月	前月末 〜 3日	審査支払結果通知受信 介護給付費等支払決定通知書受信
翌月	4日 〜 10日	介護給付費請求書 介護給付費明細書作成
		レセプト提出期限
翌々月	23日 前後	国保連合会より介護給付費入金

2 介護給付費請求書の記載方法

①介護給付費請求書の記載内容

○ 介護給付費請求書は，「介護給付費及び公費負担医療等に関する費用等の請求に関する省令」（平成12年厚生省令第20号）に，様式第一として定められています。

○ 介護給付費請求書は，サービス提供月毎に作成し，居宅サービス，介護予防サービスをあわせた請求書となります。

○ 請求書には，保険請求対象となるサービス費用については，提供月の件数，単位数，費用合計，保険請求額，公費請求額，利用者負担額，それぞれの合計を記載します。介護給付費のうち，公費請求に関しては，公費の法別に件数，単位数，費用合計及び公費請求額の合計を記載します。

○ 請求先の保険者名，公費負担者名簿等の記載は，省略しても差し支えありません。

介護給付費請求書の見本

様式第一（附則第二条関係）

令和　　　年　　　月分	介護給付費請求書

事業所番号		

保　険　者

（別　記）殿

下記のとおり請求します。　　令和　年　月　日

	名　称	
請求事業所	所在地	〒　　　－
	連絡先	

ページ右側：**4　介護保険の請求**

保険請求

区　分	サービス費用						特定入所者介護サービス費等				
	件　数	単位数・点数	費用合計	保険請求額	公費請求額	利用者負担	件数	費用合計	利用者負担	公費請求額	保険請求額
居宅・施設サービス 介護予防サービス 地域密着型サービス等											
居宅介護支援・ 介護予防支援											
合　計											

公費請求

区　分		サービス費用				特定入所者介護サービス費等		
		件　数	単位数・点数	費用合計	公費請求額	件数	費用合計	公費請求額
12	生保 居宅・施設サービス 介護予防サービス 地域密着型サービス等							
	生保 居宅介護支援・ 介護予防支援							
10	感染症　37条の2							
21	障自・通院医療							
15	障自・更生医療							
19	原爆・一般							
54	難病法							
51	特定疾患等 治療研究							
81	被爆者助成							
86	被爆体験者							
87	有機ヒ素・緊急措置							
88	水俣病総合対策 メチル水銀							
66	石綿・救済措置							
58	障害者・支援措置（全額免除）							
25	中国残留邦人等							
合　計								

②介護給付費請求書の記載ポイント

○ 介護給付費請求書の記載ポイントを以下にまとめました。

介護給付費請求書の記載ポイント

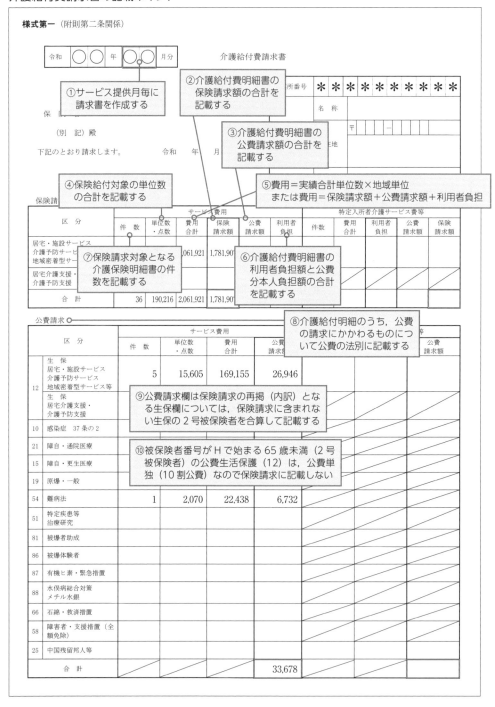

3 　介護給付費明細書の記載方法

● 介護給付費明細書の記載に関する共通事項

○ 介護給付費明細書は，月に 1 回利用者 1 人毎に 1 件作成します。2 件に分けて作成することはできません。

○ 明細書は，前述の平成 12 年厚生省令第 20 号に規定されていますが，居宅サービス（介護保険）は「様式第二」，介護予防サービスは「様式第二の二」の明細書になります。

○ 月の途中で要介護，要支援の状態に変更があった場合は，居宅サービス，介護予防サービスの介護給付費明細書をそれぞれ作成するので一月に 2 件となります。

○ 生活保護受給者にかかる介護保険の被保険者でない生活保護受給者の介護扶助にかかるサービスを提供した場合は，介護給付費明細書によって請求を行います。この場合，福祉事務所の発行する生活保護法介護券の記載事項をもとに当該明細書を記載します。なお，「被保険者」と記載している場合は，被保険者でない介護扶助の対象者も含みます。

○ 公費負担医療受給者である被保険者で，公費が発生しない場合は，公費負担者番号・公費受給者番号等は記載しません。

4

介護保険の請求

ⓐ「居宅サービス・地域密着型サービス介護給付費明細書」の記載方法

居宅サービス・地域密着型サービス介護給付費明細書の見本

様式第二（附則第二条関係）

居宅サービス・地域密着型サービス介護給付費明細書

（訪問介護・訪問入浴介護・訪問看護・訪問リハ・居宅療養管理指導・通所介護・通所リハ・福祉用具貸与・定期巡回・随時対応型訪問介護看護・夜間対応型訪問介護・地域密着型通所介護・認知症対応型通所介護・小規模多機能型居宅介護（短期利用以外）・小規模多機能型居宅介護（短期利用）・複合型サービス（看護小規模多機能型居宅介護・短期利用以外）・複合型サービス（看護小規模多機能型居宅介護・短期利用））

| ① | 公費負担者番号 | | | | | | | | ② | 令和 | | 年 | | 月分 |
| | 公費受給者番号 | | | | | | | | | 保険者番号 | | | | |

③	被保険者番号			請求事業者	事業所番号	
被保険者	（フリガナ）氏名				事業所名称	
	生年月日	1.明治 2.大正 3.昭和 年 月 日 性別 1.男 2.女				〒 － 所在地
④	要介護状態区分	要介護1・2・3・4・5				
⑤	認定有効期間	1.平成 2.令和 年 月 日 から 令和 年 月 日 まで			連絡先	電話番号

⑥	居宅サービス計画	1．居宅介護支援事業者作成　　　　2．被保険者自己作成		
		事業所番号		事業所名称
⑦	開始年月日	1.平成 2.令和 年 月 日 中止年月日 令和 年 月 日		
⑧	中止理由	1.非該当 3.医療機関入院 4.死亡 5.その他 6.介護老人福祉施設入所 7.介護老人保健施設入所 9.介護医療院入所		

| ⑨ 給付費明細欄 | サービス内容 | サービスコード | 単位数 | 回数 | サービス単位数 | 公費分回数 | 公費対象単位数 | 摘要 | ⑩ |
| | | | | | | | | | |

| 給付費明細欄（住所地特例対象者） | サービス内容 | サービスコード | 単位数 | 回数 | サービス単位数 | 公費分回数 | 公費対象単位数 | 施設所在保険者番号 | 摘要 |
| | | | | | | | | | |

⑪ 請求額集計欄	①サービス種類コード／②名称				
	③サービス実日数	日	日	日	日
	④計画単位数				
	⑤限度額管理対象単位数				
	⑥限度額管理対象外単位数				給付率（/100）
	⑦給付単位数（④⑤のうち少ない数）＋⑥				保険
	⑧公費分単位数				公費
	⑨単位数単価	▲ 円/単位	▲ 円/単位	▲ 円/単位	▲ 円/単位 合計
	⑩保険請求額				
	⑪利用者負担額				
	⑫公費請求額				
	⑬公費分本人負担				

| 社会福祉法人等による軽減欄 | 軽減率 ▲ ％ | 受領すべき利用者負担の総額（円） | 軽減額（円） | 軽減後利用者負担額（円） | 備考 |

枚中 　枚目

214

①「公費負担者番号」「公費受給者番号」欄の記載

接会主/−ピフ（看護)·規構各機能+生活_も企護_								
公費負担者番号								
公費受給者番号								

○ 公費単独請求，公費と保険の併用請求の場合に，公費負担者番号と公費受給者番号を記載します。

②「令和　年　月分」欄の記載

度（経期利用分2イ）－下規模多機能型生活+七介護（経期利用）						
ビス（看護小規模多機能型居宅介護・短期利用））						
	令和			年		月分
	保険者番号					

○ 請求対象となるサービスを提供した年と月を右詰めで記載します。

③「被保険者番号」欄の記載

公費受給者番号										
被保険者 番号									事業 番号	
(フリガナ)									事業 名称	

○ 被保険者証に記載されている被保険者番号を記載します。

④「要介護状態区分」欄の記載

保険者	生年月日	1.明治　2.大正　3.昭和					性別	1.　男　2.　女	求事業者	所右
			年		月		日			
	要介護 状態区分	要介護 1・2・3・4・5								
	認定有効 期間	1.平成 2.令和		年		月		日	から	連絡
		令和		年		月		日	まで	

○ 請求対象となる期間における要介護状態区分を記載します。月の途中で要介護状態区分が変わった場合，月の末日における要介護状態区分を記載します。

⑤「認定有効期間」欄の記載

要介護 状態区分		要介護 1・2・3・4・5								連絡
認定有効 期間	1.平成 2.令和		年		月		日	から		
	令和		年		月		日	まで		
居宅 サービス	1．居宅介護支援事業者作成			2．被保険者自己作成						
	事業所						事業所			

○ サービス提供月の末日において，介護保険被保険者証に記載されている要介護認定の有効期間を記載します（p201 参照）。

⑥「居宅サービス計画」欄の記載

認定有効 期間	1.平成 2.令和		年		月		日	から	連絡先	電話番号
	令和		年		月		日	まで		
居宅 サービス 計画	1．居宅介護支援事業者作成			2．被保険者自己作成						
	事業所 番号				事業所 名称					
開始 年月日	1.平成 2.令和		年		月		日	中止 年月日	令和	年	月	日
中止 理由	1.非該当 3.医療機関入院 4.死亡 5.その他 6.介護老人福祉施設入所 7.介護老人保健施設入所 9.介護医療院入所									

○ 区分支給限度管理対象のサービスの請求を行う場合に記載します。

○ 居宅サービス計画に該当するものを選び，居宅サービス計画を作成した居宅介護支援事業所の事業者番号と名称を記載します。

⑦「開始年月日」「中止年月日」欄の記載

居宅 サービス 計画	1．居宅介護支援事業者作成			2．被保険者自己作成						
	事業所 番号				事業所 名称					
開始 年月日	1.平成 2.令和		年		月		日	中止 年月日	令和	年	月	日
中止 理由	1.非該当 3.医療機関入院 4.死亡 5.その他 6.介護老人福祉施設入所 7.介護老人保健施設入所 9.介護医療院入所									
サービス内容	サービスコード		単位数	回数	サービス単位数	公費分	公費対象単位数		摘要	

○ 「開始年月日」欄には，サービスの提供を開始した日付を記載し，翌月以降サービスを継続している場合は記入しません。

○ 「中止年月日」欄には，月の途中にサービスの提供を中止した場合に，最後にサービスを提供した日付を記載します。

⑧「中止理由」欄の記載

計画		番号						名称						
開始 年月日	1.平成 2.令和			年		月		日	中止 年月日	令和		年	月	日
中止 理由	1.非該当　3.医療機関入院　4.死亡　5.その他　6.介護老人福祉施設入所　7.介護老人保健施設入所　9.介護医療院入所													
	サービス内容		サービスコード		単位数	回数	サービス単位数		公費分 回数	公費対象単位数			摘要	

○ 月の途中にサービスの提供を中止した場合の理由について，該当する番号を〇で囲みます。

⑨「給付費明細欄」の「サービス内容」「サービスコード」「単位数」「回数」「サービス単位数」「公費分回数」「公費対象単位数」欄の記載

中止 理由	1.非該当　3.医療機関入院　4.死亡　5.その他　6.介護老人福祉施設入所　7.介護老人保健施設入所　9.介護医療院入所								
給付費明細欄	サービス内容	サービスコード	単位数	回数	サービス単位数	公費分 回数	公費対象単位数		摘要
	サービス内容	サービスコード	単位数	回数	サービス単位数	公費分 回数	公費対象単位数	施設所在 保険者番号	摘要

○ それぞれの「サービス内容」「サービスコード」「単位数」「回数」を記載し，「単位数」に「回数」を乗じた単位数を「サービス単位数」に記載します。

○ 「回数」のうち，公費負担の対象となる回数を「公費分回数」に記載し，「単位数」に「公費分回数」を乗じた単位数を「公費対象単位数」に記載します。

⑩「給付費明細欄」の「摘要」欄の記載

5.その他　6.介護老人福祉施設入所　7.介護老人保健施設入所　9.介護医療院入所					
単位数	回数	サービス単位数	公費分 回数	公費対象単位数	摘要
単位数	回数	サービス単位数	公費分 回数	公費対象単位数	施設所在 保険者番号	摘要

○ ターミナルケア加算を算定する場合は，対象者が死亡した日を記載します。また，

月末にターミナルケアを行い，翌月の1日に亡くなった場合は，翌月にターミナルケアのみの算定ができます。そのときは死亡した年月日を記載します。

○ 退院時共同指導加算を算定する場合は，共同指導を行った日を記載します。

⑪「請求額集計欄」の記載

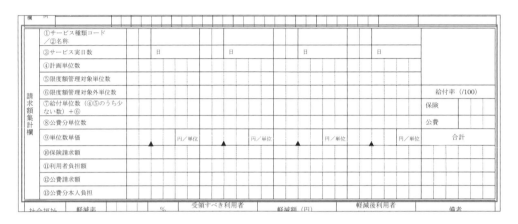

○ 「①サービス種類コード／②名称」欄には，当該サービス種類のコードと名称を記載します。訪問看護は「13」「訪問看護」です。

○ 「③サービス実日数」欄には，サービスを実際に行った日数を記載します。

○ 「④計画単位数」欄には，居宅介護支援事業所または被保険者が作成したサービス提供票の別票に記載された，当該事業所から提供する区分支給限度額基準内単位数を記載します。

○ 「⑤限度額管理対象単位数」欄には，当該サービス種類のうち，区分支給限度額管理対象分のサービス単位数を合計して記載します。「区分支給限度額管理対象にあたる訪問看護に関する加算」は，夜間・早朝及び深夜加算，複数名訪問加算（Ⅰ）（Ⅱ），長時間訪問看護加算，初回加算（Ⅰ）（Ⅱ），退院時共同指導加算，看護・介護職員連携強化加算，看護体制強化加算（Ⅰ）（Ⅱ），専門管理加算，遠隔死亡診断補助加算，口腔連携強化加算です。

○ 「⑥限度額管理対象外単位数」欄には，当該サービス種類のうち，区分支給限度管理対象外のサービス単位数を合計して記載します。「区分支給限度額管理対象にあたる加算以外の加算」は，緊急時訪問看護加算，特別管理加算（Ⅰ）（Ⅱ），サービス提供体制強化加算（Ⅰ）（Ⅱ），ターミナルケア加算，規定された地域への訪問（3種類）になります。

○「⑦給付単位数（④⑤のうち少ない数）＋⑥」欄には，「計画単位数」と「限度額管理対象単位数」のいずれか低いほうの単位数に「区分支給限度額管理対象外単位数」を加えた単位数を記載します。

○「⑧公費分単位数」欄には，公費対象単位数の合計と「計画単位数」のいずれか低いほうの単位数を記載します。

○「⑨単位数単価」欄には，事業所所在地における当該サービス種類の単位数単価を記載します。月の途中で単位数単価の異なる地域区分をまたがる移転等は，高いほうの単位数を記載します（地域単価については，p200 参照）。

○「⑩保険請求額」欄には，「給付単位数」に「単位数単価」を乗じた結果（小数点以下切捨て）に，保険の給付率を乗じた結果の金額（小数点以下切捨て）を記載します。

保険請求額＝（給付単位数×単位数単価）×保険の給付率

○「⑪利用者負担額」欄には，「給付単位数」に「単位数単価」を乗じた結果（小数点以下切捨て）から「保険請求額」を差し引いた残りの金額を記載します。

利用者負担額＝（給付単位数×単位数単価）－保険請求額

○「⑫公費請求額」欄には，「公費分単位数」に「単位数単価」を乗じた結果（小数点以下切捨て）に，さらに公費給付率から保険の給付率を差し引いた率を乗じた結果（小数点以下切捨て）から，「公費分本人負担」を差し引いた残りの金額を記載します。

公費請求額＝{(公費分単位数×単位数単価)×(公費給付率－保険の給付率)}－公費分本人負担

○「⑬公費分本人負担」欄には，公費負担医療，または生活保護に本人負担額がある場合に，その金額を記載します。

○「合計」欄には，「保険請求額」から「公費分本人負担」についての合計金額を記載します。

Column

届出の必要な加算・体制

○ 令和6年度介護報酬改定により，業務継続計画（BCP）未策定の場合や，高齢者虐待の発生または防止の措置が未対応の場合は，基本報酬が減算されることとなりました。減算とならない事業者は届出の提出が必要です。

・介護給付費算定に係る体制等に関する届出書＜指定事業者用＞

(別紙2)

	受付番号	

介護給付費算定に係る体制等に関する届出書＜指定事業者用＞

知事　殿

令和　　　年　　　月　　　日

所在地
名　称

このことについて、関係書類を添えて以下のとおり届け出ます。

事業所所在地市町村番号

<table>
<tr><td rowspan="7">届出者</td><td>フリガナ
名　称</td><td colspan="2"></td></tr>
<tr><td>主たる事務所の所在地</td><td>（郵便番号　　　－　　　）
都
（ビルの名称等）</td></tr>
<tr><td>連絡先</td><td>電話番号　　　　　　　FAX番号</td></tr>
<tr><td>法人の種別</td><td>法人所轄庁</td></tr>
<tr><td>代表者の職・氏名</td><td>職名　　　　　　　　　氏名</td></tr>
<tr><td>代表者の住所</td><td>（郵便番号　　　－　　　）
都</td></tr>
</table>

<table>
<tr><td rowspan="8">事業所・施設の状況</td><td>フリガナ
事業所・施設の名称</td><td></td></tr>
<tr><td>主たる事業所・施設の所在地</td><td>（郵便番号　　　－　　　）
都</td></tr>
<tr><td>連絡先</td><td>電話番号　　　　　　　FAX番号</td></tr>
<tr><td>主たる事業所の所在地以外の場所で一部実施する場合の出張所等の所在地</td><td>（郵便番号　　　－　　　）
都</td></tr>
<tr><td>連絡先</td><td>電話番号　　　　　　　FAX番号</td></tr>
<tr><td>管理者の氏名</td><td></td></tr>
<tr><td>管理者の住所</td><td>（郵便番号　　　－　　　）
都</td></tr>
</table>

同一所在地において行う事業等の種類	実施事業	指定(許可)年月日	異動等の区分	異動(予定)年月日	異動項目(※変更の場合)
訪問介護			□ 1新規　□ 2変更　□ 3終了		
訪問入浴介護			□ 1新規　□ 2変更　□ 3終了		
訪問看護			□ 1新規　□ 2変更　□ 3終了		
訪問リハビリテーション			□ 1新規　□ 2変更　□ 3終了		
居宅療養管理指導			□ 1新規　□ 2変更　□ 3終了		
通所介護			□ 1新規　□ 2変更　□ 3終了		
通所リハビリテーション			□ 1新規　□ 2変更　□ 3終了		
短期入所生活介護			□ 1新規　□ 2変更　□ 3終了		
短期入所療養介護			□ 1新規　□ 2変更　□ 3終了		
特定施設入居者生活介護			□ 1新規　□ 2変更　□ 3終了		
福祉用具貸与			□ 1新規　□ 2変更　□ 3終了		
介護予防訪問入浴介護			□ 1新規　□ 2変更　□ 3終了		
介護予防訪問看護			□ 1新規　□ 2変更　□ 3終了		
介護予防訪問リハビリテーション			□ 1新規　□ 2変更　□ 3終了		
介護予防居宅療養管理指導			□ 1新規　□ 2変更　□ 3終了		
介護予防通所リハビリテーション			□ 1新規　□ 2変更　□ 3終了		
介護予防短期入所生活介護			□ 1新規　□ 2変更　□ 3終了		
介護予防短期入所療養介護			□ 1新規　□ 2変更　□ 3終了		
介護予防特定施設入居者生活介護			□ 1新規　□ 2変更　□ 3終了		
介護予防福祉用具貸与			□ 1新規　□ 2変更　□ 3終了		
介護老人福祉施設			□ 1新規　□ 2変更　□ 3終了		
介護老人保健施設			□ 1新規　□ 2変更　□ 3終了		
介護医療院			□ 1新規　□ 2変更　□ 3終了		

（届出を行う事業所・施設の種類／指定居宅サービス／施設）

介護保険事業所番号	
医療機関コード等	

特記事項	変　更　前	変　更　後

関係書類	別添のとおり

備考1 「受付番号」「事業所所在市町村番号」欄には記載しないでください。
2 「法人の種別」欄は、申請者が法人である場合に、「社会福祉法人」「医療法人」「社団法人」「財団法人」「株式会社」「有限会社」等の別を記入してください。
3 「法人所轄庁」欄は、申請者が認可法人である場合に、その主務官庁の名称を記載してください。
4 「実施事業」欄は、該当する欄に「○」を記入してください。
5 「異動等の区分」欄には、今回届出を行う事業所・施設について該当する数字の横の□を■にしてください。
6 「異動項目」欄は、(別紙1、1－2「介護給付費算定に係る体制等状況一覧表」に掲げる項目(施設等の区分、人員配置区分、その他該当する体制等、割引)を記載してください。
7 「特記事項」欄には、異動の状況について具体的に記載してください。
8 「主たる事業所の所在地以外の場所で一部実施する場合の出張所等の所在地」について、複数の出張所等を有する場合は、適宜欄を補正して、全ての出張所等の状況について記載してください。

220

・介護給付費算定に係る体制等状況一覧表

各サービス共通		地域区分	□1 1級地 □2 2級地 □3 3級地 □4 4級地 □5 5級地 □6 6級地 □7 7級地 □ その他
		高齢者虐待防止措置実施の有無	□1 なし □2 あり
		特別地域加算	□1 減算型 □2 基準型
		中山間地域等における小規模事業所加算（地域に関する状況）	□1 非該当 □2 該当
		中山間地域等における小規模事業所加算（規模に関する状況）	□1 非該当 □2 該当

施設等の区分　□1 訪問看護ステーション　□2 病院又は診療所　□3 定期巡回・随時対応サービス連携

□13 訪問看護	緊急時訪問看護加算	□1 対応不可 □2 対応可 □3 加算I □2 加算II
	特別管理体制	□1 対応不可 □2 対応可
	ターミナルケア体制	□1 なし □2 あり
	遠隔死亡診断補助加算	□1 なし □2 あり
	看護体制強化加算	□1 なし □2 加算I □3 加算II
	口腔連携強化加算	□1 なし □2 あり
	サービス提供体制強化加算	□1 なし □2 加算II（イ及びロ□の場合） □3 加算II（ハの場合） □4 加算I（イ及びロ□の場合） □5 加算I（ハの場合）

・介護給付費算定に係る体制等状況一覧表（介護予防サービス）

各サービス共通	人員配置区分	地域区分	□1 1級地 □2 2級地 □3 3級地 □4 4級地 □5 5級地 □6 6級地 □7 7級地 □ その他
		高齢者虐待防止措置実施の有無	□1 なし □2 あり
		特別地域加算	□1 減算型 □2 基準型
		中山間地域等における小規模事業所加算（地域に関する状況）	□1 非該当 □2 該当
		中山間地域等における小規模事業所加算（規模に関する状況）	□1 非該当 □2 該当

施設等の区分　□1 訪問看護ステーション　□2 病院又は診療所

□63 介護予防訪問看護	緊急時介護予防訪問看護加算	□1 対応不可 □2 対応可 □3 加算I □2 加算II
	特別管理体制	□1 対応不可 □2 対応可
	専門管理加算	□1 なし □2 あり
	看護体制強化加算	□1 なし □2 あり
	口腔連携強化加算	□1 なし □2 あり
	サービス提供体制強化加算	□1 なし □2 加算II □3 加算I □4 加算II

・加算様式

加算・体制項目	届出内容	届出様式
定期巡回・随時対応型訪問介護看護連携	連携する定期巡回・随時対応型訪問介護看護事業所	事業所名，事業所番号	訪問看護事業所における定期巡回・随時対応型訪問介護看護連携に係る届出書
緊急時（介護予防）訪問看護加算	緊急時（介護予防）訪問看護加算又は緊急時対応加算に係る届出内容	①連絡相談を担当する職員 ②連絡方法 ③連絡先電話番号	緊急時（介護予防）訪問看護加算・緊急時対応加算・特別管理体制・ターミナルケア体制
緊急時対応加算	看護師等以外の職員が利用者又は家族等からの電話連絡を受ける場合に必要な体制の有無体制	①看護師等以外の職員が利用者又はその家族等からの電話等による連絡及び相談に対応する際のマニュアルが整備 ②緊急の訪問看護の必要性の判断を保健師又は看護師が速やかに行える連絡体制及び緊急の訪問看護が可能な体制が整備 ③当該訪問看護ステーションの管理者は，連絡相談を担当する看護師等以外の職員の勤務体制及び勤務状況 ④看護師等以外の職員は，電話等により連絡及び相談を受けた際に，保健師又は看護師へ報告。報告を受けた保健師又は看護師は，当該報告内容等を訪問看護記録書に記録 ⑤①から④について，利用者及び家族等に説明，同意を得る	
緊急時（介護予防）訪問看護加算（I）	緊急時（介護予防）訪問看護加算（I）に係る届出内容の有無	①夜間対応した翌日の勤務間隔の確保 ②夜間対応に係る勤務の連続回数が2連続（2回）まで ③夜間対応後の暦日の休日確保 ④夜間勤務のニーズを踏まえた勤務体制の工夫 ⑤ICT，AI，IoT等の活用による業務負担軽減 ⑥電話等による連絡及び相談を担当する者に対する支援体制の確保	
特別管理加算	特別管理加算に係る体制の届出内容の有無	①24時間常時連絡できる体制の整備 ②当該加算に対応可能な職員体制・勤務体制を整備 ③病状の変化，医療器具に係る取扱い等において医療機関等との密接な連携体制の整備	
ターミナルケア体制	ターミナルケア体制に係る届出内容の有無	①24時間常時連絡できる体制の整備 ②ターミナルケアの提供過程における利用者の心身状況の変化及びこれに対する看護の内容等必要な事項が適切に記録される体制の整備	
専門管理加算	専門管理加算に係る届出内容	①緩和ケアに関する専門研修 ②褥瘡ケアに関する専門研修 ③人工肛門ケア及び人工膀胱ケアに関する専門研修 ④特定行為研修	専門管理加算に係る届出書
遠隔死亡診断補助加算	遠隔死亡診断補助加算に係る届出内容	情報通信機器を用いた在宅での看取りに係る研修を受けた看護師	遠隔死亡診断補助加算に係る届出書
看護体制強化加算（I）（II）	看護体制強化加算に係る体制をとっている場合に提出	①緊急時訪問看護加算の算定状況 ②特別管理加算の算定状況 ③ターミナルケア加算の算定状況（訪問看護事業所） ④看護職員の割合	看護体制強化加算に係る届出書（（介護予防）訪問看護事業所）

ⓑ「介護予防サービス・地域密着型介護予防サービス介護給付費明細書」の記載方法

○ ここでは，「居宅サービス・地域密着型サービス介護給付費明細書」と異なる点を中心にまとめます。

介護予防サービス・地域密着型介護予防サービス介護給付費明細書の見本

様式第二の二（附則第二条関係）

介護予防サービス・地域密着型介護予防サービス介護給付費明細書

（介護予防訪問入浴介護・介護予防訪問看護・介護予防訪問リハ・介護予防居宅療養管理指導・介護予防通所リハ・介護予防福祉用具貸与・
介護予防認知症対応型通所介護・介護予防小規模多機能型居宅介護（短期利用以外）・介護予防小規模多機能型居宅介護（短期利用））

公費負担者番号					令和		年		月分
公費受給者番号				保険者番号					

被保険者
被保険者番号		請求事業者	事業所番号	
(フリガナ)			事業所名称	
氏名			所在地	〒　　　－
生年月日	1.明治 2.大正 3.昭和　年　月　日　性別　1.男 2.女			
① 要支援状態区分	要支援1・要支援2		連絡先	電話番号
② 認定有効期間	1.平成 2.令和　年　月　日 から　令和　年　月　日 まで			

③ 介護予防サービス計画
2．被保険者自己作成　　　3．介護予防支援事業者作成
事業所番号　　　　　　　　事業所名称

開始年月日	1.平成 2.令和　年　月　日	中止年月日	令和　年　月　日
中止理由	1.非該当 3.医療機関入院 4.死亡 5.その他 6.介護老人福祉施設入所 7.介護老人保健施設入所 9.介護医療院入所		

給付費明細欄
サービス内容	サービスコード	単位数	回数	サービス単位数	公費分回数	公費対象単位数	摘要

④

給付費明細欄（住所地特例対象者）
サービス内容	サービスコード	単位数	回数	サービス単位数	公費分回数	公費対象単位数	施設所在保険者番号	摘要

⑤ 請求額集計欄
①サービス種類コード／②名称					
③サービス実日数	日	日	日	日	
④計画単位数					
⑤限度額管理対象単位数					
⑥限度額管理対象外単位数					給付率（/100）
⑦給付単位数（④⑤のうち少ない数）＋⑥					保険
⑧公費分単位数					公費
⑨単位数単価	▲　円/単位	▲　円/単位	▲　円/単位	▲　円/単位	合計
⑩保険請求額					
⑪利用者負担額					
⑫公費請求額					
⑬公費分本人負担					

社会福祉法人等による軽減欄
軽減率	％	受領すべき利用者負担の総額（円）	軽減額（円）	軽減後利用者負担額（円）	備考

枚中		枚目	

①「要支援状態区分」欄の記載

生年月日			年		月		日	性別	1.男 2.女		
要支援 状態区分	要支援1・要支援2										
認定有効	1.平成 2.令和			年			月			日	から

○ 請求対象となる期間における要支援状態区分を記載します。月の途中で要支援状態区分が変わった場合，月の末日における要支援状態区分を記載します。

②「認定有効期間」欄の記載

状態区分	要支援1・要支援2									
認定有効 期間	1.平成 2.令和		年		月			日	から	
	令和		年		月			日	まで	
護予防	2.被保険者自己作成			3.介護予防支援事業						

○ サービス提供月の末日において，被保険者が受けている要支援認定の有効期間を記載します。

③「介護予防サービス計画」欄の記載

	認定有効 期間	1.平成 2.令和		年		月		日	から		連絡先	電話番号	
		令和		年		月		日	まで				
介護予防 サービス 計画	2.被保険者自己作成			3.介護予防支援事業者作成									
	事業所 番号							事業所 名称					
開始 年月日	1.平成 2.令和			年		月		日		中止 年月日	令和	年	月	日
中止	1 非該当 3 医療機関入院 4 死亡 5 その他 6 介護老人福祉施設入所 7 介護老人保健施設入所 9 介護医療院入所												

○ 区分支給限度管理対象のサービスの請求を行う場合に記載します。

○ 介護予防サービス計画に該当するものを選び，計画を作成した介護予防支援事業者の事業所番号と名称を記載します。

④「給付費明細欄」の「摘要」欄の記載

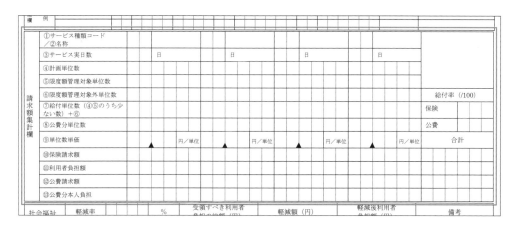

O 介護予防訪問看護においてターミナルケア加算は対象外なので，注意が必要です。

⑤「請求額集計欄」の記載

O 「①サービス種類コード／②名称」欄には，当該サービス種類のコードと名称を記載します。介護予防訪問看護は「63」「介護予防訪問看護」です。

O 「④計画単位数」欄には，介護予防支援事業者または被保険者が作成したサービス提供票の別票に記載された，当該事業所から提供する区分支給限度額基準内単位数を記載します。

O 「⑤限度額管理対象単位数」欄には，当該サービス種類のうち，区分支給限度額管理対象分のサービス単位数を合計して記載します。「区分支給限度額管理対象にあたる訪問看護に関する加算」は，夜間・早朝加算及び深夜加算，複数名訪問加算（Ⅰ）（Ⅱ），長時間訪問看護加算，初回加算（Ⅰ）（Ⅱ），退院時共同指導加算，看護・介護職員連携強化加算，看護体制強化加算（Ⅰ）（Ⅱ），専門管理加算，遠隔死亡診断補助加算，口腔連携加算です。

○「⑥限度額管理対象外単位数」欄には，当該サービス種類のうち，区分支給限度管理
　対象外のサービス単位数を合計して記載します。「区分支給限度額管理対象にあたる
　加算以外の加算」は，緊急時訪問看護加算（Ⅰ）（Ⅱ），特別管理加算（Ⅰ）（Ⅱ），サー
　ビス提供体制強化加算（Ⅰ）（Ⅱ），規定された地域への訪問（3種類）になります。

4 介護給付費明細書の記載例

▶ 介護給付費算定例①

1965（昭和40）年生まれのDさん（女性，59歳）は脳出血による右片麻痺があり，退院前カンファ
レンスを実施し，訪問開始となった利用者です。要介護5，介護負担割合は1割で，第2号被保険
者です。しかし，訪問看護（4級地の地域，1単位：10.84）は1回30分未満を利用したのみで，病
院へ入院となりました。当ステーションはサービス提供体制強化加算（Ⅰ）と看護体制強化加算Ⅱ
を算定できます。

Column

サービス提供体制強化加算

○ 介護従事者の専門性等にかかる適切な評価・キャリアアップを推進する体制
　及び職員の早期離職を防止する体制を評価した加算です。
○ ①研修の実施，②会議の開催，③健康診断等の定期的な実施，④勤続7年以
　上の職員が30％以上，または勤続3年以上の職員が30％以上という条件
　によって，（Ⅰ）と（Ⅱ）に分けられます。どちらかの条件を満たして届け
　出たステーションが算定できます。
○ 1回あたりの訪問に対する加算です。
○ 区分支給限度額の枠外加算となります。

様式第二 （附則第二条関係）

居宅サービス・地域密着型サービス介護給付費明細書

（訪問介護・訪問入浴介護・訪問看護・訪問リハ・居宅療養管理指導・通所介護・通所リハ・福祉用具貸与・定期巡回・随時対応型訪問介護看護・夜間対応型訪問介護・地域密着型通所介護・認知症対応型通所介護・小規模多機能型居宅介護（短期利用以外）・小規模多機能型居宅介護（短期利用）・複合型サービス（看護小規模多機能型居宅介護・短期利用以外）・複合型サービス（看護小規模多機能型居宅介護・短期利用））

| 公費負担者番号 | | 令和 ○○ 年 ○ 月分 |
| 公費受給者番号 | | 保険者番号 ＊＊＊＊＊＊ |

被保険者	被保険者番号	＊＊＊＊＊＊＊＊＊＊		請求事業者	事業所番号	＊＊＊＊＊＊＊＊＊＊
	(フリガナ) 氏名	D			事業所名称	○○訪問看護ステーション
	生年月日	1.明治 2.大正 ③.昭和　40年○○月○○日　性別 1.男 ②.女			所在地	〒○○○-○○○○ ○○○○○○○○○○○○
	要介護状態区分	要介護1・2・3・4・⑤			
	認定有効期間	1.平成 2.令和 ○○年○○月○○日 から 令和 ○○年○○月○○日 まで			連絡先	電話番号 ○○-○○○○-○○○○

| 居宅サービス計画 | ①.居宅介護支援事業者作成　2.被保険者自己作成 |
| | 事業所番号 ○○○○○○○○○○　事業所名称 ○○ケアプランセンター |

| 開始年月日 | 1.平成 2.令和 ○○ 年 ○○ 月 ○○ 日 | 中止年月日 | 令和 ○○ 年 ○○ 月 ○○ 日 |
| 中止理由 | 1.非該当 ③.医療機関入院 4.死亡 5.その他 6.介護老人福祉施設入所 7.介護老人保健施設入所 9.介護医療院入所 |

給付費明細欄

サービス内容	サービスコード	単位数	回数	サービス単位数	公費分回数	公費対象単位数	摘要
訪看Ｉ2	131111	471	1	471			
訪問看護退院時共同指導加算	134003	600	1	600			○○○○
訪問看護サービス提供体制加算Ⅰ	136101	6	1	6			
訪問看護体制強化加算Ⅱ	134005	200	1	200			

共同指導を行った日を記載

給付費明細欄（住所地特例対象者）

サービス内容	サービスコード	単位数	回数	サービス単位数	公費分回数	公費対象単位数	施設所在保険者番号	摘要

対象，対象外の区分けは，p218 を参照

請求額集計欄

①サービス種類コード／②名称	13 訪問看護
③サービス実日数	1 日
④計画単位数	1271
⑤限度額管理対象単位数	1271
⑥限度額管理対象外単位数	6
⑦給付単位数（④⑤のうち少ない数）＋⑥	1277
⑧公費分単位数	0
⑨単位数単価	1084 円/単位
⑩保険請求額	12457
⑪利用者負担額	1385
⑫公費請求額	0
⑬公費分本人負担	0

（/100）　90　0　合計 12457　1385　0　0

1,277 単位 × 10.84（単位）＝ 13,842（費用総額）
＊小数点以下切捨て

13,842（費用総額）× 90/100（給付率）
＝ 12,457（保険請求額）＊小数点以下切捨て

13,842（費用総額）－ 12,457（保険請求額）＝ 1,385（利用者負担額）

社会福祉法人等による軽減欄	軽減率	%	受領すべき利用者負担の総額	軽減額（円）	軽減後利用者負担額（円）	備考

枚中　枚目

基本的な計算方法は，p229 コラム参照

Column

看護体制強化加算

○ 医療ニーズのある要介護者等の看護体制を評価した加算です。

○ ①緊急時訪問看護加算を算定した利用者の占める割合，②特別管理加算を算定した利用者の割合，③ターミナルケア加算を算定した利用者数，④「看護師等に占める看護職員が6割以上」が算定要件で，ターミナルケア加算を算定した利用者数によって，(Ⅰ)と(Ⅱ)に分けられます。1月につきの加算で，どちらか一方の届出になります。介護予防訪問看護における看護体制強化加算ではターミナルケア加算は該当しません。

Column

第2号被保険者

○ 40歳以上65歳未満で，厚生労働大臣が定める16特定疾病に該当する場合，要介護認定によって介護保険が利用できます。

第2号被保険者の16特定疾病
①がん（医師が一般に認められている知見に基づき，回復の見込みがない状態に至ったと判断したものに限る）
②関節リウマチ
③**筋萎縮性側索硬化症**
④後縦靱帯骨化症
⑤骨折を伴う骨粗鬆症
⑥初老期における認知症【脳血管疾患，アルツハイマー病その他の要因に基づく脳の器質的変化により，日常生活に支障が生じる程度まで記憶機能及びその他の認知機能が低下した状態】
⑦**パーキンソン病関連疾患**【進行性核上性麻痺，大脳皮質基底核変性症及びパーキンソン病】
⑧**脊髄小脳変性症**
⑨脊柱管狭窄症
⑩早老症【ウェルナー症候群等】
⑪**多系統萎縮症**【線条体黒質変性症，シャイ・ドレーガー症候群，オリーブ橋小脳萎縮症】
⑫糖尿病性神経障害
⑬脳血管疾患【脳出血，脳梗塞等】
⑭閉塞性動脈硬化症
⑮慢性閉塞性肺疾患【肺気腫，慢性気管支炎，気管支喘息，びまん性汎細気管支炎】
⑯両側の膝関節または股関節に著しい変形を伴う変形性関節症

※太字下線の疾病は介護保険の利用者でも，訪問看護は医療保険の扱いになる疾病です。

※①がんについては，訪問看護指示書に末期の悪性腫瘍の記載があれば，医療保険の扱いになります。

※⑦パーキンソン病については，ホーエン・ヤールの重症度分類がステージ3以上であって生活機能障害度がⅡ度またはⅢ度であれば，医療保険の扱いになります。

Column

介護保険の計算方法

○ 介護報酬は「介護保険給付費単位数表」により，サービス毎に単位数が決まっています。その月の合計単位数に地域単価を乗じたものが費用総額となり，保険給付率を乗じたものが保険請求額，費用総額から保険請求額を差し引いたものが利用者負担額となります。

①合計単位数×地域単価＝費用総額　　＊小数点以下切捨て
②費用総額×給付率＝保険請求額　　　＊小数点以下切捨て
③費用総額－保険請求額＝利用者負担額

| 費用総額 | − | 保険請求額 | = | 利用者負担額 |

※地域単価 11.40 円の場合

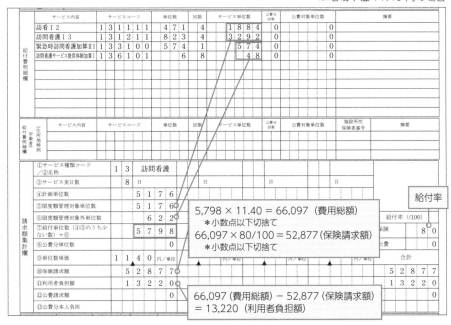

▶ 介護給付費算定例②

1943（昭和18）年生まれのEさん（女性，81歳）は要介護5，介護負担割合2割の利用者です。右大腿骨頸部骨折，慢性呼吸不全，慢性腎臓病で，全身状態が徐々に悪化してターミナルケアを行い，自宅で永眠されました。訪問看護（4級地の地域，1単位：10.84）は30分未満を2回，30分〜1時間未満を6回提供しました。緊急時訪問看護加算の申し込みがあり，当ステーションは，サービス提供体制強化加算（Ⅰ），看護体制強化加算（Ⅱ）を算定します。

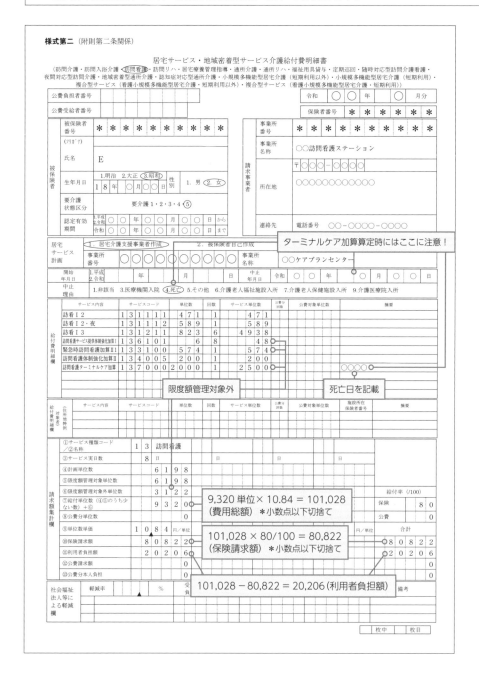

230

Column

緊急時（介護予防）訪問看護加算

○ 利用者・家族等に対する24時間連絡体制と計画外の緊急訪問も必要に応じて行う体制をとっていることを評価した加算です。

○ 利用者に同意を得て算定する加算で，仮に緊急連絡・訪問がなくても，一月に1回，算定できるものです。

○ 区分支給限度基準額の枠外加算となります。

○ 算定要件
　(1) 利用者またはその家族等から電話等により看護に関する意見を求められた場合に常時対応できる体制にある。
　(2) 緊急時訪問における看護業務の負担の軽減に資する十分な業務管理等の体制が行われている。

緊急時（介護予防）訪問看護加算（Ⅰ）を算定する場合

○ 算定要件の（1），（2）を満たしていることが必要です。

緊急時（介護予防）訪問看護加算（Ⅱ）を算定する場合

○ 算定要件の（2）を満たしていることが必要です。

Column

ターミナルケア加算（介護予防訪問看護は除く）

○ 基準を満たし，届出をしたステーションが，在宅で死亡した利用者の死亡日及び死亡日前14日以内に2回以上ターミナルケアを行った場合（ターミナルケアを行った後，24時間以内に在宅以外で死亡した場合を含む）に死亡月に算定するものです。

○ 1人の利用者に1事業所に限り算定できます。

○ 1事業者において死亡日及び死亡日前14日以内に医療保険または介護保険給付の訪問看護をそれぞれ1日以上実施した場合は，最後の保険制度で算定します。

○ 訪問看護記録書には利用者及び家族の意向を把握し，心身の変化，家族や他の関係者との話し合い，連携などを記載する必要があります。

○ 区分支給限度基準額の枠外加算となります。

▶ 介護給付費算定例③

1933（昭和8）年生まれのFさん（男性，91歳）は大腸がんの術後で，認知症，嚥下障害があるため訪問看護が新規に導入された利用者です。末期がんではありません。Fさんは要介護1，介護負担割合は1割になります。請求月の訪問看護（4級地の地域，1単位：10.84）は，30分未満を2回行いました。

様式第二（附則第二条関係）

居宅サービス・地域密着型サービス介護給付費明細書

（訪問介護・訪問入浴介護・訪問看護・訪問リハ・居宅療養管理指導・通所介護・通所リハ・福祉用具貸与・定期巡回・随時対応型訪問介護看護・
夜間対応型訪問介護・地域密着型通所介護・認知症対応型通所介護・小規模多機能型居宅介護（短期利用以外）・小規模多機能型居宅介護（短期利用）・
複合型サービス（看護小規模多機能型居宅介護・短期利用以外）・複合型サービス（看護小規模多機能型居宅介護・短期利用））

| 公費負担者番号 | | 令和 ○○ 年 ○ 月分 |
| 公費受給者番号 | | 保険者番号 ＊＊＊＊＊＊ |

被保険者番号 ＊＊＊＊＊＊＊＊＊＊

（フリガナ）

氏名 F

生年月日 1.明治 2.大正 ③.昭和 8 年 ○ 月 ○ 日 性別 ①.男 2.女

要介護状態区分 要介護①・2・3・4・5

認定有効期間 1.平成 2.令和 ○○ 年 ○○ 月 ○○ 日 から 令和 ○○ 年 ○○ 月 ○○ 日 まで

事業所番号 ＊＊＊＊＊＊＊＊＊＊

事業所名称 ○○訪問看護ステーション

所在地 〒○○○－○○○○ ○○○○○○○○○○

連絡先 電話番号 ○○－○○○○－○○○○

居宅サービス計画 1.居宅介護支援事業者作成

開始年月日の記入がないと，初回加算は算定できない

事業所番号 ○○○○○○○○○○ 事業所名称 ○○ケアプランセンター

開始年月日 1.平成 2.令和 ○○ 年 ○ 月 ○ 日 中止年月日 令和 ○ 年 ○ 月 ○ 日

中止理由 1.非該当 3.医療機関入院 4.死亡 5.その他 6.介護老人福祉施設入所 7.介護老人保健施設入所 9.介護医療院入所

給付費明細欄

サービス内容	サービスコード	単位数	回数	サービス単位数	公費分回数	公費対象単位数	摘要
訪看Ⅰ2	131111	471	2	942			
訪問看護サービス提供体制強化加算Ⅰ	136101	6	2	12			
訪問看護初回加算Ⅱ	134002	300	1	300			初回加算は限度額管理対象内
緊急時訪問看護加算Ⅰ	133100	600	1	600			
訪問看護体制強化加算Ⅱ	134005	200	1	200			

給付費明細欄（住所地特例対象者）

サービス内容	サービスコード	単位数	回数	サービス単位数	公費分回数	公費対象単位数	施設所在保険者番号	摘要

請求額集計欄

①サービス種類コード／②名称	13 訪問看護		
③サービス実日数	2 日	日	日
④計画単位数	1442		
⑤限度額管理対象単位数	1442		
⑥限度額管理対象外単位数	612		
⑦給付単位数（④⑤のうち少ない数）＋⑥	2054		給付率(/100) 保険 90
⑧公費分単位数	0		公費 0
⑨単位数単価	1084 円/単位	円/単位 円/単位	円/単位 合計
⑩保険請求額	20038		20038
⑪利用者負担額	2227		2227
⑫公費請求額	0		
⑬公費分本人負担	0		

2,054 × 10.84 = 22,265
（費用総額）＊小数点以下切捨て

22,265 × 90/100 = 20,038
（保険請求額）＊小数点以下切捨て

22,265 － 20,038 = 2,227（利用者負担額）

社会福祉法人等による軽減欄

軽減率	％	受領すべき利用者負担の総額（円）	軽減額（円）	利用者負担額（円）	備考

枚中 枚目

Column

初回加算（I）（II）

○ 初回加算とは，新規に訪問看護計画書を作成した利用者に，訪問看護を初めて提供した月に算定する加算です。

○ 初回加算（I）は病院，診療所等から退院した日に初回の指定訪問看護を行った場合に算定します。初回加算（II）は病院，診療所等から退院した日の翌日以降に初回の指定訪問看護を行った場合に算定します。初回加算（I）を算定している場合は初回加算（II）を，初回加算（II）を算定している場合は初回加算（I）を算定できません。

○ 初回加算を算定できるのは，新規で訪問看護が開始された場合だけではありません。介護予防訪問看護から訪問看護に，また訪問看護から介護予防訪問看護に移行したときも算定できます。また，入院などで過去2か月の利用がなく，新しく訪問看護計画書を作成して訪問看護が再開された場合も，初回加算を算定できます。過去2か月とは，暦月（月の初日から月の末日まで）によるものです。4月15日に訪問看護を行って初回加算を算定するには，3月と2月に訪問看護を行わなかった場合になります。

○ 同一月内で複数の事業所が算定できます。ただし，退院時共同指導加算を算定する場合は，初回加算は算定できません。

○ 介護保険の利用者で，退院後に特別訪問看護指示書により医療保険で訪問看護が開始となった利用者の特別訪問看護指示期間の終了により介護保険に切り替わった場合は算定できません。

Column

退院時共同指導加算

○ 病院等に入院または介護老人保健施設に入所中の者の退院または退所にあたり，病院等の主治医等と訪問看護ステーションの看護師等（准看護師除く）が連携して在宅生活における指導を行い，その内容を退院または退所者に提供し，初回の訪問看護を行った月に算定します。

○ テレビ電話装置等を活用して行うこともできます。

○ 退院時共同指導加算を算定するには，退院時共同指導を行った日を介護給付費明細書の「摘要」欄に記入する必要があります。ただし，暦月で退院2か月以上前の退院時共同指導は算定できません。

○ また，退院時共同指導加算を算定した場合には，初回加算（Ⅰ）（Ⅱ）は算定できません。

○ 訪問看護サービス記録書に内容を記録します。

Column

専門管理加算加算

○ 緩和ケア，褥瘡ケアもしくは人工肛門ケア及び人口膀胱ケアにかかる専門の研修を受けた看護師または特定行為研修を修了した看護師が，定期的（月に1回以上）指定訪問看護を行い，計画的な管理を行った場合に算定する加算です。

Column

遠隔死亡診断補助加算

○ 離島など，厚生労働大臣が定める地域（特別地域）に居住する利用者の死亡診断について，ターミナルケア加算を算定し，通信情報機器を用いた在宅での看取りの研修を受けた看護師が，主治医の指示に基づき通信機器を用いて医師の死亡診断の補助を行った場合に算定します。届け出が必要な加算です。

Column

口腔連携強化加算

○ 訪問看護師による利用者の口腔の状態の確認によって，歯科専門職による適切な口腔管理の実施につなげる観点から，事業所と歯科専門職の連携の下，口腔衛生状態及び口腔機能の評価の実施並びに利用者の同意の下の歯科医療機関及び介護支援専門員への情報提供を評価する加算であり，届け出が必要です。

○ 利用者の口腔の健康状態にかかる評価を行うにあたり，厚生労働大臣が定める基準における歯科医療機関の歯科医師または歯科医師の指示を受けた歯科衛生士が訪問看護師からの相談等に対応する体制を確保し，その旨を文書等で取り決めることが必要です。連携する際には文書で提携内容や相談対応についての取り決めを記載しておくことも必要です。

○ 口腔連携強化加算を算定するためには，利用者の口腔の健康状態について評価し，評価内容を記載する様式「口腔連携強化加算に係る情報提供書」（別紙様式6）を連携先の歯科医療機関及び利用者を担当する居宅介護支援専門員に提出し，連携強化を図ります。

○ 次の場合は口腔連携強化加算を算定できません。
  ・デイサービス等他の介護事業所で「口腔・栄養スクリーニング加算」を算定している場合
  ・他の介護事業所が同一利用者に対して「口腔連携強化加算」を算定している場合
  ・歯科医療機関が「居宅療養管理指導費」を算定した場合

○ 一月に1つの事業所のみが算定可能です。

▶ 介護給付費算定例④

1938（昭和13）年生まれのGさん（女性，86歳）は要介護3，自己負担割合は1割の利用者です。S字結腸憩室穿孔術のため入院し，退院前カンファレンスを実施しています（4級地，1単位：10.84）。訪問看護は30分未満を4回しました。Gさんは人工肛門を造設しているため，特別管理加算を算定します。

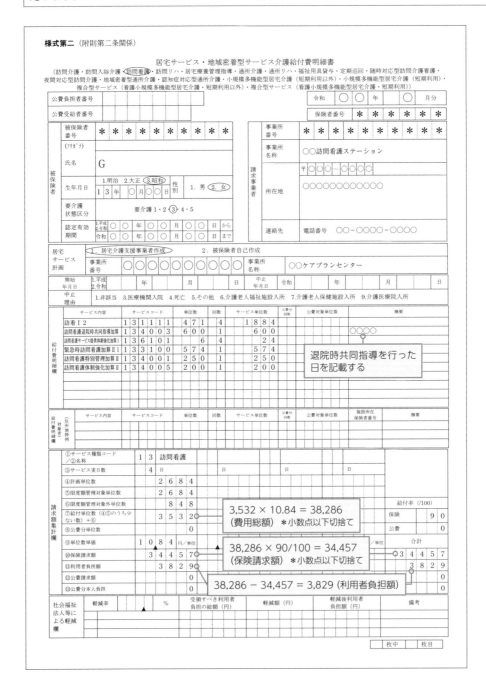

Column

特別管理加算（Ⅰ）（Ⅱ）

○ 特別な管理が必要な利用者に対して，計画的な管理を行った場合に月に1回算定できるものです。届出が必要です。

○ 利用者の状態によって，（Ⅰ）と（Ⅱ）に分かれています。

○ 特別管理加算（Ⅰ）と（Ⅱ）に該当する状態があっても，（Ⅰ）か（Ⅱ）のどちらか1つを算定します。

○ 理学療法士等による訪問看護のみを利用する利用者には計画的な管理が想定されないため一般的には加算は算定できません。

特別管理加算（Ⅰ）500単位／月	特別管理加算（Ⅱ）250単位／月
イ 在宅麻薬等注射指導管理，在宅腫瘍化学療法注射指導管理または在宅強心剤持続投与指導管理，在宅気管切開患者指導管理を受けている状態 気管カニューレを使用している状態 留置カテーテルを使用している状態	ロ 在宅自己腹膜灌流指導管理，在宅血液透析指導管理，在宅酸素療法指導管理，在宅中心静脈栄養法指導管理，在宅成分栄養経管栄養法指導管理，在宅自己導尿指導管理，在宅人工呼吸指導管理，在宅持続陽圧呼吸療法指導管理，在宅自己疼痛管理指導管理，在宅肺高血圧症患者指導管理を受けている状態 ハ 人工肛門または人工膀胱を設置している状態 ニ 真皮を越える褥瘡の状態 ホ 点滴注射を週3日以上行う必要があると認められる状態

▶ 介護給付費算定例⑤

1943（昭和 18）年生まれの H さん（女性，81 歳）は要介護 3，甲状腺機能低下症，うつ状態，腰痛症の利用者で，生活保護受給者です（4 級地の地域の場合）。

様式第二（附則第二条関係）

居宅サービス・地域密着型サービス介護給付費明細書

（訪問介護・訪問入浴介護・訪問看護・訪問リハ・居宅療養管理指導・通所介護・通所リハ・福祉用具貸与・定期巡回・随時対応型訪問介護看護・夜間対応型訪問介護・地域密着型通所介護・認知症対応型通所介護・小規模多機能型居宅介護（短期利用以外）・小規模多機能型居宅介護（短期利用）・複合型サービス（看護小規模多機能型居宅介護・短期利用以外）・複合型サービス（看護小規模多機能型居宅介護・短期利用））

| 公費負担者番号 | 1 2 ＊ ＊ ＊ ＊ ＊ ＊ | 公費番号を記載 | 令和 ○○ 年 ○○ 月分 |
| 公費受給者番号 | ＊ ＊ ＊ ＊ ＊ ＊ ＊ | | 保険者番号 ＊ ＊ ＊ ＊ ＊ ＊ |

被保険者
- 被保険者番号 ＊ ＊ ＊ ＊ ＊ ＊ ＊ ＊ ＊ ＊
- （フリガナ）
- 氏名 H
- 生年月日 1.明治 2.大正 ③.昭和　18 年 ○○ 月 ○○ 日　性別 1. 男 ②. 女
- 要介護状態区分　要介護 1・2・③・4・5
- 認定有効期間 1.平成 2.令和 ○○ 年 ○○ 月 ○○ 日 から　令和 ○○ 年 ○○ 月 ○○ 日 まで

請求事業者
- 事業所番号 ＊ ＊ ＊ ＊ ＊ ＊ ＊ ＊ ＊ ＊
- 事業所名称 ○○訪問看護ステーション
- 所在地 〒○○○-○○○○　○○○○○○○○○
- 連絡先 電話番号 ○○-○○○○-○○○○

居宅サービス計画
- ①. 居宅介護支援事業者作成　2. 被保険者自己作成
- 事業所番号 ○○○○○○○○○○　事業所名称 ○○ケアプランセンター

| 開始年月日 | 1.平成 2.令和 | 年 | 月 | 日 | 中止年月日 | 令和 | 年 | 月 | 日 |

中止理由　1.非該当 3.医療機関入院 4.死亡 5.その他 6.介護老人福祉施設入所 7.介護老人保健施設入所 9.介護医療院入所

給付費明細欄

サービス内容	サービスコード	単位数	回数	サービス単位数	公費分回数	公費対象単位数	摘要
訪看 I 2	1 3 1 1 1 1	4 7 1	4	1 8 8 4	4	1 8 8 4	
訪問看護サービス提供体制強化加算 I	1 3 6 1 0 1	6	4	2 4	4	2 4	
緊急時訪問看護加算 I 1	1 3 3 1 0 0	6 0 0	1	6 0 0	1	6 0 0	
訪問看護体制強化加算 II	1 3 4 0 0 5	2 0 0	1	2 0 0	1	2 0 0	

給付費明細欄（住所地特例対象者）

サービス内容	サービスコード	単位数	回数	サービス単位数	公費分回数	公費対象単位数	施設所在保険者番号	摘要

請求額集計欄
①サービス種類コード／②名称	1 3	訪問看護			
③サービス実日数	4	日		日	
④計画単位数	2 0 8 4				
⑤限度額管理対象単位数	2 0 8 4				
⑥限度額管理対象外単位数	6 2 4				
⑦給付単位数（④⑤のうち少ない数）＋⑥	2 7 0 8				
⑧公費分単位数	2 7 0 8				
⑨単位数単価	1 0 8 4 円/単位		円/単位	
⑩保険請求額	2 6 4 1 8				
⑪利用者負担額	0				
⑫公費請求額	2 9 3 6				
⑬公費分本人負担	0				

| 給付率（/100） | 保険 9 0 | 公費 1 0 0 |
| 合計 2 6 4 1 8 | 0 | 2 9 3 6 | 0 |

介護保険で 90％，残りの 10％は生活保護

2,708 × 10.84 = 29,354
（費用総額）＊小数点以下切り捨て

29,354 × 90/100 = 26,418
（保険請求額）＊小数点以下切り捨て

生活保護受給者のため，利用者負担額は 0 円となる
29,354 − 26,418 = 2,936
（公費請求額）

本人負担は 0 円になる

社会福祉法人等による軽減欄
| 軽減率 | ％ | 受領すべき利用者負担の総額（円） | 軽減額（円） | 軽減後利用者負担額（円） |

| 枚中 | 枚目 |

5 国民健康保険団体連合会への請求

○ 請求データを作成した後，毎月 10 日までに国保連合会へ提出します。

○ 提出方法としては，請求データをインターネット経由で伝送します（請求データを保存した電子媒体を郵送，または窓口に提出することもできます）。

6 保険請求後の処理

① 介護給付費請求一覧表の作成

○ 介護給付費のレセプト作成と同時に，介護給付費一覧表を作成すると，介護給付費等支払決定通知書の支払額を照合するのに便利です。

○ 介護給付費請求一覧表は，市販の請求システムで出力できるよう装備されているものがほとんどですが，CSV ファイルで出力可能であれば，保険者毎に必要項目のみを抽出して加工できます。当月請求分のほかに，月遅れ請求，返戻再請求別に作成するなど，独自の一覧表を作成できます。

介護給付費請求一覧表の例

介護給付費請求一覧表

＜介護保険＞
令和○○年○月分（○月請求）

保険者		件数	保険請求額	公費	合計
131…	A市	20	873,000	38,882	911,882
132…	B市	24	715,000	7,085	722,085
133…	C市	1	・	・	・
134…	D市	1	・	・	・
			・	・	・
合計		46	………	……	………

月遅れ請求
令和○○年○月分

保険者		件数	保険請求額	公費	合計
131…	A市	1	……	……	……
132…	B市	1	……	……	……
合計		2	……	……	……

返戻再請求
令和○○年○月分

保険者		件数	保険請求額	公費	合計
131…	A市	1	……	……	……

＜介護予防＞
令和○○年○月分（○月請求）

保険者		件数	保険請求額	公費	合計
131…	A市	8	227,761		227,761
132…	B市	1	……	……	……
合計		9	……	……	……

月遅れ請求

保険者		件数	保険請求額	公費	合計
131…	A市	1	……	……	……

返戻再請求
令和○○年○月分（○月請求）

保険者		件数	保険請求額	公費	合計
131…	A市	1	……	……	……

保険請求額合計　………

②介護給付費等支払決定額の確認

○ 介護給付費は請求月の翌々月に入金されます。例えば，サービス提供月が4月の介護給付費は，5月請求の6月支払いとなります。「介護給付費等支払決定額通知書」「介護給付費等支払決定額内訳書」を国保連合会から受信し，支払確定額を確認します。

○ 介護給付費等支払決定額通知書は，国保連合会で審査決定した，介護給付費の支払額を通知する帳票です。

介護給付費等支払決定額通知書の例

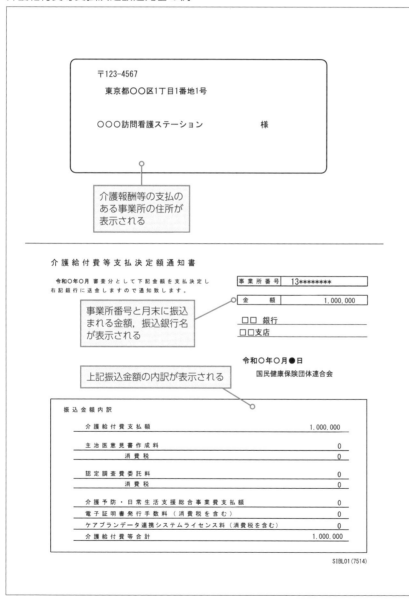

○ 介護給付費等支払決定額内訳書は，審査決定した介護給付費の内訳を通知する帳票です。

介護給付費等支払決定額内訳書の例

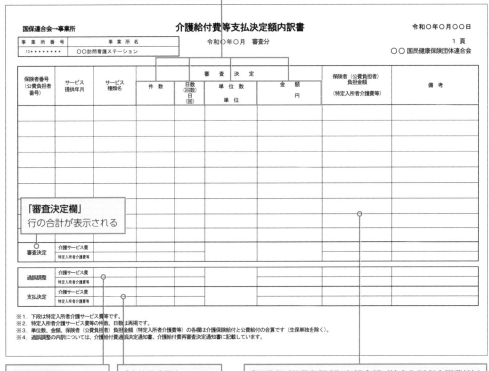

「件数」「日数」「単位数」「金額」
審査決定された件数，日数，単位数，金額が保険者，サービス提供年月，サービス種類毎に表示される

「審査決定欄」
行の合計が表示される

「過誤調整欄」
介護給付費過誤決定通知書及び介護給付費再審査決定通知書の集計値が表示される

「支払決定欄」
審査決定から過誤調整を差し引いた数値が表示される

「保険者（公費負担者）負担金額（特定入所者介護費等）」
保険者，公費負担者から支払われる金額と，特定入所者介護費の補足給付分が表示される（上段に保険者負担額，下段に特定入所者介護サービス費等が表示される）
単位数×給付率の金額と一致しないものは，公費の支払額が含まれている。生活保護単独の場合は，負担者番号毎に表示される

③国保連合会からの連絡文書の受信と確認

▶ 返戻等の請求明細書や過誤申立の連絡

〇 審査チェックで返戻や保留となった請求明細書があった場合や過誤申立をした場合は，「請求明細書・給付管理票返戻（保留）一覧表」「介護保険審査決定増減表」「介護給付費過誤決定通知書」「介護保険審査増減単位数通知書」「介護給付費再審査決定通知書」等の連絡文書が国保連合会から届きます。

▶ 請求明細書・給付管理票返戻（保留）一覧表

〇 給付管理票（居宅介護支援事業所等から国保連合会に提出される）との内容不一致，生年月日等受給者台帳記載項目の不一致，給付管理票が未提出等，審査した結果，確定されず返戻，保留になったものが記載されます。

・返戻：基本情報等の不一致の場合は訂正する。「給付管理票」との内容不一致の場合は，実績の確認と，居宅介護支援事業所等に給付管理票の確認，必要があれば修正を依頼し，再請求する

・保留：居宅介護支援事業所等から提出される「給付管理票」の登録が行われていないため，国保連合会で請求データを預かっている状態のことを「保留」

請求書・給付管理返戻（保留）一覧表の例

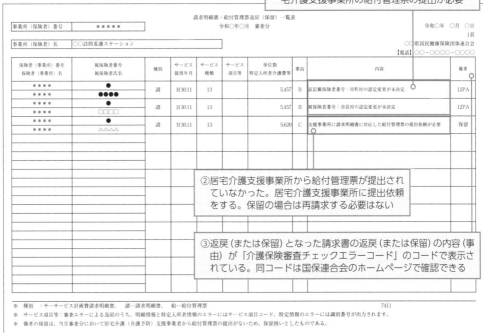

という。この場合，居宅介護支援事業所等に「給付管理票」の提出を依頼する。なお，訪問看護ステーションは，請求明細書を再提出する必要はない

▶ 介護保険審査決定増減表

○ 審査決定された請求明細書を積み上げたものとの差額，返戻，査定増減，保留，保留復活分の件数と単位数がそれぞれ記載されます。

・請求差：請求書と確定した請求明細書の合計との差

・返戻：請求明細書・給付管理票返戻（保留）一覧表に出力された返戻情報

・査定増減：介護保険審査増減単位数通知書に出力された増減単位数

・保留分：請求明細書・給付管理票返戻（保留）一覧表に出力された保留情報

・保留復活分：前月まで保留になっていた請求明細書が給付管理票の提出により確定し，復活した単位数

介護保険審査決定増減表の例

> それぞれの件数と単位数が，保険者，サービス提供年月毎に表示される

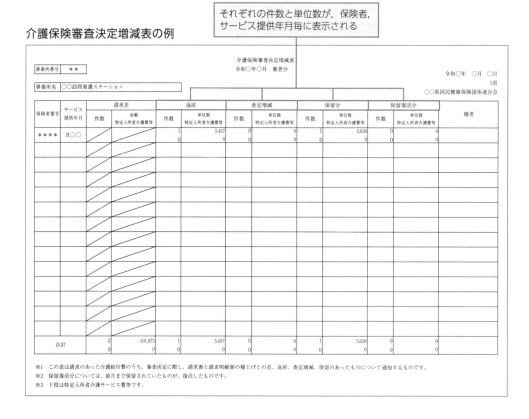

244

▶ 介護給付費過誤決定通知書

○ すでに確定済のデータを訂正するため，保険者に過誤申立てをし，過誤決定された
単位数が記載されます。

○ 過誤決定後，正しい内容で再請求します。

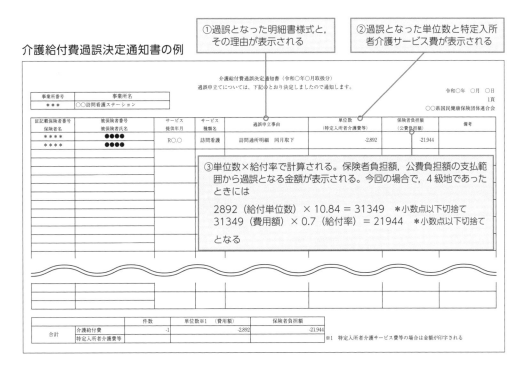

介護給付費過誤決定通知書の例

①過誤となった明細書様式と，その理由が表示される

②過誤となった単位数と特定入所者介護サービス費が表示される

③単位数×給付率で計算される。保険者負担額，公費負担額の支払範囲から過誤となる金額が表示される。今回の場合で，4級地であったときには

2892（給付単位数）× 10.84 = 31349　＊小数点以下切捨て
31349（費用額）× 0.7（給付率）= 21944　＊小数点以下切捨て

となる

▶ 介護保険審査増減単位数通知書・介護給付費再審査決定通知書

○「介護保険審査増減単位数通知書」では給付管理票の計画単位数とサービス明細書の
請求単位数を比較し，計画単位数が請求単位数より低い単位数で提出されている場
合に減単位が記載されます。減単位となった場合は，居宅介護支援事業所等に「給
付管理票」の内容を確認します。請求明細に誤りがなければ，修正された「給付管
理票」が提出された後，「介護給付費再審査決定通知書」が届き，減単位分の金額が
支払われます。

○ 請求明細書に誤りがあった際に考えられることの一つに，「区分支給限度基準を超え
る単位数」があった場合があります。「区分支給限度基準を超える単位数」がある場
合は，訪問実績報告後に，修正後の「サービス提供票」が居宅介護支援事業所から
送られてきますので，「サービス提供票別表」で「区分支給限度基準を超える単位数」
の有無と金額を確認します。

介護保険審査増減単位数通知書の例

減点（または増点）となった請求明細書等の保険者番号と被保険者番号に該当する受給者情報の被保険者氏名が表示される

減点（または増点）となった請求明細書等の単位数が表示される

減点（または増点）となった請求明細書等の減点（または増点）の事由がアルファベット1文字の記号で表示される。記号の内容は，表の右下にある「事由記号の内容」を参照

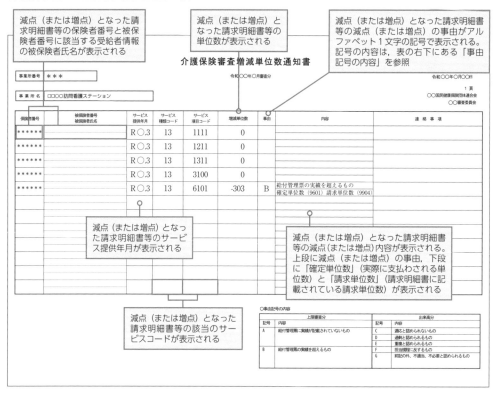

減点（または増点）となった請求明細書等のサービス提供年月が表示される

減点（または増点）となった請求明細書等の減点（または増点）内容が表示される。上段に減点（または増点）の事由，下段に「確定単位数」（実際に支払われる単位数）と「請求単位数」（請求明細書に記載されている請求単位数）が表示される

減点（または増点）となった請求明細書等の該当のサービスコードが表示される

介護給付費再審査決定通知書の例

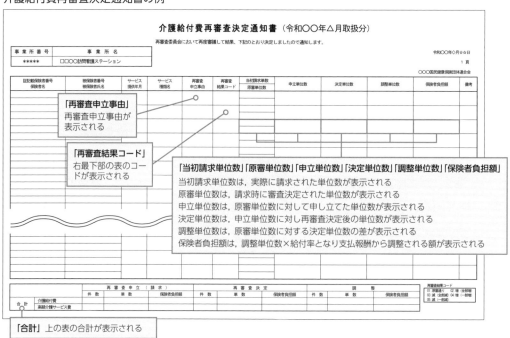

「再審査申立事由」
再審査申立事由が表示される

「再審査結果コード」
右最下部の表のコードが表示される

「当初請求単位数」「原審単位数」「申立単位数」「決定単位数」「調整単位数」「保険者負担額」
当初請求単位数は，実際に請求された単位数が表示される
原審単位数は，請求時に審査決定された単位数が表示される
申立単位数は，原審単位数に対して申し立てた単位数が表示される
決定単位数は，申立単位数に対し再審査決定後の単位数が表示される
調整単位数は，原審単位数に対する決定単位数の差が表示される
保険者負担額は，調整単位数×給付率となり支払報酬から調整される額が表示される

「合計」上の表の合計が表示される

7 介護保険利用料の請求と管理

① 利用料請求

○ 介護保険制度にしたがって算出した訪問看護に要する費用は，介護給付費と利用者が負担する基本利用料からなります。

○ 保険請求の前に介護保険負担割合証で確認した利用者負担割合により基本利用料が算出され，利用者負担額を控除した額が介護給付費です。

○ 介護給付費請求が終了した時点で，指定訪問看護に対する利用者負担額が確定します。介護保険外の利用料がある場合はその明細も記載し，最終的に請求内容を確認して利用料請求書を発行します。

② 利用者負担額

○ 利用者負担額には「区分支給限度額内の利用料」「区分支給限度額を超える利用料」，通常の訪問看護の実施地域以外の居宅に訪問看護を提供した場合の「交通費」，その他実費負担があります。

・区分支給限度額内の利用料：介護保険負担割合証で確認した利用者負担割合（1～3割）により算出する

・区分支給限度額を超える利用料：要介護度別に決められた利用限度額を超えて利用したサービスの利用料は，現物給付の扱いとならないため全額自己負担となる

・交通費：利用者の希望により通常の実施地域以外の訪問看護サービスを行った場合は，それに要した交通費を徴収できる。交通費を徴収できるのは通常の実施区域以外の場合であり，通常の実施区域への場合は徴収できない。ただし，中山間地域等に居住する利用者のサービス提供加算を算定する場合は交通費の支払いを受けることはできない

・その他実費負担：訪問看護ステーションで設定した「死後の処置料」など，重要事項説明書・料金表で設定した実費負担の利用料。保険対象外の料金については，適切な額であり，指定訪問看護の費用とかけ離れた料金設定をしてはならないことになっている

利用料請求書の例

御請求書

〒○○○-○○○○
○○県○○市○○町△-△-△

　　　　○○○　○○　様

○○○訪問看護ステーション
〒○○○-○○○○
○○県○○市○○○　△-△-△
TEL：○○-○○○○-○○○○
FAX：○○-○○○○-○○○○　　印

居宅介護支援事業所
○○○○ケアセンター

利用者氏名	利用者番号	負担割合	発行日	請求書番号
○○○　○○様	＊＊＊＊	2割	令和○○年○月○日	△△

医療費控除対象額
¥17,125

御請求額
¥17,125

令和○○年○月分　　請求期間　○月 1日～　○月30日

利用内訳	控除	単価	数量	金額
介護基本利用料	＊			17,125
合計				17,125

サービス費内訳	控除	単位・単価	回数	単位・金額
訪問看護Ⅰ3	＊	823	7	5,761単位
訪問看護Ⅰ4	＊	1,128	1	1,128単位
緊急時訪問看護加算Ⅱ1	＊	574	1	574単位
訪問看護サービス提供体制強化加算Ⅰ	＊	6	8	48単位
		合計単位数		7,511単位

ご利用日						
日	月	火	水	木	金	土
		1	2	3	4	⑤	6
7	8	⑨	10	11	⑫	13
14	15	⑯	17	18	⑲	20
21	22	㉓	24	25	㉖	27
28	29	㉚				

③利用料の管理

○ 介護保険の利用料の管理のため，利用料の請求一覧表，入金一覧表，利用料未入金リスト等を作成し，回収漏れのないように管理します。

○ 利用料の回収方法は，現金集金，振込，指定口座振替がありますが，現金集金は訪問時間や訪問効率にも影響します。件数が多い場合は金融機関の料金回収代行サービスを利用すると効率よく回収できるため，口座振替をおすすめします。

8 利用料領収証の交付

○ 訪問看護利用料の支払いを受けたときは，内容のわかる領収証を発行します。

領収証の例

領収証

〒○○○-○○○○
○○県○○市○○町△-△-△

　　　○○○　○○　様

○○○訪問看護ステーション
〒○○○-○○○○
○○県○○市○○○　△-△-△
TEL:○○-○○○○-○○○○
FAX:○○-○○○○-○○○○

居宅介護支援事業所
○○○○プランニング

利用者氏名	利用者番号	負担割合	発行日	請求書番号
○○○　○○様	＊＊＊＊	2割	令和○○年○月○日	△

医療費控除対象額
¥17,125

領収金額
¥17,125

令和○○年○月分　　請求期間 ○月 1日～ ○月30日

利用内訳	控除	単価	数量	金額
介護基本利用料	＊			17,125
合計				17,125

サービス費内訳	控除	単位・単価	回数	単位・金額
訪問看護Ⅰ3	＊	823	7	5,761単位
訪問看護Ⅰ4	＊	1,128	1	1,128単位
緊急時訪問看護加算Ⅱ1	＊	574	1	574単位
訪問看護サービス提供体制強化加算Ⅰ	＊	6	8	48単位
		合計単位数		7,511単位

上記金額を領収いたしました。

領収印

9 返戻再請求

○ 請求明細書・給付管理票返戻 (保留) 一覧表に記載されている確定されずに返戻になった請求明細書, または過誤申立により過誤が決定した請求明細書は, 再度正しい内容で介護給付費明細書を作成して, 当月分請求とあわせて請求します。

10 過誤申立

○ 過誤申立とは, 国保連合会で審査決定済みの請求内容に誤りがあった場合, 該当する保険者に過誤申立を行い, 保険者を通して国保連合会へ給付実績を取下げる処理を行うことです。

○ 過誤処理を行う際は, 過誤申立書を提出します。過誤申立書の様式や提出期限は保険者により異なりますので, 事前に確認します。

介護給付費の過誤処理の流れ

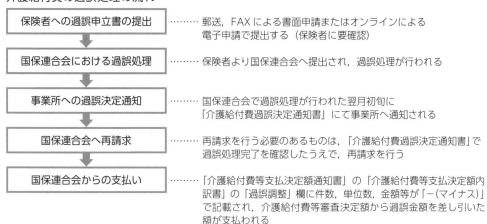

① 保険者への過誤申立書の提出

○ 郵送, FAX による書面申請, またはオンラインによる電子申請で請求取り下げを行います。

○ 提出方法は, 予め保険者に確認します。また, 保険者により申立書の様式も異なるので, 確認が必要です。

過誤申立書の記載例 (書面申請)

事業所 → 保険者 → 連合会

過誤申立書

【再請求: (有) 無 】

事業所番号	＊＊＊＊＊
事業所名称	○○○○訪問看護ステーション
電話番号	●●－･･･････････
FAX番号	●●－･･･････････
担当者名	○○○

保険者名　○○市　御中

（○○○○○○）

申立年月日　R○○年○月○○日

下記の介護給付について、過誤を申し立てます。

番号	被保険者番号										フリガナ 被保険者氏名	サービス提供月	申立事由コード	申立事由
1	0	0	0	0	3	5	＊	＊	＊	＊	… … ○○ ○○	R○○・○月	1002	請求誤りによる実績の取り下げ
2	0	0	0	0	3	5	＊	＊	＊	＊	… … ○○ ○○	R○○・○月	1002	〃
3	0	0	0	0	1	5	＊	＊	＊	＊	… … ○○ ○○	R○○・○月	1002	〃
4														
5														
6														
7														
8														
9														
10														

※　本帳票は各事業所が記載したものを保険者→連合会と経由します。

※　保険者では、本帳票をもとに「過誤申立情報（FD）」を作成します。

※　連合会では保険者から提出される本帳票をもとに事業所からの再請求を確認します。

保険者　電話番号（＊＊＊＊－＊＊＊＊　内線＊＊＊1～4）

担当者名（　　　　　　　　　）

Column

過誤申立書の申立事由コード

○ 過誤申立書には，「申立事由コード」を記入します。このコードは「過誤申立事由コード」を参照し，4桁で記入します。

過誤申立事由コード
過誤申立書の【申立事由コード】欄に4桁でご記入をお願いします。

(1) 様式番号　　(2) 申立理由番号

(1) 様式番号（※明細書の様式番号とは異なりますのでご注意ください。）

様式番号		サービス種類
介護サービス	10	訪問介護
		訪問入浴介護
		訪問看護
		訪問リハビリテーション
		通所介護
		通所リハビリテーション
		福祉用具貸与
		居宅療養管理指導
		夜間対応型訪問介護
		認知症対応型通所介護
		小規模多機能型居宅介護
		定期巡回・随時対応型訪問介護看護
		看護小規模多機能型居宅介護
		地域密着型通所介護
	21	短期入所生活介護
	22	短期入所療養介護（介護老人保健施設）
	23	短期入所療養介護（介護療養型医療施設等）
	30	認知症対応型共同生活介護
	32	特定施設入居者生活介護
		地域密着型特定施設入居者生活介護
	34	認知症対応型共同生活介護（短期利用）
	36	特定施設入居者生活介護（短期利用）
		地域密着型特定施設入居者生活介護（短期利用）
	40	居宅介護支援（計画費）
	50	介護老人福祉施設
		地域密着型介護老人福祉施設入居者生活介護
	60	介護老人保健施設
	61	介護医療院
	70	介護療養型医療施設

様式番号		サービス種類
介護予防サービス	11	介護予防訪問介護
		介護予防訪問入浴介護
		介護予防訪問看護
		介護予防訪問リハビリテーション
		介護予防通所介護
		介護予防通所リハビリテーション
		介護予防福祉用具貸与
		介護予防居宅療養管理指導
		介護予防認知症対応型通所介護
		介護予防小規模多機能型居宅介護
	24	介護予防短期入所生活介護
	25	介護予防短期入所療養介護（介護老人保健施設）
	26	介護予防短期入所療養介護（介護療養型医療施設等）
	31	介護予防認知症対応型共同生活介護
	33	介護予防特定施設入居者生活介護
	35	介護予防認知症対応型共同生活介護（短期利用）
	41	介護予防支援（計画費）

(2) 申立理由番号

申立理由番号	申立内容
01	台帳過誤による差額調整
02	請求誤りによる実績の取り下げ
32	給付管理票取消による実績の取り下げ
42	適正化（その他）による実績の取り下げ
43	適正化（ケアプラン点検）による実績の取り下げ
44	適正化（給付費通知）による実績の取り下げ
45	適正化（医療突合）による実績の取り下げ
46	適正化（縦覧）による実績の取り下げ
47	適正化（給付実績を活用した情報提供）による実績の取り下げ
62	不正請求による実績の取り下げ
99	その他（上記以外）の事由による実績の取り下げ ※東京都による指導検査，国保連による不正データの一括調整も含む

②事業所への過誤決定通知

○ 国保連合会で過誤処理が行われた翌月初旬に，「介護給付費過誤決定通知書」にて事業所へ通知されます。

○ 審査結果を確認したうえで，次回分請求と一緒に再請求を行います。過誤が決定しないうちに再請求をするとエラーになるため，必ず過誤処理を確認してから再請求します。

介護給付費過誤決定通知書の例

介護給付費過誤決定通知書（令和●年●月取扱分）

過誤申立については、下記のとおり決定しましたので通知します。

事業所番号	事業所名
136＊＊＊	●●訪問看護ステーション

令和●年●月●日
1頁
●国民健康保険団体連合会

証記載保険者番号 証記載保険者名	被保険者番号 被保険者氏名	サービス 提供年月	サービス 種類名	過誤申立事由	単位数 （特定入所者介護サービス費）	保険者負担額 （公費負担者）	備考
131＊＊＊ ●●市	00001＊ ・・・・・・	R●.○	訪問看護	訪問通所明細　請求誤り	-3,040	-27,724	
131＊＊＊ ●●市	00003＊ ・・・・・・	R●.●	訪問看護	訪問通所明細　請求誤り	-7,995	-72,914	
131＊＊＊ ●●市	00003＊ ・・・・・・	R●.○	訪問看護	訪問通所明細　請求誤り	-8,693	-79,280	

合計		件数	単位数※1（費用額）	保険者負担額
	介護給付費	-3	-19,728	-179,918
	特定入所者介護費等	0	0	0

※1 特定入所者介護サービス費等の場合は金額が印字される

③ 国保連合会からの支払い

○「介護給付費等支払決定額内訳書」の「過誤調整」欄の件数，金額を確認します。

介護給付費等支払決定額内訳書の例

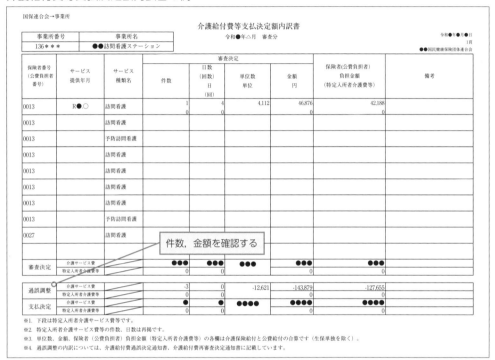

Column

利用者負担の見直しも忘れない！

○ 請求内容に誤りがあった場合は，費用合計額が変わるため利用者負担も変わ
ります。利用者負担のある利用者の場合は，請求額を見直し差額分を請求，
または返金します。

4

介護保険の請求

5 公費負担医療の請求

A 自立支援医療（精神通院医療）

☑ **CHECK!!**

☐ 自立支援医療（精神通院医療）は障害者総合支援法に基づいており，精神障害の適正な医療の普及を図るため，精神障害者に対し病院または診療所へ入院することなく行われる医療をいいます。自立支援医療は9割給付で，自己負担は1割になります。

☐ 自立支援医療（精神通院医療）の対象者には自立支援医療受給者証（精神通院），また，世帯の所得区分に応じた自己負担上限額（月額）が設定されている場合は自己負担上限額管理票が交付されます。

☐ 公費負担があることで，レセプトのまとめ方も異なる点がありますので，注意が必要です。

---

1 自立支援医療（精神通院医療）と訪問看護

① 自立支援医療（精神通院医療）とは

○ 障害者総合支援法に基づく自立支援医療（精神通院医療）とは，精神障害の適正な医療の普及を図るため，精神障害者に対し病院または診療所へ入院することなく行われる医療をいいます。

○ 自立支援医療は9割給付で，自己負担が1割になります。

○ 自立支援医療を受けるには，自立支援医療受給者証（公費負担者番号「21」）の交付を受ける必要があり，受給者証に記載された指定自立支援医療機関で給付を受けることができます。

○ 指定自立支援医療機関とは，都道府県の指定を受けた保険医療機関，薬局，訪問看護ステーションをいいます。

○ 指定訪問看護事業者は，都道府県知事に対して所定の手続きを行い，指定自立支援医療機関としての指定を受ける必要があります（手続きに関しては，都道府県の関連機関に確認します）。

○ なお，風邪等，精神障害と直接関係のない傷病で受診した際は，受給者証に記載さ

れた医療機関であっても，自立支援医療の対象外となります。

自立支援医療受給者証（精神通院）の例

自立支援医療受給者証（精神通院）

印
○○○知事

令和　○○年　○月　○○日交付

取扱窓口名	○○市		公費負担番号	2	1	*	*	*	*	*	*	*
受給者番号	* * * * * * *		負担者番号	*	*	*	*	*	*	*	*	*

受給者	氏名	○○　○○	男	生年月日	昭和　○年　○月　○○日
	住所	○○県○○市○○　○−○−○			

有効期間	公費負担	令和○○年　○月　○日　から　令和○○年　　○月　○○日　まで
	医療費助成	令和○○年　○月　○日　から　令和○○年　　○月　○○日　まで

月額自己負担上限額	2,500 円　医療費の本人負担なし	高額治療継続者 （重度かつ継続）	——

医療機関	名称	○○病院
	所在地	○○市○○○　○−○−○
薬局	名称	○○薬局
	所在地	○○市○○○　○−○−○
その他	名称	○○○○訪問看護ステーション
	所在地	○○市○○○　○−○−○

②訪問看護サービス開始前の確認

○ まず，自立支援医療受給者証の自立支援医療機関に，訪問看護ステーションが追加されているかどうかを市区町村に確認します。

○ 利用者が申請した日より適用開始日となりますので，万が一申請前に訪問した場合，自立支援医療が適用されず，自己負担が発生することがありますので，必ず初回訪問前に確認を行います。

○ 同時に，精神科訪問看護指示書を発行している医療機関が指定自立支援医療機関に登録されていることを，市区町村または自立支援医療受給者証で確認します。当該医療機関が登録されていない場合，訪問看護ステーションは自立支援医療の給付を受けることはできませんので注意が必要です。病院または診療所は原則１か所の登録ですが，理由が認められれば，複数の登録も可能です。

③自己負担上限額管理票について

○ 自立支援医療は9割給付で，自己負担が1割になります。ただし，世帯の所得区分に応じた自己負担上限額（月額）が設定されている場合は，受給者証とともに自己負担上限額管理票が交付されます。

○ 利用者は指定自立支援医療機関に受給者証とともに自己負担上限額管理票を提示し，医療機関等は受給者から徴収した自己負担額及び自己負担額累積額を自己負担上限額管理票に記載します。その月の累積額が負担上限月額に達すると，自己負担額は徴収されません。

自己負担上限額管理票の例

○年○月分　自己負担上限額管理票

受診者	○○○○○	受給者番号	1234567

下記のとおり月額自己負担上限額に達しました。		月額自己負担上限額　2,500円

日付	医療機関名	確認印
○月 21 日	XYZ 薬局	⊗

日付	医療機関名	自己負担額	月間自己負担額累積額	自己負担額徴収印
○月 5 日	ABC 診療所	1,000	1,000	Ⓐ
○月 10 日	XYZ 薬局	500	1,500	⊗
○月 19 日	ABC 診療所	500	2,000	Ⓐ
○月 21 日	XYZ 薬局	500	2,500	⊗

○ また，都道府県による医療費助成が行われる場合もあります。例えば東京都の場合，低所得者（市区町村民税非課税世帯）に対して東京都医療費助成制度，または市区町村国民健康保険による医療費助成の対象者は，自己負担額分の助成があるので，自己負担金を徴収しません。しかし，「21」（自立支援医療）の負担額と各都道府県の負担額を区別するため，上限額管理票の確認，記載は必要です。医療費助成は，都道府県により異なります。なお，生活保護受給者は全額自立支援医療で給付されるため，自己負担は徴収せず，したがって管理票の記載は必要ありません。

○ 自己負担上限額管理票の記載は，医療機関，薬局が利用毎に記載するのに対して，訪問看護ステーションの利用料は月締めの請求となり，月額自己負担上限額と月額自己負担累積額との差額により利用料が確定します。利用料を徴収した場合は，訪

問看護ステーション名，利用料を記入し押印します。

自己負担上限額管理票の記載ポイント

令和○年○月分　自己負担上限額管理票

> 自己負担上限額に達した医療機関が記入，押印する

| 受診者 | | 受給者番号 | |

| 下記のとおり月額自己負担上限額に達しました。 | | | | | 月額自己負担上限額 | 5,000 円 |

日付	医療機関名	確認印
○月　○日	○○○訪問看護ステーション	印

日付	医療機関名	自己負担額	自己負担額累積額	自己負担額徴収印	自己負担額確認印 (医療費助成対象者のみ)
○月　○日	△△病院	770	770	印	
○月　○日	△△病院	750	1,520	印	
○月　○日	○○○訪問看護ステーション	3,480	5,000	印	
月　　日					
月　　日					
月　　日					

> 訪問看護ステーションは月末締めの請求となるので，利用料を徴収した場合はステーション名，自己負担額，自己負担額累積額を記入し，押印する

2 　自立支援医療（精神通院医療）の請求

○ 自立支援医療（精神通院医療）の訪問看護療養費請求では，精神科訪問看護基本療養費を算定します。

○ まず，利用者の自己負担上限額管理票で，その月の累積額を確認します。記入のない場合や訪問時に確認できなかった場合は，直接医療機関や薬局に電話で確認することもあります。

○ そして，医療保険の訪問看護療養費請求書及び訪問看護療養費明細書（レセプト）に公費負担分としての金額を記載し，審査支払機関に対して請求を行います。

▶ 訪問看護療養費算定例①

> 統合失調症の 60 代の女性，国民健康保険 3 割負担で，公費（21：精神通院）併用の利用者です。自立支援医療の自己負担上限額が 5,000 円，自己負担累積額は 1,520 円で自己負担上限の 5,000 円に達しておらず，残額は 3,480 円です。医療費総額 54,480 円の本人負担は通常 3 割ですが，公費医療の精神通院医療を使うと自己負担は 1 割となり，5,450 円になります。さらに，自己負担上限額 5,000 円から累積額 1,520 円を差し引いた 3,480 円が訪問看護分の自己負担額となり，「①公費負担金額」欄に「3,480 円」の記載が必要です。

訪問看護療養費明細書　　令和　※　年　※　月分　県番：13　訪コ：※※※※※※※　　| 6 訪問 | 1 国保 | 2 2併 | 2 本人 |

様式第四

	保険者番号又は 公費負担者番号	記号・番号又は 公費受給者番号	実日数	請求	決定 ※	一部負担金額	訪問看護 ステーションの 所在地 及び名称
保険	13※※※※	17-※※ ※※※※ 枝番	5 日	54,480 円	円	円	
公①	21※※※※※	16※※※※※	5 日	54,480 円	円	3,480 円	
公②			日	円	円	円	
公③			日	円	円	円	
公④			日	円	円	円	

特記	職務上の事由	給付割合	高額療養費再掲 ※
		7	
		一部負担金区分	公費負担金額① ※　公費負担金額② ※

医療機関	名称	○○○○
	コード	県番 13　点数表 1　医療機関コード ○○○○○○○
主治医	氏名	○○○○

直近報告年月日　令和※年※月※日

氏名	○○○○ ○○　○○		訪問した場所	1 自宅

2 女　　3 昭和○○・○○・○○生

情報欄

主たる傷病名・心身の状態・指示期間・訪問開始及び終了年月日・訪問終了等の状況・情報提供・特記事項・専門の研修・その他

<主たる傷病名>
1 ○○○○
2
3

<心身の状態>
・・・・・・・・・・・・・・
(基準告示第2の1に規定する疾病等の有無)
3 無
(該当する疾病等)

(GAF 尺度により判定した値)
04
(判定した年月日)
令和※年※月※日

<精神指示期間>
令和※年※月1日〜令和※年※月30日

<訪問開始年月日>※年※月※日
<情報提供先　1 市 (区) 町村等>
(1 市 (区) 町村等)

<特記事項>
3 従:

精神科訪問看護基本療養費を算定の場合，精神指示期間に記載する

訪問日

	1	2	3	4	5	6	7
	○						
	8	9	10	11	12	13	14
		○					
	15	16	17	18	19	20	21
		○					
	22	23	24	25	26	27	28
	○						
	29	30	31				
	○						

摘要欄

区分		負担	名称	金額 (円)	日数 (日)
30	31	2	精神科訪問看護基本療養費Ⅰ (保健師又は看護師による場合) (週3日目まで30分以上の場合)	5,550	× 5
50	51	2	訪問看護管理療養費 (月の初日の訪問の場合) (機能強化型訪問看護管理療養費1)	13,230	× 1
		2	訪問看護管理療養費 (月の2日目以降の訪問の場合) (訪問看護管理療養費1)	3,000	× 4
70	70	2	訪問看護情報提供療養費1	1,500	× 1

備考　1．この用紙は、A列4番とすること。
　　　2．※印の欄は、記入しないこと。

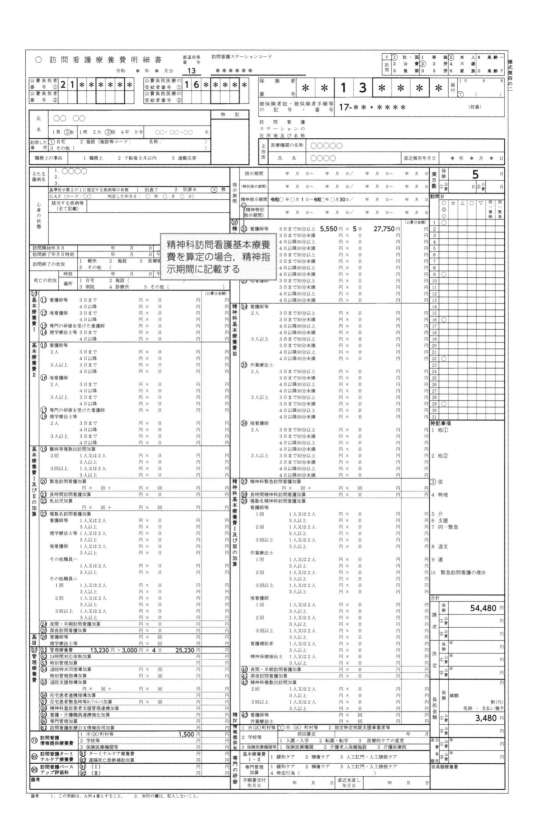

▶ 訪問看護療養費算定例②

双極性障害の80代の女性，後期高齢者医療1割負担で，公費（21：精神通院）と（93：東京都医療費助成）併用の利用者です。

自立支援医療の自己負担上限額は5,000円ですが，訪問看護以外の自己負担累積額は2,100円で自己負担上限額に達しておらず，自己負担上限額の残額は2,900円です。

医療費総額59,780円の自己負担1割は5,980円ですが，自己負担上限額5,000円から累積額2,100円を差し引いた2,900円が訪問看護分の自己負担額となるため，「①公費負担金額」欄に「2,900円」の記載が必要です。

また，70歳以上の利用者では「特記」欄に所得区分の記載が必要です。この例の利用者は，所得区分が「一般」で自己負担限度額が18,000円のため，特記事項の表記は「42区キ」となります。

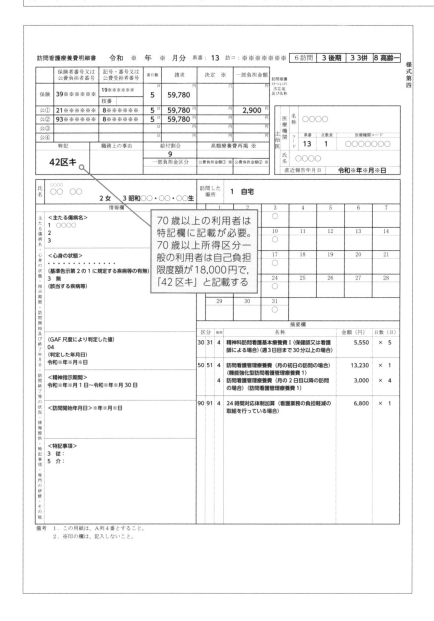

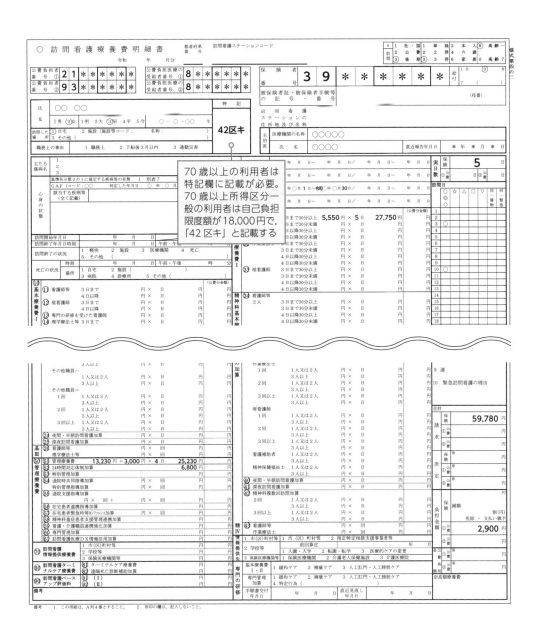

70歳以上の利用者は特記欄に記載が必要。70歳以上所得区分一般の利用者は自己負担限度額が18,000円で、「42区キ」と記載する

Column

自己負担累積額が上限に達している場合・高額療養費が発生している場合

○ 自己負担累積額が，医療機関，薬局等ですでに負担上限月額に達している場合は，訪問看護の利用料は徴収されません。その場合は，①公費負担金額欄に「0円」の記載が必要となります。

○ 高額療養費が発生している場合は「保険負担金額」欄に限度額の記載が必要であり，所得区分が低所得の場合は備考欄に「低所得Ⅰ」または「低所得Ⅱ」のいずれか該当するものの記載が必要です。なお，低所得者の限度額は本来8,000円ですが，「21」（自立支援医療の精神通院医療）の場合は，利用者の所得にかかわらず限度額は一般並みの18,000円の記載になります。請求額の1割負担分が18,000円を超える場合は，「保険負担金額」欄に「18,000円」の記載が必要です。

○ 自立支援医療に係る公費欄の一部負担金額については，10円未満は四捨五入せず，1円単位で記載します（利用者負担額（利用者請求）は四捨五入する）が，高額療養費が発生した場合の公費欄は，四捨五入して記載します。

<様式第四>

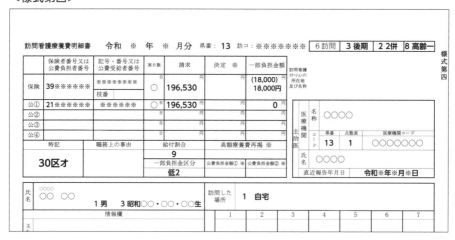

264

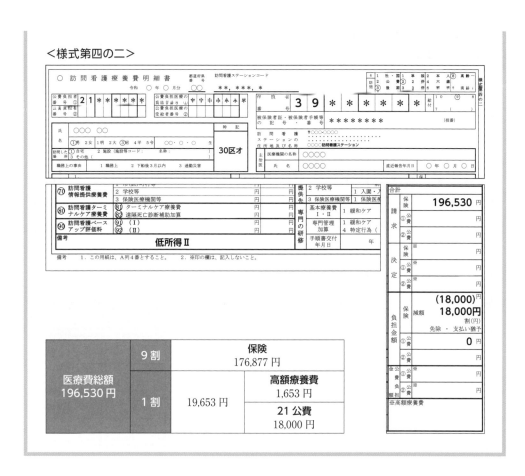

▶ 訪問看護療養費算定例③

訪問看護療養費明細書	令和 ※ 年 ※ 月分	県番：13	訪コ：※※※※※※※※	6 訪問	2 公費	1 単独	2 本人	様式第四

保険	保険者番号又は公費負担者番号	記号・番号又は公費受給者番号	実日数	請求	決定 ※	一部負担金額	訪問看護ステーションの所在地及び名称
		枝番		円	円	円	
公①	21※※※※※	8※※※※※	5 日	47,780 円	円	円	
公②			日	円	円	円	
公③			日	円	円	円	
公④			日	円	円	円	

生活保護は公費単独となる

医療機関	名称	○○○○
	県番	点数表	医療機関コード
コード	13	1	○○○○○○○
主治医	氏名	○○○○
直近報告年月日	令和※年※月※日

特記	職務上の事由	給付割合	高額療養費再掲 ※
		一部負担金区分	公費負担金額①	公費負担金額②

氏名	○○○○ ○○ ○○ 1 男 3 昭和○○・○○・○○生	訪問した場所	1 自宅

情報欄

主たる傷病名・心身の状態・指示期間・訪問開始及び終了年月日・訪問終了等の状況・情報提供・特記事項・専門の研修・その他

			1 ○	2	3	4	5	6	7

<主たる傷病名>
1 ○○○○
2
3

訪問日	8 ○	9	10	11	12	13	14
	15 ○	16	17	18	19	20	21
	22 ○	23	24	25	26	27	28
	29 ○	30	31				

<心身の状態>
・・・・・・・・・・・・
（基準告示第2の1に規定する疾病等の有無）
3 無
（該当する疾病等）

（GAF尺度により判定した値）
04
（判定した年月日）
令和※年※月※日

<精神指示期間>
令和※年※月1日〜令和※年※月30日

<訪問開始年月日>※年※月※日

<特記事項>
3 従：

摘要欄

区分	負担	名称	金額（円）	日数（日）
30	31	5	精神科訪問看護基本療養費Ⅰ（保健師又は看護師による場合）（週3日目まで30分以上の場合）	5,550	× 1
30	31	5	精神科訪問看護基本療養費Ⅰ（保健師又は看護師による場合）（週3日目まで30分未満の場合）	4,250	× 4
50	51	5	訪問看護管理療養費（月の初日の訪問の場合）（機能強化型訪問看護管理療養費1）	13,230	× 1
		5	訪問看護管理療養費（月の2日目以降の訪問の場合）（訪問看護管理療養費1）	3,000	× 4

備考　1．この用紙は、A列4番とすること。
　　　2．※印の欄は、記入しないこと。

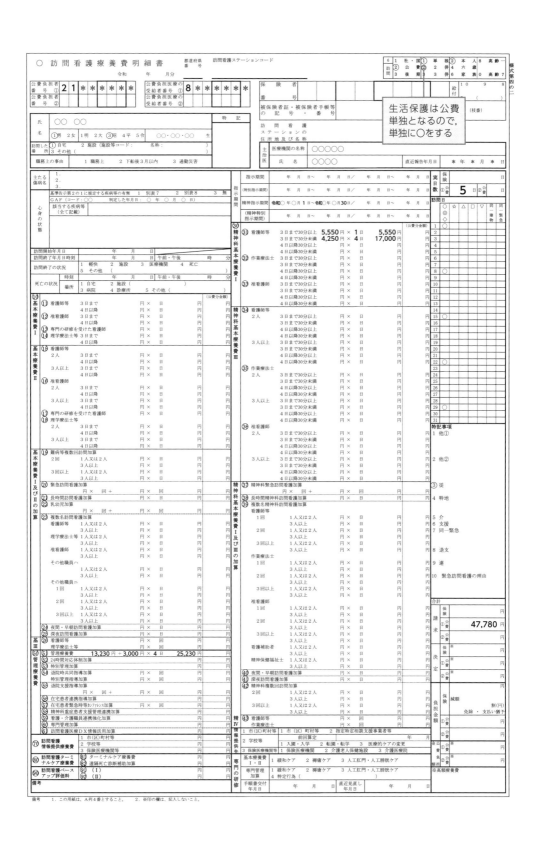

5　公費負担医療の請求
B　特定医療費
（難病法に基づく医療費の助成）

☑CHECK!!

- □ 難病法に基づく指定難病の認定を受けた方には，特定医療費助成制度により，3割の自己負担が2割に引き下げられます。
- □ 世帯の所得に応じた医療費の自己負担上限額が設定されており，この場合，交付される自己負担上限額管理票を用いて管理することになります。訪問看護ステーションは，利用者の公費本人負担額の残額を把握する必要があります。
- □ 公費負担があることで，レセプトのまとめ方も異なる点がありますので，注意が必要です。

1　難病の方への訪問看護

○ 特定医療費の対象者は，難病の患者に対する医療等に関する法律（難病法）に定められる指定難病（2024（令和6）年4月時点で341疾病）の患者であって，症状が一定程度以上の場合，または高額な医療費を払っている場合です。このような指定難病の認定を受けた方は，患者負担が軽減されることになります。

○ 指定訪問看護事業者は，都道府県，指定都市または中核都市に所定の手続きを行い，指定医療機関としての指定を受ける必要があります。

○ 医療保険または介護保険の自己負担が3割の利用者は，難病法に基づく医療費（特定医療費）助成制度により2割に引き下げられます。もともと2割，1割負担であった患者の負担割合は変わりません。

○ さらに，外来・入院の区別なく世帯の所得に応じた医療費の自己負担上限額（月額）が設定されています。この上限額は，指定難病として受診した複数の医療機関などの自己負担をすべて合算したうえで適用されます。事業所は，利用者の公費の本人負担額の残額を把握することが必要です。医療保険または介護保険にかかわらず，公費の負担残額が保険の利用者負担額を上回る場合は保険の利用者負担額を，公費の負担残額が保険の利用者負担残額を下回る場合は，公費の本人負担額を徴収します。公費の本人負担残額が0円であれば，本人の負担はありません。

○ 請求は，医療保険または介護保険のレセプトに公費負担分としての額を記載し，各都道府県の国保連合会，または支払基金に提出します。

特定医療費（指定難病）受給者証の例

特定医療費（指定難病）受給者証

公費負担者番号	5	4	*	*	*	*	*	*
受給者番号	0	5	*	*	*	*	*	*

受診者	住　所	○○県○○市○○－○－○	
	氏　名	○○○　○○	女
	生年月日	昭和 ○○ 年 ○○ 月 ○○ 日生	

保護者 （受診者が18歳未満）	住所	
	氏名	続柄

疾病名	①	多系統萎縮症
	②	
	③	

保険者番号	01＊＊＊＊＊＊	適用区分	ウ

有効期間	令和○○年　○月　○日から　令和○○年○○月○○日まで
負担上限月額	10,000 円 （食事療養標準負担及び生活療養標準負担額は本人負担）

指定医療機関	名称	○○○○クリニック
	所在地	○○市◇◇町○－○－○
	名称	△△薬局
	所在地	○○市◇◇町○－○－○
	名称	○○○○訪問看護ステーション
	所在地	○○市◇◇町

高額長期		所得階層		軽症者		呼吸器等		同一世帯	

緊急その他のやむを得ない場合には、本医療受給者証に記載されている指定医療機関以外の指定医療機関での診療等も特定医療費の支給対象となる。

上記のとおり、認定する。

令和○○年○月○○日

○○○県知事　　印

特定医療費（指定難病）自己負担上限額管理票の例

特定医療費（指定難病）

令和○○年　○月分　自己負担上限額管理票

受診者名		受給者番号	

月額自己負担上限額　　10,000 円

日付	指定医療機関名	医療費総額（10割分）	自己負担額	自己負担の累積額（月額）	徴収印
○月○日	○○○病院	10,000 円	2,000 円	2,000 円	印
○月○日	□□薬局	15,000 円	3,000 円	5,000 円	印
○月○日	○○○病院	10,000 円	2,000 円	7,000 円	印
○月○日	□□薬局	10,000 円	2,000 円	9,000 円	印
○月○日	○○○病院	15,000 円	1,000 円	10,000 円	印
○月○日	○○○病院	10,000 円			印
○月○日	□□薬局	5,000 円			印
月　日					
月　日					
月　日					
月　日					
月　日					
月　日					

上記のとおり月額自己負担上限額に達しました。

日付	指定医療機関名	確認印
○月○日	○○○病院	印

※自己負担上限額に達した後も、引き続き「医療費総額（10割分）」については記載いただくようお願いします。

2 特定医療費（指定難病）の請求（医療保険）

① 請求にあたって

○ 訪問看護療養費明細書に公費負担分として金額を記載し，国保連合会，または支払基金に当月分とあわせて請求します。

○ なお，介護保険の要介護・要支援認定者であっても，特掲診療科の施設基準等別表第7に掲げる疾病等の利用者（厚生労働大臣が定める疾病等の者）は指定難病の利用者も含め，医療保険での訪問看護となります。

特掲診療科の施設基準等別表第7に掲げる疾病等の者

> ○末期の悪性腫瘍　○多発性硬化症　○重症筋無力症　○スモン　○筋萎縮性側索硬化症　○脊髄小脳変性症　○ハンチントン病　○進行性筋ジストロフィー症　○パーキンソン病関連疾患（進行性核上性麻痺，大脳皮質基底核変性症，パーキンソン病（ホーエン・ヤールの重症度分類がステージ3以上であって生活機能障害度がⅡ度またはⅢ度のものに限る））　○多系統萎縮症（線条体黒質変性症，オリーブ橋小脳萎縮症，シャイ・ドレーガー症候群）　○プリオン病　○亜急性硬化性全脳炎　○ライソゾーム病　○副腎白質ジストロフィー　○脊髄性筋萎縮症　○球脊髄性筋萎縮症　○慢性炎症性脱髄性多発神経炎　○後天性免疫不全症候群　○頸髄損傷　○人工呼吸器を使用している状態

○ また，特定医療費（指定難病）の利用者は，レセプトの「特記」欄に所得区分の記載が必要です。

特定医療（指定難病）受給者証等の適用区分とレセプトの特記事項

区分	適用区分	レセプトの特記事項	区分	適用区分	レセプトの特記事項
70歳未満	ア	26区ア	高齢受給者	Ⅵ	26区ア
	イ	27区イ		Ⅴ	27区イ
	ウ	28区ウ		Ⅳ	28区ウ
	エ	29区エ		Ⅲ	29区エ
	オ	30区オ		Ⅲ（後期高齢2割）	41区カ
				Ⅲ（後期高齢1割）	42区キ
				Ⅱ	30区オ
				Ⅰ	30区オ

②特定医療費（指定難病）受給者証の確認ポイント

○ 請求前に確認すべき特定医療費（指定難病）受給者証の確認ポイントをまとめました。

特定医療費（指定難病）受給者証の確認ポイント

①②レセプトの公費負担者番号，
公費受給者番号欄に記載する

特定医療費（指定難病）受給者証		
公費負担者番号	①	54＊＊＊＊＊＊
受給者番号	②	002＊＊＊＊

受診者	住所	●		
	氏名	●		
	生年月日	昭和●年●月●日	性別	女

保険者	●			
被保険者証の記号及び番号	●	適用区分	③	オ
病名	筋萎縮性側索硬化症			
有効期間	令和○年○月○日～令和○年△月△日			
月額自己負担上限額	④ 1,000円	階層区分		B2
備考				

④医療費の自己
負担上限額

③レセプトの特記事
項に記載するが，
表記は変わる

指定医療機関名	○○神経内科クリニック	
	○○病院	この欄に記載がない場合でも、指定医療機関であれば使用できます。
	●●病院	
	○○クリニック	
	▲▲病院	
	○○薬局	
	訪問看護ステーション	
	⑤ ●●訪問看護ステーション	

負担	人工呼吸器等装着	該当	高額かつ長期	非該当
	軽症者特例	非該当	重症患者認定	非該当
	同一世帯内指定難病又は小児慢性	無	重症者認定（経過措置）H29.12.31に終了	

保護者（受診者が18歳未満の場合記入）	氏名		続柄	
	住所			

上記のとおり認定します。
　　令和●年●月●日　　　　　○○県知事

⑤指定医療機関である
ことを確認する

272

③特定医療費の算定例

▶ 算定例①：自己負担上限額に達しており，
訪問看護にかかる利用者負担がない場合

> Ｉさんは78歳の女性で，多系統萎縮症の利用者です。後期高齢者医療3割負担，特定医療費の自己負担上限額は人工呼吸器装着のため1,000円です。

※人工呼吸器やその他の生命の維持に必要な装置を装着していることにより特別な配慮を必要とする利用者については，負担上限額は所得階層にかかわらず，月額1,000円です。

○ ●月，Ｉさんの特定医療費の自己負担累積額はすでに1,000円に達しているため，訪問看護分の自己負担額は徴収しません。

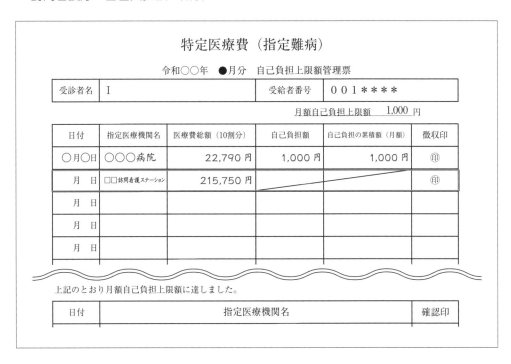

特定医療費（指定難病）

令和○○年　●月分　自己負担上限額管理票

受診者名	Ｉ		受給者番号	001＊＊＊＊	

月額自己負担上限額　　1,000　円

日付	指定医療機関名	医療費総額（10割分）	自己負担額	自己負担の累積額（月額）	徴収印
○月○日	○○○病院	22,790 円	1,000 円	1,000 円	印
月　日	□□訪問看護ステーション	215,750 円			印
月　日					
月　日					
月　日					

上記のとおり月額自己負担上限額に達しました。

日付	指定医療機関名	確認印

○ ●月の I さんの情報をまとめると，次のようになります。

○ 公費分本人負担額は 0 円になるので，「①公費負担金額」欄に「0 円」の記載が必要です。

保険・公費情報			レセプト表記
医療保険	後期高齢者医療		**保険種別欄** 3 後　期　22 併　0 高齢 7
	自己負担割合	3 割負担	**給付割合欄** 7 割
公　費	特定医療費（指定難病）受給者証（54）		**特記欄** 27 区 イ
	負担上限額	1,000 円	自己負担累計額　1,000 円
	適用区分	V	残　　　額　　　0 円

Column

都道府県独自の医療費助成制度について

○ 都道府県の医療費助成制度によって，「公費負担番号」欄の記載や「実日数」欄の記載，「合計」欄の「公費①」「公費②」の記載の方法が異なるので，予め，請求先である審査支払機関に確認してください。なお，「実日数」欄の記載方法については p114，「合計」欄の「公費①」「公費②」欄の記載方法については p120 を参照してください。

自己負担割合が３割の利用者は難病法により実際の自己負担は２割になるが，保険証の自己負担割合（３割）を記載

訪問看護療養費明細書　　令和　○　年　○　月分　県番：○○　訪コ：○○○○○○○　　6 訪問　3 後期　22 併　0 高齢7

様式第四

	保険者番号又は公費負担者番号	記号・番号又は公費受給者番号	実日数	請求	決定　※	一部負担金額
保険	39○○○○○○		20 日	215,750 円	円	円
		枝番 ○○○○○○○				
公①	54○○○○○○	○○○○○○○	20 日	215,750 円	円	円
公②			日	円	円	円
公③			日	円	円	円
公④			日	円	円	円

訪問看護ステーションの所在地及び名称

特記	職務上の事由	給付割合	高額療養費再掲　※
27区イ		7	
		一部負担金区分	公費負担金額①　※	公費負担金額②　※

特定医療費受給者証の「適用区分」を記載するが，表記の仕方が異なる。p271 の「特定医療費（指定難病）受給者証の適用区分とレセプトの特記事項」参照

	名称	○○○**クリニック**
医療機関	コード 県番 **13** 点数表 **1** 医療機関コード ○○○○○○○
主治医	氏名	
	直近報告年月日	**令和○年○月○○日**

氏名　○○　○○

訪問した場所　**1　自宅**

＜主たる傷病名＞
1　多系統萎縮症
2　○○○○
3　○○○○

＜心身の状態＞
・・・・・・・・・・
（基準告示第 2 の 1 に規定する疾病等の有無）
1　別表 7
2　別表 8
（該当する疾病等）
10　多系統萎縮症
20　人工呼吸器を使用している状態の者
45　気管カニューレを使用している状態にある者
46　留置カテーテルを使用している状態にある者
53　在宅人工呼吸指導管理を受けている状態にある者

（GAF 尺度により判定した値）
　　年　月　日

＜指示期間＞
令和○年○月○○日～令和○年○月○○日

＜特別指示期間＞

＜精神指示期間＞

＜精神特別指示期間＞

＜訪問開始年月日＞
平成○○年○月○○日

＜訪問終了年月　訪問終了時刻＞
　　年　月　日

＜訪問終了の状況　訪問終了の状況その他内容＞

＜死亡の状況　年月日　時刻＞
　　年　月　日

＜死亡の状況　場所施設　その他＞

＜専門の研修＞

＜情報提供先＞
＜情報提供先1市（区）町村等＞
1　市（区）　町村等

＜特記事項＞
5　介
6　支援

＜その他＞

		訪問日
訪問日	1 ○	2 ○▽	3 ○	4 ○▽	5 ○	6 ○	7 ○
	8 ○	9 ○▽	10 ○	11 ○▽	12 ○	13 ○	14 ○
	15 ○	16 ○▽	17 ○▽	18 ○	19 ○	20 ○	21 ○
	22 ○	23 ○▽	24 ○	25 ○▽	26 ○	27 ○	28 ○
	29	30	31				

摘要欄

区分	負担		名称	金額（円）	日数（日）
10	11	2	訪問看護基本療養費Ⅰ（保健師，助産師又は看護師による場合（ハを除く。））（週 3 日目まで）	5,550	× 12
			訪問看護基本療養費Ⅰ（保健師，助産師又は看護師による場合（ハを除く。））（週 4 日目以降）	6,550	× 8
50	23	2	複数名訪問看護加算（看護職員が他の看護師等（准看護師を除く。）と同時に指定訪問看護を行う場合）（同一建物内 1 人又は 2 人）（訪問看護基本療養費）	4,500	× 4
	51	2	訪問看護管理療養費（月の初日の訪問の場合）（イからハまで以外の場合）	7,670	× 1
			訪問看護管理療養費（月の 2 日目以降の訪問の場合）（訪問看護管理療養費 1）（1 日につき）	3,000	× 19
	52	2	24 時間対応体制加算（看護業務の負担軽減の取組を行っている場合）（訪問看護管理療養費）	6,800	× 1
	53	2	特別管理加算（特別な管理を必要とする利用者のうち重症度等の高いものとして別に厚生労働大臣が定める状態等にある利用者）（訪問看護管理療養費）	5,000	× 1
70	70	2	訪問看護情報提供療養費 1	1,500	× 1
90	91	2	訪問看護ベースアップ評価料（1）	780	× 1

備考　1．この用紙は，A列4番とすること。
　　　2．※印の欄は，記入しないこと。

5

公費負担医療の請求

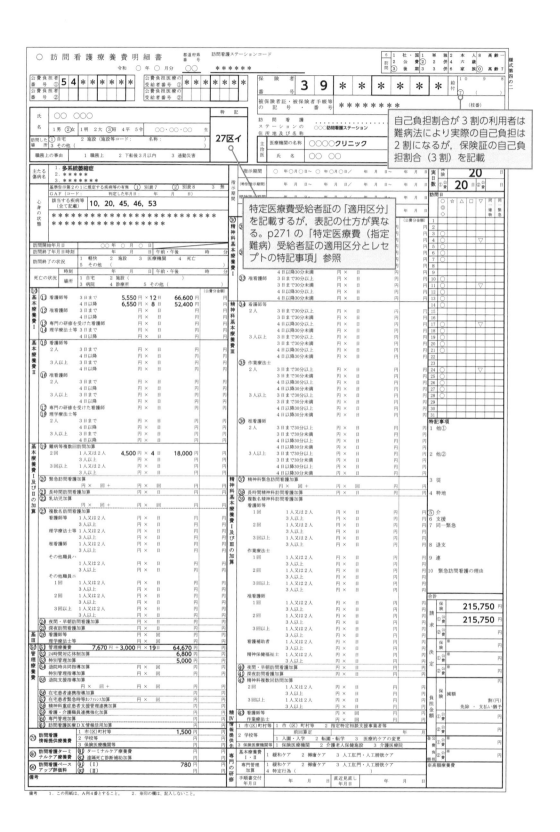

自己負担割合が3割の利用者は
難病法により実際の自己負担は
2割になるが，保険証の自己負
担割合（3割）を記載

特定医療費受給者証の「適用区分」
を記載するが，表記の仕方が異な
る。p271の「特定医療費（指定
難病）受給者証の適用区分とレセ
プトの特記事項」参照

▶ 算定例②：自己負担上限額に達しておらず，訪問看護にかかる利用者負担がある場合

> Aさんは92歳の女性で，パーキンソン病Yahr4の利用者です。後期高齢者医療2割負担，特定医療費の自己負担額は5,000円です。

○ △月，Aさんの訪問看護以外の特定医療費の自己負担累積額は4,590円で，自己負担上限額の5,000円までには達しておらず，残額は410円です。

○ 訪問看護に関する医療費総額55,000円の自己負担1割は5,500円ですが，自己負担上限額5,000円から累積額4,590円を差し引いた410円が訪問看護分の自己負担額となり，「①公費負担金額」欄，「②公費負担金額」欄に「410円」の記載が必要です。

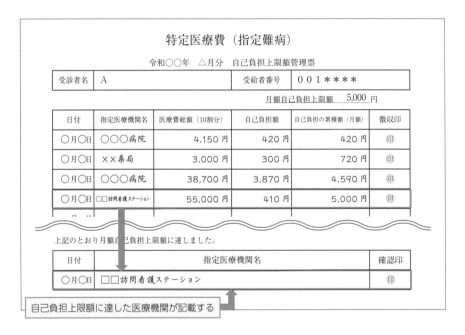

○ △月のAさんの情報をまとめると，次のようになります。

保険・公費情報			レセプト表記	
医療保険	後期高齢者医療		**保険種別欄** 3 後　期　2 2 併　8 高齢一	
	自己負担割合	1割負担	**給付割合欄** 9割	
公費	特定医療費（指定難病）受給者証（54）		**特記欄** 42 区 キ	
	負担上限額	5,000円	自己負担累計額　4,590円	
	適用区分	Ⅲ	残　　　額　　　410円	

訪問看護療養費明細書　令和 ○ 年 ○ 月分　県番：○○　訪コ：○○○○○○○　| 6 訪問 | 3 後期 | 2 2併 | 8 高齢一 |

	保険者番号又は公費負担者番号	記号・番号又は公費受給者番号	実日数	請求	決定 ※	一部負担金額
保険	39○○○○○○	○○○○○○○○ 枝番	5 日	55,000 円	円	円
公①	54○○○○○○	○○○○○○○○	5 日	55,000 円	円	410 円
公②			日	円	円	円
公③			日	円	円	円
公④			日	円	円	円

訪問看護ステーションの所在地及び名称

特記	職務上の事由	給付割合	高額療養費再掲 ※
42区キ		9	
		一部負担金区分	公費負担金額① ※ 公費負担金額② ※

医療機関	名称	○○○クリニック

	県番	点数表	医療機関コード
コード	13	1	○○○○○○○

主治医　氏名 ○○ ○○

直近報告年月日 令和○年○月○○日

氏名	○○ ○○○　2 女　3 昭和○○.○.○生	訪問した場所	1 自宅

情報欄

主たる傷病名・心身の状態・指示期間・訪問開始及び終了年月日・訪問終了等の状況・情報提供・特記事項・専門の研修・その他

<主たる傷病名>
1　パーキンソン病 Yahr4
2　○○○○
3　○○○○

<心身の状態>
・・・・・・・・・・・・・・
(基準告示第2の1に規定する疾病等の有無)
1　別表7
(該当する疾病等)
09　パーキンソン病関連疾患

(GAF 尺度により判定した値)
　　年 月 日

<指示期間>
令和○年○月○○日～令和○年○月○○日

<特別指示期間>

<精神指示期間>

<精神特別指示期間>

<訪問開始年月日>
令和○年○月○○日

<訪問終了年月日　訪問終了時刻>
　年 月 日

<訪問終了の状況　訪問終了の状況その他内容>

<死亡の状況　年月日　時刻>
　年 月 日

<死亡の状況　場所 施設 その他>

<専門の研修>

<情報提供先>

<特記事項>
5 介

<その他>

訪問日

1	2	3	4	5	6	7
		○				
8	9	10	11	12	13	14
		○				
15	16	17	18	19	20	21
		○				
22	23	24	25	26	27	28
		○				
29	30	31				
		○				

摘要欄

区分	負担	名称	金額（円）	日数（日）
10	11 2	訪問看護基本療養費Ⅰ（保健師，助産師又は看護師による場合（ハを除く。））（週3日目まで）	5,550	× 5
50	51 2	訪問看護管理療養費（月の初日の訪問の場合）（イからハまで以外の場合）	7,670	× 1
		訪問看護管理療養費（月の2日目以降の訪問の場合）（訪問看護管理療養費1）（1日につき）	3,000	× 4
	52 2	24時間対応体制加算（看護業務の負担軽減の取組を行っている場合）（訪問看護管理療養費）	6,800	× 1
90	91 2	訪問看護ベースアップ評価料（1）	780	× 1

備考　1．この用紙は、A列4番とすること。
　　　2．※印の欄は、記入しないこと。

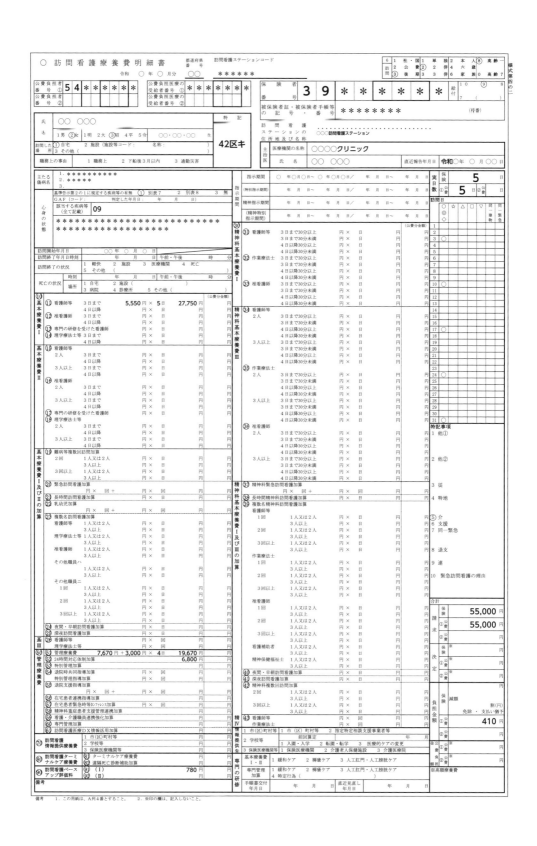

▶ 算定例③：算定例②のＡさんの該当月に受診がなく，自己負担累積額が０円の場合

○ ■月，Ａさんの訪問看護以外の医療機関等への受診がなく，特定医療費の自己負担累積額は０円で残額5,000円です。

○ 訪問看護に関する医療費総額29,350円の自己負担１割は2,935円になり，訪問看護分の自己負担額は2,935円です。このため，「①公費負担金額」欄に「2,935円」の記載が必要です。

○ なお，「①公費負担金額」欄は四捨五入せず，１円単位で記載します（ただし，自己負担額（利用者請求）は2,940円で請求します）。

特定医療費（指定難病）

令和○○年　△月分　自己負担上限額管理票

受診者名	A		受給者番号	００１＊＊＊＊

月額自己負担上限額　　5,000 円

日付	指定医療機関名	医療費総額（10割分）	自己負担額	自己負担の累積額（月額）	徴収印
○月○日	□□訪問看護ステーション	29,350 円	2,940 円	2,940 円	㊞

〜〜〜〜〜〜〜〜〜〜

上記のとおり月額自己負担上限額に達しました。

日付	指定医療機関名	確認印
月　日		

○ ■月のＡさんの情報をまとめると，次のようになります。

保険・公費情報			レセプト表記
医療保険	後期高齢者医療		**保険種別欄** ３後　期　２２併　８高齢一
	自己負担割合	１割負担	**給付割合欄** ９割
公費	特定医療費（指定難病）受給者証（54）		**特記欄** 42区キ
	負担上限額	5,000 円	自己負担累計額　5,000 円
	適用区分	Ⅲ	残　　額　5,000 円

訪問看護療養費明細書　　　令和 ○ 年 ○ 月分　県番：○○　訪コ：○○○○○○　| 6 訪問 | 3 後期 | 22併 | 8 高齢一 |

	保険者番号又は公費負担者番号	記号・番号又は公費受給者番号	実日数	請求	決定 ※	一部負担金額	
保険	39○○○○○○	○○○○○○○	2	29,350 円	円	円	訪問看護ステーションの所在地及び名称
		枝番					
公①	54○○○○○○	○○○○○○○	2	29,350 円	円	2,935 円	
公②			日	円	円	円	
公③			日	円	円	円	
公④			日	円	円	円	

特記	職務上の事由	給付割合 9	高額療養費再掲 ※
42区キ		一部負担金区分	公費負担金額① ※　　公費負担金額② ※

医療機関	名称	○○○クリニック		
主治医	コード	県番 13	点数表 1	医療機関コード ○○○○○○○
	氏名			
	直近報告年月日	令和○年○月○○日		

5

公費負担医療の請求

氏名	○○　○○○　　2 女　　3 昭和○○.○.○生
訪問した場所	1 自宅

情報欄

<主たる傷病名>
主たる傷病名・心身の状態・指示期間・訪問開始及び終了年月日・訪問終了等の状況・情報提供・特記事項・専門の研修・その他
1　パーキンソン病 Yahr4
2　○○○○
3　○○○○

<心身の状態>
・・・・・・・・・・・・
・・・・・・・・・・・・
(基準告示第2の1に規定する疾病等の有無)
1　別表7
(該当する疾病等)
09　パーキンソン病関連疾患

(GAF 尺度により判定した値)
　年　月　日

<指示期間>
令和○年○月○○日～令和○年○月○○日

<特別指示期間>

<精神指示期間>

<精神特別指示期間>

<訪問開始年月日>
令和○○年○月○○日

<訪問終了年月　訪問終了時刻>
　年　月　日

<訪問終了の状況　訪問終了の状況その他内容>

<死亡の状況　年月日　時刻>
　年　月　日

<死亡の状況　場所　施設　その他>

<専門の研修>

<情報提供先>

<特記事項>
5　介

<その他>

訪問日

1	2	3	4	5	6	7
				○		
8	9	10	11	12	13	14
15	16	17	18	19	20	21
				○		
22	23	24	25	26	27	28
29	30	31				

摘要欄

区分	負担	名称	金額（円）	日数（日）
10	11 2	訪問看護基本療養費Ⅰ（保健師、助産師又は看護師による場合（ハを除く。））（週3日目まで）	5,550	× 2
50	51 2	訪問看護管理療養費（月の初日の訪問の場合）（イからハまで以外の場合）	7,670	× 1
		訪問看護管理療養費（月の2日目以降の訪問の場合）（訪問看護管理療養費1）（1日につき）	3,000	× 1
	52 2	24時間対応体制加算（看護業務の負担軽減の取組を行っている場合）（訪問看護管理療養費）	6,800	× 1
90	91 2	訪問看護ベースアップ評価料（1）	780	× 1

備考　1．この用紙は、A列4番とすること。
　　　2．※印の欄は、記入しないこと。

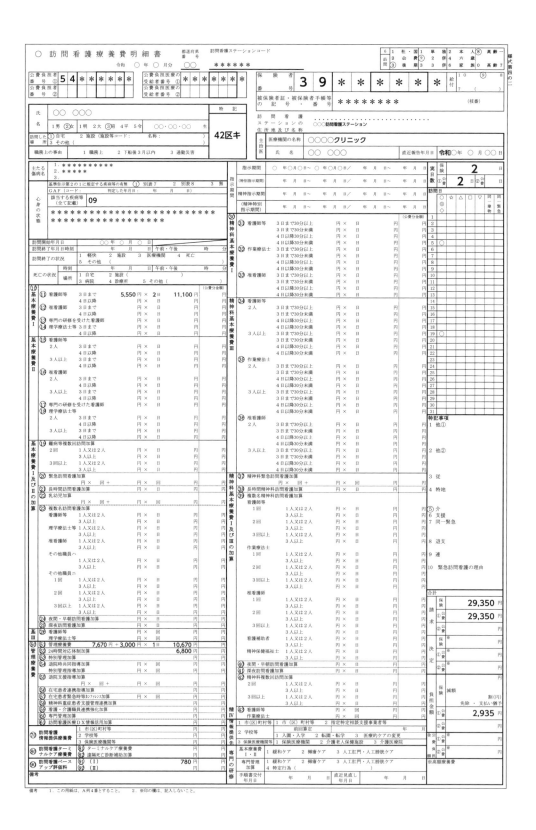

特定医療費（指定難病）の請求（介護保険）

1936（昭和11）年生まれのJさん（88歳）は，突発性肺線維症で公費（54：指定難病）の利用者です（要介護2，地域単価：10.84円）。介護保険の自己負担割合は2割，特定医療費の自己負担上限額は30,000円。訪問看護以外の自己負担累積額は28,530円で自己負担上限額に達しておらず，残額は1,470円でした。Jさんの訪問看護に関する介護給付費総額は26,612円で，公費負担分（2割）は5,323円です。このとき，Jさんの公費請求額は3,853円で，公費分本人負担は管理票の残額の1,470円となります。

○ 介護給付費明細書に公費負担分として金額を記載し，国保連合会に当月分とあわせて請求します。

▶ 算定例①：公費請求と公費本人負担がある場合

特定医療費（指定難病）

令和○○年　■月分　自己負担上限額管理票

受診者名	J	受給者番号	００＊＊＊＊＊

月額自己負担上限額　30,000　円

日付	指定医療機関名	医療費総額（10割分）	自己負担額	自己負担の累積額（月額）	徴収印
○月○日	○○○病院	82,050 円	16,410 円	16,410 円	印
○月○日	××薬局	31,150 円	6,230 円	22,640 円	印
○月○日	○○○クリニック	14,960 円	4,490 円	27,130 円	印
○月○日	○○○病院	3,230 円	650 円	27,780 円	印
○月○日	××薬局	3,770 円	750 円	28,530 円	印
○月○日	□□訪問看護ステーション	26,612 円	1,470 円	30,000 円	印

上記のとおり月額自己負担上限額に達しました。

日付	指定医療機関名	確認印
○月○日	□□訪問看護ステーション	印

保険・公費情報			レセプト表記	
介護保険	自己負担割合	2割負担	給付率 80%	
公費	特定医療費（指定難病）受給者証（54）			
	負担上限額	30,000 円	自己負担累計額	28,530 円
			残　額	1,470 円

様式第二 （附則第二条関係）

居宅サービス・地域密着型サービス介護給付費明細書

（訪問介護・訪問入浴介護・**訪問看護**・訪問リハ・居宅療養管理指導・通所介護・通所リハ・福祉用具貸与・定期巡回・随時対応型訪問介護看護・
夜間対応型訪問介護・地域密着型通所介護・認知症対応型通所介護・小規模多機能型居宅介護（短期利用以外）・小規模多機能型居宅介護（短期利用）・
複合型サービス（看護小規模多機能型居宅介護・短期利用以外）・複合型サービス（看護小規模多機能型居宅介護・短期利用））

公費負担者番号	５ ４ ＊ ＊ ＊ ＊ ＊ ＊	令和 ○○ 年 ○ 月分
公費受給者番号	＊ ＊ ＊ ＊ ＊ ＊ ＊	保険者番号 ＊ ＊ ＊ ＊ ＊ ＊

被保険者	被保険者番号	＊ ＊ ＊ ＊ ＊ ＊ ＊ ＊ ＊ ＊	請求事業者	事業所番号	＊ ＊ ＊ ＊ ＊ ＊ ＊ ＊ ＊ ＊
	(フリガナ)			事業所名称	○○訪問看護ステーション
	氏名	J			〒○○○-○○○○
	生年月日	1.明治 2.大正 ③.昭和 11 年 ○○月 ○○日　性別 1.男 ②.女		所在地	○○○○○○○○○○
	要介護状態区分	要介護1 ② 3・4・5			
	認定有効期間	1.平成 2.令和 ○○年 ○○月 ○○日 から　令和 ○○年 ○○月 ○○日 まで		連絡先	電話番号 ○○-○○○○-○○○○

居宅サービス計画	1. 居宅介護支援事業者作成　　　　2. 被保険者自己作成	
	事業所番号 ＊ ＊ ＊ ＊ ＊ ＊ ＊ ＊ ＊ ＊	事業所名称 ○○○○○○

開始年月日	1.平成 2.令和　　年　　　月　　　日	中止年月日	令和　　年　　　月　　　日
中止理由	1.非該当 3.医療機関入院 4.死亡 5.その他 6.介護老人福祉施設入所 7.介護老人保健施設入所 9.介護医療院入所		

給付費明細欄

サービス内容	サービスコード	単位数	回数	サービス単位数	公費分回数	公費対象単位数	摘要
訪看Ｉ２	1 3 1 1 1 1	4 7 1	3	1 4 1 3	3	1 4 1 3	
訪問看護サービス提供体制加算Ｉ	1 3 6 1 0 1		6	1 8 3	3	1 8	
緊急時訪問看護加算Ⅱ	1 3 3 1 0 0	5 7 4	1	5 7 4	1	5 7 4	
訪問看護特別管理加算Ⅱ	1 3 4 0 0 1	2 5 0	1	2 5 0	1	2 5 0	
訪問看護体制強化加算Ⅱ	1 3 4 0 0 5	2 0 0	1	2 0 0	1	2 0 0	

給付費明細欄（住所地特例対象者）

サービス内容	サービスコード	単位数	回数	サービス単位数	公費分回数	公費対象単位数	施設所在保険者番号	摘要

請求額集計欄

①サービス種類コード／名称	1 3 訪問看護		
③サービス実日数	3 日		日
④計画単位数	1 6 1 3		
⑤限度額管理対象単位数	1 6 1 3		
⑥限度額管理対象外単位数	8 4 2		給付率(/100)
⑦給付単位数（④⑤のうち少ない数）＋⑥	2 4 5 5		保険 8 0
⑧公費単位数	2 4 5 5		公費 1 0 0
⑨単位数単価	1 0 8 4 円/単位		合計
⑩保険請求額	2 1 2 8 9		2 1 2 6 3
⑪利用者負担額	0		0
⑫公費請求額	3 8 4 6		3 8 5 3
⑬公費分本人負担	1 4 7 0		1 4 7 0

2,455 単位 × 10.84（地域単価）
＝ 26,612 円（介護給付費）

介護給付費の
8割は介護保険で請求する
（21,289円）

26,612 円（介護給付費）
× 0.8（保険給付率）
＝21,289円（保険請求額）

残りの 3,853 円は
公費に請求する

社会福祉法人等による軽減欄

軽減率	%	受領すべき利用者負担の総額（円）	軽減額（円）	軽減後利用者負担額（円）	備考

介護給付費の 8 割は介護保険で請求する（21,289円）
介護給付費の残り 2 割は 5,323 円。本来の自己負担金は 5,323 円だが，
管理票の残額が 1,470 円のため，本人の負担は 1,470 円になる

26,612 円（介護給付費）
－ 21,289 円（保険請求額）
＝ 5,323 円（公費分　2 割）

▶ 算定例②：全額が公費分本人負担の場合

1942（昭和17）年生まれのKさん（82歳）は，突発性肺線維症で公費（54：指定難病）の利用者です（要介護2，地域単価：10.84円）。介護保険の自己負担割合は2割　特定医療費の自己負担上限額は30,000円。訪問看護以外の自己負担累積額は19,360円で自己負担上限額に達しておらず，残額が10,640円です。
Kさんの訪問看護に関する介護給付費総額は35,598円で，公費負担分（2割）は7,120円です。このとき，残額は10,640円のため，7,120円全額がKさんの公費分本人負担となります。

特定医療費（指定難病）

令和○○年　○月分　自己負担上限額管理票

受診者名	K		受給者番号	０ ０ ＊ ＊ ＊ ＊ ＊

月額自己負担上限額　　30,000　円

日付	指定医療機関名	医療費総額（10割分）	自己負担額	自己負担の累積額（月額）	徴収印
○月○日	○○○病院	93,120 円	18,620 円	18,620 円	印
○月○日	××薬局	3,710 円	740 円	19,360 円	印
○月○日	□□訪問看護ステーション	35,598 円	7,120 円	26,480 円	印
					印
					印

上記のとおり月額自己負担上限額に達しました。

日付	指定医療機関名	確認印

	保険・公費情報		レセプト表記
介護保険	自己負担割合	2割負担	給付割合 8割
公　費	特定医療費（指定難病）受給者証（54）		
	負担上限額	30,000 円	自己負担累計額　19,360 円
			残　　　　　額　10,640 円

※介護保険の自己負担割合が3割の場合は，本人負担が2割となりますが，給付率欄の保険は70（%），公費は100（%）で記載し，⑫公費請求額に1割分の公費請求額を，⑬公費分本人負担に2割分（または残額）の本人負担額を記載します。自己負担累積額が上限に達している場合は公費分本人負担がないので，⑫公費請求額に3割分を記載します。

居宅サービス・地域密着型サービス介護給付費明細書

（訪問介護・訪問入浴介護・訪問看護・訪問リハ・居宅療養管理指導・通所介護・通所リハ・福祉用具貸与・定期巡回・随時対応型訪問介護看護・
夜間対応型訪問介護・地域密着型通所介護・認知症対応型通所介護・小規模多機能型居宅介護（短期利用以外）・小規模多機能型居宅介護（短期利用）・
複合型サービス（看護小規模多機能型居宅介護・短期利用以外）・複合型サービス（看護小規模多機能型居宅介護・短期利用））

| 公費負担者番号 | 5 4 * * * * * * | | 令和 ○○ 年 ○ 月分 |
| 公費受給者番号 | * * * * * * * | | 保険者番号 | * * * * * * |

被保険者

被保険者番号	* * * * * * * * * *		事業所番号	* * * * * * * * * *
（フリガナ）			事業所名称	○○訪問看護ステーション
氏名	K		〒○○○-○○○○
生年月日	1.明治 2.大正 ③.昭和 17 年 ○○ 月 ○○ 日 性別 1.男 ②.女		所在地 ○○○○○○○○○○○○○
要介護状態区分	要介護1・②・3・4・5		
認定有効期間	1.平成 2.令和 ○○ 年 ○○ 月 ○○ 日 から 令和 ○○ 年 ○○ 月 ○○ 日 まで		連絡先 電話番号 ○○-○○○○-○○○○

| 居宅サービス計画 | 1．居宅介護支援事業者作成 2．被保険者自己作成 |
| | 事業所番号 * * * * * * * * * * 事業所名称 ○○○○○○ |

| 開始年月日 | 1.平成 2.令和 | 年 | 月 | 日 | 中止年月日 | 令和 | 年 | 月 | 日 |

中止理由 1.非該当 2.医療機関入院 4.死亡 5.その他 6.介護老人福祉施設入所 7.介護老人保健施設入所 9.介護医療院入所

給付費明細欄

サービス内容	サービスコード	単位数	回数	サービス単位数	公費分回数	公費対象単位数	摘要
訪看Ⅰ2	1 3 1 1 1 1	4 7 1	3	1 4 1 3	3	1 4 1 3	
訪看Ⅰ3	1 3 1 2 1 1	8 2 3	1	8 2 3	1	8 2 3	
訪問看護サービス提供体制加算Ⅰ	1 3 6 1 0 1	6	4	2 4	4	2 4	
緊急時訪問看護加算Ⅱ	1 3 3 1 0 0	5 7 4	1	5 7 4	1	5 7 4	
訪問看護特別管理加算Ⅱ	1 3 4 0 0 1	2 5 0	1	2 5 0	1	2 5 0	
訪問看護体制強化加算Ⅱ	1 3 4 0 0 5	2 0 0	1	2 0 0	1	2 0 0	

給付費明細欄（住所地特例対象者）

サービス内容	サービスコード	単位数	回数	サービス単位数	公費分回数	公費対象単位数	施設所在保険者番号	摘要

請求額集計欄

①サービス種類コード／②名称	1 3 訪問看護			
③サービス実日数	4 日	日	日	日
④計画単位数	2 4 3 6			
⑤限度額管理対象単位数	2 4 3 6			
⑥限度額管理対象外単位数	8 4 8			給付率 （/100）
⑦給付単位数（④⑤のうち少ない数）+⑥	3 2 8 4			保険 8 0
⑧公費分単位数	3 2 8 4			公費 1 0 0
⑨単位数単価	1 0 8 4 円/単位			合計
⑩保険請求額	2 8 4 7 8			2 8 4 3 5
⑪利用者負担額	0			0
⑫公費請求額	0			0
⑬公費分本人負担	7 1 2 0			7 1 2 0

社会福祉	軽減率	%	受領すべき利用者負担の総額（円）	軽減額（円）	負担額（円）	備考

3,284 単位 × 10.84 ＝ 35,598 円（介護給付費）

35,598 円 × 0.8（保険給付率）＝ 28,478 円（保険請求額）

介護給付費の 8 割は介護保険で請求する（28,478 円）

管理票の残額が 10,640 円

介護給付費の 2 割（35,598 円－28,478 円 ＝ 7,120 円）は公費分になる

本来の自己負担額は介護給付費の残り 2 割 7,120 円。管理票の残額のほうが大きいため，7,120 円すべて本人の負担になる

▶算定例③：自己負担上限額に達しており，
訪問看護にかかる利用者負担がない場合

1944（昭和19）年生まれのLさん（80歳）は，リンパ脈管筋腫症で公費（54：指定難病）の利用者です（要介護3，地域単価：10.84円）。介護保険の自己負担割合は1割，特定医療費の自己負担上限額は5,000円。すでに訪問看護以外の自己負担累積額が5,000円に達しており，残額は0円です。Lさんの訪問看護に関する介護給付費総額は142,079円で公費負担分（1割）は14,208円ですが，残額が自己負担上限額達しているため，14,208円全額が公費請求額となります。

特定医療費（指定難病）

令和○○年 ○月分 自己負担上限額管理票

受診者名	L		受給者番号	00＊＊＊＊＊	

月額自己負担上限額 5,000 円

日付	指定医療機関名	医療費総額（10割分）	自己負担額	自己負担の累積額（月額）	徴収印
○月○日	○○○病院	6,830 円	680 円	680 円	印
○月○日	××薬局	58,590 円	4,320 円	5,000 円	印
○月○日	○○訪問看護ステーション	142,079 円			印
					印
					印

上記のとおり月額自己負担上限額に達しました。

日付	指定医療機関名	確認印

保険・公費情報			レセプト表記	
介護保険	自己負担割合	1割負担	給付割合 9割	
公費	特定医療費（指定難病）受給者証（54）			
	負担上限額	5,000円	自己負担累計額 5,000円	
			残 額 0円	

居宅サービス・地域密着型サービス介護給付費明細書

（訪問介護・訪問入浴介護・訪問看護・訪問リハ・居宅療養管理指導・通所介護・通所リハ・福祉用具貸与・定期巡回・随時対応型訪問介護看護・
夜間対応型訪問介護・地域密着型通所介護・認知症対応型通所介護・小規模多機能型居宅介護（短期利用以外）・小規模多機能型居宅介護（短期利用）・
複合型サービス（看護小規模多機能型居宅介護・短期利用以外）・複合型サービス（看護小規模多機能型居宅介護・短期利用）)

| 公費負担者番号 | 5 4 ＊ ＊ ＊ ＊ ＊ ＊ | | 令和 ○○ 年 ○ 月分 |
| 公費受給者番号 | ＊ ＊ ＊ ＊ ＊ ＊ ＊ | 保険者番号 | ＊ ＊ ＊ ＊ ＊ ＊ |

被保険者

被保険者番号	＊ ＊ ＊ ＊ ＊ ＊ ＊ ＊ ＊ ＊
(フリガナ)	
氏名	L
生年月日	1.明治 2.大正 ③.昭和　19 年 ○○ 月 ○○ 日　性別 1. 男 ②. 女
要介護状態区分	要介護 1・2・③・4・5
認定有効期間	1.平成 2.令和 ○○ 年 ○○ 月 ○○ 日 から　令和 ○○ 年 ○○ 月 ○○ 日 まで

請求事業者

事業所番号	＊ ＊ ＊ ＊ ＊ ＊ ＊ ＊ ＊ ＊
事業所名称	○○訪問看護ステーション
所在地	〒○○○-○○○○　○○○○○○○○○
連絡先	電話番号　○○-○○○○-○○○○

| 居宅サービス計画 | 1. 居宅介護支援事業者作成　　2. 被保険者自己作成 |
| | 事業所番号 ＊ ＊ ＊ ＊ ＊ ＊ ＊ ＊ ＊ ＊　事業所名称 ○○○○○○ |

| 開始年月日 | 1.平成 2.令和　年　月　日　中止年月日　令和　年　月　日 |
| 中止理由 | 1.非該当 2.医療機関入院 4.死亡 5.その他 6.介護老人福祉施設入所 7.介護老人保健施設入所 9.介護医療院入所 |

給付費明細欄

サービス内容	サービスコード	単位数	回数	サービス単位数	公費分回数	公費対象単位数	摘要
訪看I3	1 3 1 2 1 1	8 2 3	5	4 1 1 5	5	4 1 1 5	
訪看I4	1 3 1 3 1 1	1 1 2 8	7	7 8 9 6	7	7 8 9 6	
訪問看護サービス提供体制加算I	1 3 6 1 0 1		6 1 2			7 2 1 2	7 2
緊急時訪問看護加算II	1 3 3 1 0 0	5 7 4	1	5 7 4	1	5 7 4	
訪問看護特別管理加算II	1 3 4 0 0 1	2 5 0	1	2 5 0	1	2 5 0	
訪問看護体制強化加算II	1 3 4 0 0 5	2 0 0	1	2 0 0	1	2 0 0	

給付費明細欄（住所地特例対象者）

サービス内容	サービスコード	単位数	回数	サービス単位数	公費分回数	公費対象単位数	施設所在保険者番号	摘要

請求額集計欄

①サービス種類コード／②名称	1 3	訪問看護
③サービス実日数	1 2 日
④計画単位数	1 2 2 1 1
⑤限度額管理対象単位数	1 2 2 1 1
⑥限度額管理対象外単位数	8 9 6
⑦給付単位数（④⑤のうち少ない数）＋⑥	1 3 1 0 7
⑧公費分単位数	1 3 1 0 7
⑨単位数単価	1 0 8 4 円/単位
⑩保険請求額	1 2 7 8 7 1
⑪利用者負担額	0
⑫公費請求額	1 4 2 0 8
⑬公費本人負担	0

| 給付率(/100) |
| 保険 9 0 |
| 公費 1 0 0 |

円/単位	合計
	1 2 7 8 7 1
	0
	1 4 2 0 8
	0

13,107 単位× 10.84（地域単価）＝ 142,079 円（療養費）

療養費の9割は介護保険で請求する（127,871円）

142,079 円（療養費）× 0.9（保険給付率）＝ 127,871 円（保険請求額）

社会福祉法人等による軽減

軽減率 %	受領すべき利用者負担の総額（円）	軽減額（円）	軽減後利用者負担額（円）	備考

142,079 円（療養費）− 127,871 円（保険請求額）＝ 14,208 円（公費分　1 割）

管理票の残額は0円なので、本人の自己負担はない

枚中　枚目

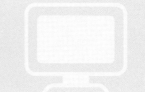

5 公費負担医療の請求
C 生活保護

☑CHECK!!

□ 生活保護受給者への訪問看護については，医療保険の訪問看護の費用は医療扶助からの給付となり，福祉事務所から医療券が交付されます。介護保険の訪問看護の費用は介護扶助からの給付となり，介護券が交付されます。

□ 生活保護受給者への医療保険の訪問看護では，交通費等のその他の利用料について，福祉事務所等に請求することになります。

□ 介護扶助で訪問看護を行う場合，「介護保険と生活保護の併用」と「生活保護単独」があるため，利用者の介護券の記載内容をよく確認します。

□ 公費負担があることで，レセプトのまとめ方も異なる点がありますので，注意が必要です。

1 生活保護受給者への訪問看護

○ 生活保護受給者への訪問看護については，医療保険の訪問看護の費用は医療扶助からの給付となり，介護保険の訪問看護の費用は介護扶助からの給付となります。

○ 医療扶助の訪問看護を行うには，生活保護法の指定医療機関として申請が必要です。

2 医療保険の請求―医療扶助

① 請求にあたって

○ 生活保護の対象となる医療保険の利用者への訪問看護は，福祉事務所が発行する生活保護法医療券に基づき，訪問看護療養費明細書で基本利用料を含めた費用を支払基金に請求し，その支払いを受けます。

○ 医療券は月単位で発行され，記載内容（公費負担者番号，公費受給者番号，交付番号）を確認します。医療券に記載されている「交付番号」を，訪問看護療養費明細書の最上部，または特記事項欄に転記することが必要な場合もあるため，記載については，

各区役所の担当部署や支払基金に問い合わせます。

○ 基本利用料以外のその他の利用料（交通費など）がある場合は，医療券を発行した福祉事務所宛に直接請求します（p45 参照）。

○ 請求方法に関しては，指定された請求書の様式や支払口座の登録等が必要になりますので，各区の福祉事務所に手続きの確認をします。

○ 生活保護の受給者になると，その日から国民健康保険，後期高齢者医療の適用対象外となり，訪問看護療養費の総額は生活保護の適用を受けることになります。社会保険の適用を受けている利用者の場合は，保険が生活保護に優先して適用となるため，自己負担部分については生活保護の適用を受けることになります。

生活保護法医療券・調剤券の例

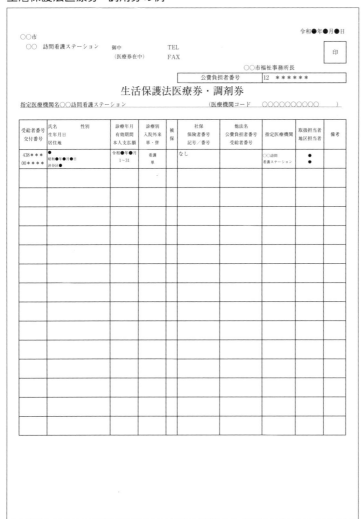

②訪問看護療養費の請求

○ 訪問看護療養費明細書を支払基金に当月分とあわせて請求します。

▶ 算定例①

担当地区の保健師より生活保護受給者への訪問看護の依頼があり，週1回訪問看護に伺うことになりました。主治医に訪問看護指示書の発行を依頼し，また，訪問開始前に担当保健師に医療券発行の確認をした後，福祉事務所より「生活保護医療券」が送付され，訪問看護開始となりました。

24時間対応体制加算を算定

保険・公費情報		レセプト表記
医療保険		**保険種別欄** 2公費　1単独　2本人
		給付割合欄 記入なし
公費	生活保護 (12)	

訪問看護療養費明細書　　令和 ○ 年 ○ 月分　県番：○○　訪コ：○○○○○○○　| 6 訪問 | 2 公費 | 1 単独 | 2 本人 |

保険	保険者番号又は公費負担者番号	記号・番号又は公費受給者番号	実日数	請求	決定　※	一部負担金額	訪問看護ステーションの所在地及び名称
		枝番					
公①	12○○○○○○	87○○○○○	5 日	55,000 円	円	円	
公②			日	円	円	円	
公③			日	円	円	円	
公④			日	円	円	円	

特記	職務上の事由	給付割合	高額療養費再掲　※
		一部負担金区分	公費負担金額①　※　公費負担金額②　※

医療機関　名称　○○○クリニック
主治医　コード　県番　点数表　医療機関コード　| 13 | 1 | |
氏名　○○　○○○
直近報告年月日　令和○年○月○日

氏名	2○　3 昭和○○.○.○生	訪問した場所	1　自宅

情報欄

<主たる傷病名>
1 ○○○○
2
3

<心身の状態>
・・・・・・・・・・・・
（基準告示第 2 の 1 に規定する疾病等の有無）
3　無
（該当する疾病等）
（GAF 尺度）
07　令和○年○月○日
（判定した年月日）
令和※年※月※日

<指示期間>

<特別指示期間>

<精神指示期間>
令和○年○月○日～令和○年○月○日

<精神特別指示期間>

<訪問開始年月日>
平成○○年○月○日

<訪問終了年月　訪問終了時刻>
　年　月　日

<訪問終了の状況　訪問終了の状況その他内容>

<死亡の状況　年月日　時刻>
　年　月　日

<死亡の状況　場所　施設　その他>

<専門の研修>

<情報提供先>

<特記事項>
5 介

<その他>

訪問日	1 ○	2	3	4	5	6	7
	8 ○	9	10	11	12	13	14
	15 ○	16	17	18	19	20	21
	22 ○	23	24	25	26	27	28
	29 ○	30	31				

摘要欄

区分	負担	名称	金額（円）	日数（日）
30	31	5	精神科訪問看護基本療養費Ⅰ（保健師又は看護師による場合）（週 3 日目まで 30 分以上の場合）	5,550	× 5
50	51	5	訪問看護管理療養費（月の初日の訪問の場合）（イからハまで以外の場合）	7,670	× 1
			訪問看護管理療養費（月の 2 日目以降の訪問の場合）（訪問看護管理療養費 1）（1 日につき）	3,000	× 4
	52	5	24 時間対応体制加算（看護業務の負担軽減の取組を行っている場合）（訪問看護管理療養費）	6,800	× 1
90	91	5	訪問看護ベースアップ評価料（Ⅰ）	780	× 1

備考　1．この用紙は、A 列 4 番とすること。
　　　2．※印の欄は、記入しないこと。

医療券に記載されている
交付番号を転記する

交付番号 12-345678

○ 訪問看護療養費明細書

都道府県番号 ○○ 訪問看護ステーションコード ＊＊＊＊＊＊＊＊
令和 ○ 年 ○ 月分

公費負担者番号①	1 2 ＊ ＊ ＊ ＊
公費負担者番号②	
公費負担医療の受給者番号①	8 7 ＊ ＊ ＊ ＊
公費負担医療の受給者番号②	

生活保護医療券に記載されている公費負担者番号・
受給者番号を記載する

「2 公費」を○で囲む

実日数の「公費①」に訪問日数を記載する

実日数 保険② 5 日 公費②

⑩基本療養費Ⅰ ① 看護師等 3日まで 5,550 円 × 5 日 27,750 円 （公費分金額）

⑤管理療養費 管理療養費 7,670 ＋ 3,000 円 × 4 日 19,670 円
24時間対応体制加算 6,800 円

⑨訪問看護ベースアップ評価料 ⑨1（Ⅰ） 780 円

合計の「公費①」欄に合計金額を記載する

合計 請求 公費① 55,000

備考　1．この用紙は、A列4番とすること。　2．※印の欄は、記入しないこと。

第2章　記載例からわかる報酬請求業務の実際　293

5
公費負担医療の請求

▶ 算定例②

生活保護受給者で，なおかつ自立支援医療（21）の対象者です。生活保護の受給者に他の適用公費がある場合は，その公費が優先されます。

24 時間対応体制加算を算定

保険・公費情報		レセプト表記
医療保険		**保険種別欄** 2公費　1単独　2本人
		給付割合欄 記入なし
公費	自立支援医療（21） 生活保護（12）	生活保護受給者で自立支援医療の対象者は，自立支援医療が優先されるため，「公費負担者番号①」等の欄は，自立支援医療の負担者番号，受給者番号を記載します。

訪問看護療養費明細書　令和 ○ 年 ○ 月分　県番：○○　訪コ：○○○○○○○　| 6 訪問 | 2 公費 | 1 単独 | 2 本人 |

様式第四

	保険者番号又は公費負担者番号	記号・番号又は公費受給者番号	実日数	請求	決定 ※	一部負担金額	
保険				円	円	円	訪問看護ステーションの所在地及び名称
		枝番					
公①	21○○○○○	87○○○○○	5 日	55,000 円	円	円	
公②			日	円	円	円	
公③			日	円	円	円	
公④			日	円	円	円	

特記	職務上の事由	給付割合	高額療養費再揚 ※
		一部負担金区分	公費負担金額①	公費負担金額②

医療機関	名称	○○○クリニック
		県番 13	点数表 1	医療機関コード
主治医	氏名	○ ○○○
	直近報告年月日	令和○年○月○日

氏名	2 ○　3 昭和○○.○.○生	訪問した場所	1 自宅

情報欄

主たる傷病名・心身の状態・指示期間・訪問開始及び終了年月日・訪問終了等の状況・情報提供・特記事項・専門の研修・その他

<主たる傷病名>
1 ○○○○
2
3

<心身の状態>
・・・・・・・・・・・・・・
(基準告示第2の1に規定する疾病等の有無)
3 無
(該当する疾病等)
(GAF 尺度)
07 令和○年○月○日
(判定した年月日)
令和※年※月※日

<指示期間>

<特別指示期間>

<精神指示期間>
令和○年○月○日~令和○年○月○日

<精神特別指示期間>

<訪問開始年月日>
平成○○年○月○日

<訪問終了年月日　訪問終了時刻>
　年 月 日

<訪問終了の状況　訪問終了の状況その他内容>

<死亡の状況　年月日　時刻>
　年 月 日

<死亡の状況　場所　施設　その他>

<専門の研修>

<情報提供先>

<特記事項>
5 介

<その他>

	1	2	3	4	5	6	7
訪問日	○						
	8	9	10	11	12	13	14
	○						
	15	16	17	18	19	20	21
	○						
	22	23	24	25	26	27	28
	○						
	29	30	31				
	○						

摘要欄

区分	負担	名称	金額 (円)	日数 (日)
30 31	5	精神科訪問看護基本療養費Ⅰ (保健師又は看護師による場合) (週3日目まで30分以上の場合)	5,550	× 5
50 51	5	訪問看護管理療養費 (月の初日の訪問の場合) (イからハまで以外の場合)	7,670	× 1
		訪問看護管理療養費 (月の2日目以降の訪問の場合) (訪問看護管理療養費1) (1日につき)	3,000	× 4
52	5	24時間対応体制加算 (看護業務の負担軽減の取組を行っている場合) (訪問看護管理療養費)	6,800	× 1
90 91	5	訪問看護ベースアップ評価料 (Ⅰ)	780	× 1

備考　1. この用紙は、A列4番とすること。
　　　2. ※印の欄は、記入しないこと。

5

公費負担医療の請求

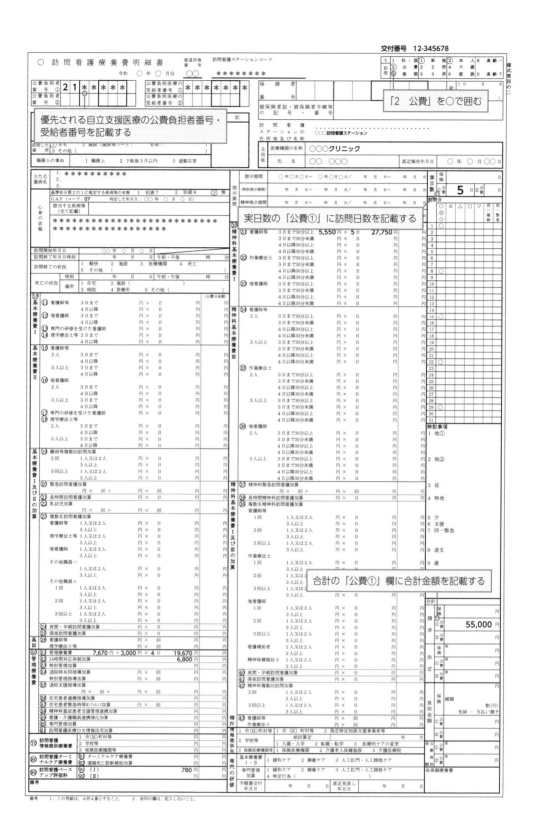

交付番号　12-345678

○　訪問看護療養費明細書

令和　○ 年 ○ 月分　　都道府県番号　○○　　訪問看護ステーションコード　＊＊＊＊＊＊＊＊

6 訪問	1 社・国　2 公費（○で囲む）　3 後期	① 単独　2 2併　3 3併	② 本人　4 六歳　6 家族　8 高齢一　0 高齢7

様式第四の二

「2　公費」を○で囲む

公費負担者番号①　2 1 ＊ ＊ ＊ ＊ ＊
公費負担医療の受給者番号①　＊ ＊ ＊ ＊ ＊ ＊ ＊
公費負担者番号②
公費負担医療の受給者番号②

優先される自立支援医療の公費負担者番号・受給者番号を記載する

保険者番号　　給付割合 10 9 8 7（　）
被保険者証・被保険者手帳等の記号・番号

記

訪問した場所　① 自宅　2 施設（施設等コード：　名称：　）　3 その他（　）
職務上の事由　1 職務上　2 下船後3月以内　3 通勤災害

訪問看護ステーションの所在地及び名称　○○○訪問看護ステーション

主治医　医療機関の名称　○○○クリニック
氏名　○○　○○○　　直近報告年月日　○ 年 ○ 月 ○○ 日

主たる傷病名　1. ＊＊＊＊＊＊＊＊＊＊　2.　3.

心身の状態
基準告示第2の1に規定する疾病等の有無　1 別表7　2 別表8　③ 無
GAF（コード：07　判定した年月日：○○ 年 ○ 月 ○ 日）
該当する疾病等（全て記載）
＊＊＊＊＊＊＊＊＊＊＊＊＊＊＊＊＊＊＊＊＊＊＊＊＊＊＊
＊＊＊＊＊＊＊＊＊＊＊＊＊＊＊＊＊

訪問開始年月日　○○ 年 ○ 月 ○ 日
訪問終了年月日時刻　年 月 日 午前・午後 時 分
訪問終了の状況　1 軽快　2 施設　3 医療機関　4 死亡　5 その他（　）
死亡の状況　時刻　年 月 日 午前・午後 時 分
場所　1 自宅　2 施設（　）　3 病院　4 診療所　5 その他（　）

指示期間
指示期間　○ 年 ○ 月 ○ 日～ ○ 年 ○ 月 ○ 日／ 年 月 日～ 年 月 日
（特別指示期間）　年 月 日～ 年 月 日／ 年 月 日～ 年 月 日
精神指示期間　年 月 日～ 年 月 日／ 年 月 日～ 年 月 日

実日数　保険　日　①公費　5 日　②公費　日

実日数の「公費①」に訪問日数を記載する

(10) 基本療養費Ⅰ（公費分金額）
⑪ 看護師等　3日まで 円×日 円／4日以降 円×日 円
⑫ 准看護師　3日まで 円×日 円／4日以降 円×日 円
⑬ 専門の研修を受けた看護師　円×日 円
⑭ 理学療法士等　3日まで 円×日 円／4日以降 円×日 円

基本療養費Ⅱ
⑮ 看護師等　2人 3日まで／4日以降　3人以上 3日まで／4日以降　円×日 円
⑯ 准看護師　2人 3日まで／4日以降　3人以上 3日まで／4日以降　円×日 円
⑰ 専門の研修を受けた看護師　円×日 円
⑱ 理学療法士等　2人 3日まで／4日以降　3人以上 3日まで／4日以降　円×日 円

基本療養費Ⅰ及びⅡの加算
⑲ 難病等複数回訪問加算　2回 1人又は2人／3人以上　3回以上 1人又は2人／3人以上　円×日 円
⑳ 緊急訪問看護加算　円×回＋ 円×回 円
㉑ 長時間訪問看護加算　円×日 円
㉒ 乳幼児加算　円×回＋ 円×回 円
㉓ 複数名訪問看護加算
看護師等 1人又は2人／3人以上　円×日 円
理学療法士等 1人又は2人／3人以上　円×日 円
准看護師 1人又は2人／3人以上　円×日 円
その他職員ハ 1人又は2人／3人以上　円×日 円
その他職員ニ 1回 1人又は2人／3人以上　2回 1人又は2人／3人以上　3回以上 1人又は2人／3人以上　円×日 円
㉔ 夜間・早朝訪問看護加算　円×日 円
㉕ 深夜訪問看護加算　円×日 円

基Ⅲ
㉖ 看護師等　円×回 円
理学療法士等　円×回 円

(50) 管理療養費
(51) 管理療養費　7,670 円＋3,000 円×4 日　19,670 円
(52) 24時間対応体制加算　6,800 円
(53) 特別管理加算　円
(54) 退院時共同指導加算　円×回 円
特別管理指導加算　円×回 円
(55) 退院支援指導加算　円×回＋ 円×回 円
(56) 在宅患者連携指導加算　円
(57) 在宅患者緊急時等カンファレンス加算　円×回 円
(58) 精神科重症患者支援管理連携加算　円
(59) 看護・介護職員連携強化加算　円
(60) 専門管理加算　円
(61) 訪問看護医療DX情報活用加算　円

(70) 訪問看護情報提供療養費　1 市(区)町村等 円　2 学校等 円　3 保険医療機関等 円
(80) 訪問看護ターミナルケア療養費　(81) ターミナルケア療養費 円　(82) 遠隔死亡診断補助加算 円
(90) 訪問看護ベースアップ評価料　(91)（Ⅰ）780 円　(92)（Ⅱ）円

備考

(30) 精神科基本療養費Ⅰ
(31) 看護師等　3日まで30分以上　5,550 円×5 日　27,750 円
3日まで30分未満／4日以降30分以上／4日以降30分未満　円×日 円
(32) 作業療法士　3日まで30分以上／3日まで30分未満／4日以降30分以上／4日以降30分未満　円×日 円
(33) 准看護師　3日まで30分以上／3日まで30分未満／4日以降30分以上／4日以降30分未満　円×日 円

精神科基本療養費Ⅲ
(34) 看護師等　2人／3人以上　3日まで30分以上／3日まで30分未満／4日以降30分以上／4日以降30分未満　円×日 円
(35) 作業療法士　2人／3人以上　3日まで30分以上／3日まで30分未満／4日以降30分以上／4日以降30分未満　円×日 円
(36) 准看護師　2人／3人以上　3日まで30分以上／3日まで30分未満／4日以降30分以上／4日以降30分未満　円×日 円

精神科基本療養費Ⅰ及びⅢの加算
(37) 精神科緊急訪問看護加算　円×回＋ 円×回 円
(38) 長時間精神科訪問看護加算　円×日 円
(39) 複数名精神科訪問看護加算
看護師等　1回／2回／3回以上　1人又は2人／3人以上　円×日 円
作業療法士　1回／2回／3回以上　1人又は2人／3人以上　円×日 円
准看護師　1回／2回／3回以上　1人又は2人／3人以上　円×日 円
看護補助者　1人又は2人／3人以上　円×日 円
精神保健福祉士　1人又は2人／3人以上　円×日 円
(40) 夜間・早朝訪問看護加算　円×日 円
(41) 深夜訪問看護加算　円×日 円
(42) 精神科複数回訪問加算　2回 1人又は2人／3人以上　3回以上 1人又は2人／3人以上　円×日 円

精Ⅳ
(43) 看護師等　円×回 円
作業療法士　円×回 円

合計の「公費①」欄に合計金額を記載する

情報提供先　1 市(区)町村等　1 市（区）町村等　2 指定特定相談支援事業者等
2 学校等　前回算定　年 月　1 入園・入学　2 転園・転学　3 医療的ケアの変更
3 保険医療機関等　1 保険医療機関　2 介護老人保健施設　3 介護医療院

専門の研修　基本療養費Ⅰ・Ⅱ　1 緩和ケア　2 褥瘡ケア　3 人工肛門・人工膀胱ケア
専門管理加算　1 緩和ケア　2 褥瘡ケア　3 人工肛門・人工膀胱ケア　4 特定行為（　）
手順書交付年月日　年 月 日　直近見直し年月日　年 月 日

訪問日　○ ☆ △ □ ▽ 同一建物 同一緊急
1 ○　8 ○　15 ○　22 ○　29 ○
（2～7、9～14、16～21、23～28、30、31 空欄）

特記事項
1 他①　2 他②　3 従　4 特地　5 介　6 支援　7 同一緊急　8 退支　9 連

合計
請求　保険 円　①公費 55,000 円　②公費 円
決定　保険※ 円　①公費※ 円　②公費※ 円
負担金額　保険 減額 割(円) 免除・支払い猶予　①公費 円　②公費 円
公費負担金額　①公費※ 円　②公費※ 円
※高額療養費

備考　1．この用紙は、A列4番とすること。　2．※印の欄は、記入しないこと。

③支払基金からの支払い

○ 生活保護の利用者のレセプト明細書は，支払基金へ当月分と一緒に請求しますが，支払いも支払基金より振り込まれます。

当座口振込通知書の例

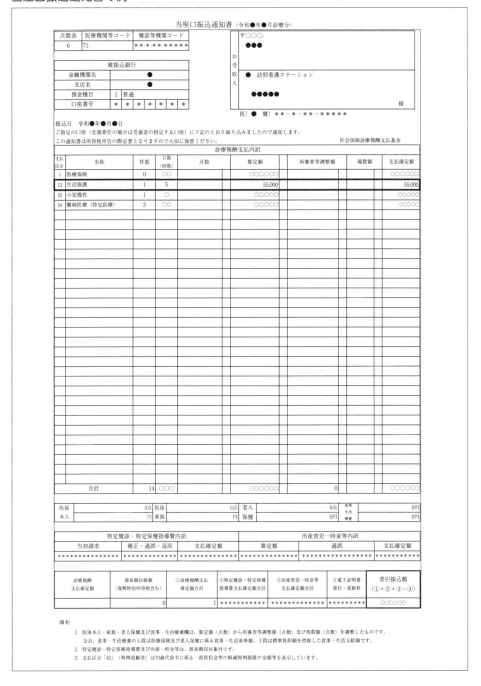

④交通費，その他の利用料の請求

〇 交通費などの基本利用料以外のその他の利用料は，医療券を発行した福祉事務所宛に直接請求します。

生活保護受給者の「訪問看護にかかる利用料請求書」の例（交通費）

訪問看護にかかる利用料請求書

〔〇〇年　〇月分・訪問回数　5回〕

	基本利用料以外の利用料	単位	単価	金額	摘要
訪問看護にかかる利用料明細書	交通費 〇〇〇⇔△△	5	330円	1,650円	〇/〇・〇・ 13×2回　16

	合計金額	請求	※決定
		1,650円	円

請求書

〔利用者氏名〕
　〇〇〇　〇〇様　　にかかる上記明細書による訪問看護にかかる利用料を請求します。
　　令和　　年　　月　　日

　　　　　　　　　　　　　　　　　　住　　所　〇〇県〇〇市〇〇　●-●-●
　　　　　　　　　　　　　　　　　　事業者名　△△△訪問看護ステーション
　　〇〇市長　殿　　　　　　　　　　所長　　〇〇　〇〇　　印

〔注〕1　※印の欄は、福祉事務所で記入します。
　　　2　適要欄には利用料の内容がわかるように具体的に記入してください。

3 介護保険の請求―介護扶助

①請求にあたって

○ 生活保護の対象となる介護保険の利用者には，生活保護法の介護扶助による支給が行われます。この場合，「介護保険と生活保護の併用」と「生活保護単独」があります。

○ 福祉事務所等より，利用者がサービスを利用する訪問看護ステーション宛に「生活保護法介護券」が発行されます。介護券は月単位で発行されますので，記載内容（公費負担番号，公費受給者番号）を確認します。請求は国保連合会に行います。

▶ **介護保険と生活保護の併用**

・利用者が65歳以上の生活保護受給者

・給付については，介護保険及び公費負担医療が優先される（介護保険，公費負担医療により給付されない部分が介護扶助の対象）

　例）介護保険と生活保護の併用の場合，費用の9割を介護保険が給付し，1割（利用者負担部分）が介護扶助の支給対象

▶ **生活保護単独**

・利用者が40歳以上65歳未満で医療保険未加入者（介護保険の被保険者でもない）場合

・費用の全額（10割）が介護扶助の対象となる

・生活保護単独は，被保険者番号がアルファベットの「H」から始まる10桁の番号

・介護扶助100%の「生活保護単独」は，給付率の欄の公費部分のみに「100（%）」と記載

生活保護法介護券の例

生活保護法介護券（令和　年　月分）

公費負担者番号	1	2	＊	＊	＊	＊	＊	有効期間	1日から 30日まで
受給者番号	5	1	＊	＊	＊	＊	＊	単独・併用別	併用
保険者番号	1	3	＊	＊	＊	＊		被保険者番号	0　0　0　0　0　1　＊　＊　＊　＊

（フリガナ） 氏　名		生年月日	性別
		年　月　日生	女

要介護状態等区分　要介護2

認定有効期間	令和　年　月　日 から	令和　年　月　日 まで

居住地	○○市

指定居宅介護支援事業者・指定介護予防支援事業者・地域包括支援センター名	事業所番号　　1　3　7　＊　＊　＊　＊　＊　＊　＊ ○○○○センター

指定介護機関名	事業所番号　　1　3　6　＊　＊　＊　＊　＊　＊　＊ ○○○訪問看護ステーション

介護サービス区分	訪問看護	（本人支払額：＊＊＊＊＊＊＊＊＊円） （本人支払額：＊＊＊＊＊＊＊＊＊円） （本人支払額：＊＊＊＊＊＊＊＊＊円） （本人支払額：＊＊＊＊＊＊＊＊＊円） （本人支払額：＊＊＊＊＊＊＊＊＊円） （本人支払額：＊＊＊＊＊＊＊＊＊円） （本人支払額：＊＊＊＊＊＊＊＊＊円） （本人支払額：＊＊＊＊＊＊＊＊＊円） （本人支払額：＊＊＊＊＊＊＊＊＊円） （本人支払額：＊＊＊＊＊＊＊＊＊円）

地区担当員名	取扱担当者名
	福祉事務所長　　印

備考	介護保険	あり
	その他	

300

②訪問看護費の請求

▶ 算定例①

○「介護保険と公費（生活保護）の併用」の場合，レセプトは次のようにまとめます。

様式第二（附則第二条関係）

居宅サービス・地域密着型サービス介護給付費明細書

（訪問介護・訪問入浴介護・訪問看護・訪問リハ・居宅療養管理指導・通所介護・通所リハ・福祉用具貸与・定期巡回・随時対応型訪問介護看護・夜間対応型訪問介護・地域密着型通所介護・認知症対応型通所介護・小規模多機能型居宅介護（短期利用以外）・小規模多機能型居宅介護（短期利用）・複合型サービス（看護小規模多機能型居宅介護・短期利用以外）・複合型サービス（看護小規模多機能型居宅介護・短期利用））

給付費明細欄 サービス内容	サービスコード	単位数	回数	サービス単位数	公費分回数	公費対象単位数	摘要
訪看Ⅰ3	131211	823	4	3292	4	3292	
訪看Ⅰ4	131311	1128	3	3384	3	3384	
訪看Ⅰ5	131501	294	8	2352	8	2352	
緊急時訪問看護加算Ⅱ1	133001	600	1	600	1	600	
訪問看護サービス提供体制加算Ⅱ1	136103		615	9015		90	

公費分の欄に記載する

請求額集計欄

①サービス種類コード／②名称	13 訪問看護			
③サービス実日数	11 日	日	日	日
④計画単位数	9028			
⑤限度額管理対象単位数	9028			
⑥限度額管理対象外単位数	690			給付率（/100）
⑦給付単位数（④⑤のうち少ない数）＋⑥	9718			保険 90
⑧公費分単位数	9718			公費 100
⑨単位数単価	1140 円/単位	円/単位	円/単位	合計
⑩保険請求額	99706			99706
⑪利用者負担額				
⑫公費請求額	11079			11079
⑬公費分本人負担	0			0

9,718 × 11.4 = 110,785
110,785 × 90/100 = 99,706

社会福祉法人等による軽減欄

軽減率	％	受領すべき利用者負担の総額（円）	軽減額（円）	軽減後利用者負担額（円）	備考

（地域単価 11.40 円の場合）

▶ 算定例②

○ 「生活保護単独」の場合，次のようにレセプトをまとめます。この場合，被保険者番号は「H」から始まります。

様式第二（附則第二条関係）

居宅サービス・地域密着型サービス介護給付費明細書

（訪問介護・訪問入浴介護・訪問看護・訪問リハ・居宅療養管理指導・通所介護・通所リハ・福祉用具貸与・定期巡回・随時対応型訪問介護看護・夜間対応型訪問介護・地域密着型通所介護・認知症対応型通所介護・小規模多機能型居宅介護（短期利用以外）・小規模多機能型居宅介護（短期利用）・複合型サービス（看護小規模多機能型居宅介護・短期利用以外）・複合型サービス（看護小規模多機能型居宅介護・短期利用）)

| 公費負担者番号 | 1 2 * * * * * * | | 令和 | * 年 | 月分 |
| 公費受給者番号 | 5 1 * * * * * | | 保険者番号 | 1 3 * * * * * |

被保険者	被保険者番号	H 0 0 0 3 * * * * * *		請求事業者	事業所番号	* * * * * * * * * *
	(フリガナ)	* * *			事業所名称	○○訪問看護ステーション
	氏名	○○			〒 * * * - * * * *
	生年月日	1.明治 2.大正 ③昭和 12 年 * * 月 * * 日 性別 1.男 ②女			所在地	○○○○○○○○○○○○
	要介護状態区分	要介護 1 ② 3・4・5			
	認定有効期間	1.平成 2.令和 * 年 * 月 * 日 から 令和 * 年 * 月 * 日 まで			連絡先	電話番号 ○○-○○○○-○○○○

生活保護単独は，被保険者番号が「H」で始まる

| 居宅サービス計画 | ① 居宅介護支援事業者作成 　　2．被保険者自己作成 | |
| | 事業所番号 | 1 3 7 * * * * * * * | 事業所名称 | ○○○○○○○○○ |

| 開始年月日 | 1.平成 2.令和 | 年 | 月 | 日 | 中止年月日 | 令和 | 年 | 月 | 日 |
| 中止理由 | 1.非該当 2.医療機関入院 4.死亡 5.その他 6.介護老人福祉施設入所 7.介護老人保健施設入所 9.介護医療院入所 | | | | | | | | |

給付費明細欄

サービス内容	サービスコード	単位数	回数	サービス単位数	公費分回数	公費対象単位数	摘要
訪看I3	1 3 1 2 1 1	8 2 3	4	3 2 9 2	4	3 2 9 2	
緊急時訪問看護加算I1	1 3 3 0 0 1	6 0 0	1	6 0 0	1	6 0 0	
訪問看護サービス提供体制加算I1	1 3 6 1 0 3		6	2 4	4	2 4	

給付費明細欄（住所地特例対象者）

サービス内容	サービスコード	単位数	回数	サービス単位数	公費分回数	公費対象単位数	施設所在保険者番号	摘要

請求額集計欄

①サービス種類コード／②名称	1 3 訪問看護					
③サービス実日数	1 1 日	日	日			
④計画単位数	3 2 9 2					
⑤限度額管理対象単位数	3 2 9 2					
⑥限度額管理対象外単位数	6 2 4			給付率 (/100)		
⑦給付単位数（④⑤のうち少ない数）+⑥	3 9 1 6			保険		
⑧公費分単位数	3 9 1 6			公費	1 0 0	
⑨単位数単価	1 1 0 4 円/単位	円/単位	円/単位	円/単位	合計	
⑩保険請求額	0					0
⑪利用者負担額	0					0
⑫公費請求額	4 4 6 4 2					4 4 6 4 2
⑬公費分本人負担	0					0

生活保護単独は，保険の請求率の記載は不要。「生活保護」の給付率「100（％）」のみ記載する

生活保護単独は，全額が公費請求となる

社会福祉法人等による軽減欄	軽減率	%	受領すべき利用者負担の総額（円）	軽減額（円）	軽減後利用者負担額（円）	備考

| 枚中 | 枚目 |

5 公費負担医療の請求

D 小児慢性特定疾病医療

☑CHECK!!

- □ 小児慢性特定疾病医療は，小児を支える公費負担医療制度の一つです。現在，16 疾患群・788 疾病が，小児慢性特定疾病の対象となっており，所得に応じて自己負担限度額が定められています。
- □ 小児を支える公費負担医療制度では，各自治体独自のものも多くありますので，算定にあたっては予め整理しておくことが大切です。
- □ 公費負担があることで，レセプトのまとめ方も異なる点がありますので，注意が必要です。

1 小児慢性特定疾病医療と訪問看護

① 小児慢性特定疾病医療について

○ 小児慢性特定疾病医療は，小児を支える公費負担医療制度の一つです。小児慢性特定疾病で長期にわたる医療が必要な児童等の健全な育成のため，その医療費の自己負担分の一部を助成する制度です。所得に応じて自己負担限度額が定められています。

○ 16 疾患群・788 疾病が，小児慢性特定疾病の対象となっています（2021（令和 3）年 11 月現在）。

○ 小児慢性特定疾病の方へ訪問看護を行うには，都道府県に所定の手続きをし，指定小児慢性特定疾病医療機関としての指定を受ける必要があります。また，6 年毎（指定通知書の指定期間が終了するまで）に指定の更新を受ける必要があります。

○ 小児慢性特定疾病医療費の受給者には，都道府県等から受給者証が発行されます（都道府県により，受給者証の様式は異なります）。訪問看護ステーションは利用者の自己負担限度額等の記載内容を確認し，訪問看護療養費明細書に公費負担分として記載し，請求することになります。

小児慢性特定疾病医療受給者証の例

公費負担番号を記載する

5	2						

法別番号　都道府県番号　実施医療機関番号　検証番号

高額療養費の所得区分が記載される
訪問看護療養費明細書の特記事項に関係する

小児慢性特定疾病医療受給者証			
公費負担者番号		受給者番号	

対象児	氏名			
	性別	生年月日		
	住所			
	医療保険者			
	被保険者証の記号及び番号		適用区分	ウ

医療費支給認定保護者	氏名		対象児との続柄	
	住所			

疾病名	

指定医療機関名		

目己負担上限月額		階層区分		

対象児と同じ世帯にいる指定難病又は
小児慢性特定疾病の医療助成の対象者

有効期間		令和　　年　　月　　日から令和　　年　　月　　日まで

上記のとおり認定します。

令和　　年　　月　　日　　　　都道府県知事　　　　　印

主治医が「指定小児慢性特定疾病医療機関」の場合，小児慢性特定疾病医療の請求となるため，開設時に訪問看護ステーションも「指定小児慢性特定疾病医療機関」の登録をしておく
主治医が変更になる場合は，必ず変更後の主治医が「指定小児慢性特定疾病医療機関」か確認する

所得に応じて設定された月の自己負担上限額が記載される

毎年更新されるため，有効期間を確認する必要がある

小児慢性特定疾病負担上限月額

単位（円）

階層区分	負担上限月額		
	一般	高額かつ長期 重症患者	人工呼吸器等 装着者
生活保護等	0	0	0
低所得 I	1,250	1,250	500
低所得 II	2,500	2,500	
一般所得 I	5,000	2,500	
一般所得 II	10,000	5,000	
上位所得	15,000	10,000	
入院時の食事	食事療養標準負担額の 1/2 を自己負担		

（2024 年 4 月 1 日現在）

② 自己負担上限額管理票について

○ 小児慢性特定疾病医療制度では，受給者証に加えて，所得に応じた自己負担上限額
管理票が発行されます。

○ 利用者は認定された疾病で受診する際は，毎回自己負担上限額管理票を提示し，
1 か月の自己負担が上限額を超えることがないよう，医療機関や薬局で確認するた
めに使用します。

○ 訪問看護ステーションは，利用した日の翌月に利用料を請求することから，原則
として利用した月の自己負担の累計額を確認したうえで，累積額が自己負担上限額
に達していない場合は利用者から徴収し，当該額を自己負担上限額管理票に記載し
ます。

○ 各医療機関は，徴収日（受診日），当該指定医療機関名，医療費総額（10 割分），自
己負担額（2 割分），自己負担の累計額（月額）のそれぞれの欄に費用を記載し，押
印します。

自己負担上限額管理票の例

訪問看護事業所で自己負担上限額に達した場合

小児慢性特定疾病医療自己負担上限額管理票

| | | 年 | | | 月分 | 自己負担上限月額 5,000 円 |

※自己負担上限月額は、医療受給者証で御確認ください。

※医療受給者証に記載された指定医療機関（薬局、訪問看護ステーション含む）以外は記入できません。

日付	指定医療機関名	医療費総額（10割分）	自己負担額	自己負担の累計額（月額）	領収印
○/○	○○○病院	15,000円	3,000円	3,000円	印
○/○	○○○薬局	3,000円	600円	3,600円	印
○/○	○○○訪問看護ステーション	10,000円	1,400円	5,000円	印

上記のとおり自己負担上限月額に達しました。

日付	指定医療機関名	領収印
○/○	○○○訪問看護ステーション	印

すでに自己負担上限額に達していた場合

小児慢性特定疾病医療自己負担上限額管理票

| | | 年 | | | 月分 | 自己負担上限月額 5,000 円 |

※自己負担上限月額は、医療受給者証で御確認ください。

※医療受給者証に記載された指定医療機関（薬局、訪問看護ステーション含む）以外は記入できません。

日付	指定医療機関名	医療費総額（10割分）	自己負担額	自己負担の累計額（月額）	領収印
○/○	○○○病院	15,000円	3,000円	3,000円	印
○/○	○○○薬局	3,000円	600円	3,600円	印
○/○	○○○病院	10,000円	1,400円	5,000円	印
○/○	○○○訪問看護ステーション	10,000円	/	/	印

上記のとおり自己負担上限月額に達しました。

日付	指定医療機関名	領収印
○/○	○○○病院	印

2 訪問看護療養費の請求

▶ 訪問看護療養費明細書の記入例①：
国民健康保険をお持ちの利用者ですべての診療日に対して公費①（52）公費②（●●）を取得中で小児慢性特定疾病医療自己負担が 1,000 円の場合

○ 社会保険・国民健康保険県外等の利用者の場合は福祉医療等請求書で 1,000 円請求します（自治体により訪問看護の負担割合が違う場合があります）。請求様式も異なりますので自治体，または国民健康保険団体連合会で確認します。

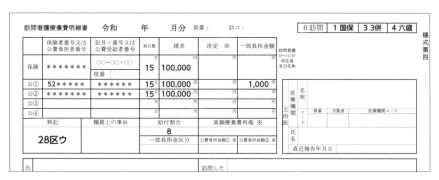

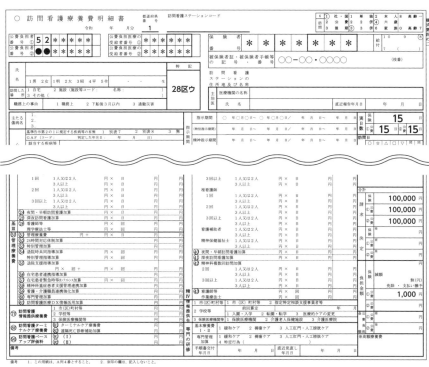

○ 自治体独自の公費負担制度があり，訪問看護の負担割合，請求方法も異なります。サービス開始時に確認する必要があります。

▶ **訪問看護療養費明細書の記入例②：**
52受給者証をお持ちの利用者で小児慢性特定疾病医療自己負担が0円の場合

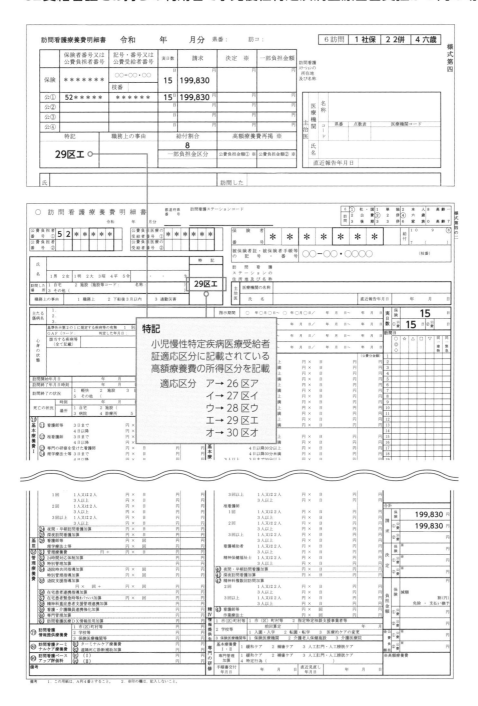

▶訪問看護療養費明細書の記入例③：

52 の受給者証をお持ちの利用者で自己負担額が限度額適用認定額を超え小児慢性特定疾病医療自己負担上限管理票の自己負担額が 2,500 円の場合

○ 社会保険請求，自己負担 3 割。療養費合計 199,830 円× 3 割＝ 59,980 円。限度額認定適用区分エの自己負担限度額は 57,600 円なので，療養費明細書の負担金額に 57,600 と入れ，公費負担金額公費①に 2,500 を入れます。2,500 円は福祉医療等に請求します。

| 訪問看護療養費明細書 | 令和　年　月分　県番：　訪コ： | | | | | | | 6 訪問 | 1 社保 | 2 2併 | 6 家族 | 様式第四 |

保険者番号又は公費負担者番号 / 記号・番号又は公費受給者番号 / 実日数 / 請求 / 決定 ※ / 一部負担金額

	保険者番号又は公費負担者番号	記号・番号又は公費受給者番号	実日数	請求	決定 ※	一部負担金額
保険	＊＊＊＊＊＊＊	○○－○○・○○ 枝番	15	199,830		(57,600) 57,600円
公①	52＊＊＊＊＊	＊＊＊＊＊＊	15日	199,830	円	2,500 円
公②			日		円	円
公③			日		円	円
公④			日		円	円

訪問看護ステーションの所在地及び名称

医療機関　名称　県番　点数表　医療機関コード
主治医　氏名

直近報告年月日

特記	職務上の事由	給付割合	高額療養費再掲 ※
29区エ		7	
		一部負担金区分	公費負担金額①	公費負担金額②

氏　　　　　　　　　　　訪問した

○ 訪問看護療養費明細書	都道府県番号	訪問看護ステーションコード		6 ① 社・国 1 単独 2 本人 8 高齢一
	令和　年　月分			訪 ② 公費 2 2併 4 六歳 0 高齢7
				3 後期 3 3併 6 家族 0 高齢7

| 公費負担者番号① | 5 2 ＊ ＊ ＊ ＊ ＊ | 公費負担医療の受給者番号① | ＊ ＊ ＊ ＊ ＊ ＊ |
| 公費負担者番号② | | 公費負担医療の受給者番号② | |

保険者番号　＊ ＊ ＊ ＊ ＊ ＊ ＊ ＊　給付 ⑦　1 0 　9 8

被保険者証・被保険者手帳等の記号・番号　○○－○○・○○○○　（枝番）

| 氏名 | 1 男 2 女 1 明 2 大 3 昭 4 平 5 令　　　・　　・　　生 | 特記 29区エ |

訪問看護ステーションの住所及び名称
主治医　医療機関の名称　氏名　直近報告年月日　年　月　日

| 訪問した場所 | 1 自宅　2 施設（施設等コード：　　名称：　）　3 その他（　）|
| 職務上の事由 | 1 職務上　2 下船後3月以内　3 通勤災害 |

主たる傷病名　1. / 2. / 3.

基本告示第2の1に規定する疾病等の有無　1 別表7　2 別表8　3 無
GAF（コード：　判定した年月日：　年　月　日）
該当する疾病等

指示期間	○ 年○月○日～ ○ 年○月○日/ 年 月 日～ 年 月 日	実日数 保険 15
(特別指示期間)	年 月 日～ 年 月 日/ 年 月 日～	15 公費
精神指示期間	年 月 日～ 年 月 日/ 年 月 日	訪問日等 ○ ☆ △ ▲ □

				3回以上	1人又は2人	円 × 日	円	円
	1回	1人又は2人	円 × 日	円	円			
		3人以上	円 × 日	円	円	准看護師		合計
	2回	1人又は2人	円 × 日	円	円	1回	1人又は2人	円 × 日	199,830 円 保険請求
		3人以上	円 × 日	円	円		3人以上		199,830 円 公費
	3回以上	1人又は2人	円 × 日	円	円	2回	1人又は2人		
		3人以上	円 × 日	円	円		3人以上		
24	夜間・早朝訪問看護加算	円 × 回	円	円		3回以上	1人又は2人		保険 ※ 決定
	深夜訪問看護加算	円 × 回	円	円			3人以上		円 公費 ※
基Ⅲ療養費	看護師等	円 + 円 × 回	円	円	看護補助者	1人又は2人		円 公費
	理学療法士等	円 × 回	円	円		3人以上		
54管理療養費	管理療養費	円 + 円 × 回	円	円	精神保健福祉士	1人又は2人		保険 減額 (57,600) 57,600円
	24時間対応体制加算	円	円		40	夜間・早朝訪問看護加算	円 × 回	円 割(円) 負担金額 免除・支払い猶予
	特別管理加算	円	円			深夜訪問看護加算	円 × 回	円
	退院時共同指導加算	円 × 回	円		42	精神科複数回訪問加算		公費 円
	特別管理指導加算	円	円			2回	1人又は2人	円 × 回	円 公費 円
56	退院支援指導加算	円 × 回 + 円 × 回	円	円		3回以上	1人又は2人	円 × 回	円
	在宅患者連携指導加算	円	円		看護師等	円 × 回	円	公費 円
	在宅患者緊急時等カンファレンス加算	円 × 回	円		作業療法士	円 × 回	円	2,500 円 公費負担金額
	精神科重症患者支援管理連携加算	円	円	精Ⅳ情報提供療養費				
	看護・介護職員連携強化加算	円	円	70	1 市（区）町村等	1 市（区）町村等	3 指定特定相談支援事業者	※高額療養費 円
	専門管理加算	円	円		2 学校等	前回算定 年 月	
	訪問看護医療DX情報活用加算	円	円		3 保険医療機関等	1 入園・入学 2 転園・転学 3 医療的ケアの変更	
70	訪問看護情報提供療養費	1 市（区）町村等	円		4 保険医療機関 2 介護老人保健施設 4 介護医療院	
		2 学校等	円	基本療養費	1 緩和ケア 2 褥瘡ケア 3 人工肛門・人工膀胱ケア	
		3 保険医療機関等	円	Ⅰ・Ⅱ		
80	訪問看護ターミナルケア療養費	81 ターミナルケア療養費	円	専門管理加算	1 緩和ケア 2 褥瘡ケア 3 人工肛門・人工膀胱ケア	
		82 遠隔死亡診断補助加算	円		2 特定行為（ ）	直近見直し年月日 年 月 日
90	訪問看護ベースアップ評価料	91 （Ⅰ）	円	手順書交付年月日 年 月 日	
		92 （Ⅱ）	円		

備考　1. この用紙は、A列4番とすること。　2. ※印の欄は、記入しないこと。

▶ 訪問看護療養費明細書の記入例④：

生活保護で小児慢性特定疾病（52）の受給者証をお持ちの利用者の場合

○ 療養費がすべて小児慢性特定疾病医療の対象となるため単独請求となります。

▶ 訪問看護療養費の算定例

小児慢性特定疾病で人工呼吸器を装着している7歳の超重症児の男児です。通常週2回訪問看護に伺っており，負担上限月額は500円で，上限額に達している利用者です。
24時間対応体制加算を算定

装着・医療機器等	酸素療法，吸引器，経管栄養（胃瘻），人工呼吸器，気管カニューレ

保険・公費情報		レセプト表記
医療保険	全国健康保険協会	**保険種別欄** 1 社保　2 2併　6 家族
	自己負担割合　3 割負担	**給付割合欄** 3 割
公費	小児慢性特定疾病受給者証（52）	**特記欄** 28区ウ ※自己負担累計額　500円（残額　0円）

訪問看護療養費明細書　　令和　　年　　月分　県番：　　　訪コ：

6 訪問	1 社保	2 2併	6 家族

	保険者番号又は 公費負担者番号	記号・番号又は 公費受給者番号	実日数	請求	決定 ※	一部負担金額	
保険	06※※※※※	※※※※※ 枝番	7 日	77,820 円	円	円	訪問看護 ステーションの 所在地 及び名称
公①	52※※※※※	10※※※※※	7 日	77,800 円	円	円	
公②			日	円	円	円	
公③			日	円	円	円	
公④			日	円	円	円	

特記	職務上の事由	給付割合	高額療養費再掲 ※
28区ウ		7	
		一部負担金区分	公費負担金額① ※　　公費負担金額② ※

	名称	
医療機関	コード	県番　　点数表　　医療機関コード
主治医	氏名	
	直近報告年月日	

氏名		訪問した 場所	1 自宅

情報欄

＜主たる傷病名＞
1
2

＜心身の状態＞
・・・・・・・・・・・・・
（基準告示第2の1に規定する疾病等の有無）
02 別表8
（該当する疾病等）
20 人工呼吸器を使用している状態の者
91 超重症児

＜指示期間＞
令和　年　月　日～令和　年　月　日

＜訪問開始年月日＞
令和　年　月　日

＜情報提供左記1市（区）町村等＞
（1市（区）町村等）

訪問日

1	2	3	4	5	6	7
		○	○			
8	9	10	11	12	13	14
		○	○			
15	16	17	18	19	20	21
		○				
22	23	24	25	26	27	28
		○	○			
29	30	31				

摘要欄

区分		負担	名称	金額（円）	日数（日）
10	11	2	訪問看護基本療養費Ⅰ（保健師，助産師又は看護師による場合（ハを除く。））（週3日目まで）	5,550	× 7
50	51	2	訪問看護管理療養費（月の初日訪問の場合）	7,670	× 1
		2	訪問看護管理療養費（月の2回目以降の訪問の場合）	3,000	× 6
	52	2	24時間対応体制加算（看護業務の負担軽減の取組を行っている場合）	6,800	× 1
	53	2	特別管理加算（特別な管理を必要とする利用者のうち重症度等の高いものとして別に厚生労働省が定める状態等にある利用者）	5,000	× 1
70	70	2	訪問看護情報提供療養費1	1,500	× 1

備考　1．この用紙は、A列4番とすること。
　　　2．※印の欄は、記入しないこと。

○ 訪問看護療養費明細書　　都道府県番号　　訪問看護ステーションコード

令和　○年　○月分

6	① 社・国	1 単独	2 本人	8 高齢一
訪問	② 公費	2 2併	4 六歳	
	③ 後期	3 3併	6 家族	0 高齢7

| 公費負担者番号 ① | 5 2 * * * * * * | 公費負担医療の受給者番号 ① | 1 0 * * * * * |
| 公費負担者番号 ② | | 公費負担医療の受給者番号 ② | |

保険者番号　0 6 * * * * *

給付 10 9 8 ⑦ ( )

被保険者証・被保険者手帳等の記号・番号　* * * * * · * *　(枝番)

| 氏名 | ○○ ○○ | 特記 |
| | ①男 2女　①明 2大 3昭 ④平 5令　○・○・○ | 28区ウ |

訪問看護ステーションの住所地及び名称　〒○○○－○○○○　・・・・・・・・・・　○○○○訪問看護ステーション

主治医　医療機関の名称　○○○○○○　氏名　○○○○　直近報告年月日　令和 ○年 ○月 ○日

訪問した場所　1 自宅　2 施設（施設等コード：　　名称：　）　3 その他（　）

職務上の事由　1 職務上　2 下船後3月以内　3 通勤災害

主たる傷病名　1. 脊髄性筋萎縮症Ⅰ型　2. 高度慢性呼吸不全　3.

基準告示第2の1に規定する疾病等の有無　1 別表7　2 別表8　3 無

GAF（コード：　　判定した年月日：○ 年 ○ 月 ○ 日）

心身の状態　該当する疾病等（全て記載）

訪問開始年月日　　年　月　日
訪問終了年月日時刻　　年　月　日　午前・午後　　時　分
訪問終了の状況　1 軽快　2 施設　3 医療機関　4 死亡　5 その他（　）
死亡の状況　時刻　　年　月　日　午前・午後　　時　分　場所　1 自宅　2 施設　3 病院　4 診療所　5 その他（　）

指示期間　令和 ○年 ○月 ○日～ ○年 ○月 ○日／　年 月 日～ 年 月 日

（特別指示期間）　年 月 日～ 年 月 日／ 年 月 日～ 年 月 日

精神指示期間　年 月 日～ 年 月 日／ 年 月 日～ 年 月 日

（精神特別指示期間）　年 月 日～ 年 月 日／ 年 月 日～ 年 月 日

| 実日数 | 保険 | 7 | 日 |
| | 訪問日 | 7 日 ② 公費 | 日 |

訪問日　① ○ ☆ △ ▽ ◎ 建物 緊急

⑩ 基本療養費Ⅰ	⑪ 看護師等	3日まで	5,550 円 × 7 日	38,850 円
		4日以降	円 × 日	円
	⑫ 准看護師	3日まで	円 × 日	円
		4日以降	円 × 日	円
	⑬ 専門の研修を受けた看護師		円 × 日	円
	⑭ 理学療法士等 3日まで		円 × 日	円
		4日以降	円 × 日	円

⑮ 基本療養費Ⅱ	看護師等 2人	3日まで	円 × 日	円
		4日以降	円 × 日	円
	3人以上	3日まで	円 × 日	円
		4日以降	円 × 日	円
	⑯ 准看護師 2人	3日まで	円 × 日	円
		4日以降	円 × 日	円
	3人以上	3日まで	円 × 日	円
		4日以降	円 × 日	円
	⑰ 専門の研修を受けた看護師		円 × 日	円
	⑱ 理学療法士等	3日まで	円 × 日	円
		4日以降	円 × 日	円
	3人以上	3日まで	円 × 日	円
		4日以降	円 × 日	円

⑲ 基本療養費Ⅰ及びⅡの加算	難病等複数回訪問加算 2回	3人以上	円 × 回	円
	3回以上	3人以上	円 × 回	円
	⑳ 緊急訪問看護加算		円 × 回 ＋	円
	㉑ 長時間訪問看護加算		円 × 回 ＋	円
	㉒ 乳幼児加算		円 × 回 ＋	円

㉓ 複数名訪問看護加算	看護師	1人又は2人	円 × 回	円
		3人以上	円 × 回	円
	理学療法士等	1人又は2人	円 × 回	円
		3人以上	円 × 回	円
	准看護師	1人又は2人	円 × 回	円
		3人以上	円 × 回	円
	その他職員ハ	1人又は2人	円 × 回	円
		3人以上	円 × 回	円
	その他職員ニ 1回	1人又は2人	円 × 回	円
		3人以上	円 × 回	円
	2回	1人又は2人	円 × 回	円
		3人以上	円 × 回	円
	3回以上	1人又は2人	円 × 回	円
		3人以上	円 × 回	円
	㉔ 夜間・早朝訪問看護加算		円 × 回	円
	㉕ 深夜訪問看護加算		円 × 回	円

| 基Ⅲ | ㉖ 看護師等 | 円 × 回 | 円 |
| | 理学療法士等 | 円 × 回 | 円 |

㊿ 管理療養費	㉛ 管理療養費	7,670 円 ＋ 3,000 円 × 6 日	25,670 円
	㉜ 24時間対応体制加算		6,800 円
	㉝ 特別管理加算		5,000 円
	㉞ 退院時共同指導加算	円 × 回	円
	㉟ 特別管理指導加算	円 × 回	円
	㊱ 退院支援指導加算	円 × 回 ＋ 円 × 回	円
	㊲ 在宅患者連携指導加算	円 × 回	円
	㊳ 在宅患者緊急時等カンファレンス加算	円 × 回	円
	㊴ 精神科重症患者支援管理連携加算		円
	㊵ 看護・介護職員連携強化加算		円
	㊶ 専門管理加算		円
	㊷ 訪問看護医療ＤＸ情報活用加算		1,500 円

㊻ 訪問看護情報提供療養費	1 市（区）町村等		円
	2 学校等		円
	3 保険医療機関等		円

| ㊼ 訪問看護ターミナルケア療養費 | ㊛ ターミナルケア療養費 | 円 |
| | ㊜ 遠隔死亡診断補助加算 | 円 |

| ㊾ 訪問看護ベースアップ評価料 | ㊝ （Ⅰ） | 円 |
| | ㊞ （Ⅱ） | 円 |

備考

| ㉚ 精神科基本療養費Ⅰ | ㉛ 看護師等 | 3日まで30分以上 | 円 × 日 | 円 |（公費分金額）
		3日まで30分未満	円 × 日	円
		4日以降30分以上	円 × 日	円
		4日以降30分未満	円 × 日	円
	㉜ 作業療法士	3日まで30分以上	円 × 日	円
		3日まで30分未満	円 × 日	円
		4日以降30分以上	円 × 日	円
		4日以降30分未満	円 × 日	円
	㉝ 准看護師	3日まで30分以上	円 × 日	円
		3日まで30分未満	円 × 日	円
		4日以降30分以上	円 × 日	円
		4日以降30分未満	円 × 日	円

㉚ 精神科基本療養費Ⅲ	㉞ 看護師等 2人	3日まで30分以上	円 × 日	円
		3日まで30分未満	円 × 日	円
		4日以降30分以上	円 × 日	円
		4日以降30分未満	円 × 日	円
	3人以上	3日まで30分以上	円 × 日	円
		3日まで30分未満	円 × 日	円
		4日以降30分以上	円 × 日	円
		4日以降30分未満	円 × 日	円
	㉟ 作業療法士 2人	3日まで30分以上	円 × 日	円
		3日まで30分未満	円 × 日	円
		4日以降30分以上	円 × 日	円
		4日以降30分未満	円 × 日	円
	3人以上	3日まで30分以上	円 × 日	円
		3日まで30分未満	円 × 日	円
		4日以降30分以上	円 × 日	円
		4日以降30分未満	円 × 日	円
	㊱ 准看護師 2人	3日まで30分以上	円 × 日	円
		3日まで30分未満	円 × 日	円
		4日以降30分以上	円 × 日	円
		4日以降30分未満	円 × 日	円
	3人以上	3日まで30分以上	円 × 日	円
		3日まで30分未満	円 × 日	円
		4日以降30分以上	円 × 日	円
		4日以降30分未満	円 × 日	円

精神科基本療養費Ⅰ及びⅢの加算	㊲ 精神科緊急訪問看護加算	円 × 回 ＋	円 × 回	円
	㊳ 長時間精神科訪問看護加算		円 × 回	円
	㊴ 複数名精神科訪問看護加算			
	看護師等 1回	1人又は2人	円 × 回	円
		3人以上	円 × 回	円
	2回	1人又は2人	円 × 回	円
		3人以上	円 × 回	円
	3回以上	1人又は2人	円 × 回	円
		3人以上	円 × 回	円
	作業療法士 1回	1人又は2人	円 × 回	円
		3人以上	円 × 回	円
	2回	1人又は2人	円 × 回	円
		3人以上	円 × 回	円
	3回以上	1人又は2人	円 × 回	円
		3人以上	円 × 回	円
	准看護師 1回	1人又は2人	円 × 回	円
		3人以上	円 × 回	円
	2回	1人又は2人	円 × 回	円
		3人以上	円 × 回	円
	3回以上	1人又は2人	円 × 回	円
		3人以上	円 × 回	円
	看護補助者	1人又は2人	円 × 回	円
	精神保健福祉士	1人又は2人	円 × 回	円
	㊵ 夜間・早朝訪問看護加算		円 × 回	円
	㊶ 深夜訪問看護加算		円 × 回	円
	㊷ 精神科複数回訪問加算 2回	1人又は2人	円 × 回	円
		3人以上	円 × 回	円
	3回以上	1人又は2人	円 × 回	円
		3人以上	円 × 回	円

| 精Ⅳ | ㊸ 看護師等 | 円 × 回 | 円 |
| | 作業療法士 | 円 × 回 | 円 |

精神情報提供先　1 市（区）町村等　1 市（区）町村等　2 指定特定相談支援事業者等　　前回算定 年 月
2 学校等　1 入園・入学　2 転園・転学　3 医療的ケアの変更
3 保険医療機関等　1 保険医療機関　2 介護老人保健施設　3 介護医療院

専門の研修　基本療養費　1 緩和ケア　2 褥瘡ケア　3 人工肛門・人工膀胱ケア
専門管理加算　1 緩和ケア　2 褥瘡ケア　3 人工肛門・人工膀胱ケア　4 特定行為

手順書交付年月日　年 月 日　直近見直し年月日　年 月 日

特記事項
① 他①　○○市○○○－○－○○○　訪問看護ステーション
2 他②
3 従
4 特地
5 介
6 同一緊急
7 同一緊急
8 退支
9 連
10 緊急訪問看護の理由

合計	請求	保険	77,820	円
		①公費	77,820	円
		②公費		円
決定		※保険		円
		※①公費		円
		※②公費		円
負担金額		保険		円
		減額 割（円） 免除・支払猶予		
		①公費		円
		②公費		円
公費負担		①公費		円
		②公費		円
		※高額療養費		円

備考　1. この用紙は、A列4番とすること。　2. ※印の欄は、記入しないこと。

第 **3** 章

Q&Aからわかる
報酬請求業務のポイント

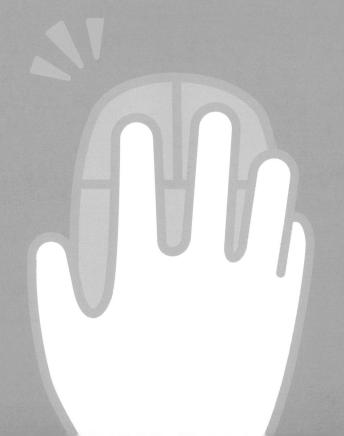

1 連携のポイント

☑CHECK!!

- □ 請求業務を円滑に進めるためには，他機関・他職種との連携の仕方とそのポイントを知っておくことが大切です。
- □ そのためには各職種の業務内容を把握し，問題毎の正しい対処法を身につけましょう。
- □ 利用者が複数の訪問看護ステーションを利用しているときは，各ステーションで訪問看護の計画立案，実施情報と評価を共有しておく必要があります。
- □ チェック体制は日々の確認に加えて，週単位，月単位で確認することが大切です。

---

1 他機関，他職種との連携

◆他機関との連携

①医療機関への連絡は事務職員が行う？

Q 医療機関から送られてきた書類に不備がありました。直接，事務職員が先方へ連絡してもよいでしょうか？

A 医療機関等への連絡は，管理者，訪問看護師が主にかかわっています。したがって，事務職員が直接先方に連絡するのではなく，管理者や訪問看護師が行ったほうが先方の医療機関もスムーズに対応ができます。

なお，訪問看護指示書（指示書）の訂正依頼等は，管理者へ報告後，事務職員から連絡することもあります。

②事務職員がサービス提供票を扱うときの注意点

Q 事務職員がサービス提供票を扱うときの注意点を教えてください。

A 中旬から月末にかけて，翌月のサービス提供票が居宅介護支援事業所から届くので，利用者毎に到着確認をします。月末に担当看護師毎に配布し，訪問日時等内容を確認します。

実績報告後は，サービス提供票と実績の内容が一致しているかを確認し，サービス提供票とサービス単位数等が実績と異なっている場合は，担当介護支援専門員（ケアマネジャー）に修正を依頼します。また，注意したいことの一つに，「区分支給限度基準額を超える単位数」があります。通常は「区分支給限度基準額を超える単位数」が発生する場合はケアマネジャーより連絡が入りますが，必ず修正後のサービス提供票を依頼し，「区分支給限度基準額を超える単位数」の記載を確認し利用料請求をします。

③利用者が複数の訪問看護ステーションを利用している…

Q 利用者が他の訪問看護ステーションも利用している場合，どうすればよいでしょうか？

A 訪問看護計画書（計画書）と訪問看護報告書（報告書）を，利用者が利用している訪問看護ステーションすべてに送付してください。理由は，①訪問看護ステーション間で連携を図るため，②訪問看護の計画立案，実施情報・評価を共有するためです。また，加算の算定にも注意が必要です。1か所のみの算定の加算については，合議して決定します。

④訪問看護指示書のチェックポイント

Q 指示書が届いたら，どこをどうチェックすればよいでしょうか？

A 「指示期間」「傷病名」「傷病名コード」「装着・使用の医療機器」欄の記入漏れ，指示期間が有効か，がんの場合は末期かどうか，褥瘡の深度，パーキンソン病におけるヤール分類及び生活機能障害度，退院当日の訪問，理学療法士等の訪問回数等（介護保険のみ）を確認します。

不備があった場合は，訂正を依頼します。詳細は第2章2を参照してください。

⑤自立支援医療（精神通院医療）の請求について

Q 自立支援医療（精神通院医療）の利用者が負担する自己負担累計額はいつ確認するのでしょうか？

A 訪問看護は月末締めの請求となるので，訪問看護ステーションが関係医療機関（病院・診療所・薬局等）のなかで最後に確認するのが確実です。しかし，それぞれの医療機関が金額を記入する時期もあるので，事前に相談して決めます。

また，利用者が受診時に自己負担上限額管理票を持参しなかったなどにより記入されないことや，医療機関によってはレセプト（明細書）請求前にならないと自己負担額が確定しない場合もあるため，その場合は電話で確認し，できる限り月遅れ請求にしないように努めます。

◆他職種との連携

①訪問看護指示書の指示期間は？

Q 指示書に記載されている指示期間が11月1日～5月31日となっています。7か月ですが，これは有効でしょうか？

A 指示期間は最長6か月です。6か月以内の指示期間となるよう，訂正を依頼します。

②訪問看護指示書に記載漏れがあったら？

Q パーキンソン病と診断され，指定難病医療受給者証を持っている人を訪問します。指示書にパーキンソン病のステージが記載されていないのですが，よいのでしょうか？

A 確認をします。医療保険で訪問する場合は，「病名」「ホーエン・ヤールの重症度分類ステージ3以上，かつ生活機能障害度Ⅱ度またはⅢ度」の両方の記載が必要です。

③指示書の有効期間はどれも同じ？

Q 介護保険の利用者が，病状の変化（急性増悪）により頻回の訪問と点滴が必要になりました。主治医より「特別訪問看護指示書」と「在宅患者訪問点滴指示書」が2週間の指示で発行されています。14日以内に訪問すればよいのでしょうか？

A 「特別訪問看護指示書」における指示の有効期間は最長14日まで，「在宅患者訪問点滴指示書」は最長7日までです。したがって，「在宅患者訪問点滴指示書」の2週間は間違いですから，1週間になるよう訂正を依頼します。医師が診療したうえで，7日目以降も点滴が必要となれば当該指示書が交付されます。

④訪問看護指示書が届いていない…

Q 訪問看護の導入が決定しているにもかかわらず，指示書が届いていません。どうすればよいでしょうか？

A まず，指示書の交付依頼が届いているか，主治医または病院等の医事課に確認しましょう。届いていない場合は訪問看護の継続の要否について相談し，依頼状を再度送ってください。届いている場合は状況を確認し，発送を依頼します。

到着後には必ず，指示書の交付日と指示期間が正しく記載されているかを確認してください。

2 訪問看護ステーション内での連携

①管理者・訪問看護師・事務職員の連携のポイント

Q 医療保険の請求業務を円滑に進めるため，管理者・訪問看護師・事務職員で行う大事なことを教えてください。

A 訪問実績の漏れがないように，訪問予定表，訪問実績表，請求システムの入力記録，加算の有無をチェックしましょう。請求業務に限りませんが，ステーション内の連携は大切です。

②利用者の保険証等や公費の自己負担累積額を確認するためのコツ

Q 管理者から訪問看護師に，保険証の確認をするよう声かけをしてもらっていますが，訪問時に確認するのは難しいこともあるようです。何かよいコツはありますか？

A 保険証等の有効期限は事前に把握することができるため，早めに担当看護師に伝えます。「有効期限切れ一覧表」を，保険証，受給者証別に終了月順に作成し，事業所内で告知します。時間的余裕をもって提示することで，担当看護師が訪問前に利用者または家族に電話で依頼することができますし，次回の訪問時に保険証等の写しを用意していただくよう伝えることもできます。訪問時に携帯する「訪問看護システム」のタブレットに，有効期限を知らせる表示が出るものもありますし，訪問前に有効期限が終了になる保険証，受給者証等の種類と終了日を記載した票を担当看護師に渡すなどの工夫も必要です。

医療保険の場合，「オンライン資格確認」が導入されましたが，マイナンバーカードの健康保険証利用が進んでいないのが現状です。そのため，マイナンバーカード保険証を利用されていない利用者には，「毎月の確認」が必要です。または「オンライン資格確認」で資格が有効かどうか確認できます。訪問看護師は，「訪問看護計画書」を利用者に提出する際に必ず被保険者証の確認を行い，被保険者証の確認を習慣化する，また，利用者や家族に「保険証等が変わったら必ず提示してください」と声かけすることで意識していただく，といったことも大切です。介護保険被保険者証の場合も同様に，更新後に新しい被保険者証を利用者に提示していただき，また，有効期間中に区分変更を申請した場合はケアマネジャーより連絡が入りますので，認定後に新しい介護保険被保険者証を確認します。

なお，月毎に確認が必要な自己負担額上限管理のある公費等で，訪問時に確認ができなかった場合は，後日，利用者または家族に電話で確認をするか，関係医療機関等に自己負担額を確認します。

③利用者の介護度が変更になったときは？

Q 利用者の介護度が変更になったときには，連絡が入りますか？

A ケアマネジャーから，変更申請の連絡が担当看護師または請求担当者に入りますので，連絡があったときには，事務所内で確認し合います。

④訪問看護計画書・訪問看護報告書を送付する際の注意点

Q 訪問看護計画書や訪問看護報告書を送るときの注意点を教えてください。

A まず，計画書及び報告書は定期的（1か月毎）に主治医に提出しなければなりません。看護師が作成した報告書・計画書に記載漏れ等がないか，事務職員や他の看護師が必ず確認してください。医療機関や主治医の変更があった場合，変更前の医療機関宛に報告書等を作成してしまうことのないよう，必ず確認してから提出しましょう。郵送の場合は，間違えて別の医療機関に送ってしまうことがないよう，封筒に入れるときにはダブルチェックをしましょう。

2 請求にあたってのポイント・工夫

☑ CHECK!!

- □ 請求業務を円滑に進めるためには，医療保険と介護保険の違い，各々の算定要件・算定基準の違いを理解しておくことが大切です。
- □ 介護保険の利用者でも，厚生労働大臣の定める疾病等に該当すれば，訪問看護は「医療保険」で行います。厚生労働大臣の定める疾病等に該当しなければ，「介護保険」で行います。
- □ 過誤請求・返戻が生じる主な原因は，基本情報の入力ミスです。注意しましょう。
- □ 過誤請求が生じたら，利用者負担の変更の有無を確認します。
- □ 請求金額を間違えないためにも，訪問実績のダブルチェックが重要です。

1 医療保険

①別表第 7・8 に該当しない利用者に 2 か所で訪問できる?

Q 医療保険で訪問している利用者がいます。予定では週 2 回の訪問ですが，病状が不安定でたびたび緊急訪問があります。特掲診療料の施設基準等別表第 7・8 にはあてはまりませんが，2 か所で訪問ができますか？ また，緊急訪問が 2 回あり 1 週間に 4 回の訪問となりましたが，4 回目の算定はできますか？

A 特掲診療料の施設基準等別表第 7・8 にあてはまらないと，2 か所のステーションの訪問はできません。また，特掲診療料の施設基準等別表第 7・8，特別訪問看護指示書が交付されていない利用者では，訪問は週 3 日までになりますので，4 日目の訪問は全額自己負担となります。

病状が不安定で頻回な訪問が必要であれば，主治医の診察時に特別訪問看護指示書の交付を受けることにより，4 日目以降も訪問することができます。

②特別訪問看護指示書が必要なケースか?

Q 末期がんの利用者に週 5 日の訪問が必要になりました。特別訪問看護指示書が必要ですか？

A 不要です。末期がんは厚生労働大臣の定める疾病等（特掲診療料の施設基準等別表第 7）にあたるので，特別訪問看護指示書がなくても週 4 日以上の訪問ができます。また，1 日複数回訪問も可能です。指示書にがん末期の状態と記載してあることを確認してください。

③点滴で特別管理加算を算定できるか？

Q 主治医から点滴指示が出ました。どのような場合に特別管理加算を算定できますか？

A 医療機関が在宅患者訪問点滴注射指導管理料を算定しており，主治医から在宅患者訪問点滴注射指示書が交付されて週 3 日以上点滴を行い，訪問看護記録に記載した場合に算定できます。

④CPAP 療法を受ける利用者への訪問は医療保険扱い？

Q 介護保険で訪問している方が CPAP を使用することになりました。指示書には人工呼吸器の欄にチェックがあります。医療保険での訪問になるのでしょうか？

A 一般に CPAP は「在宅持続陽圧呼吸療法指導管理」であり，人工呼吸器ではありません。介護認定を受けていれば介護保険になります。看護師が管理をしていれば特別管理加算（Ⅱ）を算定できますが，本人がすべて管理していれば加算は算定できません。なお，人工呼吸器の欄にチェックがあるということですが，主治医が「在宅人工呼吸指導管理料」と「人工呼吸器加算の 2」を算定している場合は人工呼吸器の扱いになり，医療保険での訪問になります。主治医が「在宅人工呼吸指導管理料」もしくは「人工呼吸器加算の 2」を算定しているか確認してください。

⑤気管カニューレ装着者への訪問は週何回まで？

Q 指定難病で気管カニューレを装着している方を医療保険で訪問しています。保健所から「週 3 回までの訪問しかできない」と言われ，ずっと特別訪問看護指示書が出ています。週 3 回までしか訪問できないのは本当でしょうか？

A 気管カニューレの使用者は別表第 8 に該当し特別管理加算の対象にもあてはまるので，週 4 日以上の訪問が可能です。
また介護認定を受けている指定難病の利用者でも，厚生労働大臣の定める疾病等

に該当しない場合は，介護保険での訪問となります。区分支給限度基準額以内で
あれば，ケアプランに沿って毎日訪問ができます。

⑥ 特定医療証を持っていればすべて医療保険扱い？

Q 病院の地域連携室から「退院後に訪問看護をお願いしたい」と依頼がありまし
た。特定医療証を持っている 70 歳の方です。医療保険での訪問になりますか？

A 末期の悪性腫瘍その他別に厚生労働大臣が定める疾病等（厚生労働大臣の定める
疾病等）にあてはまれば，医療保険です。
要介護認定を受けているなら介護保険が優先ですが，特別訪問看護指示書により
指示のある期間や当該厚生労働大臣の定める疾病に該当する場合は，介護認定を
受けていても医療保険での訪問になります。特定医療証を持っているから医療保
険というわけではありません。疾患名を確認してください。

⑦ ALS に特別訪問看護指示書は必要？

Q 病院の連携室から「ALS（筋萎縮性側索硬化症）の方の退院後，特別訪問看護指
示書を出すので毎日訪問してください」と言われました。特別訪問看護指示書は
必要ですか？

A 不要です。ALS は厚生労働大臣の定める疾病等にあたります。厚生労働大臣の定
める疾病等と特別管理加算の対象者は，週 4 日以上，1 日複数回の訪問ができ
ます。特別訪問看護指示書は必要ありません。また，介護認定を受けていても医
療保険での訪問になります。

⑧ 介護保険を使いたくない…

Q 在宅酸素を使っている要介護 1 の利用者が「介護保険は使いたくない」とのこ
とです。医療保険で訪問してもよいですか？

A 在宅酸素を使っているだけでは医療保険になりません。厚生労働大臣が定める疾
病等，精神疾患，特別訪問看護指示書以外は介護保険となります。どうしても介
護保険を使いたくないのであれば，認定取下げや更新申請をしないという方法が
ありますが，福祉用具やホームヘルパーなどの介護保険サービスを使うのであれ
ば，介護保険は必要です。ケアマネジャーと相談してください。サービスは何も
使わず介護保険の認定を取下げたいのであれば，可能かどうかを市町村の担当課

に相談してください。

⑨ 同じ日に複数の訪問看護ステーションが利用者宅を訪問してしまったら?

Q 医療保険の利用者を，2か所の訪問看護ステーションで訪問しています。ある日，利用者の家族から電話があり，他の訪問看護ステーションの計画日に訪問してしまったことがわかりました。算定できますか?

A 医療保険の場合は，同一日は同一ステーションでの算定になりますので，どちらか1か所しか算定することはできません。緊急訪問看護加算の算定はできますが，本ケースでは，主治医からの指示で訪問していないため，緊急訪問看護加算は算定できません。訪問看護ステーション間で相談し，緊急電話があったときの対応については，主治医に報告し訪問の指示をいただくようにするなど，日ごろから注意が必要です。

⑩ 退院日当日に医療保険の訪問看護は算定できる?

Q 医療保険での訪問です。病院を退院した日に訪問しました。算定できますか?

A 退院日の訪問は「退院支援指導加算」という加算になります。厚生労働大臣が定める疾病等の者，特別管理加算の算定対象者，主治医が必要と認めた場合に算定が可能です。退院後の訪問初日に，加算を算定します。初回訪問することなく亡くなられたり，再入院された場合は，死亡日や再入院日に当該加算のみを算定できます。

⑪ 生活保護受給者の請求

Q 生活保護受給者の請求は，どのようにしたらよいでしょうか?

A 医療給付においては，国民健康保険と生活保護法の併用はありませんので，医療レセプトの請求先は社会保険診療報酬支払基金になります。

2 オンライン資格確認

① マイナンバーカードの取り扱い

Q マイナンバーカードの取り扱いについての注意点はありますか？

A 利用者宅でマイナンバーカードをモバイル端末で読み取る際は，原則として利用者本人が看護師の持参したモバイル端末にかざすようにしてください。個人情報保護の観点から，看護師等がマイナンバーカードに記載されているマイナンバーを書き留めるなどして保管することのないようにしてください。

② 同意が難しい場合の確認方法

Q 利用者本人が暗証番号の入力や同意が難しい場合の確認方法は？

A 利用者本人がオンライン資格確認の同意や暗証番号の入力が難しい場合は，利用者のご家族や代理人が利用の同意や暗証番号の入力を支援することが可能です。暗証番号は，入力を 3 回間違えるとロックされてしまいます。ロック解除は住民票のある市区町村の窓口で手続きをする必要があります。

③ 電子証明書は事業所に一つ必要？

Q 電子証明書は事業所に一つ必要ですか？

A 電子証明書は訪問看護ステーション毎に必要ですが，請求用端末単位で必要になりますので，オンライン資格確認・オンライン請求を同じ端末で行う場合は，電子証明書は一つです。

④ 電子証明書の購入後の更新

Q 電子証明書を購入後は，更新等は必要ですか？

A 電子証明書の有効期限は 3 年 3 か月ですので，更新が必要となります。

3 オンライン請求

① オンライン請求前の返戻再請求はどうする？

Q 2024（令和6）年6月サービス提供分よりオンライン請求を開始しましたが，令和6年5月以前に実施した訪問看護の月遅れ請求，返戻再請求はどのようにすればよいでしょうか？

A 訪問看護を実施した月における請求形態での請求になります。令和6年5月以前に実施した訪問看護のレセプトは，請求年月にかかわらず，書面での請求になります。

4 介護保険

① 退院・退所日の訪問は算定できる？

Q 介護保険での訪問です。ご家族の都合で，介護老人保健施設に1週間，ショートステイで入所しました。退所日にご家族から電話があり，排便ケアのため訪問しましたが，算定できますか？

A 介護保険の利用者が，介護医療院・介護老人保健施設・医療機関・短期入所療養介護から退院・退所する場合は「特別管理加算の算定対象者」に加え，主治医が必要と認めた場合も算定が可能です。指示書に退院の訪問が必要の旨を記載してもらいましょう。介護老人福祉施設・短期入所生活介護からの退所日は，居宅サービス計画書（ケアプラン）に位置づけられていれば算定可能です。

また，看護師が退院，退所日に訪問看護を行った場合，初回加算（Ⅰ）が算定できます。

介護保険と医療保険では算定要件が違うので気をつけましょう。
※令和3年度より主治医が必要と認める場合は算定可能。

② 介護保険における夜間・早朝加算，深夜加算の算定基準

Q ストマ装着の介護保険利用者から，深夜に緊急で何度も呼ばれます。緊急時訪問看護加算の契約はしていません。特別管理加算を算定していないと，夜間・早朝

加算，深夜加算は算定できませんか？

A 緊急時訪問看護契約をしていない場合は，ケアマネジャーに相談し，ケアプランの見直しを依頼します。計画に沿っての夜間・早朝，深夜の訪問は，夜間・早朝加算，深夜加算が算定できます。特別管理加算は関係ありません。

一方，緊急時訪問看護加算の契約を結んだ場合は，特別管理加算の対象者でなくても2回目以降の緊急訪問であれば，夜間・早朝加算，深夜加算を算定できます。

なお，医療保険は緊急訪問の夜間・早朝加算，深夜加算は1回目から算定できます。

③介護保険認定がされるまで，医療保険での訪問は可能？

Q 要介護認定申請をしたばかりの利用者を訪問するのですが，認定結果が出るまでの間，医療保険扱いでの訪問は可能ですか？

A 介護保険は，介護認定の申請日にさかのぼって認定されます。したがって，介護保険の認定がされたら，その申請をした月から介護保険の扱いとなります。厚生労働大臣の定める疾病等以外は，介護保険が認定されたら介護保険を利用しなくてはなりません。

認定の結果を待ち，介護保険で請求します。月遅れ請求となります。ただし，特別訪問看護指示書が交付された場合，その間は医療保険で訪問することができます。

④指定難病の利用者は医療保険での訪問になる？

Q 指定難病を持っている方への訪問は，介護保険ではなく医療保険の訪問になりますか？

A 指定難病は現在341疾病あります（2024（令和6）年4月現在）。医療保険になるのは厚生労働大臣が定める疾病等に該当する場合です。したがって，それ以外は指定難病であっても介護保険の訪問となります。

⑤自己負担の軽い介護保険を勧めてもよい？

Q 自己負担割合が，介護保険だと1割，医療保険だと3割になるがん末期の利用者がいます。介護保険を勧めてよいでしょうか？

A 厚生労働大臣の定める疾病等であれば，医療保険となります。自己負担の割合に

よって，保険を選ぶことはできません。

⑥区分支給限度基準額を超えるので医療保険を勧めたい…

Q 介護保険で訪問すると，頻回の訪問のため区分支給限度基準額を超えてしまいます。医療保険での訪問を勧めてもよいでしょうか？

A 区分支給限度基準額を超えるからといって，保険を変えることはできません。厚生労働大臣の定める疾病等や特別訪問看護指示書による訪問看護期間以外は介護保険での対応になります。頻回の訪問が必要な理由は何でしょうか？　ケアマネジャー，主治医等と情報を共有し，必要な場合は特別訪問看護指示書の交付を依頼するなど利用者に最適なケアが提供できるように考えることが大切です。

5 過誤請求・返戻の対応

①過誤請求をしてしまったら…

Q 医療保険の過誤請求をしてしまいました。どうしたらよいでしょうか？

A 過誤が発覚した時点で内容を管理者に報告し，審査支払機関へ過誤申請をします。また，利用者へ誤りの内容を説明します。医療保険の場合は，国保連合会へ「再審査・取下げ依頼書」を，支払基金へは「再審査等請求書」を送付し，レセプトの取下げを行います（様式はインターネットでダウンロードできます）（オンライン請求したレセプトも従来通り，紙による取下げ依頼書の提出となります）。紙で請求した過誤請求は，「返戻付箋（過誤）」等とともに訪問看護療養費明細書が返戻されるので，誤りを正して再請求します。過誤申請したオンライン請求分は，オンラインで返戻されます。介護保険の場合は，「過誤申立書」を提出します。過誤決定後，「介護給付費過誤決定通知書」が届いた後に正しい内容で再請求します。

医療保険，介護保険とも，必ず過誤が決定してから再請求をします。費用合計額が変更になった場合は，利用者負担額も変わりますので，利用者請求額を見直し，差額分を請求，または返金をします。差額分の請求，返金は翌月分請求額と相殺する，または現金で差額分を請求，返金するといった方法がありますが，その際に利用者へ内容を明記した文書を添えて説明します。

②報酬の返戻が生じたら

Q 報酬の返戻・再請求をしなくてはなりません。どうしたらよいでしょうか？

A 返戻の理由を確認し，修正して再請求します。利用者の負担金額が変わる場合は，差額分を請求，または返金をします。

オンライン請求したレセプトの返戻は，請求月の翌月5日にオンライン請求システムに返戻ファイルが配信されます。返戻レセプトの再請求は，返戻ファイルを使用してオンライン請求します。

③報酬の返戻：医療保険と介護保険の違い

Q 報酬の返戻が生じました。医療保険と介護保険との違いを教えてください。

A 医療保険の返戻は，基本情報の入力誤りや給付割合相違，一部負担金額相違や記載漏れ，特記欄記載漏れ，実績誤りによる請求金額の誤りなどがあります。請求システムに入力する際に入力誤りや記載漏れのないように確認し，返戻を防ぎます。また，保険者や保険種別等の変更等があった場合で，返戻されるまで気づかずに請求し続けてしまうといったケースもあります。このようなケースは，毎月の保険証確認を必ず行うことにより防ぐことができます。訪問看護療養費明細書が返戻され，返戻理由を確認し再請求をします。オンライン資格確認を導入した場合は，このような返戻ケースはなくなるといわれています。

介護保険の場合は，基本情報の入力誤りの場合に「基本台帳不一致」や，更新中や区分変更申請中である場合の「市区町村の認定変更未決定」などの事由により返戻になります。「請求明細書・給付管理票返戻（保留）一覧表」に内容とエラーコードが記載されていますので，国保連合会の「エラーコード一覧表」を参照し，内容を確認し修正後に再請求します。

6 利用料等の未回収への対応

①利用料の未回収があるときには…

Q 利用者が亡くなり，訪問看護が終了となりましたが，利用料の未回収があります。気をつける点などはあるでしょうか？

A 利用者が入院または永眠され，訪問看護が終了になった場合，利用料請求に気を配る必要があります。

口座振替の利用者の場合は，死亡後に口座が凍結され，利用料の引き落としができなくなります。親族，キーパーソンに支払いに関する確認が必要になります。成年後見人制度を利用している利用者の場合は，制度を利用した時点で利用料の支払いは成年後見人が代行します。訪問看護終了後も成年後見人に請求します。また，利用者には一人暮らしの高齢者の方や生活保護で「本人支払額」のある方もいらっしゃいます。訪問看護導入時には，必ず親族やキーパーソンの連絡先を確認しましょう。ごく稀に，亡くなられた利用者の親族が財産放棄をする場合があります。財産放棄後に請求をしても支払義務はないため，親族が支払いを拒否された場合は未回収金になります。

○ 入院等で終了の場合

入院された時点で，早めに親族，またはキーパーソンに未回収金があることをお伝えします。請求額をお知らせして支払方法の相談をします。

○ 死亡された場合

亡くなられた場合は，ご親族の心情を考え，お伝えする時期を配慮してご連絡します。ただし，あまり時間をおきすぎると払った払ってない，聞いてないなどのトラブルになる可能性もあるので注意しましょう。

7 正しく請求する工夫

① 間違わずに正しく請求するためのコツや工夫

Q 報酬を正しく請求するために事業所でできるコツや工夫を教えてください。

A 報酬請求の誤りを防ぐには，管理者，訪問看護師，事務職員で互いに確認し合うことが不可欠です。訪問実績の確認，訪問看護指示書等の確認，算定する加算の確認のダブルチェック，トリプルチェックをしましょう。

①訪問実績

訪問予定と訪問看護請求システムの実績との確認をします。

②加算等

入院，退院，退院日の訪問，カンファレンスを行った日については担当看護師

と確認し，請求システムへの入力に誤りがないかを確認します。また，複数名の訪問，時間外の訪問，長時間の訪問なども見落としがないか，正しく算定されているかを確認します。緊急訪問看護加算，24時間対応体制加算，特別管理加算等の算定に変更があった場合の情報共有を怠らないようにしましょう。

③新規利用者

基本情報の入力時には特に注意します。性別，生年月日，保険証の被保険者番号などのケアレスミスに気をつけます。記載事項に不備があり，2か月後，3か月後に返戻になってから気づいた場合は，その間の保険請求をすべて取下げ依頼し，返戻後に再請求することになるので注意しましょう。

④利用料請求

自費やキャンセル料が発生した場合，正しく計上されているかを確認してください。

Column

万能なシステムはない！！

○ 今日，ほとんどの請求業務は，業務支援ソフトなどさまざまな請求システムを使っています。

○ 保険請求のもととなる利用者の情報，訪問看護指示書の内容，病名，「特掲診療の施設基準等」別表第7・別表第8の該当の有無，さまざまな加算など，正確に入力されているでしょうか？　訪問看護請求システムに一度入力したものが，誤操作により消去等されてしまう場合もありますので，注意が必要です。

○ また，請求業務を行ううえで，本書で例をあげて記載しているさまざまな「確認表」などを別途作成する必要がないに越したことはありませんが，請求システムは確認事項の見落としや誤りを知らせる構造には未だなっていません。

○ 万能なシステムがない限り，人の手で確認し間違いを防ぐしかありません。起こりやすいミスや，繰り返し起こしてしまったミスを手掛かりに，失敗を繰り返さないようにステーション内で協力して対策を考える必要があります。訪問看護師，事務職員双方で実績を確認して作成した「訪問看護療養費明細書」「介護給付費明細書」を，必ず管理者が最終確認をして提出するようにします。

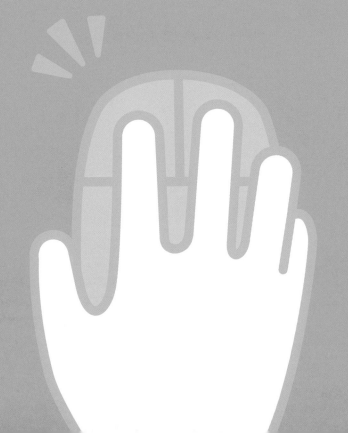

資料

1 関係告示・通知

[医療保険関係]

◉ 訪問看護療養費に係る訪問看護ステーションの基準等

（平成 18 年 3 月 6 日 厚生労働省告示第 103 号）

注　令和 6 年 3 月 29 日厚生労働省告示第 133 号改正現在

　　訪問看護療養費に係る指定訪問看護の費用の額の算定方法（平成 18 年厚生労働省告示第 102 号）の規定に基づき，訪問看護療養費に係る訪問看護ステーションの基準等を次のように定め，平成 18 年 4 月 1 日より適用し，訪問看護療養費及び老人訪問看護療養費に係る訪問看護ステーションの基準等（平成 14 年厚生労働省告示第 85 号）は，平成 18 年 3 月 31 日限り廃止する。ただし，同日以前に行われた指定訪問看護又は指定老人訪問看護の費用の額の算定については，なお従前の例による。

　　　　訪問看護療養費に係る訪問看護ステーションの基準等

第 1　訪問看護療養費に係る訪問看護ステーションの基準

　1　通則

　（1）　地方厚生局長又は地方厚生支局長（以下「地方厚生局長等」という。）に対して届出を行う前 6 月間において，当該届出に係る事項に関し不正又は不当な届出（法令の規定に基づくものに限る。）を行ったことがないこと。

　（2）　地方厚生局長等に対して届出を行う前 6 月間において，健康保険法（大正 11 年法律第 70 号）第 94 条第 1 項又は高齢者の医療の確保に関する法律（昭和 57 年法律第 80 号）第 81 条第 1 項の規定に基づく検査等の結果，健康保険法第 88 条第 1 項に規定する指定訪問看護及び高齢者の医療の確保に関する法律第 78 条第 1 項に規定する指定訪問看護（以下「指定訪問看護」と総称する。）の内容又は訪問看護療養費の請求に関し，不正又は不当な行為が認められたことがないこと。

　（3）　指定訪問看護の事業の人員及び運営に関

する基準（平成 12 年厚生省令第 80 号）第 2 条に規定する員数を満たしていること。

　2　訪問看護基本療養費の注 2 及び注 4 に規定する基準

　　　緩和ケア，褥瘡ケア又は人工肛門ケア及び人工膀胱ケアに係る専門の研修を受けた看護師が配置されていること。

　3　訪問看護基本療養費の注 6 に規定する大臣が定める者

　　　特掲診療料の施設基準等（平成 20 年厚生労働省告示第 63 号）第 4 の 4 の 3 に掲げる者

　4　精神科訪問看護基本療養費（I），（III）及び（IV）の基準

　　　精神疾患を有する者に対して指定訪問看護を行うにつき，必要な体制が整備されていること。

　5　精神科訪問看護基本療養費の注 10 に規定する基準

　　　24 時間対応体制加算を届け出ている事業所であって，精神科の重症患者に対して，保険医療機関と連携しながら複数回の訪問看護を行う体制その他必要な体制が整備されていること。

　6　訪問看護管理療養費の基準

　（1）　機能強化型訪問看護管理療養費 1 の基準
　　　次のいずれにも該当するものであること。

　　　イ　常勤の保健師，助産師，看護師又は准看護師の数が 7 以上であること。

　　　ロ　指定訪問看護の事業の人員及び運営に関する基準第 2 条第 1 項に規定する看護師等のうち，6 割以上が同項第 1 号に規定する看護職員であること。

　　　ハ　24 時間対応体制加算を届け出ているこ

と。

ニ　ターミナルケア並びに重症児及び特掲診療料の施設基準等別表第7に掲げる疾病等の者に対する訪問看護について十分な実績を有すること。

ホ　介護保険法（平成9年法律第123号）第8条第24項に規定する居宅介護支援事業，障害者の日常生活及び社会生活を総合的に支援するための法律（平成17年法律第123号）第5条第18項に規定する特定相談支援事業又は児童福祉法（昭和22年法律第164号）第6条の2の2第6項に規定する障害児相談支援事業を行うことができる体制が整備されていること。

ヘ　地域の保険医療機関，訪問看護ステーション又は住民等に対する研修や相談への対応について実績を有すること。

ト　専門の研修を受けた看護師が配置されていること。

(2)　機能強化型訪問看護管理療養費2の基準
次のいずれにも該当するものであること。

イ　常勤の保健師，助産師，看護師又は准看護師の数が5以上であること。

ロ　(1)のロを満たすものであること。

ハ　24時間対応体制加算を届け出ていること。

ニ　ターミナルケア並びに重症児及び特掲診療料の施設基準等別表第7に掲げる疾病等の者に対する訪問看護について相当な実績を有すること。

ホ　介護保険法第8条第24項に規定する居宅介護支援事業，障害者の日常生活及び社会生活を総合的に支援するための法律第5条第18項に規定する特定相談支援事業又は児童福祉法第6条の2の2第6項に規定する障害児相談支援事業を行うことができる体制が整備されていること。

ヘ　地域の保険医療機関，訪問看護ステーション又は住民等に対する研修や相談への対応について実績を有すること。

(3)　機能強化型訪問看護管理療養費3の基準
次のいずれにも該当するものであること。

イ　常勤の保健師，助産師，看護師又は准

看護師の数が4以上であること。

ロ　(1)のロを満たすものであること。

ハ　24時間対応体制加算を届け出ていること。

ニ　特掲診療料の施設基準等別表第7に掲げる疾病等の者，特掲診療料の施設基準等別表第8に掲げる者若しくは精神科の重症患者に対する指定訪問看護又は他の訪問看護ステーションと共同して行う指定訪問看護について相当な実績を有すること。

ホ　退院時の共同指導及び主治医の指示に係る保険医療機関との連携について相当な実績を有すること。

ヘ　地域の保険医療機関の看護職員による勤務について実績があること。

ト　地域の保険医療機関，訪問看護ステーション又は住民等に対する研修や相談への対応について相当な実績を有すること。

(4)　訪問看護管理療養費1の基準
訪問看護ステーションの利用者のうち，同一建物居住者（当該者と同一の建物に居住する他の者に対して当該訪問看護ステーションが同1日に指定訪問看護を行う場合の当該者をいう。以下同じ。）であるものが占める割合が7割未満であって，次のイ又はロに該当するものであること。

イ　特掲診療料の施設基準等別表第7に掲げる疾病等の者及び特掲診療料の施設基準等別表第8に掲げる者に対する訪問看護について相当な実績を有すること。

ロ　精神科訪問看護基本療養費を算定する利用者のうち，GAF尺度による判定が40以下の利用者の数が月に5人以上であること。

(5)　訪問看護管理療養費2の基準
訪問看護ステーションの利用者のうち，同一建物居住者であるものが占める割合が7割以上であること又は当該割合が7割未満であって(4)のイ若しくはロのいずれにも該当しないこと。

(6)　訪問看護管理療養費の注2に規定する24時間対応体制加算の基準

イ　利用者又はその家族等から電話等により看護に関する意見を求められた場合に，常時対応できる体制にある場合であって，計画的に訪問することとなっていない緊急時訪問を必要に応じて行うことができる体制にあること。

ロ　訪問看護管理療養費の注2のイを算定する場合には，イに加え，24時間対応体制における看護業務の負担の軽減に資する十分な業務管理等の体制が整備されていること。

(7)　訪問看護管理療養費の注3に規定する特別管理加算の基準
　　指定訪問看護に関し特別な管理を必要とする利用者に対する指定訪問看護を行うにつき，当該利用者又はその家族等から電話等により看護に関する意見を求められた場合に常時対応できる体制その他必要な体制が整備されていること。

(8)　訪問看護管理療養費の注10に規定する精神科重症患者支援管理連携加算の基準
　　精神疾患を有する者に対して指定訪問看護を行うにつき必要な体制が整備されており，特掲診療料の施設基準等に掲げる精神科在宅患者支援管理料を届け出た保険医療機関と連携しながら訪問看護を行う体制その他必要な体制が整備されていること。

(9)　訪問看護管理療養費の注12に規定する専門管理加算の基準
　　次のいずれかに該当するものであること。
　　イ　緩和ケア，褥瘡ケア又は人工肛門ケア及び人工膀胱ケアに係る専門の研修を受けた看護師が配置されていること。
　　ロ　保健師助産師看護師法（昭和23年法律第203号）第37条の2第2項第5号に規定する指定研修機関において，同項第1号に規定する特定行為のうち訪問看護において専門の管理を必要とするものに係る研修を修了した看護師が配置されていること。

(10)　訪問看護管理療養費の注13に規定する訪問看護医療DX情報活用加算の基準
　　次のいずれにも該当するものであること。

イ　訪問看護療養費及び公費負担医療に関する費用の請求に関する命令（平成4年厚生省令第5号）第1条に規定する電子情報処理組織の使用による請求を行っていること。

ロ　健康保険法第3条第13項に規定する電子資格確認を行う体制を有していること。

ハ　医療DX推進の体制に関する事項及び質の高い訪問看護を実施するための十分な情報を取得し，及び活用して訪問看護を行うことについて，当該訪問看護ステーションの見やすい場所に掲示していること。

ニ　ハの掲示事項について，原則として，ウェブサイトに掲載していること。

7　訪問看護ターミナルケア療養費の注4に規定する遠隔死亡診断補助加算の基準
　　情報通信機器を用いた在宅での看取りに係る研修を受けた看護師が配置されていること。

8　訪問看護ベースアップ評価料の基準
(1)　訪問看護ベースアップ評価料（Ⅰ）
次のいずれにも該当するものであること。
　　イ　主として医療に従事する職員（以下「対象職員」という。）が勤務していること。
　　ロ　対象職員の賃金の改善を実施するにつき必要な体制が整備されていること。

(2)　訪問看護ベースアップ評価料（Ⅱ）
次のいずれにも該当するものであること。
　　イ　訪問看護ベースアップ評価料（Ⅰ）を届け出ていること。
　　ロ　訪問看護ベースアップ評価料（Ⅰ）により算定する見込みの金額が，対象職員の給与総額に当該訪問看護ステーションの利用者の数に占める医療保険制度の給付の対象となる訪問看護を受けた者の割合を乗じた数の1分2厘未満であること。
　　ハ　当該訪問看護ステーションにおける常勤の対象職員の数が，2以上であること。ただし，基本診療料の施設基準等（平成20年厚生労働省告示第62号）別表第6の2に掲げる地域に所在する訪問看護ステーションにあっては，この限りではないこと。

ニ　主として保険診療等からの収入を得る
　　　訪問看護ステーションであること。
　　ホ　対象職員の賃金の改善を実施するにつ
　　　き十分な体制が整備されていること。

第2　指定訪問看護に係る厚生労働大臣の定める
　　疾病等の利用者等
1　訪問看護基本療養費の注1に規定する厚生
　労働大臣が定める疾病等の利用者
　　週3日を超えて訪問看護を行う必要がある
　利用者であって，次のいずれかに該当するも
　の
　(1)　特掲診療料の施設基準等別表第7に掲げ
　　る疾病等の者
　(2)　特掲診療料の施設基準等別表第8に掲げ
　　る者
2　訪問看護基本療養費の注5及び精神科訪問
　看護基本療養費の注3に規定する厚生労働大
　臣が定める者
　　次のいずれかに該当する者
　(1)　特掲診療料の施設基準等別表第7に掲げ
　　る疾病等の者
　(2)　特掲診療料の施設基準等別表第8に掲げ
　　る者
　(3)　その他在宅療養に備えた一時的な外泊に
　　当たり，訪問看護が必要であると認められ
　　た者
3　訪問看護基本療養費の注10及び精神科訪問
　看護基本療養費の注7に規定する長時間訪問
　看護加算及び長時間精神科訪問看護加算に係
　る厚生労働大臣が定める長時間の訪問を要す
　る者及び厚生労働大臣が定める者
　(1)　厚生労働大臣が定める長時間の訪問を要
　　する者
　　　長時間の訪問看護を要する利用者であっ
　　て，次のいずれかに該当するもの
　　イ　15歳未満の超重症児又は準超重症児
　　ロ　特掲診療料の施設基準等別表第8に掲
　　　げる者
　　ハ　特別訪問看護指示書又は精神科特別訪
　　　問看護指示書に係る指定訪問看護を受け
　　　ている者
　(2)　厚生労働大臣が定める者

　　イ　15歳未満の超重症児又は準超重症児
　　ロ　15歳未満の小児であって，特掲診療料
　　　の施設基準等別表第8に掲げる者
4　訪問看護基本療養費の注11に規定する乳幼
　児加算に係る厚生労働大臣が定める者
　(1)　超重症児又は準超重症児
　(2)　特掲診療料の施設基準等別表第7に掲げ
　　る疾病等の者
　(3)　特掲診療料の施設基準等別表第8に掲げ
　　る者
5　訪問看護基本療養費の注12に規定する複数
　名訪問看護加算に係る厚生労働大臣が定める
　者並びに訪問看護基本療養費の注12のハ及び
　ニに規定する厚生労働大臣が定める場合
　(1)　訪問看護基本療養費の注12に規定する複
　　数名訪問看護加算に係る厚生労働大臣が定
　　める者
　　　1人の保健師，助産師，看護師，准看護師，
　　理学療法士，作業療法士又は言語聴覚士（以
　　下「看護師等」という。）による指定訪問看
　　護が困難な利用者であって，次のいずれか
　　に該当するもの
　　イ　特掲診療料の施設基準等別表第7に掲
　　　げる疾病等の者
　　ロ　特掲診療料の施設基準等別表第8に掲
　　　げる者
　　ハ　特別訪問看護指示書に係る指定訪問看
　　　護を受けている者
　　ニ　暴力行為，著しい迷惑行為，器物破損
　　　行為等が認められる者
　　ホ　利用者の身体的理由により1人の看護
　　　師等による訪問看護が困難と認められる
　　　者（訪問看護基本療養費の注12のハに規
　　　定する場合に限る。）
　　ヘ　その他利用者の状況等から判断して，
　　　イからホまでのいずれかに準ずると認め
　　　られる者（訪問看護基本療養費の注12の
　　　ハに規定する場合に限る。）
　(2)　訪問看護基本療養費の注12のハ及びニに
　　規定する厚生労働大臣が定める場合
　　　1人の看護師等による指定訪問看護が困
　　難な利用者であって，次のいずれかに該当
　　するものに対し，指定訪問看護を行った場

合

　イ　特掲診療料の施設基準等別表第7に掲
　　げる疾病等の者

　ロ　特掲診療料の施設基準等別表第8に掲
　　げる者

　ハ　特別訪問看護指示書に係る指定訪問看
　　護を受けている者

6　訪問看護管理療養費の注3本文に規定する
　厚生労働大臣が定める状態等にある利用者
　　特掲診療料の施設基準等別表第8に掲げる
　者

7　訪問看護管理療養費の注3ただし書に規定
　する厚生労働大臣が定める状態等にある利用
　者
　　特掲診療料の施設基準等別表第8第1号に
　掲げる者

8　訪問看護管理療養費の注7に規定する退院
　支援指導加算に係る厚生労働大臣が定める退
　院支援指導を要する者
　　退院日に療養上の退院支援指導が必要な利
　用者であって，次のいずれかに該当するもの
　⑴　特掲診療料の施設基準等別表第7に掲げ
　　る疾病等の者
　⑵　特掲診療料の施設基準等別表第8に掲げ
　　る者
　⑶　退院日の訪問看護が必要であると認めら
　　れた者

9　訪問看護管理療養費の注11に規定する厚生
　労働大臣が定める者
　　訪問看護管理療養費の注2に規定する24時
　間対応体制加算の届出を行っている訪問看護
　ステーションの利用者であって，口腔内の喀
　痰吸引，鼻腔内の喀痰吸引，気管カニューレ
　内部の喀痰吸引，胃瘻若しくは腸瘻による経
　管栄養又は経鼻経管栄養を必要とする者

10　訪問看護情報提供療養費の注1に規定する
　厚生労働大臣が定める疾病等の利用者
　⑴　特掲診療料の施設基準等別表第7に掲げ
　　る疾病等の者
　⑵　特掲診療料の施設基準等別表第8に掲げ
　　る者
　⑶　精神障害を有する者又はその家族等
　⑷　18歳未満の児童

11　訪問看護情報提供療養費の注2に規定する
　厚生労働大臣が定める疾病等の利用者
　⑴　18歳未満の超重症児又は準超重症児
　⑵　18歳未満の児童であって，特掲診療料の
　　施設基準等別表第7に掲げる疾病等の者
　⑶　18歳未満の児童であって，特掲診療料の
　　施設基準等別表第8に掲げる者

第3　訪問看護基本療養費の注8及び精神科訪問看
　護基本療養費の注5に規定する特別地域訪問看
　護加算並びに訪問看護ターミナルケア療養費の
　注4に規定する遠隔死亡診断補助加算に係る厚
　生労働大臣の定める地域

1　離島振興法（昭和28年法律第72号）第2
　条第1項の規定により離島振興対策実施地域
　として指定された離島の地域

2　奄美群島振興開発特別措置法（昭和29年法
　律第189号）第1条に規定する奄美群島の地
　域

3　山村振興法（昭和40年法律第64号）第7
　条第1項の規定により振興山村として指定さ
　れた山村の地域

4　小笠原諸島振興開発特別措置法（昭和44年
　法律第79号）第4条第1項に規定する小笠原
　諸島の地域

5　沖縄振興特別措置法（平成14年法律第14号）
　第3条第3号に規定する離島

6　過疎地域の持続的発展の支援に関する特別
　措置法（令和3年法律第19号）第2条第1項
　に規定する過疎地域

第4　指定訪問看護に係る厚生労働大臣が定める
　場合

1　要介護被保険者等である利用者について指
　定訪問看護の費用に要する額を算定できる場
　合
　⑴　特別訪問看護指示書に係る指定訪問看護
　　を行う場合
　⑵　特掲診療料の施設基準等別表第7に掲げ
　　る疾病等の者に対する指定訪問看護を行う
　　場合
　⑶　精神科訪問看護基本療養費が算定される
　　指定訪問看護を行う場合

2 訪問看護基本療養費の注14ただし書及び精神科訪問看護基本療養費の注11ただし書に規定する所定額を算定できる場合
　(1) 介護保険法第8条第11項に規定する特定施設入居者生活介護又は同条第20項に規定する認知症対応型共同生活介護の提供を受けている利用者に対し，前号(1)から(3)までに掲げるいずれかの指定訪問看護を行う場合
　(2) 介護保険法第8条第27項に規定する介護老人福祉施設の入所者等であって，末期の悪性腫瘍であるものに対し，その主治医から交付を受けた訪問看護指示書及び訪問看護計画書に基づき，指定訪問看護を行う場合
　(3) 病院又は診療所に入院している者で，在宅療養に備えて一時的に外泊している者（次のいずれかに該当する者に限る。）
　　イ　特掲診療料の施設基準等別表第7に掲げる疾病等の者
　　ロ　特掲診療料の施設基準等別表第8に掲げる者
　　ハ　その他在宅療養に備えた一時的な外泊に当たり，訪問看護が必要であると認められた者

第5　経過措置
1　令和6年3月31日において現に機能強化型訪問看護管理療養費1に係る届出を行っている訪問看護ステーションについては，令和8年5月31日までの間に限り，第1の6の(1)のトに該当するものとみなす。
2　令和6年3月31日において現に指定訪問看護事業者が，当該指定に係る訪問看護事業を行う事業所については，令和6年9月30日までの間に限り，第1の6の(4)の基準に該当するものとみなす。
3　令和6年3月31日において現に指定訪問看護事業者が，当該指定に係る訪問看護事業を行う事業所については，令和7年5月31日までの間に限り，第1の6の(10)のニの基準に該当するものとみなす。

● 訪問看護療養費及び公費負担医療に関する費用の請求に関する命令

（平成4年2月29日　厚生省令第5号）

注　令和6年3月29日内閣府・厚生労働省令第11号改正現在

（訪問看護療養費及び公費負担医療に関する費用の請求）

第1条　指定訪問看護事業者は，訪問看護療養費（家族訪問看護療養費及び健康保険法（大正11年法律第70号）第145条に規定する特別療養費を含む。以下同じ。）の支給又は次に掲げる医療に関する給付（以下「公費負担医療」という。）に関し費用を請求しようとするときは，当該指定に係る訪問看護事業を行う事業所（以下「訪問看護ステーション」という。）ごとに，電子情報処理組織の使用による請求（こども家庭庁長官及び厚生労働大臣が定める事項を電子情報処理組織（審査支払機関の使用に係る電子計算機（入出力装置を含む。以下同じ。）と訪問看護療養費及び公費負担医療に関する費用（以下「訪問看護療養費等」という。）の請求をしようとする指定訪問看護事業者の使用に係る電子計算機とを電気通信回線で接続した電子情報処理組織をいう。以下同じ。）を使用して，こども家庭庁長官及び厚生労働大臣の定める方式に従って電子計算機から入力して審査支払機関の使用に係る電子計算機に備えられたファイルに記録して行う訪問看護療養費等の請求をいう。以下同じ。）又は書面による請求（訪問看護療養費等について，訪問看護療養費請求書に訪問看護療養費明細書を添えて，これを当該訪問看護療養費請求書の審査支払機関に提出することにより請求することをいう。以下同じ。）により行うものとする。

1　児童福祉法（昭和22年法律第164号）第19条の2第1項の小児慢性特定疾病医療費の支給

2　障害者の日常生活及び社会生活を総合的に支援するための法律（平成17年法律第123号）第58条第1項の自立支援医療費，同法第70条第1項の療養介護医療費又は同法第71条第1項の基準該当療養介護医療費の支給

3　削除

4　生活保護法（昭和25年法律第144号）第15条（中国残留邦人等の円滑な帰国の促進並びに永住帰国した中国残留邦人等及び特定配偶者の自立の支援に関する法律（平成6年法律第30号）第14条第4項（中国残留邦人等の円滑な帰国の促進及び永住帰国後の自立の支援に関する法律の一部を改正する法律（平成19年法律第127号）附則第4条第2項において準用する場合を含む。）においてその例による場合を含む。）の医療扶助又は医療支援給付

5　削除

6　原子爆弾被爆者に対する援護に関する法律（平成6年法律第117号）第10条の医療の給付又は同法第18条の一般疾病医療費の支給

7　戦傷病者特別援護法（昭和38年法律第168号）第10条の療養の給付又は同法第20条の更生医療の給付

7の2　感染症の予防及び感染症の患者に対する医療に関する法律（平成10年法律第114号）第44条の3の2第1項（同法第44条の9第1項の規定に基づく政令によって準用される場合を含む。）又は第50条の3第1項の規定により費用の負担が行われる医療に関する給付

7の3　石綿による健康被害の救済に関する法律（平成18年法律第4号）第4条第1項の医療費の支給

7の4　難病の患者に対する医療等に関する法律（平成26年法律第50号）第5条第1項の特定医療費の支給

8　前各号に掲げるもののほか医療に関する給付であって厚生労働大臣が定めるもの

（請求の補正）

第2条　前条の規定により指定訪問看護事業者が行った電子情報処理組織の使用による請求について，同条のファイルに記録された情報のうち

高齢者の医療の確保に関する法律（昭和57年法律第80号）第7条第4項（第7号を除く。）に規定する加入者及び同法第50条に規定する後期高齢者医療の被保険者（以下この条において「加入者等」という。）の資格に係る情報に軽微な不備（誤記，記載漏れその他これに類する明白な誤りであって，指定訪問看護事業者が記載しようとした事項を容易に推測することができると認められる程度のものをいう。）がある場合には，審査支払機関は，職権で，当該不備を補正することができる。この場合において，審査支払機関は，当該補正をした旨を，当該指定訪問看護事業者に通知するものとする。

2　高齢者の医療の確保に関する法律第7条第2項に規定する保険者及び同法第48条に規定する後期高齢者医療広域連合（以下この条において「保険者等」という。）は，審査支払機関に対し，審査支払機関が前項の規定による補正を行うために必要な加入者等の資格に係る情報を提供することができる。

3　審査支払機関は，前項の規定により提供を受けた情報を活用して第1項の規定による補正を行った場合であって，当該補正が指定訪問看護事業者が行った請求に係る保険者等を変更するものであるときは，当該補正後の請求に係る保険者等に対し，当該補正後の請求に係る情報を提供するものとする。

4　保険者等は，審査支払機関に対し，指定訪問看護事業者が行った請求に係る情報を提供して，第1項の規定による補正を行うことを求めることができる。

5　保険者等は，前項の規定による情報の提供及び申出を行うため，審査支払機関に対し，指定訪問看護事業者が行った請求に係る情報を提供し，当該請求に係る加入者等の資格に係る情報の提供を求めることができる。

6　審査支払機関は，前項の規定により保険者等から情報の提供の求めがあったときは，当該保険者等に対し，指定訪問看護事業者が行った請求に係る加入者等の資格に係る情報を提供するものとする。

（訪問看護療養費請求書等の様式）

第2条の2　書面による請求における訪問看護療養費請求書及び訪問看護療養費明細書は，こども家庭庁長官及び厚生労働大臣が定める様式による。

（訪問看護療養費等の請求日）

第3条　第1条の請求は，各月分について翌月10日までに行わなければならない。

2　電子情報処理組織の使用による請求は，審査支払機関の使用に係る電子計算機に備えられたファイルへの記録がされた時に当該審査支払機関に到達したものとみなす。

（訪問看護療養費等の請求の開始等の届出）

第4条　指定訪問看護事業者は，電子情報処理組織の使用による請求を始めようとするときは，訪問看護ステーションごとに，あらかじめ，次に掲げる事項を当該請求に係る審査支払機関に届け出なければならない。

1　訪問看護ステーションの名称及び所在地

2　電子情報処理組織の使用による請求を始めようとする年月

3　その他こども家庭庁長官及び厚生労働大臣が定める事項

● 訪問看護療養費及び公費負担医療に関する費用の請求に関する命令第1条第8号の規定に基づき厚生労働大臣が定める医療に関する給付

（平成6年10月14日 厚生省告示第347号）

注　令和6年3月29日厚生労働省告示第133号改正現在

一　昭和48年4月17日衛発第242号厚生省公衆衛生局長通知「特定疾患治療研究事業について」による治療研究に係る医療の給付

二　児童福祉法（昭和22年法律第164号）第21条の6の措置（同法第6条の2の2第2項に規定する児童発達支援のうち，同項に規定する治療を行う施設への措置に限る。），同法第27条第1項第3号の措置，同条第2項の指定発達支援医療機関への委託措置，同法第33条の一時保護に係る医療の給付又は同法附則第63条の3の2の障害児施設給付費等の支給

三　削除

四　平成元年7月24日健医発第896号厚生省保健医療局長通知「先天性血液凝固因子障害等治療研究事業について」による治療研究に係る医療の給付

五　平成4年4月30日環保業第227号環境事務次官通知「水俣病総合対策費の国庫補助について」による療養費及び研究治療費の支給

六　平成15年6月6日環保企発第030606004号環境事務次官通知「「茨城県神栖町における有機ヒ素化合物による環境汚染及び健康被害に係る緊急措置事業要綱」について」による医療費の支給

七　平成17年5月24日環保企発第050524001号環境事務次官通知「メチル水銀の健康影響に係る調査研究事業について」による研究治療費の支給

八　心神喪失等の状態で重大な他害行為を行った者の医療及び観察等に関する法律（平成15年法律第110号）第81条第1項の医療の実施に係る医療の給付

九　平成20年2月21日保発第0221003号厚生労働省保険局長通知「70歳代前半の被保険者等に係る一部負担金等の軽減特例措置の取扱いについて」による医療費の支給

十　平成20年3月31日健発第0331001号厚生労働省健康局長通知「感染症対策特別促進事業について」による肝炎治療特別促進事業に係る医療の給付

十一　新型コロナウイルス感染症（病原体がベータコロナウイルス属のコロナウイルス（令和2年1月に，中華人民共和国から世界保健機関に対して，人に伝染する能力を有することが新たに報告されたものに限る。）であるものに限る。）に係る医療費の支給（検査に要する費用に係る自己負担額に相当する金額に対する給付を含む。）であって，厚生労働省保険局長が定めるもの

十二　都道府県又は市町村（以下「都道府県等」という。）が行う医療に関する給付であって，前各号に掲げる医療に関する給付に準ずるもの

十三　都道府県等が行う医療に関する給付であって，社会保険診療報酬支払基金法（昭和23年法律第129号）第15条第2項に規定する法律による医療に関する給付に準ずるもの

◉ 訪問看護療養費及び公費負担医療に関する費用の請求に関する命令第２条の２の規定に基づきこども家庭庁長官及び厚生労働大臣が定める様式

$$\left(\begin{array}{l}\text{平 成 20 年 3 月 27 日}\\ \text{厚生労働省告示第127号}\end{array}\right)$$

注　令和6年3月27日こども家庭庁・厚生労働省告示第5号改正現在

　訪問看護療養費及び公費負担医療に関する費用の請求に関する命令第２条の２の規定に基づきこども家庭庁長官及び厚生労働大臣が定める様式は，次の表の区分によるものとする。

訪問看護療養費請求書	国民健康保険又は後期高齢者医療の被保険者に係るものを除く場合	様式第一
	国民健康保険の被保険者に係るものの場合	様式第二
	後期高齢者医療の被保険者に係るものの場合	様式第三
訪問看護療養費明細書	訪問看護療養費及び公費負担医療に関する費用の請求に関する命令（平成４年厚生省令第５号）第１条に規定する電子情報処理組織の使用による請求を行う体制を有している場合であって，同条に規定する指定訪問看護事業者の使用に係る電子計算機から出力した書面による請求を行う場合	様式第四
	様式第四により請求を行う場合以外の場合	様式第四の二

様式　略

○ 訪問看護療養費請求書等の記載要領について

（平成 18 年 3 月 30 日 / 保医発第 0330008 号）

注　令和 6 年 3 月 27 日保医発 0327 第 5 号改正現在

老人訪問看護療養費・訪問看護療養費請求書等の記載については，「老人訪問看護療養費・訪問看護療養費請求書等の記載要領について」（平成 16 年 3 月 30 日保医発第 0330003 号通知）により取り扱われているところであるが，「訪問看護療養費に係る指定訪問看護の費用の額の算定方法を定める件」（平成 18 年厚生労働省告示第 102 号）が本年 4 月 1 日より施行されることに伴い，同通知中の別紙について，その全部を別添のとおり改正することとしたので，その取扱いに遺漏のないよう関係者に対し周知徹底を図られたい。

別　紙

訪問看護療養費請求書等

I　一般的事項

1　訪問看護療養費請求書及び訪問看護療養費明細書（以下「請求書等」という。）については，「訪問看護療養費及び公費負担医療に関する費用の請求に関する省令第二条の規定に基づき厚生労働大臣が定める様式の一部を改正する件」（令和 4 年厚生労働省告示第 87 号）による改正後の「訪問看護療養費及び公費負担医療に関する費用の請求に関する省令第二条の二の規定に基づきこども家庭庁長官及び厚生労働大臣が定める様式」（平成 20 年厚生労働省告示第 127 号）に定める様式により扱うものであること。

2　請求書等の用紙の大きさは A 列 4 番とし，白色紙黒色刷りとすること。

ただし，電子計算機により作成する場合にあっては，A 列 4 番と ± 6 mm（縦方向），＋ 6 mm から － 4 mm（横方向）程度の差は差し支えないものであること。

3　請求書等は，次の表の区分によるものであること。

	国民健康保険又は後期高齢者医療の被保険者に係るものを除く場合	様式第一
訪問看護療養費請求書	国民健康保険の被保険者に係るものの場合	様式第二
	後期高齢者医療の被保険者に係るものの場合	様式第三
訪問看護療養費明細書	訪問看護療養費及び公費負担医療に関する費用の請求に関する命令（平成 4 年厚生省令第 5 号）第 1 条に規定する電子情報処理組織の使用による請求を行う体制を有している場合であって，同条に規定する指定訪問看護事業者の使用に係る電子計算機から出力した書面による請求を行う場合	様式第四
	様式第四により請求を行う場合以外の場合	様式第四の二

4　訪問看護療養費を請求しようとするときは，指定訪問看護事業者（以下「事業者」という。）の当該指定に係る事業所（以下「訪問看護ステーション」という。）ごとに様式第一，様式第二又は様式第三の訪問看護療養費請求書（以下「請求書」という。）に様式第四又は様式第四の二のいずれかの訪問看護療養費明細書（以下「明細書」という。）を添えて審査支払機関に提出すること。

5　同一の指定訪問看護の利用者が指定訪問看護の終了した月と同一の月に再度指定訪問看護の利用を開始した場合においては，1 枚の明細書に併せて記載すること。

6　月の途中において保険者番号の変更があった場合は，保険者番号ごとに，それぞれ別の明細書を作成すること。高齢受給者証又は後期高齢者の被保険者証が月の途中に発行されること等により給付額を調整する必要がある場合又は公費負担医療単独の場合において公費負担者番号若しくは公費負担医療の受給者番号の変更があった場合も，同様とすること。

7　同一月に職務上の取扱いとなる傷病及び職務外の取扱いとなる傷病が生じた場合は，そ

れぞれに係る指定訪問看護が区分できない場合に限り職務上として1枚の明細書の取扱いとすること。

8　電子計算機の場合は，以下によること。

(1)　欄の名称を簡略化して記載しても差し支えないこと。また，複数の選択肢から○を用いて選択する欄については，特段の定めのある場合を除き，選択した項目のみ記載し，それ以外の項目は省略することとして差し支えないこと。

(2)　枠をその都度印刷することとしても差し支えないこと。

(3)　記載する文字は，JISX0208において文字コードが設定された範囲とすることが望ましいこと。

9　請求書等に記載した数字等の訂正を行うときは，修正液を使用することなく，誤って記載した数字等を＝線で抹消の上，正しい数字等を記載すること。

　　なお，請求書等の記載に当たっては，黒若しくは青色のインク又はボールペン等を使用すること。

10　「※」が付されている欄には，記載する必要がないこと。

11　1枚の明細書に書ききれない場合は，明細書又は明細書と同じ大きさの用紙に，指定訪問看護の行われた年月，訪問看護ステーションコード，氏名，保険種別（例：1　社・国　2　本外），保険者番号（公費負担医療のみの場合は第1公費の公費負担番号），被保険者証・被保険者手帳等の記号・番号（公費負担医療のみの場合は第1公費の公費負担医療の受給者番号）を記載した上，所定の内容を記載し，続紙として，当該明細書の次に重ね，左上端を貼り付けること。

Ⅱ　請求書等の記載要領

第1　請求書に関する事項（様式第一関係）

1　「令和　年　月分」について

　　指定訪問看護の行われた年月を記載すること。したがって，年月の異なる指定訪問看護に係る明細書がある場合には，それぞれの指定訪問看護が行われた年月分について請求書を作成すること。

　　なお，指定訪問看護が行われた年月の異なる明細書でも，返戻分の再請求等やむを得ない事由による請求遅れ分については，この限りではないこと。

2　「ステーションコード」欄について

　　別添1「訪問看護ステーションコード設定要領」により，それぞれの訪問看護ステーションについて定められた訪問看護ステーションコード7桁を記載すること。

3　「別記　　殿」欄について

　　保険者名，市町村（特別区を含む。）名及び公費負担者名を下記例のとおり「備考」欄に記載することを原則とするが，省略しても差し支えないこと。

　〔例〕　別記　全国健康保険協会理事長
　　　　　　　　千代田区長
　　　　　　　　東京都知事

4　「令和　年　月　日」欄について

　　当該請求書を提出する年月日を記載すること。

5　「訪問看護ステーションの所在地及び名称，指定訪問看護事業者氏名」欄について

　　訪問看護ステーションの所在地及び名称並びに指定訪問看護事業者氏名については，事業者の指定申請の際に地方厚生（支）局長に届け出た当該訪問看護ステーションの所在地，名称及び事業者名を記載すること。

6　「医療保険」欄について

(1)　指定訪問看護と公費負担医療の併用の者に係る明細書のうち指定訪問看護に係る分及び指定訪問看護単独の者に係る明細書について記載することとし，指定訪問看護単独の者に係る分については医療保険制度ごとに記載すること。

　　なお，「区分」欄の法別番号及び制度の略称は，別添2「法別番号及び制度の略称表」に示すとおりであること。

(2)　「件数」欄には明細書の指定訪問看護に係る件数の合計を，「日数」欄には明細書の訪問看護の「実日数」欄の「保険」の項の日数の合計を，「金額」欄には明細書の「合計」欄の「保険」の項に係る「請求」の項の合計を，

「負担金額」欄には明細書の「合計」欄の「保険」の項に係る「負担金額」の項の合計を記載すること。

なお，「医保単独（七〇以上一般・低所得）」欄，「医保単独（七〇以上七割）」欄，「医保単独（本人）」欄，「医保単独（家族）」欄及び「医保単独（六歳）」欄の「小計」欄にはそれぞれの合計を記載すること。

⑶ 「①合計」欄には，「医保（70以上一般・低所得）と公費の併用」欄と「医保単独七〇以上一般・低所得」欄の「小計」欄と，「医保（70以上7割）と公費の併用」欄と「医保単独（七〇以上七割）」欄の「小計」欄と，「医保本人と公費の併用」欄と「医保単独（本人）」欄の「小計」欄と，「医保家族と公費の併用」欄と「医保単独（家族）」欄の「小計」欄と，「医保（6歳）と公費の併用」欄と「医保単独（六歳）」の「小計」欄の「件数」欄の請求件数を合計して記載すること。

7 「公費負担」欄の「公費と医保の併用」欄について

⑴ 指定訪問看護と公費負担医療の併用の者に係る明細書のうち，公費負担医療に係る分を公費負担医療制度ごとに記載することとし，「区分」欄に不動文字が記載されていない公費負担医療がある場合には区分の空欄に法別番号を記載し，当該制度の公費負担医療に係る分を記載すること。

なお，「区分」欄の法別番号及び制度の略称は，別添2「法別番号及び制度の略称表」に示すとおりであること。

⑵ 「件数」欄には，公費負担医療制度ごとに明細書の件数を合計して，それぞれの制度の該当欄に記載すること。したがって，指定訪問看護と2種の公費負担医療（例えば，感染症の予防及び感染症の患者に対する医療に関する法律（平成10年法律第114号。以下「感染症法」という。）による結核患者の適正医療と障害者の日常生活及び社会生活を総合的に支援する法律（平成17年法律第123号。以下「障害者総合支援法」という。）による精神通院医療，更生医療，育成医療，療養介護医療及び基準該当療養介護医療（以

下「精神通院医療等」という。））の併用の場合は，1枚の明細書であっても公費負担医療に係る件数は2件となること。

⑶ 「金額」欄には，明細書の「合計」欄の「公費」の項に係る「請求」の項に記載した金額を公費負担医療制度ごとに合計して，それぞれの制度の該当欄に記載すること。ただし，「公費」の項に係る「請求」の項の記載を省略した明細書については，「医保」又は「公費①」の項に係る「請求」の項に記載した金額が当該公費負担医療の金額と同じであるので，これを加えて合計すること。

⑷ 「控除額」欄には，公費負担医療制度ごとに明細書の「合計」欄の「公費」の項に係る負担金額」の項に記載されている金額を合計して，それぞれの制度の該当欄に記載すること。

8 「公費負担」欄の「公費と公費の併用」欄について

⑴ 公費負担医療のみで2種以上の公費負担医療の併用が行われた場合には，当該併用の者に係る明細書分を記載すること。公費負担医療が2種の場合，例えば生活保護法（昭和25年法律第144号）による医療扶助に係る分とその他の公費負担医療に係る分とを併せて請求する場合には「 ┌──────┐ 」 12（生保） └──────┘ 欄に記載することとし，これ以外の公費負担医療の組合せについて請求する場合には，空欄にそれぞれの公費負担医療の法別番号を記載し，当該公費負担医療に係る分を記載すること。

なお，特例的に，生活保護法による医療扶助，感染症法による結核患者の適正医療及び障害者総合支援法による精神通院医療等の3種の公費負担医療の併用の場合があるが，この場合は，空欄を取り繕ってそれぞれの公費負担医療の法別番号を記載し，当該公費負担医療に係る分を記載すること。

⑵ 「件数」欄には，公費負担医療制度ごとに明細書の件数を合計して，それぞれの制度の該当欄に記載すること。したがって，1枚の明細書であっても，公費負担医療に係る件数は，2件ないし3件となること。

(3) 「金額」欄には,明細書の「合計」欄の「公費」の項に係る「請求」の項に記載した金額を公費負担医療制度ごとに合計して,それぞれの制度の該当欄に記載すること。ただし,「公費②」の項に係る「請求」の項の記載を省略した明細書については,「公費①」の項に係る「請求」の項に記載した金額が当該公費負担医療の点数と同じであるので,これを加えて合計すること。また,特例的に3種の公費負担医療の併用を行った場合は,生活保護法による医療扶助に係る点数は「医保」の「請求」の項の金額を合計して記載すること。

(4) 「控除額」欄の記載方法は,7の(4)と同様であること。

9 「公費負担」欄の「公費単独」欄について
(1) 公費負担医療単独の者に係る明細書分を公費負担医療制度ごとに記載することとし,「区分」欄に不動文字が記載されていない公費負担医療がある場合には区分の空欄に法別番号を記載し,当該制度の公費負担医療に係る分を記載すること。
　　なお,公費負担医療に係る法別番号は,別添2「法別番号及び制度の略称表」に示すとおりであること。
(2) 「件数」欄には,公費負担医療制度ごとに明細書の件数を合計して,それぞれの制度の該当欄に記載すること。
(3) 「金額」欄には,明細書の「合計」欄の「公費」の項に係る「請求」の項に記載した金額を公費負担医療制度ごとに合計して,それぞれの制度の該当欄に記載すること。
(4) 「控除額」欄の記載方法は,7の(4)と同様であること。

10 「②合計」欄について
　　「公費と医保の併用」欄,「公費と公費の併用」欄及び「公費単独」欄の「件数」欄の請求件数を合計して記載すること。

11 「総件数①＋②」欄について
　　「①合計」欄及び「②合計」欄の請求件数の合計を記載すること。

第1の2　請求書に関する事項（様式第三関係）

後期高齢者医療の被保険者に係るものの場合の記載要領については,次に掲げる事項を除き,第1の例によること。

1 「別記　　殿」欄について
　　各広域連合殿と読み替えるものとすること。
2 「後期高齢者医療」欄について
(1) 指定訪問看護と公費負担医療の併用の者に係る明細書のうち指定訪問看護に係る分及び指定訪問看護単独の者に係る明細書について記載すること。
(2) 「件数」欄,「日数」欄及び「金額」欄については,Ⅱの第1の6の(2)と同様であること。

第2の1　明細書に関する事項（様式第四関係）

1 「令和　年　月分」欄について
　　指定訪問看護の行われた年月を記載すること。
2 「都道府県番号」欄（様式第四の「県番」欄）について
　　別添1「訪問看護ステーションコード設定要領」の別表に掲げる都道府県番号表に従い,訪問看護ステーションの所在する都道府県の番号を記載すること。
3 「訪問看護ステーションコード」欄（様式第四の「訪コ」欄）についてⅡの第1の2と同様であること。
4 「保険種別1」,「保険種別2」及び「本人・家族」欄について
(1) 「保険種別1」欄については,以下の左に掲げる保険の種別に応じ,右の番号及び保険種別1のうち1つを記載すること。
　　健康保険（船員保険を含む。以下同じ。）又は国民健康保険 ……………… 1　社・国
　　公費負担医療（健康保険,国民健康保険又は後期高齢者医療との併用の場合を除く。）………………………… 2　公費
　　後期高齢者医療 ………………… 3　後期
(2) 「保険種別2」欄については,「保険種別1」欄のそれぞれについて,以下の左に掲げる種別に応じ,右の番号及び保険種別2のうち1つを記載すること。
　　単独 ……………………………… 1　単独
　　1種の公費負担医療との併用… 2　2併

２種以上の公費負担医療との併用
………………………… ３　３併
（注）　公費負担医療には，地方公共団体が独自に行う医療費助成事業（審査支払機関へ訪問看護医療費を請求するものに限る。）を含むものであること。

(3)　「本人・家族」欄については，以下の左に掲げる種別に応じて，右の番号及び利用者種別のうち１つを記載すること。なお，未就学者である利用者（６歳に達する日以後最初の３月31日以前の利用者をいう。以下同じ。）は「４　六歳」，高齢受給者及び後期高齢者医療受給対象者は「８　高齢一」又は「０　高齢７」を記載することとし，公費負担医療については本人に該当するものとする。

ただし，国民健康保険の場合は，市町村国民健康保険であって被保険者（世帯主）と被保険者（その他）の給付割合が異なるもの及び国民健康保険組合については被保険者（世帯主（高齢受給者を除く。））は「２　本人」，被保険者（その他（未就学者である利用者及び高齢受給者を除く。））は「６　家族」を記載することとし，それ以外（未就学者である利用者及び高齢受給者を除く。）はいずれか一方を記載すること。

２　本人 ………………… ２　本人
４　未就学者 …………… ４　六歳
６　家族 ………………… ６　家族
８　高齢受給者・後期高齢者医療
　　一般・低所得者 …… ８　高齢一
０　高齢受給者・後期高齢者医療
　　７割給付 …………… ０　高齢７

（注）　後期高齢者医療一般のうち，１割負担の者と，２割負担の者の判別については，「特記」欄に記載される所得区分により行うため，特段の記載は必要ない。

5　「保険者番号又は公費負担者番号」の「保険」欄について

(1)　設定された保険者番号８桁（国民健康保険については６桁）を記載すること（「診療報酬請求書等の記載要領等について」（昭和51年８月７日保険発第82号）の別添２（以

下「設定要領」という。）の第１を参照）。

(2)　公費負担医療単独の場合及び公費負担医療と公費負担医療の併用の場合（以下「公費負担医療のみの場合」という。）は，記載しないこと。

6　「記号・番号または公費受給者番号」の「保険」欄について

(1)　健康保険被保険者証，国民健康保険被保険者証，船員保険被保険者証，受給資格者票及び特別療養費受給票等（以下「被保険者証等」という。）の「記号及び番号」欄の記号及び番号を記載すること。また，後期高齢者医療被保険者証の「被保険者番号」欄の「被保険者番号」を記載すること。被保険者証等の「記号及び番号」欄に枝番の記載がある場合は，併せて「枝番」欄に「枝番」を記載すること。

なお，電子資格確認の場合は，オンラインにより提供された資格情報から，これらの記載を行うこと。

(2)　記号と番号の間にスペース，「・」若しくは「－」を挿入するか，又は上段に記号，下段に番号を記載すること。

(3)　被保険者が，月の途中において，記号若しくは番号を変更した場合又は任意継続に変更した場合（給付割合に変更がない場合に限る。）は，変更後の記号又は番号を記載すること。

7　「実日数」欄について

(1)　「保険」，「公①」，「公②」，「公③」及び「公④」の項に，「保険」については医療保険，「公①」については第１公費，「公②」については第２公費，「公③」については第３公費，「公④」については第４公費に係る指定訪問看護を行った実日数を記載すること。なお，公費負担医療のみの場合の第１公費に係る分については，「公①」の項に記載すること。ただし，第１公費に係る分が医療保険に係るものと同じ場合は，第１公費に係る分を省略しても差し支えないこと。また，第２公費以降がある場合において，当該第２公費以降に係る分が第１公費に係る分と同じ場合は，第２公費以降に係る分の記載を省

略しても差し支えないこと。

(2) 同一日に２回又は３回以上指定訪問看護を行った場合であっても，１日として記載すること。

8 「請求」及び「一部負担金額」の「保険」,「公①」,「公②」,「公③」及び「公④」欄について

(1) 「請求」の項には，「保険」,「公①」,「公②」,「公③」及び「公④」の項に，それぞれ医療保険，第１公費，第２公費，第３公費及び第４公費に係る金額（「摘要」欄の金額の合計をいう。）を記載すること。

なお，公費負担医療のみの場合の第１公費の金額は，「公①」の項に記載すること。ただし，第１公費に係る金額が医療保険に係るものと同じ場合は，第１公費に係る金額の記載を省略しても差し支えないこと。また，第２公費以降がある場合において，当該第２公費以降に係る金額が第１公費に係る金額と同じ場合は，第２公費以降に係る金額の記載を省略しても差し支えないこと。

(2) 「一部負担金額」の「保険」,「公①」,「公②」,「公③」及び「公④」欄の項については，以下によること。

ア 医療保険（高齢受給者及び高齢受給者以外であって限度額適用認定証又は限度額適用・標準負担額減額認定証の提示があった者で高額療養費が現物給付された者に係るものを除く。）については，以下によること。

医療保険の場合は，利用者の負担金額が「割」の単位で減額される場合には，減額割合を記載して，「円」単位で減額される場合には，減額される金額を記載すること。

利用者の負担額が免除される場合は「免除」，支払が猶予される場合は「支払猶予」と記載すること。

イ 医療保険（高齢受給者及び高齢受給者以外であって限度額適用認定証又は限度額適用・標準負担額減額認定証の提示があった者で高額療養費が現物給付された者に係るものに限る。）及び後期高齢者医

療については，以下によること。

㋐ 高額療養費が現物給付された者に限り記載することとし，支払いを受けた一部負担金の額を記載すること。なお，この場合において，一部負担金相当額の一部を公費負担医療が給付するときは，公費負担医療に係る給付対象額を「一部負担金額」の項の「保険」の項の上段に（ ）で再掲するものとし，「一部負担金額」の項には，支払いを受けた一部負担金と公費負担医療が給付する額とを合算した金額を記載すること。

㋑ 健康保険法施行令第43条第１項並びに同条第５項，国民健康保険法施行令（昭和33年政令第362号）第29条の４第１項並びに同条第３項又は高齢者の医療の確保に関する法律施行令（（平成19年政令第318号。以下「高齢者医療確保法施行令」という。））第16条第１項並びに同条第３項の規定が適用される者の場合は，これらの規定により算定した額（この額に１円未満の端数がある場合において，その端数金額が50銭未満であるときは，これを切り捨て，その端数金額が50銭以上であるときは，これを切り上げた額）を記載すること。

㋒ 医療保険の場合は，利用者の負担金額が「割」の単位で減額される場合には，「一部負担金額」の項の減額割合を記載して，「円」単位で減額される場合には，減額後の一部負担金の金額を記載すること。

利用者の負担額が免除される場合は「一部負担金額」の項に「免除」，支払が猶予される場合は「支払猶予」と記載すること。

㋓ 後期高齢者医療の場合で，高齢者の医療の確保に関する法律（昭和57年法律第80号。以下「高齢者医療確保法」という。）第69条第１項の規定に基づき広域連合長から一部負担金の減額を受けた者の場合は，「割」の単位で減額

される場合には，「一部負担金額」の項の減額割合を記載して，「円」単位で減額される場合は，減額後の一部負担金の金額を記載すること。また，負担額が免除される場合は「免除」，支払いが猶予される場合は「支払猶予」と記載すること。

ウ 「一部負担金額」の項中「公①」，「公②」，「公③」及び「公④」の項については，それぞれ第1公費，第2公費，第3公費及び第4公費に係る医療券等に記入されている公費負担医療に係る利用者の負担額（一部負担金の額が医療券等に記載されている公費負担医療に係る利用者の負担額を下回る場合で，「一部負担金額」の項に金額を記載するものの場合はイの(ア)により記載した額を，金額の記載を要しないものの場合は，10円未満の端数を四捨五入する前の一部負担金の額）を記載すること。なお，後期高齢者医療又は医療保険（高齢受給者に係るものに限る。）と感染症法による結核患者の適正医療との併用の場合（高額療養費が現物給付された場合に限る。）及び医療保険（高齢受給者以外であって限度額適用認定証又は限度額適用・標準負担額減額認定証の提示があった者で高額療養費が現物給付された者に係るものに限る。）と感染症法との併用の場合には，一部負担金から同負担金のうち当該公費負担医療が給付する額を控除した額（すなわち，窓口で徴収した額）を記載すること。

また，障害者総合支援法による精神通院医療等に係る利用者の負担額については，10円未満の端数を四捨五入する前の一部負担金の額を記載し，後期高齢者医療又は医療保険（高齢受給者に係るものに限る。）と障害者総合支援法による精神通院医療等，児童福祉法（昭和22年法律第164号）による小児慢性特定疾病医療支援，肢体不自由児通所医療及び障害児入所医療並びに難病の患者に対する医療等に関する法律（平成26年法律第50号。

以下「難病法」という。）による特定医療との併用の場合（高額療養費が現物給付された場合に限る。）に，10円未満の端数を四捨五入した後の一部負担金の額を記載すること。

ただし，後期高齢者医療又は医療保険（高齢受給者に係るものに限る。）と感染症法による結核患者の適正医療との併用の場合（高額療養費が現物給付された場合を除く。）及び医療保険（高齢受給者以外であって限度額適用認定証又は限度額適用・標準負担額減額認定証の提示があった者で高額療養費が現物給付された者に係るものを除く。）と感染症法による結核患者の適正医療との併用の場合には，当該公費に係る利用者の負担額は「公①」，「公②」，「公③」及び「公④」の項には記載することを要しないこと。

エ 高齢受給者の一般所得者及び低所得者であって難病法による特定医療及び肝炎治療特別促進事業に係る公費負担医療受給者については，医療券に記載されている公費負担医療に係る負担額を記載すること。ただし，当該公費負担医療の給付対象額の2割相当の額が，当該医療券に記載されている公費負担医療に係る利用者の負担額を下回る場合は，当該2割相当の額（「一部負担金額」の項に金額を記載するものの場合は，10円未満の端数を四捨五入した後の額を，金額の記載を要しないものの場合は，10円未満の端数を四捨五入する前の額。）を記載すること。

9 「保険者番号又は公費負担者番号」の「公①」，「公②」，「公③」及び「公④」欄について

(1) 医療券等に記入されている公費負担者番号8桁を記載すること（設定要領の第2を参照）。

(2) 別添2「法別番号及び制度の略称表」に示す順番により，先順位の公費負担者番号を「公①」欄に（以下「公①」欄に記載される公費負担者番号を「第1公費」という。），後順位の公費負担者番号を「公②」欄（以下「公②」欄に記載される公費負担者番号

を「第2公費」という。),「公③」欄（以下「公③」欄に記載される公費負担者番号を「第3公費」という。),「公④」欄に（以下「公④」欄に記載される公費負担者番号を「第4公費」という。）記載すること。

(3) 保険者番号及び受給者番号の変更はないが，同種の公費負担医療で住所変更により月の途中において公費負担者番号の変更があった場合は，変更前の公費負担医療に係る分を第1公費とし，変更後の公費負担医療に係る分を第2公費，第3公費及び第4

公費として取り扱うものとすること。

10 「記号・番号又は公費受給者番号」の「公①」，「公②」，「公③」及び「公④」欄について医療券等に記入されている受給者番号7桁を，第1公費については「公①」欄に，第2公費については「公②」欄に，第3公費については「公③」欄に，第4公費については「公④」欄に記載すること（設定要領の第3を参照）。

11 「特記」欄について

次の表の内容に該当する特記事項を記載する場合は，コードと略称を記載すること。

コード	略称	内容
01	公	医療保険単独の者及び後期高齢者医療単独の者に係る明細書で，「公費負担医療が行われる療養に係る高額療養費の支給について」（昭和48年10月30日付保発第42号，庁保発第26号）による公費負担医療が行われる療養に要する費用の額が，健康保険法施行令（大正15年勅令第243号）第42条及び高齢者医療確保法施行令第15条に規定する額を超える場合
02	長	以下のいずれかに該当する場合 ① 高額長期疾病に係る特定疾病療養受療証を提出した利用者の負担額が，健康保険法施行令第42条第9項第1号に規定する金額を超えた場合（ただし，利用者が特定疾病療養受療証の提出を行った際に，既に同号に規定する金額を超えて受領している場合であって，現物給付化することが困難な場合を除く。） ② 後期高齢者医療特定疾病療養受療証を提示した利用者の負担額が，高齢者医療確保法施行令第15条第6項に規定する金額を超えた場合（ただし，利用者が後期高齢者医療特定疾病療養受療証の提示を行った際に，既に同項に規定する金額を超えて受領している場合であって，現物給付化することが困難な場合を除く。）
04	後保	公費負担医療単独及び公費負担医療併用の場合，請求金額を訪問看護療養費に係る指定訪問看護の費用の額の算定方法によった場合
10	第三	利用者の疾病又は負傷が，第三者の不法行為（交通事故等）によって生じたと認められる場合
16	長2	高額長期疾病に係る特定疾病療養受療証を提出した利用者の負担額が，健康保険法施行令第42条第9項第2号に規定する金額を超えた場合（ただし，利用者が特定疾病療養受療証の提出を行った際に，既に同号に規定する金額を超えて受領している場合であって，現物給付化することが困難な場合を除く。）
21	高半	月の初日以外の日に75歳に到達し後期高齢者医療の被保険者となったことにより被用者保険の被保険者でなくなった者の被扶養者であった者又は月の初日以外の日に75歳に到達し後期高齢者医療の被保険者となったことにより国民健康保険組合の組合員でなくなった者の世帯に属する組合員以外の被保険者であった者（いずれも市町村国保に加入することになる。）であって，当該後期高齢者医療の被保険者が75歳に到達した月に訪問看護を受けた者の場合
26	区ア	70歳未満で以下のいずれかに該当する場合 ① 「標準報酬月額83万円以上（国民健康保険にあっては，旧ただし書き所得901万円超）の世帯」の限度額適用認定証（適用区分が（ア））が提示された場合 ② 「標準報酬月額83万円以上（国民健康保険にあっては，旧ただし書き所得901万円超）の世帯」の適用区分（ア）の記載のある難病の患者に対する医療等に関する法律に基づく医療受給者証（以下「特定医療費受給者証」という。），特定疾患医療受給者証又は小児慢性特定疾病医療受給者証が提示された場合 70歳以上で以下のいずれかに該当する場合 ① 「標準報酬月額83万円以上（国民健康保険及び後期高齢者医療にあっては，課税所得690万円以上）の世帯」の高齢受給者証又は後期高齢者医療被保険者証（一部負担金の割合（3割））の提示のみの場合 ② 「標準報酬月額83万円以上（国民健康保険及び後期高齢者医療にあっては，課税所得690万円以上）の世帯」の適用区分（Ⅵ）の記載のある特定医療費受給者証又は特定疾患医療受給者証が提示された場合

27	区イ	70歳未満で以下のいずれかに該当する場合 ① 「標準報酬月額53万～79万円（国民健康保険にあっては，旧ただし書き所得600万円超～901万円以下）の世帯」の限度額適用認定証（適用区分が（イ））が提示された場合 ② 「標準報酬月額53万～79万円（国民健康保険にあっては，旧ただし書き所得600万円超～901万円以下）の世帯」の適用区分（イ）の記載のある特定医療費受給者証，特定疾患医療受給者証又は小児慢性特定疾病医療受給者証が提示された場合 70歳以上で以下のいずれかに該当する場合 ① 「標準報酬月額53万～79万円（国民健康保険及び後期高齢者医療にあっては，課税所得380万円以上）の世帯」の限度額適用認定証（適用区分が（現役並みⅡ又は現役Ⅱ））が提示された場合 ② 「標準報酬月額53万～79万円（国民健康保険及び後期高齢者医療にあっては，課税所得380万円以上）の世帯」の適用区分（Ⅴ）の記載のある特定医療費受給者証又は特定疾患医療受給者証が提示された場合
28	区ウ	70歳未満で以下のいずれかに該当する場合 ① 「標準報酬月額28万～50万円（国民健康保険にあっては，旧ただし書き所得210万円超～600万円以下）の世帯」の限度額適用認定証（適用区分が（ウ））が提示された場合 ② 「標準報酬月額28万～50万円（国民健康保険にあっては，旧ただし書き所得210万円超～600万円以下）の世帯」の適用区分（ウ）の記載のある特定医療費受給者証，特定疾患医療受給者証又は小児慢性特定疾病医療受給者証が提示された場合 70歳以上で以下のいずれかに該当する場合 ① 「標準報酬月額28万～50万円（国民健康保険及び後期高齢者医療にあっては，課税所得145万円以上）の世帯」の限度額適用認定証（適用区分が（現役並みⅠ又は現役Ⅰ））が提示された場合 ② 「標準報酬月額28万～50万円（国民健康保険及び後期高齢者医療にあっては，課税所得145万円以上）の世帯」の適用区分（Ⅳ）の記載のある特定医療費受給者証又は特定疾患医療受給者証が提示された場合
29	区エ	70歳未満で以下のいずれかに該当する場合 ① 「標準報酬月額26万円以下（国民健康保険にあっては，旧ただし書き所得210万円以下）の世帯」の限度額適用認定証（適用区分が（エ））が提示された場合 ② 「標準報酬月額26万円以下（国民健康保険にあっては，旧ただし書き所得210万円以下）の世帯」の適用区分（エ）の記載のある特定医療費受給者証，特定疾患医療受給者証又は小児慢性特定疾病医療受給者証が提示された場合 70歳以上で以下のいずれかに該当する場合 ① 「標準報酬月額26万円以下（国民健康保険にあっては，課税所得145万円未満）の世帯」の高齢受給者証（一部負担金の割合（2割））の提示のみの場合 ② 「標準報酬月額26万円以下（国民健康保険にあっては，課税所得145万円未満）の世帯」の適用区分（Ⅲ）の記載のある特定医療費受給者証又は特定疾患医療受給者証が提示された場合
30	区オ	70歳未満で以下のいずれかに該当する場合 ① 「低所得者の世帯」の限度額適用認定証又は限度額適用・標準負担額減額認定証（適用区分が（オ））が提示された場合 ② 「低所得者の世帯」の適用区分（オ）の記載のある特定医療費受給者証，特定疾患医療受給者証又は小児慢性特定疾病医療受給者証が提示された場合 70歳以上で以下のいずれかに該当する場合 ① 「低所得者の世帯」の限度額適用認定証又は限度額適用・標準負担額減額認定証（適用区分が（Ⅰ又はⅡ））が提示された場合 ② 「低所得者の世帯」の適用区分（Ⅰ又はⅡ）の記載のある特定医療費受給者証又は特定疾患医療受給者証が提示された場合
41	区カ	後期高齢者医療で以下のいずれかに該当する場合 ① 課税所得28万円以上145万円未満で年金収入とその他の合計所得金額が単身世帯で200万円以上（後期高齢者が2人以上の世帯の場合は320万円以上）の後期高齢者医療被保険者証（一部負担金の割合（2割））の提示のみの場合 ② 課税所得28万円以上145万円未満で年金収入とその他の合計所得金額が単身世帯で200万円以上（後期高齢者が2人以上の世帯の場合は320万円以上）の後期高齢者医療被保険者証（一部負担金の割合（2割））かつ適用区分（Ⅲ）の記載のある特定医療費受給者証又は特定疾患医療受給者証が提示された場合

42	区キ	後期高齢者医療で以下のいずれかに該当する場合 ① 課税所得28万円未満（「低所得者の世帯」を除く。）又は課税所得28万円以上145万円未満で年金収入とその他の合計所得金額が単身世帯で200万円未満（後期高齢者が2人以上の世帯の場合は320万円未満）の後期高齢者医療被保険者証（一部負担金の割合（1割））の提示のみの場合 ② 課税所得28万円未満（「低所得者の世帯」を除く。）又は課税所得28万円以上145万円未満で年金収入とその他の合計所得金額が単身世帯で200万円未満（後期高齢者が2人以上の世帯の場合は320万円未満）の後期高齢者医療被保険者証（一部負担金の割合（1割））かつ適用区分（Ⅲ）の記載のある特定医療費受給者証又は特定疾患医療受給者証が提示された場合

※「区カ」及び「区キ」については，令和4年10月1日から適用する。令和4年9月30日までの間は，後期高齢者医療にあっては従前どおり「区エ」を使用されたい。

12 「職務上の事由」欄について

　　船員保険の被保険者については，「1　職務上」，「2　下船後3月以内」又は「3　通勤災害」のうち該当するものを記載すること。ただし，「1　職務上」及び「3　通勤災害」については，災害発生時が平成21年12月31日以前のものに限る。共済組合の船員組合員については，下船後3月以内の傷病で職務上の取扱いとなる場合に「2　下船後3月以内」の番号を記載すること。

　　なお，次のとおり略称により記載することとしても差し支えないこと。

　　　1　職上（職務上)」，2　下3（下船後3月以内)，3　通災（通勤災害）

13 「給付割合」欄について

　　国民健康保険の場合，該当する給付割合を「給付割合」欄に記載すること。ただし，国民健康保険については，自県分の場合は，記載を省略しても差し支えないこと。

14 「一部負担金区分」欄について

　　医療保険（高齢受給者及び高齢受給者以外であって限度額適用認定証又は限度額適用・標準負担額減額認定証の提示があった者で高額療養費が現物給付された者に係るものに限る。）及び後期高齢者医療については，以下によること。

　⑴　健康保険法施行令第43条第1項第2号へ，国民健康保険法施行令第29条の4第1項第3号へに掲げる者又は高齢者医療確保法施行令第16条第1項第1号へに掲げる者の場合は，高額療養費が現物給付された者に限り，「一部負担金区分」に「低Ⅰ（低所得1）」と記載すること。

　⑵　健康保険法施行令第43条第1項第2号ホに掲げる者，国民健康保険法施行令第29条の4第1項第3号ホに掲げる者又は高齢者医療確保法施行令第16条第1項第1号ホに掲げる者の場合は，高額療養費が現物給付された者に限り，「一部負担金区分」に「低Ⅱ（低所得Ⅱ）」と記載すること。

15 「訪問看護ステーションの所在地及び名称」欄について

　　事業者の指定申請の際等に地方厚生（支）局長に届け出た当該訪問看護ステーションの所在地及び名称を記載すること。この場合，所在地とともに，連絡先電話番号を記載することが望ましいものであること。

16 「主治医」欄について

　⑴　「医療機関」の項に，「名称」として当該指定訪問看護に係る訪問看護指示書又は精神科訪問看護指示書を交付した医師の所属する保険医療機関等の名称を記載すること。

　　　「コード」として，「県番」欄に別添1「訪問看護ステーションコード設定要領」の別表に掲げる都道府県番号表に従い，当該保険医療機関が所在する都道府県の番号を記載すること。また，「点数表」欄に当該保険医療機関等が使用する点数表（例えば，医科であれば「1」を記載すること）を，「医療機関コード」欄に当該保険医療機関等のコードをそれぞれ記載すること。

　　　なお，主治医の医療機関等コードについては記載することが望ましいが，確認できなかった場合は空欄でも差し支えないこと。

　⑵　「氏名」の項に，当該指定訪問看護に係る訪問看護指示書又は精神科訪問看護指示書

を交付した医師の氏名を記載すること。

(3) 「直近報告年月日」の項に，訪問看護指示書又は精神科訪問看護指示書を交付した主治医に対して，訪問看護計画書若しくは訪問看護報告書又は精神訪問看護計画書若しくは精神訪問看護報告書により報告をした場合には，その最終報告年月日を記載すること。

(4) 月の途中で主治医が変更になった等の事情により，主治医を複数記録する必要がある場合は，一人目の主治医にかかる「名称」，「コード」，「氏名」及び「直近報告年月日」を「主治医」欄へ記載し，二人目以降についての記載は「摘要」欄へ見出しとして＜主治医＞を記載し，「名称」，「コード」，「氏名」及び「直近報告年月日」を記載すること。

17 「氏名」欄について

(1) 指定訪問看護を受けた者の姓名を記載すること。ただし，健康保険，船員保険，国家公務員共済組合，地方公務員等共済組合又は日本私立学校振興・共済事業団の被保険者については，姓のみの記載で差し支えないこと。

なお，例外的に漢字を読み替えたカタカナを使用すること又はひらがなをカタカナに読み替えて記載することも差し支えないこととするが，この場合には被保険者であっても姓名を記載することとし，姓と名の間にスペースをとること。

(1)による姓名とは別にカタカナによる姓名を記録することが望ましい。

(2) 性別は，「1 男」又は「2 女」のうち該当するものを記載すること。

(3) 生年月日は生まれた年月日を記載すること。なお，元号については「1 明」，「2 大」，「3 昭」，「4 平」又は「5 令」と記載すること。

18 「訪問した場所」欄について

訪問した場所が自宅の場合は「1 自宅」を，次の表に掲げる施設等の場合は「2 施設」を，上記に該当しない場合は「5 その他」をそれぞれ記載すること。

なお，月の途中で訪問した場所に変更があっ

た場合等，訪問した場所が複数ある場合は，訪問した場所及び変更した年月日を19(8)「その他」に全て記載すること。

また，訪問した場所については，「2 施設」に該当する場合にあっては，次の表に掲げるコード及び施設等を，「5 その他」に該当する場合にあっては，その場所を記載すること。

コード	施設等
01	社会福祉施設及び身体障害者施設
02	小規模多機能型居宅介護
03	複合型サービス
04	認知症対応型グループホーム
05	特定施設
06	地域密着型介護老人福祉施設及び介護老人福祉施設

19 「情報」欄について

「情報」欄に記載する事項等は次の(1)から(8)まで及び別表Iのとおりであること。

なお，電子レセプトによる請求の場合，別表Iの「レセプト電算処理システム用コード」欄にコードが記載された項目については，「電子情報処理組織の使用による費用の請求に関して厚生労働大臣が定める事項及び方式並びに光ディスク等を用いた費用の請求に関して厚生労働大臣が定める事項，方式及び規格について」（令和4年4月22日付保発0422第1号）（本通知が改正された場合は改正後の通知によること。）に基づき，該当するコードを選択すること。

また，「情報」欄の記載順は，「主たる傷病名」，「心身の状態」，「指示期間」，「訪問開始年月日及び終了年月日」，「訪問終了等の状況」，「情報提供」，「特記事項」，「専門の研修」及び「その他」の順で記載すること。

(1) 「主たる傷病名」について

指定訪問看護の利用者の主たる傷病名については，見出しとして＜主たる傷病名＞を記載し，当該指定訪問看護に係る主治医の交付した訪問看護指示書に基づいて，主傷病，副傷病の順に項番及び傷病名をそれぞれ記載すること。

なお，傷病名については，原則として，「電子情報処理組織の使用による費用の請求に関して厚生労働大臣が定める事項及び方式

並びに光ディスク等を用いた費用の請求に関して厚生労働大臣が定める事項，方式及び規格について」（令和4年4月22日付保発0422第1号）（本通知が改正された場合は改正後の通知によること。）別添3に規定する傷病名を用いること。別添3に規定する傷病名と同一の傷病でありながら名称が異なる傷病名については，「傷病名コードの統一の推進について」（令和6年3月27日医療課事務連絡）に取りまとめたので，これを参照し，原則として，傷病名コードに記載されたものを用いること。

(2) 「心身の状態」について

指定訪問看護の利用者の心身の状態については，見出しとして＜心身の状態＞を記載し，訪問看護療養費の算定要件において必要な利用者の状態や日常生活動作（ADL）の状態等を具体的に記載すること。

「訪問看護療養費に係る訪問看護ステーションの基準等」（平成18年厚生労働省告示第103号）第2の1に規定する疾病等の有無について，「1　別表7」,「2　別表8」又は「3　無」の該当するものを記載すること。また，利用者の状態等が別表7，別表8又は同告示第2の3の(2)に規定する超重症児若しくは準超重症児に該当する者は，その利用者が該当する全ての疾病等について，次の表に掲げる該当するコード及び疾病，状態等を「該当する疾病等」として記載すること。

コード		疾病，状態等
01	別表7	末期の悪性腫瘍
02		多発性硬化症
03		重症筋無力症
04		スモン
05		筋萎縮性側索硬化症
06		脊髄小脳変性症
07		ハンチントン病
08		進行性筋ジストロフィー症
09		パーキンソン病関連疾患（進行性核上性麻痺，大脳皮質基底核変性症及びパーキンソン病（ホーエン・ヤールの重症度分類がステージ3以上であって生活機能障害度がⅡ度又はⅢ度のものに限る。))
10		多系統萎縮症（線条体黒質変性症，オリーブ橋小脳萎縮症及びシャイ・ドレーガー症候群）
11		プリオン病
12		亜急性硬化性全脳炎
13		ライソゾーム病
14		副腎白質ジストロフィー
15		脊髄性筋萎縮症
16		球脊髄性筋萎縮症
17		慢性炎症性脱髄性多発神経炎
18		後天性免疫不全症候群
19		頸髄損傷
20		人工呼吸器を使用している状態の者
41	別表8	在宅麻薬等注射指導管理を受けている状態にある者
42		在宅腫瘍化学療法注射指導管理を受けている状態にある者
43		在宅強心剤持続投与指導管理を受けている状態にある者
44		在宅気管切開患者指導管理を受けている状態にある者
45		気管カニューレを使用している状態にある者
46		留置カテーテルを使用している状態にある者
47		在宅自己腹膜灌流指導管理を受けている状態にある者
48		在宅血液透析指導管理を受けている状態にある者

49		在宅酸素療法指導管理を受けている状態にある者
50		在宅中心静脈栄養法指導管理を受けている状態にある者
51		在宅成分栄養経管栄養法指導管理を受けている状態にある者
52		在宅自己導尿指導管理を受けている状態にある者
53		在宅人工呼吸指導管理を受けている状態にある者
54		在宅持続陽圧呼吸療法指導管理を受けている状態にある者
55		在宅自己疼痛管理指導管理を受けている状態にある者
56		在宅肺高血圧症患者指導管理を受けている状態にある者
57		人工肛門又は人工膀胱を設置している状態にある者
58		真皮を越える褥瘡の状態にある者
59		在宅患者訪問点滴注射管理指導料を算定している者
91	他	超重症児
92		準超重症児

精神科訪問看護基本療養費（Ⅰ）又は（Ⅲ）を算定した場合は，当該月の初日の指定訪問看護時におけるGAF尺度により判定した値に対応する次の表に掲げるコードと判定した年月日を記載すること。

コード	GAF 尺度により判定した値
01	GAF 尺度 100-91
02	GAF 尺度 90-81
03	GAF 尺度 80-71
04	GAF 尺度 70-61
05	GAF 尺度 60-51
06	GAF 尺度 50-41
07	GAF 尺度 40-31
08	GAF 尺度 30-21
09	GAF 尺度 20-11
10	GAF 尺度 10-1
11	GAF 尺度 0
20	家族への訪問看護であり GAF 尺度による判定が行えなかった（当該月に利用者本人への訪問看護を行わなかった）

(3) 「指示期間」について

ア 訪問看護指示又は精神科訪問看護指示の指示期間については，見出しとして＜指示期間＞又は＜精神指示期間＞を記載し，当該指定訪問看護に係る主治医の交付した最新の訪問看護指示書又は精神科訪問看護指示書の指示有効期間（訪問看護療養費又は精神科訪問看護療養費）を示す年月日を記載すること。

なお，指示年月日の記載がない場合は，指示書の有効期間を交付後1か月とみな

すこと。

イ 主治医から，利用者の急性増悪等により一時的に頻回の訪問看護が必要である旨の特別訪問看護指示書又は精神科特別訪問看護指示書の交付を受けた場合は，見出しとして＜特別指示期間＞又は＜精神特別指示期間＞を記載し，に特別指示の有効期間を示す年月日を記載すること。

なお，請求を行う月の前月に特別訪問看護指示書又は精神科特別訪問看護指示書の交付を受け，当該請求月においても引き続き当該特別指示による訪問看護を実施した場合にあっては，特別指示があった前月の年月日についても「特別指示期間」又は「精神特別指示期間」欄に記載すること。

(4) 「訪問開始年月日及び終了年月日」について

ア 「訪問開始年月日」について

(ア) 見出しとして＜訪問開始年月日＞と記載し，当該指定訪問看護を開始した年月日を記載すること。

(イ) 同一の利用者に対する指定訪問看護の継続中に，当該訪問看護ステーションにおいて，開設者，名称，所在地等の変更があった場合については，当該訪問看護ステーションの指定訪問看護の内容の継続性が認められて継続して訪問看護ステーションの指定を受けた場合を除き，新たに訪問看護ステーショ

ンの指定を受けた日を訪問開始年月日
として記載し，「その他」として，その
旨を記載すること。
　(ウ)　同月中に保険種別等の変更があった
場合には，その変更があった日を訪問
開始年月日として記載し，「その他」と
して，その旨を記載すること。
イ　「終了年月日」ついて
　当該指定訪問看護を終了した場合は「訪
問終了年月日」，「訪問終了時刻」及び「訪
問終了の状況」を記載すること。
　(ア)　訪問終了年月日については，見出し
として＜訪問終了年月日＞を記載し，
訪問終了年月日を記載すること。
　(イ)　訪問終了時刻については，見出しと
して＜訪問終了時刻＞を記載し，最後
に訪問した時刻を記載すること。
ウ　「訪問終了等の状況」について
　(ア)　訪問終了の状況については，見出し
として＜訪問終了の状況＞を記載し，
症状の軽快により指定訪問看護を必要
としなくなった場合は「1　軽快」，介
護老人保健施設等に入所した場合は「2
施設」，保険医療機関等に入院した場合
は「3　医療機関」又は死亡した場合
は「4　死亡」をそれぞれ記載するこ
と。また，上記に該当しない場合は「5
その他」と記載し，その内容を記載す
ること。
　(イ)　訪問看護ターミナルケア療養費を算
定した場合は，「死亡年月日」，「死亡時
刻」及び「死亡した場所」を記載する
こと。
　　a　死亡年月日については，見出しと
して＜死亡年月日＞を記載し，死亡
年月日を記載すること。
　　b　死亡時刻については，見出しとし
て＜死亡時刻＞を記載し，死亡時刻
を記載すること。
　　c　死亡した場所については，見出し
として＜死亡した場所＞を記載し，
死亡した場所が自宅の場合は「1
自宅」，介護保険施設等の場合は「2

施設」，病院の場合は「3　病院」，
診療所の場合は「4　診療所」をそ
れぞれ記載すること。上記に該当し
ない場合には，「5　その他」と記載
し，その場所を記載すること。
　　　また，死亡した場所が「2　施設」
に該当する場合にあっては，18「訪
問した場所」に係る表に掲げる施設
等のうち該当するコード及び施設等
を記載すること。
(5)　「情報提供」について
ア　訪問看護情報提供療養費1を算定する
場合は，見出しとして＜情報提供先　1
市（区）町村等＞を記載し，市町村等へ
の情報提供に係る算定の場合は「1　市
（区）町村等」，指定特定相談支援事業者
への情報提供に係る算定の場合は「2
指定特定相談支援事業者」を記載するこ
と。
イ　訪問看護情報提供療養費2を算定する
場合は，見出しとして＜情報提供先　2
学校等＞を記載し，「前回算定年月」とし
て，当該療養費を算定した前回の年月を
記載すること（ただし，初めて算定する
場合を除く。）。
　　また，各年度1回までの算定とは別
に，入園又は入学に係る算定の場合は「1
入園・入学」，転園又は転学に係る算定の
場合は「2　転園・転学」又は医療的ケ
アの実施方法の変更に係る算定の場合は
「3　医療的ケアの変更」を記載すること。
ウ　訪問看護情報提供療養費3を算定する
場合は，見出しとして＜情報提供先　3
保険医療機関等＞を記載し，利用者の診
療を行っている保険医療機関の紹介先が，
保険医療機関の場合は「1　保険医療機
関」，介護老人保健施設の場合は「2　介
護老人保健施設」又は介護医療院の場合
は「3　介護医療院」を記載すること。
(6)　「特記事項」について
　特記事項を記載する場合は，見出しとし
て＜特記事項＞を記載すること。
ア　指定訪問看護の利用者が，訪問看護療

養費に係る訪問看護ステーションの基準等第2の1に規定する疾病等の利用者等であって他の一つの指定訪問看護ステーションから現に指定訪問看護を受けている場合については，「1　他①」，他の二つの指定訪問看護ステーションから現に指定訪問看護を受けている場合については，「1　他①」及び「2　②」のそれぞれを記載すること。また，当該他の指定訪問看護ステーションの所在地及び名称を，(8)「その他」に記載すること。

イ　従たる訪問看護ステーションに勤務する看護師等が指定訪問看護を行った場合は，「3　従」を記載すること。

ウ　特別地域訪問看護加算を算定した場合は，「4　特地」を記載し，利用者の住所及び通常の場合訪問に要する時間（片道）を併せて記載すること。

エ　要介護被保険者等で，訪問看護を医療保険（健康保険，国民健康保険及び後期高齢者医療をいう。以下同じ。）で算定している場合は，「5　介」を記載すること。

オ　在宅療養支援診療所又は在宅療養支援病院が24時間往診及び訪問看護により対応できる体制を確保し，往診担当医や訪問看護担当者氏名，担当日等を文書により提供している利用者の場合は，「6　支援」を記載すること。

カ　複数の訪問看護ステーションから現に指定訪問看護を受けている利用者に対し，当該複数の訪問看護ステーションのいずれかが計画に基づく指定訪問看護を行った日に，当該複数の訪問看護ステーションのうちその他の訪問看護ステーションが緊急の指定訪問看護を行い，緊急訪問看護加算又は精神科緊急訪問看護加算のみを算定した場合は，「7　同一緊急」を記載するとともに，当該加算のみを算定した日の直前に訪問看護基本療養費または精神科訪問看護基本療養費を算定した年月日を記載すること。また，当該他の訪問看護ステーションの所在地及び名所を，(8)「その他」に記載すること。

キ　退院支援指導加算を算定した場合であって，利用者が退院日の翌日以降の初回の指定訪問看護が行われる前に死亡又は再入院した場合は，「8　退支」を記載し，死亡日又は再入院日を併せて記載すること。

ク　看護・介護職員連携強化加算を算定した場合は，「9　連」を記載し，介護職員等と同行訪問した日を併せて記載すること。

ケ　緊急訪問看護加算又は精神科緊急訪問看護加算を算定した場合は，「10　緊急訪問看護の理由」を記載し，緊急の訪問看護を実施した日と緊急訪問看護の理由を，当該加算を算定した日ごとに併せて記載すること。

(7)　「専門の研修」について

専門の研修を記載する場合は，見出しとして＜専門の研修＞を記載すること。

ア　悪性腫瘍の利用者に対する緩和ケア，褥瘡ケア又は人工肛門ケア及び人工膀胱ケアに係る専門の研修を受けた看護師が指定訪問看護を行い，訪問看護基本療養費（Ⅰ）又は（Ⅱ）を算定した場合は，基本療養費Ⅰ・Ⅱ（1　緩和ケア），基本療養費Ⅰ・Ⅱ（2　褥瘡ケア），基本療養費Ⅰ・Ⅱ（3　人工肛門・人工膀胱ケア）又は基本療養費Ⅰ・Ⅱ（4　特定行為（01　創傷管理関連））のいずれかを記載すること。

イ　専門管理加算を算定した場合は，以下の項目を記載すること。

(ｱ)　専門管理加算のイに該当する場合

専門管理加算（1　緩和ケア），専門管理加算（2　褥瘡ケア）又は専門管理加算（3　人工肛門・人工膀胱ケア）のいずれかを記載すること。

(ｲ)　専門管理加算のロに該当する場合

a　専門管理加算（4　特定行為）を記載の上，次の表に掲げる特定行為のうち該当するコードを記載すること。

b　「手順書交付年月日」として，手順

書が交付された年月日を記載すること。

　　　c　「直近見直し年月日」として，利用者の主治医とともに，手順書の妥当性を検討した年月日を記載すること。

コード	特定行為
01	気管カニューレの交換
02	胃ろうカテーテル若しくは腸ろうカテーテル又は胃ろうボタンの交換
03	膀胱ろうカテーテルの交換
04	褥瘡又は慢性創傷の治療における血流のない壊死組織の除去
05	創傷に対する陰圧閉鎖療法
06	持続点滴中の高カロリー輸液の投与量の調整
07	脱水症状に対する輸液による補正

(8)　「その他」について

　ア　(6)のア及びカにおいて，その他に記載することとした他の訪問看護ステーションの所在地及び名称については，以下のとおり記載すること。

　　(ア)　他の一つの指定訪問看護ステーションから現に指定訪問看護を受けている場合については，見出しとして＜他の訪問看護ステーション１＞を記載し，当該他の訪問看護ステーションの所在地及び名称を記載すること。

　　(イ)　他の二つの指定訪問看護ステーションから現に指定訪問看護を受けている場合については，前(ア)と併せて＜他の訪問看護ステーション２＞を記載し，当該２つ目の他の訪問看護ステーションの所在地及び名称を記載すること。

　イ　月の途中で訪問した場所に変更があった場合等，複数訪問した場所がある場合は，見出しとして＜訪問した場所＞を記載し，訪問した場所を全て記載すること。

　　　また，訪問した場所の変更年月日を記載すること。

20　「訪問日」欄について

(1)　訪問看護基本療養費及び精神科訪問看護基本療養費を算定する場合は，指定訪問看護を行った日について，日付の欄に「○」を記載すること。ただし，１日に２回訪問を行った場合は「◎」，１日に３回以上訪問を行った場合は「◇」を記載すること。

(2)　以下の場合にあっては日付の欄に「☆」を記載すること。

　ア　訪問看護基本療養費（Ⅰ）又は訪問看護基本療養費（Ⅱ）における悪性腫瘍の利用者に対する緩和ケア，褥瘡ケア又は人工肛門ケア及び人工膀胱ケアに係る専門の研修を受けた看護師が指定訪問看護を行った場合

　イ　専門管理加算を算定した場合

　　　緩和ケア，褥瘡ケア若しくは人工肛門ケア及び人工膀胱ケアに係る専門の研修を受けた看護師又は保健師助産師看護師法（昭和23年法律第203号）第37条の２第２項第５号に規定する指定研修機関において行われる研修を修了した看護師が指定訪問看護を行った日については，全ての日付を記載すること。

(3)　特別訪問看護指示書又は精神科特別訪問看護指示書に基づき指定訪問看護を行った場合は，日付の欄に「△」を記載すること。

(4)　長時間訪問看護加算又は長時間精神科訪問看護加算を算定した場合は，日付の欄に「□」を記載すること。

(5)　複数名訪問看護加算又は複数名精神科訪問看護加算を算定した場合は，日付の欄に「▽」を記載すること。

(6)　訪問看護基本療養費（Ⅱ）又は精神科訪問看護基本療養費（Ⅲ）を算定した場合は，日付の欄に「▲」を記載すること。

(7)　複数の訪問看護ステーションから現に指定訪問看護を受けている利用者に対し，当該複数の訪問看護ステーションのいずれかが計画に基づく指定訪問看護を行った日に，当該複数の訪問看護ステーションのうちその他の訪問看護ステーションが緊急の指定訪問看護を行い，緊急訪問看護加算又は精神科緊急訪問看護加算のみを算定した場合は，日付の欄に「▼」を記載すること。

21　「摘要欄」について

(1)　「負担」欄について

　　　摘要欄に，算定した訪問看護療養費の名

称を記載した場合は，当該訪問看護療養費の左側の「負担」欄内に，次の表に掲げる負担区分のうち，当該訪問看護療養費に係る負担区分に該当する負担区分コードを記載すること。

		負担区分コード	医保・国保	公費①	公費②	公費③	公費④
医保・国保と公費又は公費と公費の併用	1者	1	○				
		5		○			
		6			○		
		B				○	
		C					○
	2者	2	○	○			
		3	○		○		
		E	○			○	
		G	○				○
		7		○	○		
		H		○		○	
		I		○			○
		J			○	○	
		K			○		○
		L				○	○
	3者	4	○	○	○		
		M	○	○		○	
		N	○	○			○
		O	○		○	○	
		P	○		○		○
		Q	○			○	○
		R		○	○	○	
		S		○	○		○
		T		○		○	○
		U			○	○	○
	4者	V	○	○	○	○	
		W	○	○	○		○
		X	○	○		○	○
		Y	○		○	○	○
		Z		○	○	○	○
	5者	9	○	○	○	○	○

(2) 訪問看護基本療養費（Ⅰ）を算定する場合
　ア　保健師，助産師又は看護師が週3日までの指定訪問看護を行った場合は「区分」に10及び11，「名称」に訪問看護基本療養費1（看護師等）（週3日目まで），准看護師が行った場合は「区分」に10及び12，「名称」に訪問看護基本療養費1（准看護師）（週3日目まで），理学療法士，作業療法士又は言語聴覚士が行った場合は「区分」に10及び14，「名称」に訪問看護基本療養費1（理学療法士等）（週3日目まで）を記載すること。

　また，「金額（円）」に該当する金額，「日数（日）」に当該月に指定訪問看護を行った日数を記載し，週4日以降の指定訪問看護を行った場合は，行を改めて同様に記載すること。

さらに，特別地域訪問看護加算を算定した場合は，訪問看護基本療養費（Ⅰ）の所定額及び当該加算額を合算して，同様に記載すること。

イ　悪性腫瘍の利用者に対する緩和ケア，褥瘡ケア又は人工肛門ケア及び人工膀胱ケアに係る専門の研修を受けた看護師が指定訪問看護を行った場合は「区分」に10及び13，「名称」に訪問看護基本療養費1（専門の研修を受けた看護師），「金額（円）」に該当する金額，「日数（日）」に当該月に指定訪問看護を行った日数を記載すること。

　また，特別地域訪問看護加算を算定した場合は，訪問看護基本療養費（Ⅰ）の所定額及び当該加算額を合算して，同様に記載すること。

ウ　電子レセプトによる請求の場合，(15)に記載する表に掲げる職種等のうち，当該指定訪問看護を実施した者に該当する職種の職種等コードを選択すること。

(3) 訪問看護基本療養費（Ⅱ）を算定する場合

ア　同一建物居住者（「訪問看護療養費に係る指定訪問看護の費用の額の算定方法」（平成20年厚生労働省告示第67号）に規定するものをいう。以下「同一建物居住者」という。）に対し，週3日までの指定訪問看護を保健師，助産師又は看護師が行った場合は「区分」に10及び15，「名称」に訪問看護基本療養費2（看護師等）（週3日目まで），准看護師が行った場合は「区分」に10及び16，「名称」に訪問看護基本療養費2（准看護師）（週3日目まで），理学療法士，作業療法士又は言語聴覚士が行った「区分」に10及び18，「名称」に訪問看護基本療養費2（理学療法士等）（週3日目まで）を記載すること。

　また，「金額（円）」に該当する金額，「日数（日）」に当該月に指定訪問看護を行った日数を記載し，週4日以降の指定訪問看護を行った場合は，行を改めて同様に記載すること。なお，同一日に2人に対

して訪問した場合は「2人」，同一日に3人以上に対して訪問した場合は「3人以上」を記載し同様に記載すること。

　さらに，特別地域訪問看護加算を算定した場合は，訪問看護基本療養費（Ⅱ）の所定額及び当該加算額を合算して，同様に記載すること。

イ　同一建物居住者に対し，悪性腫瘍の利用者に対する緩和ケア，褥瘡ケア又は人工肛門ケア及び人工膀胱ケアに係る専門の研修を受けた看護師が指定訪問看護を行った場合は「区分」に10及び17，「名称」に訪問看護基本療養費2（専門の研修を受けた看護師），「金額（円）」に該当する金額，「日数（日）」に当該月に指定訪問看護を行った日数を記載すること。

　また，特別地域訪問看護加算を算定した場合は，訪問看護基本療養費（Ⅱ）の所定額及び当該加算額を合算して，同様に記載すること。

ウ　電子レセプトによる請求の場合，(15)に記載する表に掲げる職種等のうち，当該指定訪問看護を実施した者に該当する職種の職種等コードを選択すること。

(4) 精神科訪問看護基本療養費（Ⅰ）を算定する場合

ア　保健師又は看護師が週3回までの指定訪問看護を行った場合には，1回の指定訪問看護の実施時間に基づき，「区分」に30及び31，「名称」に精神科訪問看護基本療養費1（看護師等）（週3日目まで），「30分以上」又は「30分未満」のいずれか，作業療法士が行った場合は「区分」に30及び32，「名称」に精神科訪問看護基本療養費1（作業療法士）（週3日目まで），「30分以上」又は「30分未満」のいずれか，准看護師が行った場合は「区分」に30及び33，「名称」に精神科訪問看護基本療養費1（准看護師等）（週3日目まで），「30分以上」又は「30分未満」のいずれかを記載すること。

　また，「金額（円）」に該当する金額，「日数（日）」に当該月に指定訪問看護を行っ

た日数を記載し，週４日以降の指定訪問看護を行った場合は，行を改めて同様に記載すること。

　さらに，特別地域訪問看護加算を算定した場合は，精神科訪問看護基本療養費（Ⅰ）の所定額及び当該加算額を合算して，同様に記載すること。

イ　電子レセプトによる請求の場合，(15)に記載する表に掲げる職種等のうち，当該指定訪問看護を実施した者に該当する職種の職種等コードを選択すること。

(5) 精神科訪問看護基本療養費（Ⅲ）を算定する場合

ア　同一建物居住者に対して，週３回までの指定訪問看護を保健師又は看護師が行った場合には，１回の指定訪問看護の実施時間に基づき，「区分」に30及び34，「名称」に精神科訪問看護基本療養費３（看護師等）（週３日目まで），「30分以上」又は「30分未満」のいずれか，作業療法士が行った場合は「区分」に30及び35，「名称」に精神科訪問看護基本療養費３（作業療法士）（週３日目まで），「30分以上」又は「30分未満」のいずれか，准看護師が行った場合は「区分」に30及び36，「名称」に精神科訪問看護基本療養費３（准看護師）（週３日目まで），「30分以上」又は「30分未満」のいずれかを記載すること。

　また，「金額（円）」に該当する金額，「日数（日）」に当該月に指定訪問看護を行った日数を記載し，週４日以降の指定訪問看護を行った場合は，行を改めて同様に記載すること。同一日に２人に対して訪問した場合は「２人」，同一日に３人以上に対して訪問した場合は「３人以上」を記載し同様に記載すること。

　さらに，特別地域訪問看護加算を算定した場合は，精神科訪問看護基本療養費（Ⅲ）の所定額及び当該加算額を合算して，同様に記載すること。

イ　電子レセプトによる請求の場合，(15)に記載する表に掲げる職種等のうち，当

該指定訪問看護を実施した者に該当する職種の職種等コードを選択すること。

(6) 訪問看護基本療養費（Ⅰ）及び（Ⅱ）の加算並びに精神科訪問看護基本療養費（Ⅰ）及び（Ⅲ）の加算について

ア　末期の悪性腫瘍等の利用者又は特別訪問看護指示書が交付された者に対して，必要に応じて１日に２回指定訪問看護を行った場合は，「区分」に10及び19，「名称」に難病等複数回訪問加算（１日に２回の場合），「金額（円）」に該当する金額，「日数（日）」に当該月において複数回訪問した日数を記載し，１日に３回以上指定訪問看護を行った場合は，行を改めて同様に記載すること。なお，同一建物居住者の人数に応じて，「１人又は２人」又は「３人以上」の行に分けて記載すること。

　また，精神科在宅患者支援管理料を算定する利用者に対して，必要に応じて１日に２回指定訪問看護を行った場合は，「区分」に30及び42，「名称」に精神科複数回訪問加算（１日に２回の場合），「金額（円）」に該当する金額，「日数（日）」に当該月において複数回訪問した日数を記載し，１日に３回以上指定訪問看護を行った場合は，行を改めて同様に記載すること。なお，同一建物居住者の人数に応じて，「１人又は２人」又は「３人以上」の行に分けて記載すること。

　電子レセプトによる請求の場合，(15)に記載する表に掲げる職種等のうち，当該指定訪問看護を実施した者に該当する職種の職種等コードを訪問回数に応じて選択すること。

イ　訪問看護計画に基づき定期的に行う指定訪問看護以外であって，利用者又はその家族等の緊急の求めに応じて，診療所又は在宅療養支援病院の保険医の指示により，連携する訪問看護ステーションの看護師等が訪問看護を行った場合は以下によること。

(ｱ)　緊急訪問看護加算の場合，「区分」に10及び20，「名称」に緊急訪問看護加

算（14日目まで）又は緊急訪問看護加算（15日目以降），「金額（円）」に該当する金額，「日数（日）」に当該月に訪問した日数を記載すること。なお，当該月に算定する日数に応じて，「14日目まで」又は「15日目以降」の行に分けて記載すること。

（イ）精神科緊急訪問看護加算の場合，「区分」に30及び37，「名称」に精神科緊急訪問看護加算（14日目まで）又は精神科緊急訪問看護加算（15日目以降），「金額（円）」に該当する金額，「日数（日）」に当該月に訪問した日数を記載すること。なお，当該月に算定する日数に応じて，「14日目まで」又は「15日目以降」の行に分けて記載すること。

ウ　別に厚生労働大臣の定める長時間の訪問を要する者に対し，訪問看護ステーションの看護師等が90分を超える訪問看護を実施した場合は以下によること。

（ア）長時間訪問看護加算の場合，「区分」に10及び21，「名称」に長時間訪問看護加算，「金額（円）」に該当する金額，「日数（日）」に当該月に訪問した日数を記載すること。

（イ）長時間精神科訪問看護加算の場合，「区分」に30及び38，「名称」に長時間精神科訪問看護加算，「金額（円）」に該当する金額，「日数（日）」に当該月に訪問した日数を記載すること。

エ　訪問看護基本療養費（Ⅰ）及び（Ⅱ）において，6歳未満の利用者に対して指定訪問看護を実施した場合は以下によること。

（ア）乳幼児加算（別に厚生労働大臣が定める者を除く。）の場合，「区分」に10及び22，「名称」に乳幼児加算，「金額（円）」に該当する金額，「日数（日）」に当該月に訪問した日数を記載すること。

（イ）乳幼児加算（別に厚生労働大臣が定める者に限る。）の場合，「区分」に10及び22，「名称」に乳幼児加算（厚生

労働大臣が定める者），「金額（円）」に該当する金額，「日数（日）」に当該月に訪問した日数を記載すること。

オ　訪問看護基本療養費（Ⅰ）及び（Ⅱ）において，別に厚生労働大臣が定める同時に複数の看護師等による指定訪問看護が必要な者に対して，訪問看護ステーションの保健師，助産師，看護師又は准看護師に保健師，助産師若しくは看護師又は理学療法士，作業療法士若しくは言語聴覚士が同行し同時に訪問看護を行った場合は以下によること。

（ア）「区分」に10及び23，「名称」に複数名訪問看護加算（他の看護師等（准看護師を除く。）と同時），准看護師が同時に行った場合は「区分」に10及び23，「名称」に複数名訪問看護加算（他の准看護師と同時），その他職員が同行しハを算定する場合は「区分」に10及び23，「名称」に複数名訪問看護加算（その他職員と同時（別に厚生労働大臣が定める場合を除く。）），その他職員が同行しニを算定する場合は「区分」に10及び23，「名称」に複数名訪問看護加算（その他職員と同時（別に厚生労働大臣が定める場合に限る。））を記載すること。

（イ）「金額（円）」に該当する金額，「日数（日）」に当該月に訪問した日数を記載すること。その他職員が同行しニを算定する場合は，1日に指定訪問看護を行った回数に応じ「1日に1回」，「1日に2回」又は「1日に3回以上」の行に分けて記載すること。なお，同一建物居住者の人数に応じて，「1人又は2人」又は「3人以上」の行に分けて記載すること。

（ウ）電子レセプトによる請求の場合，(15)に記載する表に掲げる職種等のうち，当該指定訪問看護を実施した複数の者に該当する職種の職種等コードを選択すること。

カ　精神科訪問看護基本療養費（Ⅰ）及び（Ⅲ）において，訪問看護ステーションの保健師又は看護師に保健師，看護師又は作業療法士が同行し同時に訪問看護を行った場合は以下によること。

(ｱ)　「区分」に30及び39，「名称」に複数名精神科訪問看護加算（他の保健師，看護師又は作業療法士と同時），准看護師が同時に行った場合は「区分」に30及び39，「名称」に複数名精神科訪問看護加算（准看護師と同時），看護補助者又は精神保健福祉士が同時に行った場合は「区分」に30及び39，「名称」に複数名精神科訪問看護加算（看護補助者又は精神保健福祉士と同時）を記載すること。

(ｲ)　「金額（円）」に該当する金額，「日数（日）」に当該月に訪問した日数を記載すること。複数名精神科訪問看護加算（他の保健師，看護師又は作業療法士と同時）及び複数名精神科訪問看護加算（准看護師と同時）を算定する場合には，1日に指定訪問看護を行った回数に応じ「1日に1回」，「1日に2回」又は「1日に3回以上」の行に分けて記載すること。なお，同一建物居住者の人数に応じて，「1人又は2人」又は「3人以上」の行に分けて記載すること。

(ｳ)　電子レセプトによる請求の場合，(15)に記載する表に掲げる職種等のうち，当該指定訪問看護を実施した複数の者に該当する職種の職種等コードを選択すること。

キ　夜間（午後6時から午後10時まで）又は早朝（午前6時から午前8時まで）に指定訪問看護を行った場合は以下によること。

(ｱ)　夜間・早朝訪問看護加算（訪問看護基本療養費）の場合，「区分」に10及び24，「名称」に夜間・早朝訪問看護加算（訪問看護基本療養費），「金額（円）」に該当する金額，「日数（日）」に当該月に訪問した日数を記載すること。

(ｲ)　夜間・早朝訪問看護加算（精神科訪問看護基本療養費）の場合，「区分」に30及び40，「名称」に夜間・早朝訪問看護加算（精神科訪問看護基本療養費），「金額（円）」に該当する金額，「日数（日）」に当該月に訪問した日数を記載すること。

ク　深夜（午後10時から午前6時まで）に指定訪問看護を行った場合は以下によること。

(ｱ)　深夜訪問看護加算（訪問看護基本療養費）の場合，「区分」に10及び25，「名称」に深夜訪問看護加算（訪問看護基本療養費），「金額（円）」に該当する金額，「日数（日）」に当該月に訪問した日数を記載すること。

(ｲ)　深夜訪問看護加算（精神科訪問看護基本療養費）の場合，「区分」に30及び41，「名称」に深夜訪問看護加算（精神科訪問看護基本療養費），「金額（円）」に該当する金額，「日数（日）」に当該月に訪問した日数を記載すること。

(7)　訪問看護基本療養費（Ⅲ）及び精神科訪問看護基本療養費（Ⅳ）を算定する場合

ア　訪問看護基本療養費（Ⅲ）においては，指定訪問看護を受けようとする入院中の者で，在宅療養に備えて一時的に外泊をしている利用者に対して，保健師，助産師，看護師，准看護師，理学療法士，作業療法士又は言語聴覚士が指定訪問看護を行った場合には「区分」10及び26，「名称」に訪問看護基本療養費3，「金額（円）」に該当する金額，「日数（日）」に当該月に訪問看護基本療養費（Ⅲ）を算定した回数を記載すること。

イ　精神科訪問看護基本療養費（Ⅳ）においては，指定訪問看護を受けようとする入院中の者で，在宅療養に備えて一時的に外泊をしている利用者に対して，保健師，看護師，准看護師又は作業療法士が指定訪問看護を行った場合には「区分」30及び43，「名称」に精神科訪問看護基本療養費4，「金額（円）」に該当する金額，

「日数（日）」に当該月に精神科訪問看護基本療養費（Ⅳ）を算定した回数を記載すること。

ウ　電子レセプトによる請求の場合，(15)に記載する表に掲げる職種等のうち，当該指定訪問看護を実施した者に該当する職種の職種等コードを選択すること。

⑻　月の途中で，利用者の住所変更等の理由により加算の算定の有無に異動があった場合には，行を改めて，それぞれの場合について，算定額，当該月に行った指定訪問看護を行った日数を記載すること。

⑼　同一の指定訪問看護において複数の者が行った場合は，主として指定訪問看護を提供した1人の者についてのみ1日として記載すること（難病等複数回訪問加算及び精神科複数回訪問加算並びに複数名訪問看護加算及び複数名精神科訪問看護加算の算定日を除く。）。

⑽　「管理療養費」について
ア　次により記載すること。
㋐　月の初日の訪問の場合は，「区分」に50及び51，「名称」に訪問看護管理療養費（月の初日の訪問の場合）（機能強化型訪問看護管理療養費1），（機能強化型訪問看護管理療養費2），（機能強化型訪問看護管理療養費3）又は（イからハまで以外），「金額（円）」に該当する金額を記載すること。

㋑　月の2日目以降の訪問の場合は，「区分」に50及び51，「名称」に訪問看護管理療養費（月の2日目以降の訪問の場合）（訪問看護管理療養費1）又は（訪問看護管理療養費2），「金額（円）」に該当する金額，「日数（日）」に訪問した日数から1を引いた数を記載すること。

イ　管理療養費の各加算については，当該月に算定した加算の内容を次のとおり記載すること。
㋐　24時間対応体制加算を算定した場合には，「区分」に50及び52，「名称」に24時間対応体制加算（看護業務の負担軽減の取組を行っている場合）又は24時間対応体制加算（イ以外の場合），「金額（円）」に該当する金額を記載すること。

㋑　特別管理加算を算定した場合には，「区分」に50及び53，「名称」に特別管理加算又は特別管理加算（特別な管理を必要とする利用者のうち重症度等の高いものとして別に厚生労働大臣が定める状態等にある利用者），「金額（円）」に該当する金額を記載すること。

㋒　退院時共同指導加算を算定した場合は，「区分」に50及び54，「名称」に退院時共同指導加算，「金額（円）」に該当する金額，「日数（日）」に当該月に退院時共同指導加算を算定した回数を記載すること。なお，当該加算は，同一日に複数回行った場合であっても1回に限り算定すること。

さらに，当該利用者が厚生労働大臣の定める特別な管理を必要とする者で特別管理指導加算を算定した場合は，「区分」に50及び54，「名称」に特別管理指導加算，「金額（円）」に該当する金額，「日数（日）」に当該月に特別管理指導加算を算定した回数を記載すること。特別管理指導加算は，厚生労働大臣が定める疾病等の利用者については当該入院中に2回に限り算定できる。

電子レセプトによる請求の場合，(15)に記載する表に掲げる職種等のうち，当該指導を実施した者に該当する職種の職種等コードを選択すること。

㋓　退院支援指導加算を算定した場合は，次により記載すること。
a　退院支援指導加算（長時間行った場合を除く。）を算定した場合は，「区分」に50及び55，「名称」に退院支援指導加算，「金額（円）」に該当する金額，「日数（日）」に当該月に算定した回数を記載すること。
b　退院支援指導加算（長時間行った

場合に限る。）を算定した場合は,「区分」に50及び55,「名称」に退院支援指導加算（別に厚生労働大臣が定める長時間の訪問を要する者),「金額（円)」に該当する金額,「日数（日)」に該当月に算定した回数を記載すること。

c　電子レセプトによる請求の場合,(15)に記載する表に掲げる職種等のうち,当該指導を実施した者に該当する職種の職種等コードを選択すること。

(オ)　在宅患者連携指導加算を算定した場合は,「区分」に50及び56,「名称」に在宅患者連携指導加算,「金額（円)」該当する金額と記載すること。

電子レセプトによる請求の場合,(15)に記載する表に掲げる職種等のうち,当該指導を実施した者に該当する職種の職種等コードを選択すること。

(カ)　在宅患者緊急時等カンファレンス加算を算定した場合は,「区分」に50及び57,「名称」に在宅患者緊急時等カンファレンス加算,「金額（円)」に該当する金額,「日数（日)」に当該月に在宅患者緊急時等カンファレンス加算を算定した回数を記載すること。なお,当該加算は,同一日に複数回行った場合であっても1回に限り算定すること。

電子レセプトによる請求の場合,(15)に記載する表に掲げる職種等のうち,カンファレンスに参加し,療養上必要な指導を行った者に該当する職種の職種等コードを選択すること。

(キ)　精神科重症患者支援管理連携加算を算定した場合は,「区分」に50及び58,「名称」に精神科重症患者支援管理連携加算,「金額（円)」に該当する金額を記載すること。

電子レセプトによる請求の場合,(15)に記載する表に掲げる職種等のうち,当該指定訪問看護を実施した者に該当する職種の職種等コードを選択するこ

と。

(ク)　看護・介護職員連携強化加算を算定した場合は,「区分」に50及び59,「名称」に看護・介護職員連携強化加算,「金額（円)」に該当する金額を記載すること。

電子レセプトによる請求の場合,(15)に記載する表に掲げる職種等のうち,支援を実施した者に該当する職種の職種等コードを選択すること。

(ケ)　専門管理加算を算定した場合は,「区分」に50及び60,「名称」に専門管理加算（緩和ケア,褥瘡ケア又は人工肛門ケア及び人工膀胱ケアに係る専門の研修を受けた看護師が計画的な管理を行った場合）又は専門管理加算（特定行為研修を修了した看護師が計画的な管理を行った場合),「金額（円)」に該当する金額を記載すること。

(コ)　訪問看護医療ＤＸ情報活用加算を算定した場合は,「区分」に50及び61,「名称」に訪問看護医療ＤＸ情報活用加算,「金額（円)」に該当する金額を記載すること。

(11)　「訪問看護情報提供療養費」について

当該月において,当該指定訪問看護の利用者の指定訪問看護の状況等の情報を提供した場合は,「区分」に70及び70,「名称」に訪問看護情報提供療養費1,訪問看護情報提供療養費2又は訪問看護情報提供療養費3,「金額（円)」に該当する金額を記載すること。

(12)　「訪問看護ターミナルケア療養費」について

ア　訪問看護ステーションが,在宅で死亡した利用者について,死亡日及び死亡日前14日以内の計15日間に2回以上訪問看護基本療養費又は精神科訪問看護基本療養費を算定（退院支援指導加算を含む)し,かつ,訪問看護におけるターミナルケアの支援体制について利用者及びその家族に対して説明を行った上でターミナルケアを行った場合は,「区分」に80及び81,「名称」にターミナルケア療養費1

又はターミナルケア療養費2,「金額（円）」に該当する金額を記載すること。

イ　遠隔死亡診断補助加算を算定した場合は,「区分」に80及び82,「名称」に遠隔死亡診断補助加算,「金額（円）」に該当する金額を記載すること。

⑬　「訪問看護ターミナルケア療養費」について

ア　訪問看護ステーションが,在宅で死亡した利用者について,死亡日及び死亡日前14日以内の計15日間に2回以上訪問看護基本療養費又は精神科訪問看護基本療養費を算定（退院支援指導加算を含む）し,かつ,訪問看護におけるターミナルケアの支援体制について利用者及びその家族に対して説明を行った上でターミナルケアを行った場合は,「区分」に80及び81,「名称」にターミナルケア療養費1又はターミナルケア療養費2,「金額（円）」に該当する金額を記載すること。

イ　遠隔死亡診断補助加算を算定した場合は,「区分」に80及び82,「名称」に遠

隔死亡診断補助加算,「金額（円）」に該当する金額を記載すること。

電子レセプトによる請求の場合,⑮に記載する表に掲げる職種等のうち,医師の死亡診断の補助を行った者に該当する職種の職種等コードを選択すること。

⑭　「訪問看護ベースアップ評価料」について

ア　訪問看護ベースアップ評価料（Ⅰ）を算定した場合には,「区分」に90及び91,「名称」に訪問看護ベースアップ評価料（1）,「金額（円）」に該当する金額を記載すること。

イ　訪問看護ベースアップ評価料（Ⅱ）を算定した場合には,「区分」に90及び92,「名称」に訪問看護ベースアップ評価料(2)1から18までのいずれか,「金額(円)」に該当する金額を記載すること。

⑮　(1)から⑭までのうち,該当する職種の職種等コードを選択することとしているものについては,次の表に掲げる職種等コードを記載すること。

コード						内容	
1回目		2回目		3回目以降			
01	51	11	61	21	71	保健師	・同日複数回の指定訪問看護を実施し,訪問回ごとの職種等コードを記録する場合は,それぞれ「1回目」から「3回目以降」の該当する列のコードを使用して記録する。
02	52	12	62	22	72	助産師	
03	53	13	63	23	73	看護師（悪性腫瘍の利用者に対する緩和ケア,褥瘡ケア又は人工肛門ケア及び人工膀胱ケアに係る専門の研修を受けた看護師又は保健師助産師看護師法（昭和23年法律第203号）第37条の2第2項第5号に規定する指定研修機関において行われる研修を修了した看護師を除く）	
04	54	14	64	24	74	理学療法士	・同日に4回以上の指定訪問看護を実施した場合は,3回目以降の任意の訪問回の職種を「3回目以降」のコードを使用して記録する。
05	55	15	65	25	75	作業療法士	
06	56	16	66	26	76	言語聴覚士	
07	57	17	67	27	77	准看護師	
08	58	18	68	28	78	悪性腫瘍の利用者に対する緩和ケア,褥瘡ケア又は人工肛門ケア及び人工膀胱ケアに係る専門の研修を受けた看護師又は保健師助産師看護師法（昭和23年法律第203号）第37条の2第2項第5号に規定する指定研修機関において行われる研修を修了した看護師	・上記以外の場合は,「1回目」の列のコードを使用して記録する。
09	59	19	69	29	79	看護補助者	・従たる訪問看護ステーションに勤務する者が指定訪問看護を行った場合は,「51」〜「80」のいずれかを記録する。
10	60	20	70	30	80	精神保健福祉士	

22　後期高齢者医療におけるその他

　　高齢者医療確保法第50条第2号に該当する者（65歳から75歳未満の者であって，後期高齢者医療広域連合の障害認定を受けた者）が75歳に到達した月に療養を受けた場合（自己負担限度額が2分の1とならない場合）には，19(6)「特記事項」として「11　障害」と記載すること。

第2の2　明細書に関する事項（様式第四の二関係）

1　「令和　年　月分」欄について

　　指定訪問看護の行われた年月を記載すること。

2　「都道府県番号」欄について

　　別添1「訪問看護ステーションコード設定要領」の別表に掲げる都道府県番号表に従い，訪問看護ステーションの所在する都道府県の番号を記載すること。

3　「訪問看護ステーションコード」欄について

　　Ⅱの第1の2と同様であること。

4　「6訪問」における「1　社・国　2　公費　3　後期」（以下「保険種別1」という。），「1　単独　2　2併　3　3併」（以下「保険種別2」という。）及び「2　本人　4　六歳　6　家族」欄について

　(1)　「保険種別1」欄については，以下の左に掲げる保険の種別に応じ，該当する番号を○で囲むこと。

　　　健康保険（船員保険を含む。以下同じ。）

　　　又は国民健康保険……………… 1　社・国

　　　公費負担医療（健康保険，国民健康保険又は後期高齢者医療との併用の場合を除く。）……………………… 2　公費

　　　後期高齢者医療……………… 3　後期

　(2)　「保険種別2」欄については，「保険種別1」欄のそれぞれについて，以下の左に掲げる種別に応じ，該当する番号を○で囲むこと。

　　　単独…………………………… 1　単独

　　　1種の公費負担医療との併用

　　　…………………………………… 2　2併

　　　2種以上の公費負担医療との併用

　　　…………………………………… 3　3併

　　（注）　公費負担医療には，地方公共団体が独自に行う医療費助成事業を含むものであること。

　(3)　「本人・家族」欄については，以下の左に掲げる種別に応じ，右の番号のうち1つを○で囲むこと。なお，未就学者である利用者（6歳に達する日以後最初の3月31日以前の利用者をいう。以下同じ。）は「4」，高齢受給者及び後期高齢者医療受給対象者は「8」又は「0」を○で囲むこととし，また，公費負担医療については本人に該当するものとする。

　　　ただし，国民健康保険の場合は，市町村国民健康保険であって被保険者（世帯主）と被保険者（その他）の給付割合が異なるもの及び国民健康保険組合については被保険者（世帯主（高齢受給者を除く。））は「2」，被保険者（その他（未就学者である利用者及び高齢受給者を除く。））は「6」を○で囲むこととし，それ以外（未就学者である利用者及び高齢受給者を除く。）はいずれか一方を○で囲むこと。

　　　なお，「2　本人」（若しくは「2　本」），「4　六歳」（若しくは「4　六」），「6　家族」（若しくは「6　家」），「8　高齢一」（若しくは「8　高一」）又は「0　高齢7」（若しくは「0　高7」）の項のみを印刷したものを使用することとしても差し支えないこと。

　　　2　本人………………………… 2　本人

　　　4　未就学者…………………… 4　六歳

　　　6　家族………………………… 6　家族

　　　8　高齢受給者・後期高齢者医療

　　　一般・低所得者………… 8　高齢一

　　　0　高齢受給者・後期高齢者医療

　　　7割給付……………………… 0　高齢7

　　（注）　後期高齢者医療一般のうち，1割負担の者と，2割負担の者の判別については，「特記」欄に記載される所得区分により行うため，特段の記載は必要ない。

　(4)　電子計算機の場合は，以下のいずれかの方法によること。

　　ア　当該欄の上に選択する番号及び保険種

別等のみを記載する。

　イ　選択肢をすべて記載した上で，選択しないものをすべて＝線で抹消する。

5　「保険者番号」欄について

(1)　設定された保険者番号8桁（国民健康保険については6桁）を記載すること（設定要領の第1を参照）。

(2)　公費負担医療単独の場合及び公費負担医療と公費負担医療の併用の場合（以下「公費負担医療のみの場合」という。）は，別段の定めのある場合を除き，記載しないこと。

6　「給付」欄について

　国民健康保険の場合，該当する給付割合を○で囲むか，（　）の中に給付割合を記載すること。ただし，国民健康保険については，自県分の場合は，記載を省略しても差し支えないこと。

7　「被保険者証・被保険者手帳等の記号・番号」欄について

(1)　健康保険被保険者証，国民健康保険被保険者証，船員保険被保険者証，受給資格者票及び特別療養費受給票等（以下「被保険者証等」という。）の「記号及び番号」欄の記号及び番号を記載すること。また，後期高齢者医療被保険者証の「被保険者番号」欄の「被保険者番号」を記載すること。被保険者証等の「記号及び番号」欄に枝番の記載がある場合は，併せて枝番を記載すること。

(2)　記号と番号の間にスペース，「・」若しくは「－」を挿入するか，又は上段に記号，下段に番号を記載すること。また，枝番は「(枝番)」の後ろに記載すること。

(3)　当該記号及び番号のうち○で囲んだ文字に代えて当該文字を（　）で囲んだものを使用して記載することも差し支えなく，記載枠に入りきらない等の場合は，（　）を省略しても差し支えないこと。

　なお，被保険者が，月の途中において，記号若しくは番号を変更した場合又は任意継続に変更した場合（給付割合に変更がない場合に限る。）は，変更後の記号又は番号を記載すること。

8　「公費負担者番号①」欄及び「公費負担者番号②」欄について

(1)　医療券等に記入されている公費負担者番号8桁を記載すること（設定要領の第2を参照）。

(2)　別添2「法別番号及び制度の略称表」に示す順番により，先順位の公費負担者番号を「公費負担者番号①」欄に（以下「公費負担者番号①」欄に記載される公費負担者番号を「第1公費」という。），後順位の公費負担者番号を「公費負担者番号②」欄に（以下「公費負担者番号②」欄に記載される公費負担者番号を「第2公費」という。）記載すること。

(3)　保険者番号及び受給者番号の変更はないが，同種の公費負担医療で住所変更により月の途中において公費負担者番号の変更があった場合は，変更前の公費負担医療に係る分を第1公費とし，変更後の公費負担医療に係る分を第2公費として取り扱うものとすること。

9　「公費負担医療の受給者番号①」欄及び「公費負担医療の受給者番号②」欄について

　医療券等に記入されている受給者番号7桁を，第1公費については「公費負担医療の受給者番号①」欄に，第2公費については「公費負担医療の受給者番号②」欄に記載すること（設定要領の第3を参照）。

10　「氏名」欄について

(1)　指定訪問看護を受けた者の姓名を記載すること。ただし，健康保険，船員保険，国家公務員共済組合，地方公務員等共済組合又は日本私立学校振興・共済事業団の被保険者については，姓のみの記載で差し支えないこと。

　なお，電子計算機の場合は，例外的に漢字を読み替えたカタカナを使用すること又はひらがなをカタカナに読み替えて記載することも差し支えないこととするが，この場合には被保険者であっても姓名を記載することとし，姓と名の間にスペースをとること。

　また，上記により記載した姓名とは別に

カタカナによる姓名を記載することが望ましい。

(2) 性別は該当するものを○で囲むこと。

なお，電子計算機の場合は，「1　男」又は「2　女」と記載しても差し支えないこと。

(3) 生年月日は以下によること。

ア　該当する元号を○で囲み，生まれた年月日を記載すること。

イ　電子計算機の場合は，元号については「1　明」，「2　大」，「3　昭」，「4　平」又は「5　令」と記載すること。

11　「訪問した場所」欄について

訪問した場所が自宅の場合は「1　自宅」を，次の表に掲げる施設等の場合は「2　施設」を，上記に該当しない場合は「3　その他」をそれぞれ○で囲むこと。

なお，月の途中で訪問した場所に変更があった場合等，複数に該当する場合については，該当するものを全て○で囲むこと。

また，訪問した場所が「2　施設」に該当する場合にあっては，次の表に掲げる施設等のうち該当するコードを，「3　その他」に該当する場合にあってはその場所をそれぞれの（　）に記載すること。

コード	施設等
01	社会福祉施設及び身体障害者施設
02	小規模多機能型居宅介護
03	複合型サービス
04	認知症対応型グループホーム
05	特定施設
06	地域密着型介護老人福祉施設及び介護老人福祉施設

12　「職務上の事由」欄について

船員保険の被保険者については，「1　職務上」，「2　下船後3月以内」又は「3　通勤災害」のうち該当するものを○で囲むこと。ただし，「1　職務上」及び「3　通勤災害」については，災害発生時が平成21年12月31日以前のものに限る。共済組合の船員組合員については，下船後3月以内の傷病で職務上の取扱いとなる場合に「2　下船後3月以内」の番号を○で囲むこと。

電子計算機の場合は，番号と名称又は次の略称を記載することとしても差し支えないこと。1　職上（職務上），2　下3（下船後3月以内），3　通災（通勤災害）

13　「特記」欄について

次の表の内容に該当する特記事項を記載する場合は，略称を記載すること。なお，電子計算機の場合はコードと略称を記載すること。

コード	略称	内容
01	公	医療保険単独の者及び後期高齢者医療単独の者に係る明細書で，「公費負担医療が行われる療養に係る高額療養費の支給について」（昭和48年10月30日付保発第42号，庁保発第26号）による公費負担医療が行われる療養に要する費用の額が，健康保険法施行令（大正15年勅令第243号）第42条及び高齢者医療確保法施行令第15条に規定する額を超える場合
02	長	以下のいずれかに該当する場合 ①　高額長期疾病に係る特定疾病療養受療証を提出した利用者の負担額が，健康保険法施行令第42条第9項第1号に規定する金額を超えた場合（ただし，利用者が特定疾病療養受療証の提出を行った際に，既に同号に規定する金額を超えて受領している場合であって，現物給付化することが困難な場合を除く。） ②　後期高齢者医療特定疾病療養受療証を提示した利用者の負担額が，高齢者医療確保法施行令第15条第6項に規定する金額を超えた場合（ただし，利用者が後期高齢者医療特定疾病療養受療証の提示を行った際に，既に同項に規定する金額を超えて受領している場合であって，現物給付化することが困難な場合を除く。）
04	後保	公費負担医療単独及び公費負担医療併用の場合，請求金額を訪問看護療養費に係る指定訪問看護の費用の額の算定方法によった場合
10	第三	利用者の疾病又は負傷が，第三者の不法行為（交通事故等）によって生じたと認められる場合
16	長2	高額長期疾病に係る特定疾病療養受療証を提出した利用者の負担額が，健康保険法施行令第42条第9項第2号に規定する金額を超えた場合（ただし，利用者が特定疾病療養受療証の提出を行った際に，既に同号に規定する金額を超えて受領している場合であって，現物給付化することが困難な場合を除く。）

21	高半	月の初日以外の日に75歳に到達し後期高齢者医療の被保険者となったことにより被用者保険の被保険者でなくなった者の被扶養者であった者又は月の初日以外の日に75歳に到達し後期高齢者医療の被保険者となったことにより国民健康保険組合の組合員でなくなった者の世帯に属する組合員以外の被保険者であった者（いずれも市町村国保に加入することになる。）であって，当該後期高齢者医療の被保険者が75歳に到達した月に訪問看護を受けた者の場合
26	区ア	70歳未満で以下のいずれかに該当する場合 ① 「標準報酬月額83万円以上（国民健康保険にあっては，旧ただし書き所得901万円超）の世帯」の限度額適用認定証（適用区分がア）が提示された場合 ② 「標準報酬月額83万円以上（国民健康保険にあっては，旧ただし書き所得901万円超）の世帯」の適用区分アの記載のある難病の患者に対する医療等に関する法律に基づく医療受給者証（以下「特定医療費受給者証」という。），特定疾患医療受給者証又は小児慢性特定疾病医療受給者証が提示された場合 70歳以上で以下のいずれかに該当する場合 ① 「標準報酬月額83万円以上（国民健康保険及び後期高齢者医療にあっては，課税所得690万円以上）の世帯」の高齢受給者証又は後期高齢者医療被保険者証（一部負担金の割合（3割））の提示のみの場合 ② 「標準報酬月額83万円以上（国民健康保険及び後期高齢者医療にあっては，課税所得690万円以上）の世帯」の適用区分（Ⅵ）の記載のある特定医療費受給者証又は特定疾患医療受給者証が提示された場合
27	区イ	70歳未満で以下のいずれかに該当する場合 ① 「標準報酬月額53万～79万円（国民健康保険にあっては，旧ただし書き所得600万円超～901万円以下）の世帯」の限度額適用認定証（適用区分がイ）が提示された場合 ② 「標準報酬月額53万～79万円（国民健康保険にあっては，旧ただし書き所得600万円超～901万円以下）の世帯」の適用区分イの記載のある特定医療費受給者証，特定疾患医療受給者証又は小児慢性特定疾病医療受給者証が提示された場合 70歳以上で以下のいずれかに該当する場合 ① 「標準報酬月額53万～79万円（国民健康保険及び後期高齢者医療にあっては，課税所得380万円以上）の世帯」の限度額適用認定証（適用区分が（現役並みⅡ又は現役Ⅱ））が提示された場合 ② 「標準報酬月額53万～79万円（国民健康保険及び後期高齢者医療にあっては，課税所得380万円以上）の世帯」の適用区分（Ⅴ）の記載のある特定医療費受給者証又は特定疾患医療受給者証が提示された場合
28	区ウ	70歳未満で以下のいずれかに該当する場合 ① 「標準報酬月額28万～50万円（国民健康保険にあっては，旧ただし書き所得210万円超～600万円以下）の世帯」の限度額適用認定証（適用区分がウ）が提示された場合 ② 「標準報酬月額28万～50万円（国民健康保険にあっては，旧ただし書き所得210万円超～600万円以下）の世帯」の適用区分ウの記載のある特定医療費受給者証，特定疾患医療受給者証又は小児慢性特定疾病医療受給者証が提示された場合 70歳以上で以下のいずれかに該当する場合 ① 「標準報酬月額28万～50万円（国民健康保険及び後期高齢者医療にあっては，課税所得145万円以上）の世帯」の限度額適用認定証（適用区分が（現役並みⅠ又は現役Ⅰ））が提示された場合 ② 「標準報酬月額28万～50万円（国民健康保険及び後期高齢者医療にあっては，課税所得145万円以上）の世帯」の適用区分（Ⅳ）の記載のある特定医療費受給者証又は特定疾患医療受給者証が提示された場合
29	区エ	70歳未満で以下のいずれかに該当する場合 ① 「標準報酬月額26万円以下（国民健康保険にあっては，旧ただし書き所得210万円以下）の世帯」の限度額適用認定証（適用区分がエ）が提示された場合 ② 「標準報酬月額26万円以下（国民健康保険にあっては，旧ただし書き所得210万円以下）の世帯」の適用区分エの記載のある特定医療費受給者証，特定疾患医療受給者証又は小児慢性特定疾病医療受給者証が提示された場合 70歳以上で以下のいずれかに該当する場合 ① 「標準報酬月額26万円以下（国民健康保険にあっては，課税所得145万円未満）の世帯」の高齢受給者証（一部負担金の割合（2割））の提示のみの場合 ② 「標準報酬月額26万円以下（国民健康保険にあっては，課税所得145万円未満）の世帯」の適用区分（Ⅲ）の記載のある特定医療費受給者証又は特定疾患医療受給者証が提示された場合

30	区オ	70歳未満で以下のいずれかに該当する場合 ① 「低所得者の世帯」の限度額適用認定証又は限度額適用・標準負担額減額認定証（適用区分がオ）が提示された場合 ② 「低所得者の世帯」の適用区分オの記載のある特定医療費受給者証，特定疾患医療受給者証又は小児慢性特定疾病医療受給者証が提示された場合 70歳以上で以下のいずれかに該当する場合 ① 「低所得者の世帯」の限度額適用認定証又は限度額適用・標準負担額減額認定証（適用区分が（Ⅰ又はⅡ））が提示された場合 ② 「低所得者の世帯」の適用区分（Ⅰ又はⅡ）の記載のある特定医療費受給者証又は特定疾患医療受給者証が提示された場合
41	区カ	後期高齢者医療で以下のいずれかに該当する場合 ① 課税所得28万円以上145万円未満で年金収入とその他の合計所得金額が単身世帯で200万円以上（後期高齢者が2人以上の世帯の場合は320万円以上）の後期高齢者医療被保険者証（一部負担金の割合（2割））の提示のみの場合 ② 課税所得28万円以上145万円未満で年金収入とその他の合計所得金額が単身世帯で200万円以上（後期高齢者が2人以上の世帯の場合は320万円以上）の後期高齢者医療被保険者証（一部負担金の割合（2割））かつ適用区分（Ⅲ）の記載のある特定医療費受給者証又は特定疾患医療受給者証が提示された場合
42	区キ	後期高齢者医療で以下のいずれかに該当する場合 ① 課税所得28万円未満（「低所得者の世帯」を除く。）又は課税所得28万円以上145万円未満で年金収入とその他の合計所得金額が単身世帯で200万円未満（後期高齢者が2人以上の世帯の場合は320万円未満）の後期高齢者医療被保険者証（一部負担金の割合（1割））の提示のみの場合 ② 課税所得28万円未満（「低所得者の世帯」を除く。）又は課税所得28万円以上145万円未満で年金収入とその他の合計所得金額が単身世帯で200万円未満（後期高齢者が2人以上の世帯の場合は320万円未満）の後期高齢者医療被保険者証（一部負担金の割合（1割））かつ適用区分（Ⅲ）の記載のある特定医療費受給者証又は特定疾患医療受給者証が提示された場合

※「区カ」及び「区キ」については，令和4年10月1日から適用する。令和4年9月30日までの間は，後期高齢者医療にあっては従前どおり「区エ」を使用されたい。

14 「訪問看護ステーションの住所地及び名称」欄について

事業者の指定申請の際等に地方厚生（支）局長に届け出た当該訪問看護ステーションの所在地及び名称を記載すること。この場合，所在地とともに，連絡先電話番号を記載することが望ましいものであること。

15 「主治医」欄について

(1) 「医療機関の名称」の項に，当該指定訪問看護に係る訪問看護指示書又は精神科訪問看護指示書を交付した医師の所属する保険医療機関等の名称を記載すること。

(2) 「氏名」の項に，当該指定訪問看護に係る訪問看護指示書又は精神科訪問看護指示書を交付した医師の氏名を記載すること。

(3) 「直近報告年月日」の項に，訪問看護指示書又は精神科訪問看護指示書を交付した主治医に対して，訪問看護計画書若しくは訪問看護報告書又は精神訪問看護計画書若しくは精神訪問看護報告書により報告をした場合には，その最終報告年月日を記載すること。

16 「主たる傷病名」欄について

指定訪問看護の利用者の主たる傷病名については，当該指定訪問看護に係る主治医の交付した訪問看護指示書に基づいて，主傷病，副傷病の順に1から3の項目欄にそれぞれ記載するが，必要に応じて1から3の項目順以降に別途記載してもよい。

17 「心身の状態」欄について

指定訪問看護の利用者の心身の状態を記載するものとし，訪問看護療養費の算定要件において必要な利用者の状態や日常生活動作（ADL）の状態等を具体的に記載すること。

「訪問看護療養費に係る訪問看護ステーションの基準等」（平成18年厚生労働省告示第103号）第2の1に規定する疾病等の有無について，「1　別表7」，「2　別表8」又は「3　無」の該当する数字を○で囲むこと。なお，電子計算機の場合は，○に代えて（　）等を使用

して記載することも差し支えないこと。また，利用者の状態等が別表7，別表8又は同告示第2の3の(2)に規定する超重症児若しくは準超重症児に該当する者は，その利用者が該当する全ての疾病等について，次の表に掲げる該当するコードを「該当する疾病等」の欄に記載すること。

コード		疾病，状態等
01	別表7	末期の悪性腫瘍
02		多発性硬化症
03		重症筋無力症
04		スモン
05		筋萎縮性側索硬化症
06		脊髄小脳変性症
07		ハンチントン病
08		進行性筋ジストロフィー症
09		パーキンソン病関連疾患（進行性核上性麻痺，大脳皮質基底核変性症及びパーキンソン病（ホーエン・ヤールの重症度分類がステージ3以上であって生活機能障害度がⅡ度又はⅢ度のものに限る。））
10		多系統萎縮症（線条体黒質変性症，オリーブ橋小脳萎縮症及びシャイ・ドレーガー症候群）
11		プリオン病
12		亜急性硬化性全脳炎
13		ライソゾーム病
14		副腎白質ジストロフィー
15		脊髄性筋萎縮症
16		球脊髄性筋萎縮症
17		慢性炎症性脱髄性多発神経炎
18		後天性免疫不全症候群
19		頸髄損傷
20		人工呼吸器を使用している状態の者
41	別表8	在宅麻薬等注射指導管理を受けている状態にある者
42		在宅腫瘍化学療法注射指導管理を受けている状態にある者
43		在宅強心剤持続投与指導管理を受けている状態にある者
44		在宅気管切開患者指導管理を受けている状態にある者
45		気管カニューレを使用している状態にある者
46		留置カテーテルを使用している状態にある者
47		在宅自己腹膜灌流指導管理を受けている状態にある者
48		在宅血液透析指導管理を受けている状態にある者
49		在宅酸素療法指導管理を受けている状態にある者
50		在宅中心静脈栄養法指導管理を受けている状態にある者
51		在宅成分栄養経管栄養法指導管理を受けている状態にある者
52		在宅自己導尿指導管理を受けている状態にある者
53		在宅人工呼吸指導管理を受けている状態にある者
54		在宅持続陽圧呼吸療法指導管理を受けている状態にある者
55		在宅自己疼痛管理指導管理を受けている状態にある者
56		在宅肺高血圧症患者指導管理を受けている状態にある者
57		人工肛門又は人工膀胱を設置している状態にある者
58		真皮を越える褥瘡の状態にある者
59		在宅患者訪問点滴注射管理指導料を算定している者
91	他	超重症児
92		準超重症児

また，精神科訪問看護基本療養費（Ⅰ）又は（Ⅲ）を算定した場合は，当該月の初日の指定訪問看護時におけるGAF尺度により判定した値に対応する次の表に掲げるコードと判定した年月日を「ＧＡＦ」の欄に記載すること。

コード	GAF 尺度により判定した値
01	GAF 尺度 100-91
02	GAF 尺度 90-81
03	GAF 尺度 80-71
04	GAF 尺度 70-61
05	GAF 尺度 60-51
06	GAF 尺度 50-41
07	GAF 尺度 40-31
08	GAF 尺度 30-21
09	GAF 尺度 20-11
10	GAF 尺度 10-1
11	GAF 尺度 0
20	家族への訪問看護でありGAF尺度による判定が行えなかった（当該月に利用者本人への訪問看護を行わなかった）

18 「訪問開始年月日」欄について
　(1) 当該指定訪問看護を開始した年月日を記載すること。
　(2) 同一の利用者に対する指定訪問看護の継続中に，当該訪問看護ステーションにおいて，開設者，名称，所在地等の変更があった場合については，当該訪問看護ステーションの指定訪問看護の内容の継続性が認められて継続して訪問看護ステーションの指定を受けた場合を除き，新たに訪問看護ステーションの指定を受けた日を訪問開始年月日として記載し，「特記事項」欄にその旨を記載すること。
　(3) 同月中に保険種別等の変更があった場合には，その変更があった日を訪問開始年月日として記載し，「特記事項」欄にその旨を記載すること。

19 「訪問終了年月日時刻」欄について
　当該指定訪問看護を終了した年月日及び最後に訪問した時刻を記載すること。

20 「訪問終了の状況」欄について
　症状の軽快により指定訪問看護を必要としなくなった場合は「1　軽快」，介護老人保健施設等に入所した場合は「2　施設」，保険医療機関等に入院した場合は「3　医療機関」又は死亡した場合は「4　死亡」の該当する番号をそれぞれ○で囲むこと。また上記に該当しない場合は「5　その他」の番号を○で囲み，その内容を（　）に記載すること。

21 「死亡の状況」欄について
　訪問看護ターミナルケア療養費を算定した場合，「時刻」欄には死亡年月日及び時刻を記載し，「場所」欄には，死亡した場所が自宅の場合は「1　自宅」，介護保険施設等の場合は「2　施設」，病院の場合は「3　病院」，診療所の場合は「4　診療所」の該当する番号をそれぞれ○で囲むこと。上記に該当しない場合には，「5　その他」の番号を○で囲み，その場所を（　）に記載すること。
　また，死亡した場所が「2　施設」に該当する場合にあっては，11の表に掲げる施設等のうち該当するコードを記載すること。

22 「指示期間」欄について
　(1) 当該指定訪問看護に係る主治医の交付した最新の訪問看護指示書又は精神科訪問看護指示書の指示有効期間（訪問看護療養費又は精神科訪問看護療養費）を示す年月日を記載すること。
　　なお，指示年月日の記載がない場合は，指示書の有効期間を交付後1か月とみなすこと。
　(2) 主治医から，利用者の急性増悪等により一時的に頻回の訪問看護が必要である旨の特別訪問看護指示書又は精神科特別訪問看護指示書の交付を受けた場合は，「（特別指示期間）」又は「（精神特別指示期間）」欄に特別指示の有効期間を示す年月日を記載すること。
　　なお，請求を行う月の前月に特別訪問看護指示書又は精神科特別訪問看護指示書の交付を受け，当該請求月においても引き続き当該特別指示による訪問看護を実施した場合にあっては，特別指示があった前月の年月日についても「（特別指示期間）」又は「（精神特別指示期間）」欄に記載すること。

23 「基本療養費Ⅰ」，「基本療養費Ⅱ」，「基本療

養費Ⅰ及びⅡの加算」,「基Ⅲ」,「精神科基本療養費Ⅰ」,「精神科基本療養費Ⅲ」,「精神科基本療養費Ⅰ及びⅢの加算」及び「精Ⅳ」欄について

(1) 訪問看護基本療養費（Ⅰ）を算定する場合

　ア　保健師，助産師又は看護師が週３日までの指定訪問看護を行った場合は⑪の「看護師等」の項に「×，×××」円，准看護師が行った場合は⑫の「准看護師」の項に「×，×××」円，理学療法士，作業療法士又は言語聴覚士が行った場合は⑭の「理学療法士等」の項に「×，×××」円，当該月に指定訪問看護を行った日数及びこれらを乗じて得た額を記載し，週４日以降の指定訪問看護を行った場合は，行を改めて同様に記載すること。また，特別地域訪問看護加算を算定した場合は，訪問看護基本療養費（Ⅰ）の所定額及び当該加算額を合算して，同様に記載すること。

　イ　悪性腫瘍の利用者に対する緩和ケア，褥瘡ケア又は人工肛門ケア及び人工膀胱ケアに係る専門の研修を受けた看護師が指定訪問看護を行った場合は以下により記載すること。

　　(ア)　⑬の「専門の研修を受けた看護師」の項に「××，×××」円，当該月に指定訪問看護を行った日数及びこれらを乗じて得た額を記載すること。また，特別地域訪問看護加算を算定した場合は，訪問看護基本療養費（Ⅰ）の所定額及び当該加算額を合算して，同様に記載すること。

　　(イ)　「専門の研修」欄における「基本療養費Ⅰ・Ⅱ」の項について，「１　緩和ケア」,「２　褥瘡ケア」又は「３　人工肛門・人工膀胱ケア」のいずれかを○で囲むこと。なお，電子計算機の場合は，上記○に代えて（　）等を使用して記載することも差し支えないこと。

(2) 訪問看護基本療養費（Ⅱ）を算定する場合

　ア　「訪問看護療養費に係る指定訪問看護の費用の額の算定方法」（平成20年厚生労働省告示第67号）に規定する同一建物居住者に対し，週３日までの指定訪問看護を保健師，助産師又は看護師が行った場合は⑮の「看護師等」の項に「×，×××」円，准看護師が行った場合は⑯の「准看護師」の項に「×，×××」円，理学療法士，作業療法士又は言語聴覚士が行った場合は⑱の「理学療法士等」の項に「×，×××」円，当該月に指定訪問看護を行った日数及びこれらを乗じて得た額を記載し，週４日以降の指定訪問看護を行った場合は，行を改めて同様に記載すること。なお，同一日に３人以上に対して訪問した場合は，「３人以上」の項に同様に記載すること。また，特別地域訪問看護加算を算定した場合は，訪問看護基本療養費（Ⅱ）の所定額及び当該加算額を合算して，同様に記載すること。

　イ　「訪問看護療養費に係る指定訪問看護の費用の額の算定方法」に規定する同一建物居住者に対し，悪性腫瘍の利用者に対する緩和ケア，褥瘡ケア又は人工肛門ケア及び人工膀胱ケアに係る専門の研修を受けた看護師が指定訪問看護を行った場合は以下によること。

　　(ア)　⑰の「専門の研修を受けた看護師」の項に「××，×××」円，当該月に指定訪問看護を行った日数及びこれらを乗じて得た額を記載すること。なお，同一日に３人以上に対して訪問した場合は，「３人以上」の項に同様に記載すること。また，特別地域訪問看護加算を算定した場合は，訪問看護基本療養費（Ⅱ）の所定額及び当該加算額を合算して，同様に記載すること。

　　(イ)　「専門の研修」欄における「基本療養費Ⅰ・Ⅱ」の項について，「１　緩和ケア」,「２　褥瘡ケア」又は「３　人工肛門・人工膀胱ケア」のいずれかを○で囲むこと。なお，電子計算機の場合は，上記○に代えて（　）等を使用して記

載することも差し支えないこと。

(3) 精神科訪問看護基本療養費（Ⅰ）を算定する場合

　保健師又は看護師が週3回までの指定訪問看護を行った場合には，1回の指定訪問看護の実施時間に基づき，㉛の「看護師等」の項の「30分以上」又は「30分未満」のいずれかに「×,×××」円，作業療法士が行った場合は㉜の「作業療法士」の項の「30分以上」又は「30分未満」のいずれかに「×,×××」円，准看護師が行った場合は㉝の「准看護師」の項の「30分以上」又は「30分未満」のいずれかに「×,×××」円，当該月に指定訪問看護を行った日数及びこれらを乗じて得た額を記載し，週4日以降の指定訪問看護を行った場合は，行を改めて同様に記載すること。また，特別地域訪問看護加算を算定した場合は，精神科訪問看護基本療養費（Ⅰ）の所定額及び当該加算額を合算して，同様に記載すること。

(4) 精神科訪問看護基本療養費（Ⅲ）を算定する場合

　「訪問看護療養費に係る指定訪問看護の費用の額の算定方法」に規定する同一建物居住者に対して，週3回までの指定訪問看護を保健師又は看護師が行った場合には，1回の指定訪問看護の実施時間に基づき，㉞の「看護師等」の項の「30分以上」又は「30分未満」のいずれかに「×,×××」円，作業療法士が行った場合は㉟の「作業療法士」の項の「30分以上」又は「30分未満」のいずれかに「×,×××」円，准看護師が行った場合は㊱の「准看護師」の項の「30分以上」又は「30分未満」のいずれかに「×,×××」円，当該月に指定訪問看護を行った日数及びこれらを乗じて得た額を記載し，週4日以降の指定訪問看護を行った場合は，行を改めて同様に記載すること。なお，同一日に3人以上に対して訪問した場合は，「3人以上」の項に同様に記載すること。また，特別地域訪問看護加算を算定した場合は，精神科訪問看護基本療養費（Ⅲ）の所定額及び当該加算額を合算して，同様に記

載すること。

(5) 訪問看護基本療養費（Ⅰ）及び（Ⅱ）の加算並びに精神科訪問看護基本療養費（Ⅰ）及び（Ⅲ）の加算について

ア　末期の悪性腫瘍等の利用者又は特別訪問看護指示書が交付された者に対して，必要に応じて1日に2回指定訪問看護を行った場合は，⑲の「難病等複数回訪問加算」欄に，「×,×××」円，当該月において複数回訪問した日数及びこれらを乗じて得た額を記載し，1日に3回以上指定訪問看護を行った場合は，行を改めて同様に記載すること。なお，同一建物居住者の人数に応じて，「1人又は2人」又は「3人以上」の行に分けて記載すること。

　また，精神科在宅患者支援管理料を算定する利用者に対して，必要に応じて1日に2回指定訪問看護を行った場合は，㊷の「精神科複数回訪問加算」欄に，「×,×××」円，当該月において複数回訪問した日数及びこれらを乗じて得た額を記載し，1日に3回以上指定訪問看護を行った場合は，行を改めて同様に記載すること。なお，同一建物居住者の人数に応じて，「1人又は2人」又は「3人以上」の行に分けて記載すること。

イ　訪問看護計画に基づき定期的に行う指定訪問看護以外であって，利用者又はその家族等の緊急の求めに応じて，診療所又は在宅療養支援病院の保険医の指示により，連携する訪問看護ステーションの看護師等が訪問看護を行った場合は，次により⑳の「緊急訪問看護加算」欄又は㊲の「精神科緊急訪問看護加算」欄に記載すること。

　(ア)　月14日目までの場合は，左側の「　円」の項に「×,×××」円と記載し，当該月に算定した回数を記載すること。

　(イ)　月15日目以降の場合は，中央の「　円」の項に「×,×××」円と記載し，当該月に算定した回数を記載すること。

　(ウ)　右側の「　　円」の項には，(ア)及び

（イ）により計算した合計金額を記載すること。

ウ　別に厚生労働大臣の定める長時間の訪問を要する者に対し，訪問看護ステーションの看護師等が90分を超える訪問看護を実施した場合は，㉑の「長時間訪問看護加算」欄又は㊳の「長時間精神科訪問看護加算」欄に「×，×××」円，当該月において訪問した日数及びこれらを乗じて得た額を記載すること。

エ　訪問看護基本療養費（Ⅰ）及び（Ⅱ）において，6歳未満の利用者に対して指定訪問看護を実施した場合は，次により㉒の「乳幼児加算」欄に記載すること。

（ア）乳幼児加算（厚生労働大臣が定める者を除く。）の場合は，左側の「　　円」の項に「×，×××」円と記載し，当該月に算定した回数を記載すること。

（イ）乳幼児加算（厚生労働大臣が定める者に限る。）の場合は，中央の「　　円」の項に「×，×××」円と記載し，当該月に算定した回数を記載すること。

（ウ）右側の「　　円」の項には，（ア）及び（イ）により計算した合計金額を記載すること。

オ　訪問看護基本療養費（Ⅰ）及び（Ⅱ）において，別に厚生労働大臣が定める同時に複数の看護師等による指定訪問看護が必要な者に対して，訪問看護ステーションの保健師，助産師，看護師又は准看護師に保健師，助産師又は看護師が同行し同時に訪問看護を行った場合は㉓の「複数名訪問看護加算」欄の「看護師等」の項に「×，×××」円，理学療法士，作業療法士又は言語聴覚士が同時に行った場合は「理学療法士等」の項に「×，×××」円，准看護師が同時に行った場合は「准看護師」の項に「×，×××」円，その他職員が同行しハを算定する場合は「その他職員ハ」の項に「×，×××」円，その他職員が同行しニを算定する同時に行った場合は「その他職員ニ」の項に1日に指定訪問看護を行った回数に応じ

「×，×××」円と記載し，当該月において訪問した日数及びこれらを乗じて得た額を記載すること。なお，同一建物居住者の人数に応じて，「1人又は2人」又は「3人以上」の行に分けて記載すること。

また，精神科訪問看護基本療養費（Ⅰ）及び（Ⅲ）において，訪問看護ステーションの保健師又は看護師に保健師又は看護師が同行し同時に訪問看護を行った場合は㊴の「複数名精神科訪問看護加算」欄の「看護師等」の項に1日に指定訪問看護を行った回数に応じ「×，×××」円，作業療法士が同時に行った場合は「作業療法士」の項に1日に指定訪問看護を行った回数に応じ「×，×××」円，准看護師が同時に行った場合は「准看護師」の項に1日に指定訪問看護を行った回数に応じ「×，×××」円，看護補助者が同時に行った場合は「看護補助者」の項に「×，×××」円，精神保健福祉士が同時に行った場合は「精神保健福祉士」の項に「×，×××円」と記載し，当該月において訪問した日数及びこれらを乗じて得た額を記載すること。なお，同一建物居住者の人数に応じて，「1人又は2人」又は「3人以上」の行に分けて記載すること。

カ　夜間（午後6時から午後10時まで）又は早朝（午前6時から午前8時まで）に指定訪問看護を行った場合は㉔又は㊵の「夜間・早朝訪問看護加算」欄に「×，×××」円，深夜（午後10時から午前6時まで）に指定訪問看護を行った場合は㉕又は㊶の「深夜訪問看護加算」欄に「×，×××」円，それぞれ当該月において訪問した日数及びこれらを乗じて得た額を記載すること。

(6)　訪問看護基本療養費（Ⅲ）及び精神科訪問看護基本療養費（Ⅳ）を算定する場合

ア　訪問看護基本療養費（Ⅲ）においては，指定訪問看護を受けようとする入院中の者で，在宅療養に備えて一時的に外泊をしている利用者に対して，保健師，助産師，看護師又は准看護師が指定訪問看護

を行った場合には㉖の「看護師等」の項に，理学療法士，作業療法士又は言語聴覚士が行った場合には㉖の「理学療法士等」の項に「×，×××」円，当該月に訪問看護基本療養費（Ⅲ）を算定した回数の合計及びこれらを乗じて得た額を記載すること。

イ　精神科訪問看護基本療養費（Ⅳ）においては，指定訪問看護を受けようとする入院中の者で，在宅療養に備えて一時的に外泊をしている利用者に対して，保健師，看護師又は准看護師が指定訪問看護を行った場合には㊸の「看護師等」の項に，作業療法士が行った場合には㊸の「作業療法士」の項に「×，×××」円，当該月に精神科訪問看護基本療養費（Ⅳ）を算定した回数の合計及びこれらを乗じて得た額を記載すること。

(7)　月の途中で，利用者の住所変更等の理由により加算の算定の有無に異動があった場合には，項目を縦に二分し，それぞれの場合について，算定額，当該月に行った指定訪問看護を行った日数及びこれらを乗じて得た額を記載すること。

(8)　同一の指定訪問看護において複数の者が行った場合は，いずれか1人の者についてのみ1日として記載すること（複数名訪問看護加算及び複数名精神科訪問看護加算の算定日を除く。）。

(9)　指定訪問看護の利用者が，訪問看護療養費に係る訪問看護ステーションの基準等第2の1に規定する疾病等の利用者等であって他の一つの指定訪問看護ステーションから現に指定訪問看護を受けている場合については，「特記事項」欄の「1　他①」の数字を○で囲み，他の二つの指定訪問看護ステーションから現に指定訪問看護を受けている場合については，「特記事項」欄の「1　他①」及び「2　他②」のそれぞれの数字を○で囲むとともに，当該他の指定訪問看護ステーションの所在地及び名称をそれぞれ記載すること。なお，電子計算機の場合は，「1　他①」又は「2　他②」の○に代えて

（ ）等を使用して記載することも差し支えないこと。

(10)　従たる訪問看護ステーションに勤務する看護師等が指定訪問看護を行った場合は，訪問看護療養費明細書の「特記事項」欄の「3　従」の数字を○で囲むこと。

なお，電子計算機の場合は，「3　従」の○に代えて（ ）等を使用して記載することも差し支えないこと。

(11)　特別地域訪問看護加算を算定した場合は，「特記事項」欄の「4　特地」の数字を○で囲み，利用者の住所及び通常の場合訪問に要する時間（片道）を併せて記載すること。

なお，電子計算機の場合は，「4　特地」の○に代えて（ ）等を使用して記載することも差し支えないこと。

(12)　要介護被保険者等で，訪問看護を医療保険（健康保険，国民健康保険及び後期高齢者医療をいう。以下同じ。）で算定している場合は，「特記事項」欄の「5　介」の数字を○で囲むこと。

なお，電子計算機の場合は，「5　介」の○に代えて（ ）等を使用して記載することも差し支えないこと。

(13)　在宅療養支援診療所又は在宅療養支援病院が24時間往診及び訪問看護により対応できる体制を確保し，往診担当医や訪問看護担当者氏名，担当日等を文書により提供している利用者の場合は，「特記事項」欄の「6　支援」の数字を○で囲むこと。

なお，電子計算機の場合は，「6　支援」の○に代えて（ ）等を使用して記載することも差し支えないこと。

(14)　緊急訪問看護加算又は精神科緊急訪問看護加算を算定した場合は，「特記事項」欄の「10　緊急訪問看護の理由」の数字を○で囲み，緊急の訪問看護を実施した日と緊急訪問看護の理由を，当該加算を算定した日ごとに併せて記載すること。

なお，電子計算機の場合は，「10　緊急訪問看護の理由」の○に代えて（ ）等を使用して記載することも差し支えないこと。また，緊急訪問看護の理由を「特記事項」

欄に書ききれない場合は，明細書又は明細書と同じ大きさの用紙に，指定訪問看護の行われた年月，訪問看護ステーションコード，氏名，保険種別（例：1社·国　2本外），保険者番号（公費負担医療のみの場合は第1公費の公費負担番号），被保険者証・被保険者手帳等の記号・番号（公費負担医療のみの場合は第1公費の公費負担医療の受給者番号）を記載した上，所定の内容を記載し，続紙として，当該明細書の次に重ね，左上端を貼り付けること。

24　「管理療養費」欄について

　(1)　次により記載すること。

　　ア　月の初日の訪問の場合は，㊱の「管理療養費」欄の左側の「　　円」の項に「×，×××」円と記載すること。

　　イ　月の2日目以降の訪問の場合は，中央の「　　円」の項に「×，×××」円と記載し，「　　日」の項には訪問した日数から1を引いた数を記載すること。

　　ウ　右側の「　　円」の項には，ア及びイにより計算した合計金額を記載すること。

　(2)　管理療養費の各加算については，当該月に算定した加算の内容を次のとおり記載すること。

　　ア　24時間対応体制加算を算定した場合は，㊲の「24時間対応体制加算」欄の「　　円」の項に「×，×××」円と記載すること。

　　イ　特別管理加算を算定した場合は，㊳の「特別管理加算」欄の「　　円」の項に「×，×××」と記載すること。

　　ウ　退院時共同指導加算を算定した場合は，㊴の「退院時共同指導加算」欄の「　　円」の項に「×，×××」円と記載し，当該月に退院時共同指導加算を算定した回数の合計及びこれらを乗じて得た額を記載すること。なお，当該加算は，同一日に複数回行った場合であっても1回に限り算定すること。さらに，当該利用者が厚生労働大臣の定める特別な管理を必要とする者で特別管理指導加算を算定した場合は，㊴の「特別管理指導加算」欄の「　　円」の項に「×，×××」円と記載し，

当該月に特別管理指導加算を算定した回数の合計及びこれらを乗じて得た額を記載すること。特別管理指導加算は，厚生労働大臣が定める疾病等の利用者については当該入院中に2回に限り算定できる。

　　エ　退院支援指導加算を算定した場合は，次により㊵の「退院支援指導加算」欄に記載すること。

　　　㋐　退院支援指導（長時間行った場合を除く。）を行った場合は，左側の「　　円」の項に「×，×××」円と記載し，当該月に算定した回数を記載すること。

　　　㋑　退院支援指導（長時間行った場合に限る。）を行った場合は，中央の「　　円」の項に「×，×××」円と記載し，当該月に算定した回数を記載すること。

　　　㋒　右側の「　　円」の項には，㋐及び㋑により計算した合計金額を記載すること。また，利用者が退院日の翌日以降の初回の指定訪問看護が行われる前に死亡又は再入院した場合は，「特記事項」欄の「8　退支」の数字を○で囲み，死亡日又は再入院日を併せて記載すること。なお，電子計算機の場合は，「8　退支」の○に代えて（　）等を使用して記載することも差し支えないこと。

　　オ　在宅患者連携指導加算を算定した場合は，㊶の「在宅患者連携指導加算」欄の「円」の項に「×，×××」円と記載すること。

　　カ　在宅患者緊急時等カンファレンス加算を算定した場合は，㊷の「在宅患者緊急時等カンファレンス加算」欄の「　　円」の項に「×，×××」円と記載し，当該月に在宅患者緊急時等カンファレンス加算を算定した回数の合計及びこれらを乗じて得た額を記載すること。なお，当該加算は，同一日に複数回行った場合であっても1回に限り算定すること。

　　キ　精神科重症患者支援管理連携加算を算定した場合は，㊸の「精神科重症患者支援管理連携加算」欄の「　　円」の項に，「×，×××」円と記載すること。

　　ク　看護・介護職員連携強化加算を算定し

た場合は，(59)の「看護・介護職員連携強化加算」欄の「　　円」の項に，「×，×××」円と記載すること。

また，看護・介護職員連携強化加算を算定した場合は，「特記事項」欄の「9　連」の数字を○で囲み，介護職員等と同行訪問した日を併せて記載すること。なお，電子計算機の場合は，「9　連」の○に代えて（　）等を使用して記載することも差し支えないこと。

ケ　専門管理加算を算定した場合は次のとおり記載すること。

(ア)　(60)の「専門管理加算」欄の「　　円」の項に，「×，×××」円と記載すること。

(イ)　「専門の研修」欄における「専門管理加算」の項については，以下の項目を記載すること。

①「1　緩和ケア」，「2　褥瘡ケア」又は「3　人工肛門・人工膀胱ケア」のいずれかを○で囲むこと（専門管理加算のイに該当する場合に限る。）。

②「4　特定行為」を○で囲み，次の表に掲げる特定行為のうち該当するコードを（　）に記載すること（専門管理加算のロに該当する場合に限る。）。

なお，電子計算機の場合は，上記○に代えて（　）等を使用して記載することも差し支えないこと。

コード	特定行為
01	気管カニューレの交換
02	胃ろうカテーテル若しくは腸ろうカテーテル又は胃ろうボタンの交換
03	膀胱ろうカテーテルの交換
04	褥瘡又は慢性創傷の治療における血流のない壊死組織の除去
05	創傷に対する陰圧閉鎖療法
06	持続点滴中の高カロリー輸液の投与量の調整
07	脱水症状に対する輸液による補正

(ウ)　「専門の研修」欄の「手順書交付年月日」の項については，手順書が交付された年月日を記載すること（専門管理加算のロに該当する場合に限る。）。

(エ)　「専門の研修」欄の「直近見直し年月日」の項については，利用者の主治医とともに，手順書の妥当性を検討した年月日を記載すること（専門管理加算のロに該当する場合に限る。）。

コ　訪問看護医療ＤＸ情報活用加算を算定した場合は，(61)の「訪問看護医療ＤＸ情報活用加算」欄の「　　円」の項に，「×，×××」円と記載すること。

25「訪問看護情報提供療養費」欄について

(1)　当該月において，当該指定訪問看護の利用者の指定訪問看護の状況等の情報を提供した場合に，(70)の「訪問看護情報提供療養費」欄に，訪問看護情報提供療養費１の場合は「1市（区）町村等」の項に「×，×××」円，訪問看護情報提供療養費２の場合は「2学校等」の項に「×，×××」円，訪問看護情報提供療養費３の場合は「3　保険医療機関等」の項に「×，×××」円と記載する。

(2)　「情報提供先」欄については，以下により記載すること。

ア　訪問看護情報提供療養費１を算定する場合は，市区町村等への情報提供に係る算定の場合は「1　市（区）町村等」，指定特定相談支援事業者への情報提供に係る算定の場合は「2　指定特定相談支援事業者」の数字を○で囲むこと。

イ　訪問看護情報提供療養費２を算定する場合は，「前回算定」の項に，当該療養費を算定した前回の年月を記載すること（ただし，初めて算定する場合を除く。）。

また，各年度１回までの算定とは別に，入園又は入学に係る算定の場合は「1　入園・入学」，転園又は転学に係る算定の場合は「2　転園・転学」又は医療的ケアの実施方法の変更に係る算定の場合は「3　医療的ケアの変更」の数字を○で囲むこと。

ウ　訪問看護情報提供療養費３を算定する場合は，利用者の診療を行っている保険医療機関の紹介先が，保険医療機関の場合は「1　保険医療機関」，介護老人保健

施設の場合は「2　介護老人保健施設」又は介護医療院の場合は「3　介護医療院」の数字を○で囲むこと。

なお，電子計算機の場合は，上記○に代えて（　）等を使用して記載することも差し支えないこと。

26 「訪問看護ターミナルケア療養費」欄について

(1) 訪問看護ステーションが，在宅で死亡した利用者について，死亡日及び死亡日前14日以内の計15日間に2回以上訪問看護基本療養費又は精神科訪問看護基本療養費を算定（退院支援指導加算を含む）し，かつ，訪問看護におけるターミナルケアの支援体制について利用者及びその家族に対して説明を行った上でターミナルケアを行った場合に，⑧ターミナルケア療養費欄の「　　円」の項に「××，×××」円と記載し，「死亡の状況」欄の「時刻」と「場所」も併せて記載すること。

(2) 遠隔死亡診断補助加算を算定した場合は，⑧遠隔死亡診断補助加算欄の「　　円」の項に「×，×××」円と記載すること。

27 「訪問看護ベースアップ評価料」欄について次により記載すること。

(1) 訪問看護ベースアップ評価料（Ⅰ）を算定した場合は，⑨の（Ⅰ）欄の「　　円」の項に「×，×××」円と記載すること。

(2) 訪問看護ベースアップ評価料（Ⅱ）を算定した場合は，⑨の（Ⅱ）欄の「　　円」の項に「×，×××」円と記載すること。

28 「(公費分金額)」欄について

(1) 指定訪問看護と公費負担医療との併用の場合にあっては，「(公費分金額)」欄には公費負担医療に係る請求金額を記載するが，公費負担医療に係る請求金額が指定訪問看護に係る請求金額と同じ場合は省略しても差し支えないこと。

なお，月の途中で公費負担医療の受給資格に変更があった場合又は公費負担医療に係る給付の内容が指定訪問看護と異なる場合は，公費負担医療に係る請求金額が指定訪問看護に係る請求金額と異なることとな

るので，この場合には「(公費分金額)」欄に当該公費負担医療に係る請求金額を記載すること。この場合において，指定訪問看護に係る請求金額と異なる公費負担医療が2種以上あるときは，「(公費分金額)」欄を縦に区分し，左から順次第1公費，第2公費の順で当該公費に係る請求金額を記載すること。

(2) 公費負担医療単独の場合にあっては，「基本療養費Ⅰ」欄から「訪問看護ベースアップ評価料」欄に，当月療養に係るすべての金額等を記載し，「(公費分金額)」欄には記載しないこと。

(3) 公費負担医療と公費負担医療との併用の場合にあっては，「(公費分金額)」欄を縦に区分し，左から順に第1公費，第2公費の順で当該公費に係る請求金額を記載するが，金額のすべての請求金額と同じ請求金額の公費負担医療がある場合は，縦に2区分すること及び当該請求金額を記載することを省略しても差し支えないこと。

なお，「基本療養費Ⅰ」欄から「訪問看護ベースアップ評価料」欄には，当該療養に係るすべての回数及び金額を記載すること。

(4) 同一明細書において，指定訪問看護と公費負担医療の医療給付の内容が異なる場合又は指定訪問看護と公費負担医療の実日数が異なる場合は，「基本療養費Ⅰ」欄から「訪問看護ベースアップ評価料」欄に記載された内訳のうち，公費負担医療に係る分に下線を付すこと。

なお，指定訪問看護と公費負担医療の実日数が異なる場合において，「(公費分金額)」欄との対応が明らかである場合は下線を省略しても差し支えないこと。公費負担医療と公費負担医療の併用の場合も同様であること。

29 「実日数」欄について

(1) 「保険」，「公費①」及び「公費②」の項に，「保険」については医療保険，「公費①」については第1公費，「公費②」については第2公費に係る指定訪問看護を行った実日数を記載すること。

なお，公費負担医療のみの場合の第1公費に係る分については，「公費①」の項に記載すること。ただし，第1公費に係る分が医療保険に係るものと同じ場合は，第1公費に係る分を省略しても差し支えないこと。また，第2公費がある場合において，当該第2公費に係る分が第1公費に係る分と同じ場合は，第2公費に係る分の記載を省略しても差し支えないこと。

(2) 同一日に2回又は3回以上指定訪問看護を行った場合であっても，1日として記載すること。

30 「訪問日」欄について

(1) 訪問看護基本療養費及び精神科訪問看護基本療養費を算定する場合は，指定訪問看護を行った日について，「〇◎◇」の列の該当する日付の欄に〇を記載すること。ただし，1日に2回訪問を行った場合は◎，1日に3回以上訪問を行った場合は◇を記載すること。

(2) 以下の場合にあっては「☆」の列の該当する日付の欄に☆を記載すること。

ア 訪問看護基本療養費（Ⅰ）又は訪問看護基本療養費（Ⅱ）における悪性腫瘍の利用者に対する緩和ケア，褥瘡ケア又は人工肛門ケア及び人工膀胱ケアに係る専門の研修を受けた看護師が指定訪問看護を行った場合

イ 専門管理加算を算定した場合

緩和ケア，褥瘡ケア若しくは人工肛門ケア及び人工膀胱ケアに係る専門の研修を受けた看護師又は保健師助産師看護師法（昭和23年法律第203号）第37条の2第2項第5号に規定する指定研修機関において行われる研修を修了した看護師が指定訪問看護を行った日については，全ての日付を記載すること。

(3) 特別訪問看護指示書又は精神科特別訪問看護指示書に基づき指定訪問看護を行った場合は，「△」の列の該当する日付の欄に△を記載すること。

(4) 長時間訪問看護加算又は長時間精神科訪問看護加算を算定した場合は，「□」の列の

該当する日付の欄に□を記載すること。

(5) 複数名訪問看護加算又は複数名精神科訪問看護加算を算定した場合は，「▽」の列の該当する日付の欄に▽を記載すること。

(6) 訪問看護基本療養費（Ⅱ）又は精神科訪問看護基本療養費（Ⅲ）を算定した場合は，「同一建物」の列の該当する日付の欄に〇を記載すること。

(7) 複数の訪問看護ステーションから現に指定訪問看護を受けている利用者に対し，当該複数の訪問看護ステーションのいずれかが計画に基づく指定訪問看護を行った日に，当該複数の訪問看護ステーションのうちその他の訪問看護ステーションが緊急の指定訪問看護を行い，緊急訪問看護加算又は精神科緊急訪問看護加算のみを算定した場合は，「同一緊急」の列の該当する日付の欄に〇を記載すること。

また，「特記事項」欄の「7 同一緊急」の数字を〇で囲むとともに，当該加算のみを算定した日の直前に訪問看護基本療養費又は精神科訪問看護基本療養費を算定した年月日及び当該加算のみを算定した日に計画に基づく指定訪問看護を行った当該他の訪問看護ステーションの所在地及び名称を記載すること。なお，当該他の訪問看護ステーションの名称等は，「他①」又は「他②」（「特記事項」欄の「1 他①」又は「2 他②」に記載した訪問看護ステーションと対応するものであること。）と記載しても差し支えないものであること。

31 「合計」欄について

(1) 「請求」の項には，「保険」，「公費①」及び「公費②」の項に，「保険」については医療保険，「公費①」については第1公費，「公費②」については第2公費に係る金額（「基本療養費Ⅰ」欄から「訪問看護ベースアップ評価料」欄までの金額の合計をいう。）を記載すること。

なお，公費負担医療のみの場合の第1公費の金額は，「公費①」の項に記載すること。ただし，第1公費に係る金額が医療保険に係るものと同じ場合は，第1公費に係る金

額の記載を省略しても差し支えないこと。また，第2公費がある場合において，当該第2公費に係る金額が第1公費に係る金額と同じ場合は，第2公費に係る金額の記載を省略しても差し支えないこと。

(ｹ) 「負担金額」の項については，以下によること。

ア　医療保険（高齢受給者及び高齢受給者以外であって限度額適用認定証又は限度額適用・標準負担額減額認定証の提示があった者で高額療養費が現物給付された者に係るものを除く。）については，以下によること。

医療保険の場合は，利用者の負担金額が「割」の単位で減額される場合には，減額割合を記載して，「円」単位で減額される場合には，減額される金額を記載すること。

利用者の負担額が免除される場合は「免除」，支払が猶予される場合は「支払い猶予」と記載すること。

イ　医療保険（高齢受給者及び高齢受給者以外であって限度額適用認定証又は限度額適用・標準負担額減額認定証の提示があった者で高額療養費が現物給付された者に係るものに限る。）及び後期高齢者医療については，以下によること。

(ｱ)　高額療養費が現物給付された者に限り記載することとし，支払いを受けた一部負担金の額を記載すること。なお，この場合において，一部負担金相当額の一部を公費負担医療が給付するときは，公費負担医療に係る給付対象額を「負担金額」の項の「保険」の項の上段に（　）で再掲するものとし，「負担金額」の項には，支払いを受けた一部負担金と公費負担医療が給付する額とを合算した金額を記載すること。

(ｲ)　健康保険法施行令第43条第1項並びに同条第5項，国民健康保険法施行令（昭和33年政令第362号）第29条の4第1項並びに同条第3項又は高齢者医療確保法施行令第16条第1項並びに

同条第3項の規定が適用される者の場合は，これらの規定により算定した額（この額に1円未満の端数がある場合において，その端数金額が50銭未満であるときは，これを切り捨て，その端数金額が50銭以上であるときは，これを切り上げた額）を記載すること。

(ｳ)　健康保険法施行令第43条第1項第2号ヘ，国民健康保険法施行令第29条の4第1項第3号ヘに掲げる者又は高齢者医療確保法施行令第16条第1項第1号ヘに掲げる者の場合は，高額療養費が現物給付された者に限り，「備考」欄に，「低所得Ⅰ」と記載すること。

(ｴ)　健康保険法施行令第43条第1項第2号ホに掲げる者，国民健康保険法施行令第29条の4第1項第3号ホに掲げる者又は高齢者医療確保法施行令第16条第1項第1号ホに掲げる者の場合は，高額療養費が現物給付された者に限り，「備考」欄に，「低所得Ⅱ」と記載すること。

(ｵ)　医療保険の場合は，利用者の負担金額が「割」の単位で減額される場合には，減額割合を記載して，「円」単位で減額される場合には，減額後の一部負担金の金額を記載すること。

利用者の負担額が免除される場合は「免除」，支払が猶予される場合は「支払い猶予」と記載すること。

(ｶ)　後期高齢者医療の場合で，高齢者医療確保法第69条第1項の規定に基づき広域連合長から一部負担金の減額を受けた者の場合は，「割」の単位で減額される場合には，減額割合を記載して，「円」単位で減額される場合は，減額後の一部負担金の金額を記載すること。また，負担額が免除される場合は「免除」，支払いが猶予される場合は「支払い猶予」と記載すること。

ウ　「負担金額」の項中「公費①」又は「公費②」の項には，「公費①」については第1公費，「公費②」については第2公費に

係る医療券等に記入されている公費負担医療に係る利用者の負担額（一部負担金の額が医療券等に記載されている公費負担医療に係る利用者の負担額を下回る場合で，「負担金額」の項に金額を記載するものの場合はイの(ア)により記載した額を，金額の記載を要しないものの場合は，10円未満の端数を四捨五入する前の一部負担金の額）を記載すること。なお，後期高齢者医療又は医療保険（高齢受給者に係るものに限る。）と感染症法による結核患者の適正医療との併用の場合（高額療養費が現物給付された場合に限る。）及び医療保険（高齢受給者以外であって限度額適用認定証又は限度額適用・標準負担額減額認定証の提示があった者で高額療養費が現物給付された者に係るものに限る。）と感染症法との併用の場合には，一部負担金から同負担金のうち当該公費負担医療が給付する額を控除した額（すなわち，窓口で徴収した額）を記載すること。

また，障害者総合支援法による精神通院医療等に係る利用者の負担額については，10円未満の端数を四捨五入する前の一部負担金の額を記載し，後期高齢者医療又は医療保険（高齢受給者に係るものに限る。）と障害者総合支援法による精神通院医療等，児童福祉法（昭和22年法律第164号）による小児慢性特定疾病医療支援，肢体不自由児通所医療及び障害児入所医療並びに難病法による特定医療との併用の場合（高額療養費が現物給付された場合に限る。）に，10円未満の端数を四捨五入した後の一部負担金の額を記載すること。

ただし，後期高齢者医療又は医療保険（高齢受給者に係るものに限る。）と感染症法による結核患者の適正医療との併用の場合（高額療養費が現物給付された場合を除く。）及び医療保険（高齢受給者以外であって限度額適用認定証又は限度額適用・標準負担額減額認定証の提示があった者で高額療養費が現物給付された者に

係るものを除く。）と感染症法による結核患者の適正医療との併用の場合には，当該公費に係る利用者の負担額は「公費①」及び「公費②」の項には記載することを要しないこと。

エ　高齢受給者の一般所得者及び低所得者であって難病法による特定医療及び肝炎治療特別促進事業に係る公費負担医療受給者については，医療券に記載されている公費負担医療に係る負担額を記載すること。ただし，当該公費負担医療の給付対象額の2割相当の額が，当該医療券に記載されている公費負担医療に係る利用者の負担額を下回る場合は，当該2割相当の額（「負担金額」の項に金額を記載するものの場合は，10円未満の端数を四捨五入した後の額を，金額の記載を要しないものの場合は，10円未満の端数を四捨五入する前の額。）を記載すること。

32　その他

特例的に，生活保護法による医療扶助，感染症法による結核患者の適正医療及び障害者総合支援法による精神通院医療等の3種の公費負担医療の併用の場合があるが，この場合にあっては，法別番号順等によらず，次の記載要領によること。

(1)　生活保護法による医療扶助に係る公費負担者番号は「保険者番号」欄に，公費負担医療の受給者番号は「被保険者証・被保険者手帳等の記号・番号」欄に記載し，感染症法による結核患者の適正医療に係る分は「公費負担者番号①」欄に，障害者総合支援法による精神通院医療等に係る分は「公費負担者番号②」欄に記載すること。

(2)　「職務上の事由」欄は記載しないこと。

(3)　生活保護法による医療扶助に係る実日数は「実日数」欄の「保険」の項に，感染症法による結核患者の適正医療に係る実日数は「公費①」の項に，障害者総合支援法による精神通院医療等に係る実日数は「公費②」の項にそれぞれ記載すること。

なお，感染症法による結核患者の適正医療に係る実日数又は障害者総合支援法によ

る精神通院医療等に係る実日数が，生活保護法による医療扶助に係る実日数と同じ場合は，当該実日数の記載を省略しても差し支えないこと。

(4)「基本療養費Ⅰ」欄から「訪問看護ベースアップ評価料」欄までには，生活保護法による医療扶助に係る日数及び金額を記載すること。

(5)「（公費分金額）」欄は縦に2区分し，左から順次感染症法による結核患者の適正医療，障害者総合支援法による精神通院医療等の順で当該公費に係る請求金額を記載するが，生活保護法による医療扶助に係る請求金額と同じ請求金額の公費負担医療がある場合は，縦に2区分すること及び当該請求金額を記載することを省略しても差し支えないこと。

(6) 生活保護法による医療扶助に係る請求金額は「合計」欄の「請求」の項の「保険」の項に，感染症法による結核患者の適正医療に係る請求金額は「請求」の項の「公費①」の項に，障害者総合支援法による精神通院医療等に係る請求金額は「請求」の項の「公費②」の項にそれぞれ記載すること。

33 後期高齢者医療におけるその他

高齢者医療確保法第50条第2号に該当する者（65歳から75歳未満の者であって，後期高齢者医療広域連合の障害認定を受けた者）が75歳に到達した月に療養を受けた場合（自己負担限度額が2分の1とならない場合）には，「特記事項」欄に 障害 と記載すること。

訪問看護ステーションコード設定要領

1 訪問看護ステーションコードは，次のように郡市区番号2桁，訪問看護ステーション番号（以下「ステーション番号」という。）4桁，検証番号1桁，計7桁の算用数字を組み合わせたものとする。

2 桁　　　　　4 桁　　　　　1 桁
郡市区番号　　ステーション番号　　検証番号

2 郡市区番号は，都道府県ごとに，郡，市及び区を単位として，地方厚生（支）局長が定めるものとする。

3 ステーション番号は，「9,000」から「9,499」までの一連の番号を2の郡，市及び区ごとに，地方厚生（支）局長がこれを定めるものとする。ただし，4桁のステーション番号のうち，中2桁又は下2桁が「90」となる番号は，欠番とするものとする。

4 検証番号は，次により算出した番号とする。
　(1) 都道府県番号，算定表番号，郡市区番号及びステーション番号の各数に末尾の桁を起点として順次「2」と「1」を乗じる。この場合の都道府県番号は，別表「都道府県番号表」

に定める番号とする。また，算定表番号は，「6」とする。
　(2) (1)で算出した積の和を求める。ただし，積が2桁となる場合は，1桁目と2桁目の数の和とする。
　(3) 「10」と(2)で算出した数の下1桁の数との差を求める。これを検証番号とする。ただし，(2)で算出した数の下1桁の数が「0」のときは，検証番号を「0」とする。

〔例〕

都道府県番号	算定表番号	郡市区番号	ステーション番号			
4	4	6	0	7	9 1 2 3 ←起点
×	×	×	×	×	× × × ×
2	1	2	1	2	1 2 1 2

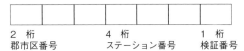

8＋4＋（1＋2）＋0＋（1＋4）＋9＋2＋2＋6＝39

◎ 10－9＝1　　　　　　　　　　　　検証番号「1」
◎訪問看護ステーションコード：「07,9123,1」

5 訪問看護ステーションコードの管理は，地方厚生（支）局長において行うものとし，当該ステーションコードの設定又は変更に際しては，審査支払機関に対して速やかに連絡するものとする。

（別表）　　　　　　　都 道 府 県 番 号

都道府県	番号	都道府県	番号	都道府県	番号	都道府県	番号
北海道	01	東　京	13	滋　賀	25	香　川	37
青　森	02	神奈川	14	京　都	26	愛　媛	38
岩　手	03	新　潟	15	大　阪	27	高　知	39
宮　城	04	富　山	16	兵　庫	28	福　岡	40
秋　田	05	石　川	17	奈　良	29	佐　賀	41
山　形	06	福　井	18	和歌山	30	長　崎	42
福　島	07	山　梨	19	鳥　取	31	熊　本	43
茨　城	08	長　野	20	島　根	32	大　分	44
栃　木	09	岐　阜	21	岡　山	33	宮　崎	45
群　馬	10	静　岡	22	広　島	34	鹿児島	46
埼　玉	11	愛　知	23	山　口	35	沖　縄	47
千　葉	12	三　重	24	徳　島	36		

（別添２）

法別番号及び制度の略称表

（1）

区	分	法別番号	制度の略称
全国健康保険協会管掌健康保険（日雇特例被保険者の保険を除く。）		０１	（協会）
船員保険		０２	（船）
日雇特例被保険者の保険	○一般医療（法第 133 条及び第 141 条関係）	０３	（日）
	○特別療養費（法第 145 条関係）	０４	（日 特）又は（特）
組合管掌健康保険		０６	（組）
防衛省職員給与法による自衛官等の療養の給付（法第 22 条関係）		０７	（自）
高齢者の医療の確保に関する法律による療養の給付		３９	（高）
国家公務員共済組合		３１	（共）
地方公務員等共済組合		３２	
警察共済組合		３３	
公立学校共済組合 日本私立学校振興・共済事業団		３４	
特定健康保険組合		６３	（退）
国家公務員特定共済組合		７２	
地方公務員等特定共済組合		７３	
警察特定共済組合		７４	
公立学校特定共済組合 日本私立学校振興・共済事業団		７５	

医療保険制度

（注）　63・72～75 は、特例退職被保険者及び特例退職組合員に係る法別番号である。

（2）

区	分		法別番号	制度の略称
戦傷病者特別援護法による	○療養の給付（法第10条関係）		13	－
	○更生医療（法第20条関係）		14	－
原子爆弾被爆者に対する援護に関する法律による	○認定疾病医療（法第10条関係）		18	－
感染症の予防及び感染症の患者に対する医療に関する法律による	○新感染症外出自粛対象者の医療（法第50条の3関係）		29	－
心神喪失等の状態で重大な他害行為を行った者の医療及び観察等に関する法律による医療の実施に係る医療の給付（法第81条関係）			30	－
感染症の予防及び感染症の患者に対する医療に関する法律による結核患者の入院（法第37条関係）			11	(結核入院)
障害総合支援法による	○精神通院医療（法第5条関係）		21	(精神通院)
	○更生医療（法第5条関係）		15	－
	○育成医療（法第5条関係）		16	－
	○療養介護医療（法第70条関係）及び基準該当療養介護医療（法第71条関係）		24	－
感染症の予防及び感染症の患者に対する医療に関する法律	○新型インフルエンザ等感染症外出自粛対象者の医療（法第44条の3の2関係）		28	－
原子爆弾被爆者に対する援護に関する法律による	○一般疾病医療費（法第18条関係）		19	－
児童福祉法による小児慢性特定疾病医療支援（法第19条の2関係）			52	－
難病の患者に対する医療等に関する法律による	○特定医療（法第5条関係）		54	－
特定疾患治療費、先天性血液凝固因子障害等治療費、水俣病総合対策費の国庫補助による療養費及び研究治療費、茨城県神栖町における有機ヒ素化合物による環境汚染及び健康被害に係る緊急措置事業要綱による医療費及びメチル水銀の健康影響による治療研究費			51	－

公費負担医療制度

肝炎治療特別促進事業に係る医療の給付	３８	－
児童福祉法の措置等に係る医療の給付	５３	－
石綿による健康被害の救済に関する法律による医療費の支給 （法第４条関係）	６６	－
特定Ｂ型肝炎ウィルス感染症給付費等の支給に関する特別措置法による定期検査費及び母子感染症防止医療費の支給（法第12条第１項及び第13条第１項関係）	６２	－
中国残留邦人等の円滑な帰国の促進並びに永住国した中国残留邦人等及び特定配偶者の自立の支援に関する法律第14条第４項に規定する医療支援給付（中国残留邦人等の円滑な帰国の促進及び永住帰国後の自立の支援に関する法律の一部を改正する法律附則第４条第２項において準用する場合を含む。）	２５	－
生活保護法による医療扶助（法第15条関係）	１２	（生保）

別表Ⅰ　訪問看護療養費明細書の「情報」欄への記載事項等一覧（訪問看護）

項番	区分	訪問看護療養費名称等	記載事項	レセプト電算処理システム用コード	左記コードによるレセプト表示文言
1	－	訪問した場所	月の途中で訪問した場所に変更があった場合等，訪問した場所が複数ある場合は，訪問した場所及び変更した年月日を記載すること（3か所まで）。	利用者情報レコード「訪問した場所2・訪問場所変更年月日」「訪問した場所3・訪問場所変更年月日」	訪問場所変更年月日；（元号）yy"年"mm"月"dd"日"
				利用者情報レコード「訪問した場所2・コード」「訪問した場所3・コード」	1　自宅
				利用者情報レコード「訪問した場所2・コード」「訪問した場所3・コード」	2　施設（01　社会福祉施設及び身体障害者施設）
				利用者情報レコード「訪問した場所2・コード」「訪問した場所3・コード」	2　施設（02　小規模多機能型居宅介護）
				利用者情報レコード「訪問した場所2・コード」「訪問した場所3・コード」	2　施設（03　複合型サービス）
				利用者情報レコード「訪問した場所2・コード」「訪問した場所3・コード」	2　施設（04　認知症対応型グループホーム）
				利用者情報レコード「訪問した場所2・コード」「訪問した場所3・コード」	2　施設（05　特定施設）
				利用者情報レコード「訪問した場所2・コード」「訪問した場所3・コード」	2　施設（06　地域密着型介護老人福祉施設及び介護老人福祉施設）
				利用者情報レコード「訪問した場所2・文字データ」「訪問した場所3・文字データ」	5　その他；＊＊＊＊＊
2	－	4か所目以降の訪問した場所	訪問した場所が4箇所以上あった場合は，4箇所目以降の訪問した場所及び当該訪問場所への変更年月日を記載すること。	850500001	訪問場所変更年月日（1　自宅）（訪問場所4箇所目以降）；（元号）yy"年"mm"月"dd"日"
				850500002	訪問場所変更年月日（2　施設（01　社会福祉施設及び身体障害者施設））（訪問場所4箇所目以降）；（元号）yy"年"mm"月"dd"日"
				850500003	訪問場所変更年月日（2　施設（02　小規模多機能型居宅介護））（訪問場所4箇所目以降）；（元号）yy"年"mm"月"dd"日"
				850500004	訪問場所変更年月日（2　施設（03　複合型サービス））（訪問場所4箇所目以降）；（元号）yy"年"mm"月"dd"日"
				850500005	訪問場所変更年月日（2　施設（04　認知症対応型グループホーム））（訪問場所4箇所目以降）；（元号）yy"年"mm"月"dd"日"
				850500006	訪問場所変更年月日（2　施設（05　特定施設））（訪問場所4箇所目以降）；（元号）yy"年"mm"月"dd"日"
				850500007	訪問場所変更年月日（2　施設（06　地域密着型介護老人福祉施設及び介護老人福祉施設））（訪問場所4箇所目以降）；（元号）yy"年"mm"月"dd"日"

				850500010	訪問場所変更年月日（5　その他）（訪問場所4箇所目以降）；（元号）yy"年"mm"月"dd"日"
				830500001	訪問場所（訪問した場所（5　その他））（訪問場所4箇所目以降）；＊＊＊＊＊
3	－	他①，他②が指し示す記録	指定訪問看護の利用者が，訪問看護療養費に係る訪問看護ステーションの基準等第2の1に規定する疾病等の利用者等であって他の一つの指定訪問看護ステーションから現に指定訪問看護を受けている場合については，当該他の指定訪問看護ステーションの所在地及び名称を「他の訪問看護ステーション1」としてそれぞれ記載し，「特記事項」に「1　他（1）」を記載すること。また，他の二つの指定訪問看護ステーションから現に指定訪問看護を受けている場合についても，当該他の指定訪問看護ステーションの所在地及び名称を「他の訪問看護ステーション1」及び「他の訪問看護ステーション2」としてそれぞれ記載し，「特記事項」に「2　他（2）」を記載すること。	特記事項レコード「特記事項コード（01）」	1　他（1）
				特記事項レコード「特記事項コード（02）」	2　他（2）
				利用者情報レコード「他の訪問看護ステーション・1・所在地」「他の訪問看護ステーション・2・所在地」	所在地；＊＊＊＊＊＊
				利用者情報レコード「他の訪問看護ステーション・1・名称」「他の訪問看護ステーション・2・名称」	名称；＊＊＊＊＊＊
4	01 注6 01－2 注5	特別地域訪問看護加算	特別地域訪問看護加算を算定した場合は，「特記事項」欄に「4　特地」と記載し，利用者の住所及び通常の場合訪問に要する時間（片道）を併せて記載すること。	特記事項レコード「特記事項コード（04）」	4　特地
				830500002	利用者の住所（特別地域訪問看護加算）；＊＊＊＊＊
				852500001	通常の場合訪問に要する時間（片道）（特別地域訪問看護加算）；mmmmm"分"
5	01 注9 01－2 注6	緊急訪問看護加算 精神科緊急訪問看護加算	複数の訪問看護ステーションから現に指定訪問看護を受けている利用者に対し，当該複数の訪問看護ステーションのいずれかが計画に基づく指定訪問看護を行った日に，当該複数の訪問看護ステーションのうちその他の訪問看護ステーションが緊急の指定訪問看護を行い，緊急訪問看護加算又は精神科緊急訪問看護加算のみを算定した場合は，「特記事項」に「7　同一緊急」と記載すること。当該加算のみを算定した日に計画に基づく指定訪問看護を行った当該他の訪問看護ステーションの所在地及び名称を「他の訪問看護ステーション1」又は「他の訪問看護ステーション2」として記載すること。（当該所在地及び名称が「特記事項」の「1　他（1）」又は「2　他（2）」に該当する訪問看護ステーションの場合を除く）	特記事項レコード「特記事項コード（07）」	7　同一緊急
				利用者情報レコード「他の訪問看護ステーション・1・所在地」「他の訪問看護ステーション・2・所在地」	所在地；＊＊＊＊＊＊
				利用者情報レコード「他の訪問看護ステーション・1・名称」「他の訪問看護ステーション・2・名称」	名称；＊＊＊＊＊＊
				850500014	直前に基本療養費を算定した年月日（所在地及び名称は他の訪問看護ステーション1に記載）；（元号）yy"年"mm"月"dd"日"
				850500015	直前に基本療養費を算定した年月日（所在地及び名称は他の訪問看護ステーション2に記載）；（元号）yy"年"mm"月"dd"日"
6	02 注7	退院支援指導加算	退院支援指導加算を算定した場合において，利用者が退院日の翌日以降の初回の指定訪問看護が行われる前に再入院した場合は，「情報」欄に「特記事項」として「8　退支」を記載し，再入院年月日を併せて記載すること。	特記事項レコード「特記事項コード（08）」	8　退支
				850500011	再入院年月日（退院支援指導加算）；（元号）yy"年"mm"月"dd"日"
7	02 注7	退院支援指導加算	退院支援指導加算を算定した場合において，利用者が退院日の翌日以降の初回の指定訪問看護が行われる前に死亡した場合は，「情報」欄に「特記事項」として「8　退支」を記載し，死亡年月日を併せて記載すること。	特記事項レコード「特記事項コード（08）」	8　退支
				850500012	死亡年月日（退院支援指導加算）；（元号）yy"年"mm"月"dd"日"

8	02 注11	看護・介護職員連携強化加算	看護・介護職員連携強化加算を算定した場合は，「特記事項」欄に「9 連」と記載し，介護職員等と同行訪問した日を併せて記載すること。	特記事項レコード「特記事項コード（09）」 850500013	9 連 介護職員等と同行訪問した年月日（看護・介護職員連携強化加算）；（元号）yy" 年 "mm" 月 "dd" 日"
9	01 注9 01－2 注6	緊急訪問看護加算 精神科緊急訪問看護加算	「特記事項」に「10 緊急訪問看護の理由」を記載すること。	特記事項レコード「特記事項コード（10）」	10 緊急訪問看護の理由
			緊急の訪問看護を行った年月日を記載すること。	850500016	緊急訪問年月日（（精神科）緊急訪問看護加算）；（元号）yy" 年 "mm" 月 "dd" 日"
			加算を算定する理由を詳細に記載すること。	830500003	緊急訪問看護の理由（（精神科）緊急訪問看護加算）；＊＊＊＊＊ ＊
10	01	訪問看護基本療養費	特別訪問看護指示書が連続して交付されている利用者については，その旨を訪問看護療養費明細書に記載すること。	820500001	特別訪問看護指示書の連続した交付
11	01－2	精神科訪問看護基本療養費	頻回に精神科特別訪問看護指示書が交付されている利用者については，その旨を訪問看護療養費明細書に記載すること。	820500002	精神科特別訪問看護指示書の頻回の交付
12	03	訪問看護情報提供療養費3	入院又は入所前に指定訪問看護が行われた日の属する月と保険医療機関に指定訪問看護に係る情報を提供した月が異なる場合，入院又は入所前の最後に指定訪問看護を行った日付を記載すること。	850500017	入院又は入所前の最後に指定訪問看護を行った年月日；（元号）yy" 年 "mm" 月 "dd" 日"
13	05	訪問看護ターミナルケア療養費	指定訪問看護が最後に行われた日の属する月と死亡月が異なる場合，死亡日及び死亡前14日以内に指定訪問看護を行った日付を2日分記載すること	850500018	前回指定訪問看護実施年月日（死亡前14日以内）；（元号）yy" 年 "mm" 月 "dd" 日"
				850500019	前々回指定訪問看護実施年月日（死亡前14日以内）；（元号）yy" 年 "mm" 月 "dd" 日"

※ 「記載事項」欄における括弧書は，該当する場合に記載する事項であること。

※ 「記載事項」欄の記載事項は，特に記載している場合を除き，「情報」欄へ記載するものであること。

○ 訪問看護ステーションの基準に係る届出に関する手続きの取扱いについて

（令和6年3月5日
保医発0305第7号）

　本日，「訪問看護療養費に係る訪問看護ステーションの基準等の一部を改正する件」（令和6年厚生労働省告示第62号）等が公布され，令和6年6月1日より適用されることとなったところであるが，当該基準に規定する届出の受理の取扱いについては，下記の事項に留意の上，貴管下の保険医療機関，訪問看護ステーション及び審査支払機関等に周知徹底を図り，その取扱いに遺漏ないよう特段のご配慮を願いたい。

　なお，従前の「訪問看護ステーションの基準に係る届出に関する手続きの取扱いについて」（令和4年3月4日保医発0304第4号）は，令和6年5月31日限り廃止する。

記

第1〜第4　略
別添　届出基準　略

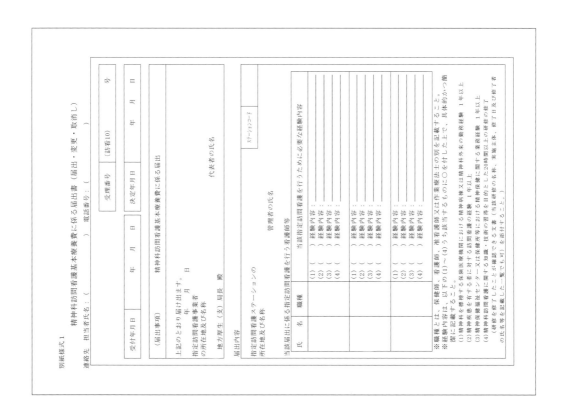

別紙様式2

連絡先　担当者氏名：（　　　）　電話番号：（　　　）　　　号

24時間対応体制加算・特別管理加算に係る届出書（届出・変更・取消し）

(訪看23、24、25)

受付年月日	年　月　日	決定年月日	年　月　日
受理番号			

（届出事項）
該当するものに「レ」を記入すること。「24時間対応体制加算」を受ける場合は、「24時間対応体制における看護業務の負担軽減の取組を行っている場合」にも、「レ」を記入すること。
保健師又は看護師以外の職員が連絡相談を受ける場合（保健師又は看護師以外の職員が連絡相談を受ける場合）にも、「レ」を記入すること。

1. 24時間対応体制加算
□ イ 24時間対応体制における看護業務の負担軽減の取組を行っている場合
□ イ以外の場合
□ 保健師又は看護師以外の職員が連絡相談を担当する場合
2. 特別管理加算

上記のとおり届け出ます。
　　年　月　日

地方厚生（支）局長　殿

指定訪問看護事業者
の所在地及び名称

代表者の氏名

指定訪問看護ステーションの名称　　　ステーションコード
所在地及び名称

管理者の氏名

1. 24時間対応体制加算に係る届出内容
○連絡相談を担当する職員（　　）人

保健師	人	常勤	人	非常勤	人
助産師	人	常勤	人	非常勤	人
看護師	人	常勤	人	非常勤	人

※ 連絡相談を担当する保健師、助産師、看護師の別に記載すること。

○保健師又は看護師以外の職員が連絡相談に係る連絡相談を担当する場合
□ ア 看護師等以外の職員又はその家族等からの電話等による連絡及び相談に対応する際のマニュアルの整備
□ イ 緊急の訪問看護の必要性の判断を保健師又は看護師が速やかに行える連絡体制及び緊急の訪問看護が可能な体制の整備
□ ウ 連絡相談を担当する看護師等の職員の勤務体制及び勤務状況の明確化

※ アに係るマニュアルを添付すること。
※ イ及びウに係る勤務体制及び勤務状況を明らかにした書類等については、照会に対し速やかに回答できるように指定訪問看護ステーションに保管すること。

● 連絡相談を担当する職員（　　）人　※保健師、看護師又は助産師以外

職種	電話番号	人数		
（　　）	（　　）	人　常勤	人　非常勤	人
（　　）	（　　）	人　常勤	人　非常勤	人
（　　）	（　　）	人　常勤	人　非常勤	人

○連絡方法

○連絡先電話番号

1	（　　）	4	（　　）
2	（　　）	5	（　　）
3	（　　）	6	（　　）

※ 連絡先電話番号については、直接連絡のとれる連絡先を複数記載すること。

○24時間対応体制における看護業務の負担軽減の取組
□ ア 夜間対応した翌日の勤務間隔の確保
□ イ 夜間対応に係る勤務の連続回数が2連続（2回）まで
□ ウ 夜間対応後の休日確保
□ エ 夜間対応の頻度に係る勤務の工夫
□ オ ICT、AI、IoT等の活用によるオンコール対応時の負担軽減
□ カ 電話等による連絡及び相談を担当する者に対する支援体制の確保

※ 24時間対応体制における看護業務の負担軽減の取組は、「24時間対応体制における看護業務の負担軽減の取組を行っている場合」を届け出る場合に、該当するものに「レ」を記入すること。ア又はイのいずれかには必ず「レ」を記入すること。
※ アからカまでの取組状況については、照会に対し速やかに指定訪問看護ステーションに保管すること。

2. 特別管理加算に係る届出内容
○24時間対応できる体制を整備している。（　　）、本届出の届出について。
既届出の場合：受理番号
○当該加算に対応可能な勤務体制・勤務体制を整備している。（有、無）
○病状の変化、医療機器に係る取扱い等において医療機関等との密接な連携体制を整備している。（有、無）

備考：「2. 特別管理加算」単独の届出は、認められないこと。

別紙様式3

24時間対応体制加算（基準告示第3に規定する地域、医療を提供しているが医療資源の少ない地域
又は地域の相互支援ネットワークに参画している場合）に係る届出書（届出・変更・取消し）

連絡先①担当者氏名：（　）電話番号：（　）
連絡先②担当者氏名：（　）電話番号：（　）

受付番号	（訪看23）	号

受付年月日	年 月 日
決定年月日	年 月 日

（届出事項）24時間対応体制加算
（基準告示第3に規定する地域、医療を提供しているが医療資源の少ない地域又は
地域の相互支援ネットワークに参画している場合）

上記のとおり届け出ます。
年　月　日

指定訪問看護事業者の所在地及び名称
①　　　　　　　　　　　　　　　　代表者の氏名
②　　　　　　　　　　　　　　　　代表者の氏名

地方厚生（支）局長　殿

ステーションコード	①
	②

指定訪問看護ステーションの所在地及び名称

事業者の氏名

保健師又は看護師以外の職員による連絡相談体制

※　基準告示第3に規定する地域、医療を提供しているが医療資源の少ない地域又は地域の
　相互支援ネットワークに参画している場合のうち、該当するものに○を付すこと。（該
　当するものの全てに○を付すこと。）
※　保健師又は看護師以外の職員が連絡相談を担当する場合は、（　）に○を付すこと。

1 24時間対応体制加算に係る届出内容
○連絡相談を担当する職員（　　）人・（①＋②訪問看護ステーションの○の合計）

		常勤	非常勤
連絡相談を担当する職員 訪問看護	保健師	（　）人	人
	助産師	人	人
	看護師	人	人

※　連絡相談担当は保健師、助産師又は看護師の別に記載すること。

○連絡方法

○保健師又は看護師以外の職員が連絡相談を担当する場合の届出内容①
●24時間対応体制に係る連絡体制
　□　ア　看護師等以外の職員が利用者又はその家族等からの電話等による連絡及び利用
　　　　　者に対応する際のマニュアルの整備
　□　イ　緊急の訪問看護の必要性の判断を保健師又は看護師が速やかに行える連絡体制
　　　　　及び緊急の訪問看護が可能な体制の整備
　□　ウ　連絡相談を担当する看護師以外の職員の勤務体制及び勤務状況の明確化
※　アに係るマニュアルを添付すること。
　イ及びウに係る勤務態勢及び勤務状況を明らかにした書類等について、照会に対し速や
　かに回答できるように保健師又は看護師の別に保管すること。
●連絡相談を担当する職員（　　）人　※保健師又は看護師以外

職種	人数	
	常勤	非常勤
（　）	人	人
（　）	人	人
（　）	人	人

○保健師又は看護師以外の職員が連絡相談を担当する場合の届出内容②
●24時間対応体制に係る連絡体制
　□　ア　看護師等以外の職員が利用者又はその家族等からの電話等による連絡及び利用
　　　　　者に対応する際のマニュアルの整備
　□　イ　緊急の訪問看護の必要性の判断を保健師又は看護師が速やかに行える連絡体制
　　　　　及び緊急の訪問看護が可能な体制の整備
　□　ウ　連絡相談を担当する看護師以外の職員の勤務体制及び勤務状況の明確化
※　アに係るマニュアルを添付すること。
　イ及びウに係る勤務態勢及び勤務状況を明らかにした書類等について、照会に対し速や
　かに回答できるように指定訪問看護ステーションに保管すること。
●連絡相談を担当する職員（　　）人　※保健師又は助産師又は看護師以外

職種	人数	
	常勤	非常勤
（　）	人	人
（　）	人	人
（　）	人	人

○連絡先電話番号

1	（　）	2	1
3	（　）		3

※　連絡先電話番号については、直接連絡のとれる連絡先を複数記載すること。

別紙様式5

精神科複数回訪問加算・精神科重症患者支援管理連携加算に係る届出書（届出・変更・取消し）

連絡先　担当者氏名：（　　　）　電話番号：（　　　）

| | 受理番号 | （訪看27、28　　　　）号 |
| 受付年月日　　年　月　日 | 決定年月日 | 年　月　日 |

（届出事項）
上記のとおり届け出ます。
　　　　年　　月　　日

指定訪問看護事業者
の所在地及び名称

代表者の氏名

地方厚生（支）局長　殿

| ステーションコード |
| 指定訪問看護ステーションの所在地及び名称 |

管理者の氏名

1．精神科複数回訪問加算　　　2．精神科重症患者支援管理連携加算

1．精神科訪問看護基本療養費に係る届出内容
　　本届出時に提出　　・　　既届出：受理番号（　　　）
　届出状況　○届出

2．24時間対応体制に係る届出内容
　届出状況　○届出　　有　　本届出時に提出　　・　　既届出：受理番号（　　　）
　　　　　　　　　　無

※　精神科複数回訪問加算を届け出る場合は、24時間対応体制加算を届け出ている必要がある。

備考：24時間対応体制加算を届け出ていない場合であって、24時間対応体制加算を届け出る場合は、連携する保険医療機関が24時間の往診又は精神科訪問看護・指導を行うことができる体制である場合、連携が確認できる文書を添付すること。

別紙様式4

訪問看護基本療養費の注2及び注4に規定する専門の研修を受けた看護師に係る届出書
（届出・変更・取消し）

連絡先　担当者氏名：（　　　）　電話番号：（　　　）

| | 受理番号 | （訪看26）号 |
| 受付年月日　　年　月　日 | 決定年月日 | 年　月　日 |

（届出事項）　　1．緩和ケア　　2．褥瘡ケア　　3．人工肛門ケア及び人工膀胱ケア

上記のとおり届け出ます。
　　　　年　　月　　日

指定訪問看護事業者
の所在地及び名称

代表者の氏名

地方厚生（支）局長　殿

届出内容

| ステーションコード |
| 指定訪問看護ステーションの所在地及び名称 |

管理者の氏名

1　緩和ケアに関する専門研修
　　氏名

2　褥瘡ケアに関する専門研修
　　氏名

3　人工肛門ケア及び人工膀胱ケアに関する専門研修
　　氏名

備考：1、2又は3の専門の研修を修了したことが確認できる文書（当該研修の名称、実施主体、修了年月日及び修了者の氏名等を記載した一覧でも可）を添付すること。

別紙様式6　　機能強化型訪問看護管理療養費に係る届出書（届出・変更・取消し）

連絡先　担当者氏名：（　　　）　電話番号：（　　　）

| 受付年月日 | 年　月　日 | 決定年月日 | 年　月　日 | 受理番号 | （訪看 29、30、3） | 号 |

（届出事項）
1. 機能強化型訪問看護管理療養費1　　2. 機能強化型訪問看護管理療養費2
3. 機能強化型訪問看護管理療養費3

上記のとおり届け出ます。

年　月　日

指定訪問看護事業者
の所在地及び名称

代表者の氏名

地方厚生（支）局長　殿

| ステーションコード | | |

指定訪問看護ステーションの
所在地及び名称

管理者の氏名

従たる事業所の所在地（複数ある場合は全てを記載）

同一敷地内に設置されている指定居宅介護支援事業所、
特定相談支援事業所又は障害児相談支援事業所の
所在地及び名称（機能強化型1・2）

管理者の氏名

同一敷地内に設置されている療養通所介護事業所、
児童発達支援事業所又は放課後等デイサービス事業所の
所在地及び名称（機能強化型1・2）

管理者の氏名

同一開設者で同一敷地内に設置されている保険医療機関の
所在地及び名称（機能強化型3）

---

1. 看護職員数（機能強化型1・2・3）

	実人数	常勤換算後の員数
常勤看護職員（人）		
うち、出張所の員数（人）		
非常勤看護職員（人）		
うち、出張所の員数（人）		

※常勤とは、当該訪問看護ステーションにおける勤務時間が、当該訪問看護ステーションにおいて定められている常勤の従業者が勤務すべき時間数（週当たり 32 時間を下回る場合は 32 時間を基本とする）に達していることをいう。
※常勤看護職員については、実人数に加えて、常勤換算後（当該訪問看護ステーションにおける常勤の従業者が勤務すべき時間数で、当該訪問看護ステーションにおいて定められている常勤の従業者が勤務すべき時間数で除した延時間数を、当該訪問看護ステーションに勤務している常勤看護職員の員数に算入すること。
で得た数）を記載すること。

（機能強化型1・2のみ）

| 人員基準で定める常勤看護職員数（機能強化型1では7人、機能強化型2では5人）への非常勤看護職員の算入の有無 | 有 ・ 無 |

※非常勤看護職員は、常勤換算し、1人分を常勤看護職員数に算入することが可能。

常勤看護職員の氏名・職種・免許証番号

氏　名	職　種	免許証番号	専門の研修の受講
			□
			□
			□
			□
			□

※療養通所介護事業所、児童発達支援事業所又は放課後等デイサービス事業所の常勤職員については、当該事業所名を「職種」欄に併せて記載すること。

上記以外で専門の研修を受けた看護師

氏　名

2. 看護職員の割合（機能強化型1・2・3）

看護職員の員数（①）	理学療法士等の員数（②）	看護職員の割合（①／（①＋②）×100）
人	人	％

※当該訪問看護ステーションにおける職員について、常勤換算で看護職員・保健師・助産師・看護師・准看護師の員数を①に、常勤換算した理学療法士・作業療法士・言語聴覚士の員数を②に記載した上で、割合を算出すること。

【機能強化型3】

5 ／ 10

(1) 又は (2) のいずれかを記載すること。

(イ)～(ニ) の複数に該当する利用者にあっては、最も該当する1項目に計上すること。
- (イ) 別表7に該当する利用者
- (ロ) 別表8に該当する利用者
- (ハ) 精神科重症患者支援管理連携加算を算定した利用者
- (ニ) 複数の訪問看護ステーションで共同して訪問看護を提供する利用者

(1) 1月当たりの (イ)、(ロ)、(ハ) に該当する利用者数

	直近1年間における、該当する利用者数の合計 (①)	合計 (＿＿＿＿人/月) ※②の再掲　1月当たりの該当利用者 (①/12)
(イ)	人	人
(ロ)	人	人
(ハ)	人	人
合計	人 (①)	人 (②)

(2) 1月当たりの (ニ) に該当する利用者数

	直近1年間における、該当する利用者数の合計 (①)	合計 (＿＿＿＿人/月) ※②の再掲　1月当たりの該当利用者 (①/12)
(ニ)	人	人 (②)

直近1ヶ月間における別表7に該当する利用者の疾患名を記載に記載。

1		6	
2		7	
3		8	
4		9	
5		10	

※ (1) で別表7に該当する利用者を計上した場合に記載。

直近1ヶ月間における別表8に該当する利用者の状態を記載に記載。

1		6	
2		7	
3		8	
4		9	
5		10	

※ (1) で別表8に該当する利用者を計上した場合に記載。

---

3. 24時間対応体制の整備 (機能強化型1・2・3)

24時間対応体制加算の届出状況	既届出・受理番号 (　　　　　)
本届出時	

4. ターミナルケアの実施状況 (機能強化型1・2)

前年度のターミナルケアの実施件数 (＿＿＿＿件/年度)

年度	A	B	C	D
4月				
5月				
6月				
7月				
8月				
9月				
10月				
11月				
12月				
1月				
2月				
3月				

※各月について、以下のA～Dの件数をそれぞれ記載する。A～Dの複数に該当する利用者にあっては、最も該当する1項目に計上すること。
- A 訪問看護ターミナルケア療養費を算定した利用者
- B ターミナルケア加算を算定した利用者
- C 共同して訪問看護を行う保険医療機関が在宅がん医療総合診療料を算定した利用者
- D 7日以内の入院を経て連携する医療機関で死亡した利用者

5. 15歳未満の超重症児及び準超重症児の受入状況 (機能強化型1・2)

直近3ヶ月の月別15歳未満の超重症児及び準超重症児の受入人数

年月	超重症児	準超重症児	合計 (人)
年　月			
年　月			
年　月			

6. 特掲診療料施設基準等の別表7・別表8に該当する利用者等の状況 (機能強化型1・2・3)

【機能強化型1・2】

1月当たりの別表7に該当する利用者数 (＿＿＿＿人/月) ※②の再掲

①	直近1年間における、別表7に該当する利用者数の合計	人
②	1月当たりの該当利用者数 (①/12)	人

直近1ヶ月間における別表7に該当する利用者の疾患名又は状態

1		6	
2		7	
3		8	
4		9	

9. 地域の保険医療機関の看護職員の勤務実績（直近1年）（機能強化型3）

保険医療機関名（Ⅰ）	保険医療機関名	勤務者氏名

10. 9. の保険医療機関（Ⅰ）以外の保険医療機関と共同して実施し、算定した退院時共同指導加算の件数
（直近3月）（機能強化型3）

期　間	件　数
年　月　日	件
年　月　日	件
年　月　日	件
3ヶ月間の合計	件

11. 同一敷地内に訪問看護ステーションと同一開設者の保険医療機関が設置されている場合、当該保険医療機関以外の医師を主治医とする利用者の割合（②/①×100）

同一敷地内・同一開設者の保険医療機関の設置の（有　無　）

直近3ヶ月間における割合（②/①×100）（機能強化型3）

年　月	同一敷地内・同一開設者の保険医療機関以外の医師を主治医とする利用者数	1月当たりの訪問看護ステーションの利用者数
年　月	人	人
年　月	人	人
年　月	人	人
3ヶ月間の合計	人（①）	人（②）

※同一敷地内に同一開設者の保険医療機関の設置がない場合は、利用者数等の記入は必要ない。
利用者数には医療保険及び介護保険による利用者を含める。　（　　　　％）

12. 専門の研修を受けた看護師の配置　（機能強化型1・2・3）

専門の研修を受けた看護師の人数
（機能強化型1のみ記入）

専門看護師（　　）人　認定看護師（　　）人　特定行為研修修了看護師（　　）人

備考：・機能強化型の訪問看護管理療養費1、2又は3において、それぞれの届出基準の別表7及び別表8に該当する箇所に必要事項を記入すること。
・常勤看護職員の氏名、職種、免許証番号・特掲診療料の施設基準の別表の実績、地域の保険医療機関の勤務実績については、記入欄を適宜追加し、記入すること。
・（11）については、専門の研修を修了していること（見込でも可）を添付すること。
・（12）については、一覧を記載した書類（様式でも可）を添付すること。現に機能強化型訪問看護管理療養費1に係る届出を行っている訪問看護ステーションについては、令和6年3月31日において、令和8年5月31日までの間に限り、専門の研修を受けた看護師の配置に係る基準に該当するものとみなす。

7. 介護サービス計画、サービス等利用計画等の作成状況（機能強化型1・2）

（1）又は（2）のいずれかを記載すること。

利用者数には介護保険及び介護保険による介護予防サービス計画、介護予防サービス計画の作成した利用者を含めること。

（1）居宅介護支援事業所における介護サービス計画、介護予防サービス計画の作成状況

①	直近1年間における当該事業所における介護サービス計画、介護予防サービス計画を利用した利用者数のうち、要介護・要支援者数	人
②	上記①のうち、同一敷地内に設置された居宅介護支援事業所により介護サービス計画又は介護予防サービス計画が作成された利用者数	人
③	当該居宅介護支援事業所による介護サービス計画・介護予防サービス計画の作成割合（②/①×100）	％

（2）特定相談支援事業所における障害福祉サービス等利用計画又は障害児相談支援利用計画の作成状況

①	直近1年間における当該事業所におけるサービス等利用計画又は障害児相談支援利用計画を利用している者の数のうち、障害福祉サービス又は特定障害児相談支援を利用した利用者数	人
②	上記①のうち、同一敷地内に設置された特定相談支援事業所又は障害児相談支援事業所によりサービス等利用計画又は障害児支援利用計画が作成された利用者数	人
③	当該特定相談支援事業所又は障害児相談支援事業所によるサービス等利用計画又は障害児支援利用計画の作成割合（②/①×100）	％

8. 情報提供や研修等の実績

（1）人材育成のための研修等（直近1年）
機能強化型1及び2は（1）及び（3）を、機能強化型3は（1）（2）及び（3）を記載すること。

期　間	研修名等	対象及び人数
例.　●年●月●日～●年●月●日	地域・在宅看護論実習	●●大学　●年生●名

（2）地域の保険医療機関や訪問看護ステーションを対象とした研修（機能強化型3）

期　間	研修名等	対象及び人数
例.　▲年▲月▲日	退院支援、訪問看護研修	▲▲病院　看護職員▲名

（3）地域の住民等に対する情報提供・相談対応（機能強化型1・2・3）
機能強化型1・2において地域住民又は地域の保険医療機関に対する情報提供・相談対応（機能強化型1・2・3）

期　間	研修名等	対象及び人数
例.　◆年◆月◆日	在宅での療養生活講座	◆◆市　◆◆地区　住民◆名

別紙様式7　　専門管理加算に係る届出書（届出・変更・取消し）

連絡先　担当者氏名：（　　　　）　電話番号：（　　　　）

	受理番号　（訪看32）　号	
	決定年月日　年　月　日	
受付年月日　年　月　日		

（届出事項）　1．緩和ケア　2．褥瘡ケア　3．人工肛門ケア及び人工膀胱ケア
　　　　　　　4．特定行為

上記のとおり届け出ます。
　　　年　月　日
指定訪問看護事業者
の所在地及び名称
　　　　　　　　　　　　代表者の氏名

地方厚生（支）局長　殿

届出内容

指定訪問看護ステーションの
所在地及び名称　　　　　　　　ステーションコード

管理者の氏名

1	緩和ケアに関する専門研修	氏名	
2	褥瘡ケアに関する専門研修	氏名	
3	人工肛門ケア及び人工膀胱ケアに関する専門研修	氏名	
4	特定行為研修	氏名	

備考：1、2、3又は4の専門の研修を修了したことが確認できる文書（当該研修の名称、実施主体、修了日及び修了者の氏名等を記載した一覧でも可）を添付すること。

別紙様式8　　遠隔死亡診断補助加算に係る届出書（届出・変更・取消し）

連絡先　担当者氏名：（　　　　）　電話番号：（　　　　）

	受理番号　（訪看33）　号	
	決定年月日　年　月　日	
受付年月日　年　月　日		

（届出事項）　遠隔死亡診断補助加算に係る届出

上記のとおり届け出ます。
　　　年　月　日
指定訪問看護事業者
の所在地及び名称
　　　　　　　　　　　　代表者の氏名

地方厚生（支）局長　殿

届出内容

指定訪問看護ステーションの
所在地及び名称　　　　　　　　ステーションコード

管理者の氏名

情報通信機器を用いた在宅での看取りに係る研修を受けた看護師　氏名

備考：研修を修了したことが確認できる文書（当該研修の名称、実施主体、修了日及び修了者の氏名等を記載した一覧でも可）を添付すること。

別紙様式9

連絡先 ：（　　　）電話番号：（　　　）

担当者氏名

2. 特掲診療料等の施設基準等の別表第7・別表第8に該当する利用者数

1月当たりの別表第7・別表第8に該当する利用者数 （　　　　人／月）※①の再掲

① 直近1年間における、別表第7に該当する利用者数の合計	人
② 直近1年間における、別表第8に該当する利用者数の合計	人
③ 直近1年間における、別表第7・別表第8に該当する利用者数の合計	人
④ 1月当たりの別表第7・別表第8に該当する利用者数（（①＋②－③）／12）	人

備考：健康保険法に基づく指定を受けてから1年に満たない場合は、照会に対し速やかに回答した開設期間の開設期間のうち、開設期間の利用者数の合計を開設期間の月数で除した状態をまとめ、保管すること利用者数とすること。

：別表第7・別表第8に該当する利用者数は、照会に対し速やかに回答できる値をもって利用者数とすること。

：さらに、訪問看護ステーションで当該利用者の疾病名又は開設期間の各月のGAF尺度等を保管すること。

3. GAF尺度による判定が40以下の利用者数

1月当たりのGAF尺度が40以下の利用者数（　　　　人／月）※②の再掲

① 直近1年間における、GAF尺度が40以下の利用者数の合計	人
② 1月当たりのGAF尺度が40以下の利用者数（①／12）	人

備考：健康保険法に基づく指定を受けてから1年に満たない場合は、照会に対し速やかに回答した開設期間のうち、開設期間の利用者数の合計を開設期間の月数で除した値をもって利用者数とすること。

：GAF尺度が40以下の利用者数は、照会に対し速やかに回答できる値をもって利用者数とすること。

：さらに、訪問看護ステーションで当該利用者の各月のGAF尺度を記録し、保管すること。

受付番号　　　（訪40、41）　　　号

受理番号

決定年月日　　　年　月　日

受付年月日　　　年　月　日

1．訪問看護管理療養費1　　2－1．訪問看護管理療養費2（新規開設の場合）

2－2．訪問看護管理療養費2（新規開設の場合）

（届出事項）

上記のとおり届け出ます。

　　　年　　月　　日

指定訪問看護事業者
の所在地及び名称

地方厚生（支）局長　殿　　　　　　代表者の氏名

届出内容

指定訪問看護ステーションの
所在地及び名称　　　　　　　ステーションコード

　　　　　　　　　　　　　　　　管理者の氏名

※ 届出事項が「2－2．訪問看護管理療養費2（新規開設の場合）」の場合は、以下の1から3までの記入は不要。

1．同一建物居住者の割合

直近1年間（　月～　月）の同一建物居住者が占める割合（　　　％／年）※③の再掲

① 直近1年間における、実利用者数の合計	人
② 直近1年間における、同一建物居住者に該当する利用者数の合計	人
③ 実利用者に占める同一建物居住者の割合（②／①×100）	％

備考：「同一建物居住者」とは、訪問看護基本療養費（Ⅱ）又は精神科訪問看護基本療養費（Ⅲ）を算定した利用者を指すこと。

：健康保険法に基づく指定を受けてから1年に満たない場合は、照会に対し速やかに回答した開設期間のうち、開設期間の実利用者数及び同一建物居住者の実利用者数を記載すること。

：訪問看護基本療養費（Ⅱ）又は精神科訪問看護基本療養費（Ⅲ）の算定状況は、1か月以上、保管すること。

：さらに、照会に対し速やかに回答できるように訪問看護ステーションで記録し、保管すること。

別紙様式11

受付年月日　年　月　日　　受理番号（訪べ11）　号　　決定年月日　年　月　日

訪問看護ベースアップ評価料（I）の施設基準に係る届出書添付書類

1　訪問看護ステーションコード（7桁）
　　訪問看護ステーション名

2　届出を行う評価料
　　□　訪問看護ベースアップ評価料（I）

3　対象職員（常勤換算）数
　　　　　　　　　　人

※　対象職員とは、主として医療に従事する職員（専ら管理者の業務に従事する者及び事務職員を除く。）をいう。
※　0以上の数であること。

【記載上の注意】
1　訪問看護ベースアップ評価料（I）の届出を行う場合は、別添1「賃金改善計画書」を添付すること。
2　「3」については、対象職員の人数を常勤換算で記載すること。常勤職員の常勤換算数は1とする。常勤でない職員の常勤換算数は、「当該職員の所定労働時間」を当該訪問看護ステーションにおいて定められている常勤職員の所定労働時間」で除して得た数（当該常勤でない職員の常勤換算数が1を超える場合は、1）とする。

※添付書類として、「賃金引き上げ計画書（作成のための計算シート）あり

別紙様式10

訪問看護医療DX情報活用加算に係る届出書（届出・変更・取消し）

連絡先　担当者氏名：（　　）　電話番号：（　　）

受付年月日　年　月　日　　受理番号（訪看34）　号　　決定年月日　年　月　日

（届出事項）　訪問看護医療DX情報活用加算に係る届出

上記のとおり届け出ます。
　　　　　年　月　日

指定訪問看護事業者
の所在地及び名称

代表者の氏名

地方厚生（支）局長　殿

届出内容

ステーションコード

指定訪問看護ステーションの
所在地及び名称

管理者の氏名

施設基準（□には、適合する場合「✓」を記入すること）

1	訪問看護療養費及び公費負担医療に関する費用の請求に関する命令各第1表に規定する電子情報処理組織の使用による請求を実施している	□
2	健康保険法第3条第13項に規定する電子資格確認を行う体制が整備されている	□
3	医療DX推進の体制に関する事項及び医療DX情報及び活用に関する情報の取得・活用する体制についてのオンライン資格確認等システムによるオンライン請求していることのウェブサイトへの掲載を行っている	□

備考：・「1」は訪問看護医療DX情報活用加算を算定するものであること。
・「2」は居宅同意取得型のオンライン資格確認等システムによるオンライン資格確認を行う体制を有する場合に該当するものであること。
・「3」のウェブサイトへの掲載について、令和7年5月31日までは、訪問看護ステーションの見やすい場所への掲示されていれば、適合しているものとみなす。
・「3」のウェブサイトへの掲載について、自ら管理するホームページ等を有しない場合については、この限りではない。

別紙様式11

受付番号		（訪ベⅡ　　） 号
決定年月日	年　　月　　日	

受付年月日　　　　年　　　月　　　日

訪問看護ベースアップ評価料（Ⅱ）の施設基準に係る届出書添付書類（新規・3、6、9、12月の区分変更）

1　訪問看護ステーションコード（7桁）
訪問看護ステーション名

2　届出を行う評価料
□　訪問看護ベースアップ評価料（Ⅱ）

3　該当する届出
算出を行う月（届出基準別表3を参照）
□　新規　（○3月　○6月　○9月　○12月）
□　区分変更
※　新規の場合、届出月以前で最も近い月をチェックすること。
※　例えば令和6年6月から算定を開始する場合、令和6年3月に届出を行う。

4　対象職員（常勤換算）数
　　　　　　人
※　原則20人以上であるが、以下の項目に該当する場合はその限りではない。
※　対象職員（常勤換算）数の20人未満の場合、特定地域に所在する訪問看護ステーションに該当するか。
5　社会保険診療等に係る収入金額（※）の合計額が、総収入の80／100を超えること。
※　【記載上の注意】14を参照

6　対象職員の給与総額、訪問看護ベースアップ評価料（Ⅰ）により算定される点数の見込み、訪問看護ベースアップ評価料（Ⅱ）の区分の上限を算出する値（A）
（1）算出の際に用いる訪問看護職員の給与総額等の期間
☑前年3月～2月　□前年6月～5月　□前年9月～8月　□前年12月～11月

（2）算出の際に用いる訪問看護ベースアップ評価料（Ⅰ）・医療保険の利用者割合の対象となる期間（上記「3」の入力に連動）
☑前年12月～2月　□3月～5月　□6月～8月　□9月～11月

（2）対象職員の給与総額

給与対象月	対象職員の給与総額	給与対象月	対象職員の給与額
2023 年 3 月		2023年9月	
2023年4月		2023年10月	
2023年5月		2023年11月	
2023年6月		2023年12月	
2023年7月		2024年1月	
2023年8月		2024年2月	

1月当たり給与総額　　　0　　円　　　　　円（前回届出時）

※　給与対象月は6（1）の期間を記載すること。
※「対象職員の給与総額」については、賞与や法定福利費等の事業主負担分を含めた金額を計上すること。ただし、役員報酬については除く。
※　新規届出時は前回届出欄への記載は不要。

（3）訪問看護管理療養費（月の初日の訪問の場合・金額の見込み）
① 訪問看護ベースアップ評価料（Ⅰ）の算定回数・金額の見込み

算定月	訪問看護管理療養費（月の初日の訪問の場合）
2023年12月	
2024年1月	
2024年2月	

1月当たり算定回数　　0.0　回　　　　回（前回届出時）

※　算出対象となる期間（算定月）については、計上しないこと。各月に算定した訪問看護管理療養費（月の初日の訪問の場合）の算定回数を記載すること。
※　訪問看護管理療養費の算定される利用患者については、計上すること。
※　新規届出時は前回届出欄への記載は不要。

② 算定される金額の見込み
訪問看護ベースアップ評価料（Ⅰ）の算定見込み　　　0.0　回
訪問看護ベースアップ評価料（Ⅰ）の算定により算定される金額の見込み　　0　円　　　0　円（前回届出時）

（4）医療保険の利用者割合（対象期間の1月当たりの平均）

算定月	医療保険の実利用者数	介護保険の実利用者数
2023年12月		
2024年1月		
2024年2月		
1月当たりの利用者数	#DIV/0!	0.0

医療保険の利用者割合　　0.0%　　　0.0%（前回届出時）

※　算出対象となる期間（算定月）を記載すること。
※　同一月に医療保険と介護保険の両者から利用者は、医療保険の利用者として集計すること。

【記載上の注意】
1 訪問看護ベースアップ評価料（Ⅱ）の届出を行う場合は、別添1「賃金改善計画書」を添付すること。
2 「4」については、届出時における対象職員の人数を常勤換算で記載すること。常勤換算数は、「当該の職員の常勤換算数は、常勤でない職員の所定労働時間（当該常勤でない職員の所定労働時間）で除して得た数（当該常勤でない職員の常勤換算数が1を超える場合は、1）とする。
3 「4」の特定地域とは、「基本診療料の施設基準等」別表第六の二に掲げる地域を指すこと。
4 「5」の「社会保険診療報酬等に係る収入金額」については、社会保険制度等の収入等を含まれる。詳細は、訪問看護ステーションの011訪問看護ステーションに係る届出に係る手続きの取扱いについて（令和6年3月5日保医発0305第7号）の別添五を参照すること。
5 「6(2)」の対象職員の給与総額については、賃与や法定福利費等の事業主負担分を含めた金額を計上すること（ただし、役員報酬については、含まない。）。また、本評価料による賃金引き上げ分については、区分の変更を行わないものとする。
6 「7」のいずれにも該当する場合は、区分の変更を行わないものとする。

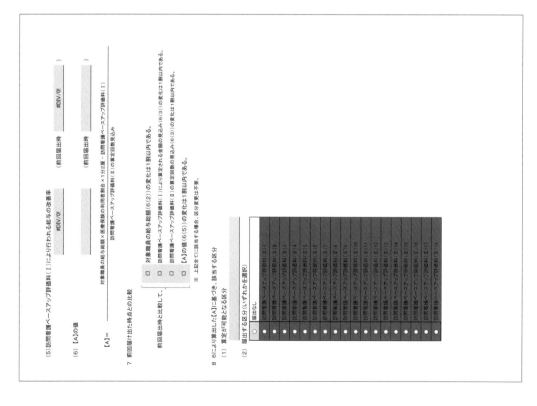

(5) 訪問看護ベースアップ評価料（Ⅰ）により行われた給与の改善率
#DIV/0!

(6) 【A】の値
#DIV/0!

【A】＝ 対象職員の給与総額×医療保険の利用者割合×12分2週 － 訪問看護ベースアップ評価料（Ⅰ）
訪問看護ベースアップ評価料（Ⅱ）の算定回数見込み

7 前回届け出た時点との比較

前回届出時と比較して、該当するものに

□ 対象職員の給与総額（6(2)）の変化は1割以内である。
□ 訪問看護ベースアップ評価料（Ⅰ）により算定される金額の見込み（6(3)）の変化は1割以内である。
□ 訪問看護ベースアップ評価料（Ⅱ）の算定回数の見込み（6(3)）の変化は1割以内である。
□ 【A】の値（6(6)）の変化は1割以内である。

※ 上記全てに該当する場合、区分変更は不要。

8 6により算出した【A】に基づき、該当する区分

(1) 算定が可能となる区分

(2) 届出する区分（いずれかを選択）

○ 届出なし
・ 訪問看護ベースアップ評価料（Ⅱ）1
・ 訪問看護ベースアップ評価料（Ⅱ）2
・ 訪問看護ベースアップ評価料（Ⅱ）3
・ 訪問看護ベースアップ評価料（Ⅱ）4
・ 訪問看護ベースアップ評価料（Ⅱ）5
・ 訪問看護ベースアップ評価料（Ⅱ）6
・ 訪問看護ベースアップ評価料（Ⅱ）7
・ 訪問看護ベースアップ評価料（Ⅱ）8
・ 訪問看護ベースアップ評価料（Ⅱ）9
・ 訪問看護ベースアップ評価料（Ⅱ）10
・ 訪問看護ベースアップ評価料（Ⅱ）11
・ 訪問看護ベースアップ評価料（Ⅱ）12
・ 訪問看護ベースアップ評価料（Ⅱ）13
・ 訪問看護ベースアップ評価料（Ⅱ）14
・ 訪問看護ベースアップ評価料（Ⅱ）15
・ 訪問看護ベースアップ評価料（Ⅱ）16
・ 訪問看護ベースアップ評価料（Ⅱ）17
・ 訪問看護ベースアップ評価料（Ⅱ）18

［介護保険関係］

◉ 指定居宅サービスに要する費用の額の算定に関する基準（抄）

$\left(\begin{array}{l}\text{平成 12 年 2 月 10 日}\\\text{厚生省告示第 19 号}\end{array}\right)$

注　令和6年3月15日厚生労働省告示第86号改正現在

介護保険法（平成9年法律第123号）第41条第4項及び第53条第2項の規定に基づき，指定居宅サービスに要する費用の額の算定に関する基準を次のように定め，平成12年4月1日から適用する。

一　指定居宅サービスに要する費用の額は，別表指定居宅サービス介護給付費単位数表により算定するものとする。

二　指定居宅サービスに要する費用（別表中短期入所療養介護に係る緊急時施設療養費（特定治療に係るものに限る。）及び特別療養費並びに特定診療費として算定される費用を除く。）の額は，別に厚生労働大臣が定める1単位の単価[*1]に別表に定める単位数を乗じて算定するものとする。

（参照）

＊1　厚生労働大臣が定める1単位の単価

厚生労働大臣が定める1単位の単価は，10円に次の表の地域区分に応じて同表に掲げる割合を乗じて得た額とする。

割合（訪問看護）	地域区分	都道府県	地域
1000 分の 1140（11.4 円）	一級地	東京都	特別区
1000 分の 1112（11.12 円）	二級地	東京都	調布市，町田市，狛江市，多摩市
		神奈川県	横浜市，川崎市
		大阪府	大阪市
1000 分の 1105（11.05 円）	三級地	埼玉県	さいたま市
		千葉県	千葉市，浦安市
		東京都	八王子市，武蔵野市，三鷹市，青梅市，府中市，小金井市，小平市，日野市，東村山市，国分寺市，国立市，清瀬市，東久留米市，稲城市，西東京市
		神奈川県	鎌倉市，厚木市
		愛知県	名古屋市，刈谷市，豊田市
		大阪府	守口市，大東市，門真市
		兵庫県	西宮市，芦屋市，宝塚市
1000 分の 1084（10.84 円）	四級地	茨城県	牛久市
		埼玉県	朝霞市，志木市，和光市
		千葉県	船橋市，成田市，習志野市
		東京都	立川市，昭島市，東大和市
		神奈川県	相模原市，横須賀市，藤沢市，逗子市，三浦市，海老名市
		大阪府	豊中市，池田市，吹田市，高槻市，寝屋川市，箕面市，四條畷市
		兵庫県	神戸市
1000 分の 1070（10.7 円）	五級地	茨城県	水戸市，日立市，龍ヶ崎市，取手市，つくば市，守谷市
		埼玉県	川口市，草加市，戸田市，新座市，八潮市，ふじみ野市
		千葉県	市川市，松戸市，佐倉市，市原市，八千代市，四街道市，袖ケ浦市，印西市，印旛郡栄町

		東京都	福生市，あきる野市，西多摩郡日の出町
		神奈川県	平塚市，小田原市，茅ヶ崎市，大和市，伊勢原市，座間市，綾瀬市，三浦郡葉山町，高座郡寒川町，愛甲郡愛川町
		愛知県	知立市，豊明市，みよし市
		滋賀県	大津市，草津市，栗東市
		京都府	京都市，長岡京市
		大阪府	堺市，枚方市，茨木市，八尾市，松原市，摂津市，高石市，東大阪市，交野市
		兵庫県	尼崎市，伊丹市，川西市，三田市
		広島県	広島市，安芸郡府中町
		福岡県	福岡市，春日市
1000分の1042 （10.42円）	六級地	宮城県	仙台市，多賀城市
		茨城県	土浦市，古河市，北相馬郡利根町
		栃木県	宇都宮市，下都賀郡野木町
		群馬県	高崎市
		埼玉県	川越市，行田市，所沢市，飯能市，加須市，東松山市，春日部市，狭山市，羽生市，鴻巣市，上尾市，越谷市，蕨市，入間市，桶川市，久喜市，北本市，富士見市，三郷市，蓮田市，坂戸市，幸手市，鶴ヶ島市，吉川市，白岡市，北足立郡伊奈町，入間郡三芳町，南埼玉郡宮代町，北葛飾郡杉戸町，北葛飾郡松伏町
		千葉県	木更津市，野田市，茂原市，柏市，流山市，我孫子市，鎌ケ谷市，白井市，印旛郡酒々井町
		東京都	武蔵村山市，羽村市，西多摩郡瑞穂町，西多摩郡奥多摩町，西多摩郡檜原村
		神奈川県	秦野市，中郡大磯町，中郡二宮町，足柄上郡中井町，愛甲郡清川村
		岐阜県	岐阜市
		静岡県	静岡市
		愛知県	岡崎市，一宮市，瀬戸市，春日井市，津島市，碧南市，安城市，西尾市，犬山市，江南市，稲沢市，尾張旭市，岩倉市，日進市，愛西市，清須市，北名古屋市，弥富市，あま市，長久手市，愛知郡東郷町，海部郡大治町，海部郡蟹江町，西春日井郡豊山町，海部郡飛島村
		三重県	津市，四日市市，桑名市，鈴鹿市，亀山市
		滋賀県	彦根市，守山市，甲賀市
		京都府	宇治市，亀岡市，城陽市，向日市，八幡市，京田辺市，木津川市，乙訓郡大山崎町，相楽郡精華町
		大阪府	岸和田市，泉大津市，貝塚市，泉佐野市，富田林市，河内長野市，和泉市，柏原市，羽曳野市，藤井寺市，泉南市，大阪狭山市，阪南市，三島郡島本町，豊能郡豊能町，豊能郡能勢町，泉北郡忠岡町，泉南郡熊取町，泉南郡田尻町，泉南郡岬町，南河内郡太子町，南河内郡河南町，南河内郡千早赤阪村
		兵庫県	明石市，川辺郡猪名川町
		奈良県	奈良市，大和郡山市，生駒市
		和歌山県	和歌山市，橋本市
		福岡県	大野城市，太宰府市，福津市，糸島市，那珂川市，糟屋郡粕屋町
1000分の1021 （10.21円）	七級地	北海道	札幌市
		茨城県	結城市，下妻市，常総市，笠間市，ひたちなか市，那珂市，筑西市，坂東市，稲敷市，つくばみらい市，東茨城郡大洗町，稲敷郡阿見町，稲敷郡河内町，結城郡八千代町，猿島郡五霞町，猿島郡境町
		栃木県	栃木市，鹿沼市，日光市，小山市，真岡市，大田原市，さくら市，下野市，下都賀郡壬生町
		群馬県	前橋市，伊勢崎市，太田市，渋川市，北群馬郡榛東村，北群馬郡吉岡町，佐波郡玉村町
		埼玉県	熊谷市，深谷市，日高市，入間郡毛呂山町，入間郡越生町，比企郡滑川町，比企郡川島町，比企郡吉見町，比企郡鳩山町，大里郡寄居町
		千葉県	東金市，君津市，富津市，八街市，富里市，山武市，大網白里市，長生郡長柄町，長生郡長南町

		神奈川県	南足柄市, 足柄上郡山北町, 足柄下郡箱根町
		新潟県	新潟市
		富山県	富山市
		石川県	金沢市, 河北郡内灘町
		福井県	福井市
		山梨県	甲府市, 南アルプス市, 南巨摩郡南部町
		長野県	長野市, 松本市, 塩尻市
		岐阜県	大垣市, 多治見市, 美濃加茂市, 各務原市, 可児市
		静岡県	浜松市, 沼津市, 三島市, 富士宮市, 島田市, 富士市, 磐田市, 焼津市, 掛川市, 藤枝市, 御殿場市, 袋井市, 裾野市, 田方郡函南町, 駿東郡清水町, 駿東郡長泉町, 駿東郡小山町, 榛原郡川根本町, 周智郡森町
		愛知県	豊橋市, 半田市, 豊川市, 蒲郡市, 常滑市, 小牧市, 新城市, 東海市, 大府市, 知多市, 高浜市, 田原市, 丹羽郡大口町, 丹羽郡扶桑町, 知多郡阿久比町, 知多郡東浦町, 知多郡武豊町, 額田郡幸田町, 北設楽郡設楽町, 北設楽郡東栄町, 北設楽郡豊根村
		三重県	名張市, いなべ市, 伊賀市, 桑名郡木曽岬町, 員弁郡東員町, 三重郡菰野町, 三重郡朝日町, 三重郡川越町
		滋賀県	長浜市, 近江八幡市, 野洲市, 湖南市, 高島市, 東近江市, 蒲生郡日野町, 蒲生郡竜王町
		京都府	久世郡久御山町
		兵庫県	姫路市, 加古川市, 三木市, 高砂市, 加古郡稲美町, 加古郡播磨町
		奈良県	大和高田市, 天理市, 橿原市, 桜井市, 御所市, 香芝市, 葛城市, 宇陀市, 山辺郡山添村, 生駒郡平群町, 生駒郡三郷町, 生駒郡斑鳩町, 生駒郡安堵町, 磯城郡川西町, 磯城郡三宅町, 磯城郡田原本町, 宇陀郡曽爾村, 高市郡明日香村, 北葛城郡上牧町, 北葛城郡王寺町, 北葛城郡広陵町, 北葛城郡河合町
		岡山県	岡山市
		広島県	東広島市, 廿日市市, 安芸郡海田町, 安芸郡熊野町, 安芸郡坂町
		山口県	周南市
		徳島県	徳島市
		香川県	高松市
		福岡県	北九州市, 飯塚市, 筑紫野市, 古賀市
		長崎県	長崎市
1000 分の 1000 （10 円）	その他	全ての都道府県	その他の地域

備考　この表の右欄に掲げる地域は, 令和 6 年 4 月 1 日において当該地域に係る名称によって示された区域をいい, その後における当該名称又は当該区域の変更によって影響されるものではない。

資料：厚生労働大臣が定める 1 単位の単価（平成 27 年 3 月 23 日厚生労働省告示第 93 号, 令和 6 年 3 月 15 日厚生労働省告示第 86 号改正現在）

三　前 2 号の規定により指定居宅サービスに要する費用の額を算定した場合において, その額に 1 円未満の端数があるときは, その端数金額は切り捨てて計算するものとする。

別表（抄）
指定居宅サービス介護給付費単位数表
　3　訪問看護費
　　イ　指定訪問看護ステーションの場合
　　　⑴　所要時間 20 分未満の場合　　　314 単位
　　　⑵　所要時間 30 分未満の場合　　　471 単位
　　　⑶　所要時間 30 分以上 1 時間未満の場合
　　　　　　　　　　　　　　　　　　　823 単位

(4) 所要時間1時間以上1時間30分未満の場合
　　　　　　　　　　　　　　　1,128単位

(5) 理学療法士，作業療法士又は言語聴覚士による訪問の場合（1回につき）　294単位

ロ　病院又は診療所の場合

(1) 所要時間20分未満の場合　　　266単位

(2) 所要時間30分未満の場合　　　399単位

(3) 所要時間30分以上1時間未満の場合
　　　　　　　　　　　　　　　574単位

(4) 所要時間1時間以上1時間30分未満の場合
　　　　　　　　　　　　　　　844単位

ハ　指定定期巡回・随時対応型訪問介護看護事業所と連携して指定訪問看護を行う場合
　　　　　　　　　　　　　　　2,961単位

注1　イ及びロについて，通院が困難な利用者（末期の悪性腫瘍その他別に厚生労働大臣が定める疾病等[*2]の患者並びに精神科訪問看護・指導料（診療報酬の算定方法（平成20年厚生労働省告示第59号）別表第一医科診療報酬点数表（以下「医科診療報酬点数表」という。）の区分番号Ⅰ012に掲げる精神科訪問看護・指導料をいう。）及び精神科訪問看護基本療養費（訪問看護療養費に係る指定訪問看護の費用の額の算定方法（平成20年厚生労働省告示第67号）別表の区分番号01─2の精神科訪問看護基本療養費をいう。）に係る訪問看護の利用者を除く。以下この号において同じ。）に対して，その主治の医師の指示（指定訪問看護ステーション（指定居宅サービス基準第60条第1項第1号に規定する指定訪問看護ステーションをいう。以下同じ。）にあっては，主治の医師が交付した文書による指示。以下この号において同じ。）及び訪問看護計画書（指定居宅サービス基準第70条第1項に規定する訪問看護計画書をいう。以下同じ。）に基づき，指定訪問看護事業所（指定居宅サービス基準第60条第1項に規定する指定訪問看護事業所をいう。以下同じ。）の保健師，看護師，准看護師又は理学療法士，作業療法士若しくは言語聴覚士（以下「看護師等」という。）が，指定訪問看

護（指定居宅サービス基準第59条に規定する指定訪問看護をいう。以下同じ。）を行った場合に，現に要した時間ではなく，訪問看護計画書に位置付けられた内容の指定訪問看護を行うのに要する標準的な時間で所定単位数を算定する。ただし，イ(1)又はロ(1)の単位数については，指定訪問看護を24時間行うことができる体制を整えている指定訪問看護事業所であって，居宅サービス計画又は訪問看護計画書の中に20分以上の指定訪問看護が週1回以上含まれている場合に算定し，准看護師が指定訪問看護を行った場合は，所定単位数の100分の90に相当する単位数を算定する。また，理学療法士，作業療法士又は言語聴覚士（以下この注において「理学療法士等」という。）が指定訪問看護を行った場合は，イ(5)の所定単位数を算定することとし，理学療法士等が1日に2回を超えて指定訪問看護を行った場合，1回につき100分の90に相当する単位数を算定する。

(参照)
＊2　厚生労働大臣が定める疾病等

> 四　指定居宅サービス介護給付費単位数表の訪問看護費の注1の厚生労働大臣が定める疾病等
> 　　多発性硬化症，重症筋無力症，スモン，筋萎縮性側索硬化症，脊髄小脳変性症，ハンチントン病，進行性筋ジストロフィー症，パーキンソン病関連疾患（進行性核上性麻痺，大脳皮質基底核変性症及びパーキンソン病（ホーエン・ヤールの重症度分類がステージ3以上であって生活機能障害度がⅡ度又はⅢ度のものに限る。）をいう。），多系統萎縮症（線条体黒質変性症，オリーブ橋小脳萎縮症及びシャイ・ドレーガー症候群をいう。），プリオン病，亜急性硬化性全脳炎，ライソゾーム病，副腎白質ジストロフィー，脊髄性筋萎縮症，球脊髄性筋萎縮症，慢性炎症性脱髄性多発神経炎，後天性免疫不全症候群，頚髄損傷及び人工呼吸器を使用している状態

資料：厚生労働大臣が定める基準に適合する利用者等（平成27年3月23日厚生労働省告示第94号，令和6年3月15日厚生労働省告示第86号改正現在）

2　ハについて，指定定期巡回・随時対応型訪問介護看護事業所（指定地域密着型サービスの事業の人員，設備及び運営に関する基準（平成18年厚生労働省令第34号。以下「指定地域密着型サービス基準」という。）第3条の4第1項に規定する指定定期巡回・随時対応型訪問介護看護事業所をいう。以下同じ。）と連携して指定訪問看護を行い，かつ，別に厚生労働大臣が定める施設基準^{*3}に適合する指定訪問看護事業所において，通院が困難な利用者に対して，その主治の医師の指示及び訪問看護計画書に基づき，指定訪問看護事業所の看護師等が，指定訪問看護を行った場合に，1月につきそれぞれ所定単位数を算定する。ただし，准看護師が指定訪問看護を行った場合は，所定単位数の100分の98に相当する単位数を算定する。また，保健師，看護師又は准看護師が利用者（要介護状態区分が要介護5である者に限る。）に対して指定訪問看護を行った場合は，1月につき800単位を所定単位数に加算する。なお，1人の利用者に対し，一の指定訪問看護事業所が訪問看護費を算定している場合には，別の指定訪問看護事業所においては，当該訪問看護費は算定しない。

（参照）
＊3　厚生労働大臣が定める施設基準

> 三　指定訪問看護における指定居宅サービス介護給付費単位数表の訪問看護費の注2に係る施設基準
> 　連携する指定定期巡回・随時対応型訪問介護看護事業所（指定地域密着型サービスの事業の人員，設備及び運営に関する基準（平成18年厚生労働省令第34号。以下「指定地域密着型サービス基準」という。）第3条の4第1項に規定する指定定期巡回・随時対応型訪問介護看護事業所をいう。以下同じ。）の名称，住所その他必要な事項を都道府県知事に届け出ている指定訪問看護事業所（指定居宅サービス等基準第60条第1項に規定する指定訪問看護事業所をいう。以下同じ。）であること。

資料：厚生労働大臣が定める施設基準（平成27年3月23日厚生労働省告示第96号，令和6年3月15日厚生労働省告示第86号改正現在）

3　別に厚生労働大臣が定める基準^{*4}を満たさない場合は，高齢者虐待防止措置未実施減算として，所定単位数の100分の1に相当する単位数を所定単位数から減算する。

（参照）
＊4　厚生労働大臣が定める基準

> 六の二　訪問看護費における高齢者虐待防止措置未実施減算の基準
> 　指定居宅サービス等基準第74条において準用する指定居宅サービス等基準第37条の2に規定する基準に適合していること。
>
> 指定居宅サービス等基準
> （虐待の防止）
> 第37条の2　指定訪問介護事業者は，虐待の発生又はその再発を防止するため，次の各号に掲げる措置を講じなければならない。
> 1　当該指定訪問介護事業所における虐待の防止のための対策を検討する委員会（テレビ電話装置等を活用して行うことができるものとする。）を定期的に開催するとともに，その結果について，訪問介護員等に周知徹底を図ること。
> 2　当該指定訪問介護事業所における虐待の防止のための指針を整備すること。
> 3　当該指定訪問介護事業所において，訪問介護員等に対し，虐待の防止のための研修を定期的に実施すること。
> 4　前3号に掲げる措置を適切に実施するための担当者を置くこと。
> （準用）
> 第74条　第8条，第9条，第11条から第13条まで，第15条から第19条まで，第21条，第26条，第30条から第34条まで，第35条から第38まで及び第52条の規定は，指定訪問看護の事業について準用する。この場合において，これらの規定中「訪問介護員等」とあるのは「看護師等」と，第8条第1項中「第29条」とあるのは「第73条」と，第13条中「心身の状況」とあるのは「心身の状況，病歴」と読み替えるものとする。

資料：厚生労働大臣が定める基準（平成27年3月23日厚生労働省告示第95号，令和6年3月15日厚生労働省告示第86号改正現在）
　　　指定居宅サービス等の事業の人員，設備及び運営に関する基準（平成11年3月31日厚生省令第37号，令和6年1月25日厚生労働省令第16号改正現在）

4 別に厚生労働大臣が定める基準[5]を満たさない場合は，業務継続計画未策定減算として，所定単位数の100分の1に相当する単位数を所定単位数から減算する。

（参照）
＊5　厚生労働大臣が定める基準

六の三　訪問看護費における業務継続計画未策定減算の基準
　　指定居宅サービス等基準第74条において準用する指定居宅サービス等基準第30条の2第1項に規定する基準に適合していること。

指定居宅サービス等基準
（業務継続計画の策定等）
第30条の2　指定訪問介護事業者は，感染症や非常災害の発生時において，利用者に対する指定訪問介護の提供を継続的に実施するための，及び非常時の体制で早期の業務再開を図るための計画（以下「業務継続計画」という。）を策定し，当該業務継続計画に従い必要な措置を講じなければならない。
　2　指定訪問介護事業者は，訪問介護員等に対し，業務継続計画について周知するとともに，必要な研修及び訓練を定期的に実施しなければならない。
　3　指定訪問介護事業者は，定期的に業務継続計画の見直しを行い，必要に応じて業務継続計画の変更を行うものとする。
（準用）
第74条　第8条，第9条，第11条から第13条まで，第15条から第19条まで，第21条，第26条，第30条から第34条まで，第35条から第38まで及び第52条の規定は，指定訪問看護の事業について準用する。この場合において，これらの規定中「訪問介護員等」とあるのは「看護師等」と，第8条第1項中「第29条」とあるのは「第73条」と，第13条中「心身の状況」とあるのは「心身の状況，病歴」と読み替えるものとする。

資料：厚生労働大臣が定める基準（平成27年3月23日厚生労働省告示第95号，令和6年3月15日厚生労働省告示第86号改正現在）
　　　指定居宅サービス等の事業の人員，設備及び運営に関する基準（平成11年3月31日厚生省令第37号，令和6年1月25日厚生労働省令第16号改正現在）

5　イ及びロについて，夜間又は早朝に指定訪問看護を行った場合は，1回につき所定単位数の100分の25に相当する単位数を所定単位数に加算し，深夜に指定訪問看護を行った場合は，1回につき所定単位数の100分の50に相当する単位数を所定単位数に加算する。

6　イ及びロについて，別に厚生労働大臣が定める基準[6]を満たす場合であって，同時に複数の看護師等が1人の利用者に対して指定訪問看護を行ったとき又は看護師等が看護補助者と同時に1人の利用者に対して指定訪問看護を行ったときは，複数名訪問加算として，次に掲げる区分に応じ，1回につきそれぞれの単位数を所定単位数に加算する。
（1）複数名訪問加算（Ⅰ）
　　㈠　複数の看護師等が同時に所要時間30分未満の指定訪問看護を行った場合　　　　　　　　　　254単位
　　㈡　複数の看護師等が同時に所要時間30分以上の指定訪問看護を行った場合　　　　　　　　　　402単位
（2）複数名訪問加算（Ⅱ）
　　㈠　看護師等が看護補助者と同時に所要時間30分未満の指定訪問看護を行った場合　　　　　　　　　201単位
　　㈡　看護師等が看護補助者と同時に所要時間30分以上の指定訪問看護を行った場合　　　　　　　　　317単位

（参照）
＊6　厚生労働大臣が定める基準

五　指定居宅サービス介護給付費単位数表の訪問看護費の注6の厚生労働大臣が定める基準
　　同時に複数の看護師等により指定訪問看護（指定居宅サービス等基準第59条に規定する指定訪問看護をいう。以下同じ。）を行うこと又は看護師等が看護補助者と同時に指定訪問看護を行うことについて利用者又はその家族等の同意を得ている場合であって，次のいずれかに該当するとき
イ　利用者の身体的理由により1人の看護師等による指定訪問看護が困難と認められる場合
ロ　暴力行為，著しい迷惑行為，器物破損行為等が認められる場合
ハ　その他利用者の状況等から判断して，イ又はロに準ずると認められる場合

資料：厚生労働大臣が定める基準に適合する利用者等（平成 27 年 3 月 23 日厚生労働省告示第 94 号，令和 6 年 3 月 15 日厚生労働省告示第 86 号改正現在）

7　イ(4)及びロ(4)について，指定訪問看護に関し特別な管理を必要とする利用者（別に厚生労働大臣が定める状態[*7]にあるものに限る。以下同じ。）に対して，所要時間 1 時間以上 1 時間 30 分未満の指定訪問看護を行った後に引き続き指定訪問看護を行う場合であって，当該指定訪問看護の所要時間を通算した時間が 1 時間 30 分以上となるときは，1 回につき 300 単位を所定単位数に加算する。

（参照）
＊7　厚生労働大臣が定める状態

六　指定居宅サービス介護給付費単位数表の訪問看護費の注 7 の厚生労働大臣が定める状態
　　　次のいずれかに該当する状態
　イ　診療報酬の算定方法（平成 20 年厚生労働省告示第 59 号）別表第 1 医科診療報酬点数表（以下「医科診療報酬点数表」という。）に掲げる在宅麻薬等注射指導管理，在宅腫瘍化学療法注射指導管理，在宅強心剤持続投与指導管理若しくは在宅気管切開患者指導管理を受けている状態又は気管カニューレ若しくは留置カテーテルを使用している状態
　ロ　医科診療報酬点数表に掲げる在宅自己腹膜灌流指導管理，在宅血液透析指導管理，在宅酸素療法指導管理，在宅中心静脈栄養法指導管理，在宅成分栄養経管栄養法指導管理，在宅自己導尿指導管理，在宅持続陽圧呼吸療法指導管理，在宅自己疼痛管理指導管理又は在宅肺高血圧症患者指導管理を受けている状態
　ハ　人工肛門又は人工膀胱を設置している状態
　ニ　真皮を越える褥瘡の状態
　ホ　点滴注射を週 3 日以上行う必要があると認められる状態

資料：厚生労働大臣が定める基準に適合する利用者等（平成 27 年 3 月 23 日厚生労働省告示第 94 号，令和 6 年 3 月 15 日厚生労働省告示第 86 号改正現在）

8　指定訪問看護事業所の所在する建物と同一の敷地内若しくは隣接する敷地内の建物若しくは指定訪問看護事業所と同一の建物（以下この注において「同一敷地内建物等」という。）に居住する利用者（指定訪問看護事業所における 1 月当たりの利用者が同一敷地内建物等に 50 人以上居住する建物に居住する利用者を除く。）又は指定訪問看護事業所における 1 月当たりの利用者が同一の建物に 20 人以上居住する建物（同一敷地内建物等を除く。）に居住する利用者に対して，指定訪問看護を行った場合は，1 回につき所定単位数の 100 分の 90 に相当する単位数を算定し，指定訪問看護事業所における 1 月当たりの利用者が同一敷地内建物等に 50 人以上居住する建物に居住する利用者に対して，指定訪問看護を行った場合は，1 回につき所定単位数の 100 分の 85 に相当する単位数を算定する。

9　別に厚生労働大臣が定める地域[*8]に所在し，かつ，電子情報処理組織を使用する方法により，都道府県知事に対し，老健局長が定める様式による届出を行った指定訪問看護事業所（その一部として使用される事務所が当該地域に所在しない場合は，当該事務所を除く。）又はその一部として使用される事務所の看護師等が指定訪問看護を行った場合は，特別地域訪問看護加算として，イ及びロについては 1 回につき所定単位数の 100 分の 15 に相当する単位数を，ハについては 1 月につき所定単位数の 100 分の 15 に相当する単位数を所定単位数に加算する。

（参照）
＊8　厚生労働大臣が定める地域

　指定居宅サービスに要する費用の額の算定に関する基準（平成 12 年厚生省告示第 19 号）別表指定居宅サービス介護給付費単位数表の（中略）訪問看護費の注 9 及び注 16（中略）の厚生労働大臣が別に定める地域
一　離島振興法（昭和 28 年法律第 72 号）第 2 条第 1 項の規定により指定された離島振興対策実施地域
二　奄美群島振興開発特別措置法（昭和 29 年法律第 189 号）第 1 条に規定する奄美群島

三　山村振興法（昭和40年法律第64号）第7条第1項の規定により指定された振興山村

四　小笠原諸島振興開発特別措置法（昭和44年法律第79号）第4条第1項に規定する小笠原諸島

五　沖縄振興特別措置法（平成14年法律第14号）第3条第3号に規定する離島

六　豪雪地帯対策特別措置法（昭和37年法律第73号）第2条第1項の規定により指定された豪雪地帯及び同条第2項の規定により指定された特別豪雪地帯，辺地に係る公共的施設の総合整備のための財政上の特別措置等に関する法律（昭和37年法律第88号）第2条第1項に規定する辺地，過疎地域の持続的発展の支援に関する特別措置法（令和3年法律第19号）第2条第2項の規定により公示された過疎地域その他の地域のうち，人口密度が希薄であること，交通が不便であること等の理由により，介護保険法（平成9年法律第123号）第41条第1項に規定する指定居宅サービス及び同法第42条第1項第2号に規定する基準該当居宅サービス並びに同法第46条第1項に規定する指定居宅介護支援及び同法第47条第1項第1号に規定する基準該当居宅介護支援並びに同法第53条第1項に規定する指定介護予防サービス及び同法第54条第1項第2号に規定する基準該当介護予防サービスの確保が著しく困難であると認められる地域であって，厚生労働大臣が別に定めるもの

資料：厚生労働大臣が定める地域（平成24年3月13日厚生労働省告示第120号，令和6年3月15日厚生労働省告示第86号改正現在）

10　別に厚生労働大臣が定める地域に所在し，かつ，別に厚生労働大臣が定める施設基準[*10]に適合するものとして，電子情報処理組織を使用する方法により，都道府県知事に対し，老健局長が定める様式による届出を行った指定訪問看護事業所（その一部として使用される事務所が当該地域に所在しない場合は，当該事務所を除く。）又はその一部として使用される事務所の看護師等が指定訪問看護を行った場合は，イ及びロについては1回につき所定単位数の100分の10に相当する単位数を，ハについては1月につき所定単位数の100分の10に相当する単位数を所定単

位数に加算する。

（参照）

＊9　厚生労働大臣が定める地域

一　指定居宅サービスに要する費用の額の算定に関する基準（平成12年厚生省告示第19号）別表指定居宅サービス介護給付費単位数表（以下「指定居宅サービス介護給付費単位数表」という。）の（中略）訪問看護費の注10（中略）の厚生労働大臣が別に定める地域

厚生労働大臣が定める1単位の単価（平成27年厚生労働省告示第93号）第2号のその他の地域であって，次のいずれかに該当する地域のうち厚生労働大臣が定める地域（平成24年厚生労働省告示第120号）に規定する地域を除いた地域

イ　豪雪地帯対策特別措置法（昭和37年法律第73号）第2条第1項の規定により指定された豪雪地帯及び同条第2項の規定により指定された特別豪雪地帯

ロ　辺地に係る公共的施設の総合整備のための財政上の特別措置等に関する法律（昭和37年法律第88号）第2条第1項に規定する辺地

ハ　半島振興法（昭和60年法律第63号）第2条第1項の規定により指定された半島振興対策実施地域

ニ　特定農山村地域における農林業等の活性化のための基盤整備の促進に関する法律（平成5年法律第72号）第2条第1項に規定する特定農山村地域

ホ　過疎地域の持続的発展の支援に関する特別措置法（令和3年法律第19号）第2条第2項の規定により公示された過疎地域

資料：厚生労働大臣が定める中山間地域等の地域（平成21年3月13日厚生労働省告示第83号，令和6年3月15日厚生労働省告示第86号改正現在）

＊10　厚生労働大臣が定める施設基準

四　指定訪問看護における指定居宅サービス介護給付費単位数表の訪問看護費の注10に係る施設基準

1月当たり延訪問回数が100回以下の指定訪問看護事業所であること。

資料：厚生労働大臣が定める施設基準（平成27年3月23日厚生労働省告示第96号，令和6年3月15日厚生労働省告示第86号改正現在）

11　指定訪問看護事業所の看護師等が，別に厚生労働大臣が定める地域[*11]に居住して

いる利用者に対して，通常の事業の実施地域（指定居宅サービス基準第73条第5号に規定する通常の事業の実施地域をいう。）を越えて，指定訪問看護を行った場合は，イ及びロについては1回につき所定単位数の100分の5に相当する単位数を，ハについては1月につき所定単位数の100分の5に相当する単位数を所定単位数に加算する。

(参照)

＊11　厚生労働大臣が定める地域

二　指定居宅サービス介護給付費単位数表の（中略）訪問看護費の注11（中略）の厚生労働大臣が別に定める地域
　　次のいずれかに該当する地域
　イ　離島振興法（昭和28年法律第72号）第2条第1項の規定により指定された離島振興対策実施地域
　ロ　奄美群島振興開発特別措置法（昭和29年法律第189号）第1条に規定する奄美群島
　ハ　豪雪地帯対策特別措置法（昭和37年法律第73号）第2条第1項に規定する豪雪地帯及び同条第2項の規定により指定された特別豪雪地帯
　ニ　辺地に係る公共的施設の総合整備のための財政上の特別措置等に関する法律（昭和37年法律第88号）第2条第1項に規定する辺地
　ホ　山村振興法（昭和40年法律第64号）第7条第1項の規定により指定された振興山村
　ヘ　小笠原諸島振興開発特別措置法（昭和44年法律第79号）第4条第1項に規定する小笠原諸島
　ト　半島振興法（昭和60年法律第63号）第2条第1項の規定により指定された半島振興対策実施地域
　チ　特定農山村地域における農林業等の活性化のための基盤整備の促進に関する法律（平成5年法律第72号）第2条第1項に規定する特定農山村地域
　リ　過疎地域の持続的発展の支援に関する特別措置法（令和3年法律第19号）第2条第2項の規定により公示された過疎地域
　ヌ　沖縄振興特別措置法（平成14年法律第14号）第3条第3号に規定する離島

資料：厚生労働大臣が定める中山間地域等の地域（平成21年3月13日厚生労働省告示第83号，令和6年3月15日厚生労働省告示第86号改正現在）

12　別に厚生労働大臣が定める基準に適合[12]しているものとして，電子情報処理組織を使用する方法により，都道府県知事に対し，老健局長が定める様式による届出を行った指定訪問看護ステーションが，利用者の同意を得て，利用者又はその家族等に対して当該基準により24時間連絡できる体制にあって，かつ，計画的に訪問することとなっていない緊急時訪問を必要に応じて行う体制にある場合又は指定訪問看護を担当する医療機関（指定居宅サービス基準第60条第1項第2号に規定する指定訪問看護を担当する医療機関をいう。）が，利用者の同意を得て，計画的に訪問することとなっていない緊急時訪問を必要に応じて行う体制にある場合には，緊急時訪問看護加算として，次に掲げる区分に応じ，1月につき次に掲げる単位数を所定単位数に加算する。ただし，次に掲げるいずれかの加算を算定している場合においては，次に掲げるその他の加算は算定しない。
（1）緊急時訪問看護加算(I)
　（一）指定訪問看護ステーションの場合
　　　　　　　　　　　　　　　600単位
　（二）病院又は診療所の場合　325単位
（2）緊急時訪問看護加算(Ⅱ)
　（一）指定訪問看護ステーションの場合
　　　　　　　　　　　　　　　574単位
　（二）病院又は診療所の場合　315単位

(参照)

＊12　厚生労働大臣が定める基準

七　訪問看護費における緊急時訪問看護加算の基準
　イ　緊急時訪問看護加算(I)　次に掲げる基準のいずれにも適合すること。
　　(1)　利用者又はその家族等から電話等により看護に関する意見を求められた場合に常時対応できる体制にあること。
　　(2)　緊急時訪問における看護業務の負担の軽減に資する十分な業務管理等の体制の整備が行われていること。
　ロ　緊急時訪問看護加算(Ⅱ)　イ(1)に該当するものであること。

資料：厚生労働大臣が定める基準（平成27年3月23日
厚生労働省告示第95号，令和6年3月15日厚生
労働省告示第86号改正現在）

13 指定訪問看護に関し特別な管理を必要
とする利用者に対して，電子情報処理組
織を使用する方法により，都道府県知事
に対し，老健局長が定める様式による届
出を行った指定訪問看護事業所が，指定
訪問看護の実施に関する計画的な管理を
行った場合は，別に厚生労働大臣が定め
る区分に応じて，1月につき次に掲げる所
定単位数を特別管理加算として加算する。
ただし，次に掲げるいずれかの加算を算
定している場合においては，次に掲げる
その他の加算は算定しない。
(1) 特別管理加算(Ⅰ)   500単位
(2) 特別管理加算(Ⅱ)   250単位

（参照）
***13 厚生労働大臣が定める区分**

七 指定居宅サービス介護給付費単位数表の訪問
看護費の注13の厚生労働大臣が定める区分
イ 特別管理加算Ⅰ 第6号イに規定する状態に
ある者に対して指定訪問看護を行う場合
ロ 特別管理加算Ⅱ 第6号ロ，ハ，ニ又はホに
規定する状態にある者に対して指定訪問看護
を行う場合
※第6号 p411 *7参照。

資料：厚生労働大臣が定める基準に適合する利用者等（平
成27年3月23日厚生労働省告示第94号，令和6
年3月15日厚生労働省告示第86号改正現在）

14 別に厚生労働大臣が定める基準に適合
しているものとして，電子情報処理組織
を使用する方法により，都道府県知事に
対し，老健局長が定める様式による届出
を行った指定訪問看護事業所の緩和ケア，
褥瘡ケア若しくは人工肛門ケア及び人工
膀胱ケアに係る専門の研修を受けた看護
師又は保健師助産師看護師法（昭和23年
法律第203号）第37条の2第2項第5号
に規定する指定研修機関において行われ
る研修（以下「特定行為研修」という。）

を修了した看護師が，指定訪問看護の実
施に関する計画的な管理を行った場合に
は，1月に1回に限り，専門管理加算とし
て，次に掲げる区分に応じ，次に掲げる
単位数のいずれかを所定単位数に加算す
る。
イ 緩和ケア，褥瘡ケア又は人工肛門ケ
ア及び人工膀胱ケアに係る専門の研修
を受けた看護師が計画的な管理を行っ
た場合（悪性腫瘍の鎮痛療法若しくは
化学療法を行っている利用者，真皮を
越える褥瘡の状態にある利用者（重点
的な褥瘡管理を行う必要が認められる
利用者（在宅での療養を行っているも
のに限る。）にあっては真皮までの状態
の利用者）又は人工肛門若しくは人工
膀胱を造設している者で管理が困難な
利用者に行った場合に限る。） 250単位
ロ 特定行為研修を修了した看護師が計
画的な管理を行った場合（医科診療報
酬点数表の区分番号C007の注3に規
定する手順書加算を算定する利用者に
対して行った場合に限る。） 250単位

（参照）
***14 厚生労働大臣が定める基準**

七の二 訪問看護費における専門管理加算の基準
次のいずれかに該当するものであること。
イ 緩和ケア，褥瘡ケア又は人工肛門ケア及び
人工膀胱ケアに係る専門の研修を受けた看護
師が配置されていること。
ロ 保健師助産師看護師法（昭和23年法律第
203号）第37条の2第2項第5号に規定す
る指定研修機関において，同項第1号に規定
する特定行為のうち訪問看護において専門の
管理を必要とするものに係る研修を修了した
看護師が配置されていること。

資料：厚生労働大臣が定める基準（平成27年3月23日
厚生労働省告示第95号，令和6年3月15日厚生
労働省告示第86号改正現在）

15 在宅で死亡した利用者に対して，別に
厚生労働大臣が定める基準に適合してい
るものとして，電子情報処理組織を使用
する方法により，都道府県知事に対し，

老健局長が定める様式による届出を行った指定訪問看護事業所が，その死亡日及び死亡日前14日以内に2日（死亡日及び死亡日前14日以内に当該利用者（末期の悪性腫瘍その他別に厚生労働大臣が定める状態[*16]にあるものに限る。）に対して訪問看護を行っている場合にあっては，1日）以上ターミナルケアを行った場合（ターミナルケアを行った後，24時間以内に在宅以外で死亡した場合を含む。）は，ターミナルケア加算として，当該者の死亡月につき2,500単位を所定単位数に加算する。

(参照)

＊15　厚生労働大臣が定める基準

八　訪問看護費におけるターミナルケア加算の基準
　イ　ターミナルケアを受ける利用者について24時間連絡できる体制を確保しており，かつ，必要に応じて，指定訪問看護（指定居宅サービス等基準第59条に規定する指定訪問看護をいう。以下同じ。）を行うことができる体制を整備していること。
　ロ　主治の医師との連携の下に，指定訪問看護におけるターミナルケアに係る計画及び支援体制について利用者及びその家族等に対して説明を行い，同意を得てターミナルケアを行っていること。
　ハ　ターミナルケアの提供について利用者の身体状況の変化等必要な事項が適切に記録されていること。

資料：厚生労働大臣が定める基準（平成27年3月23日厚生労働省告示第95号，令和6年3月15日厚生労働省告示第86号改正現在）

＊16　厚生労働大臣が定める状態

八　指定居宅サービス介護給付費単位数表の訪問看護費の注15の厚生労働大臣が定める状態
　次のいずれかに該当する状態
　イ　多発性硬化症，重症筋無力症，スモン，筋萎縮性側索硬化症，脊髄小脳変性症，ハンチントン病，進行性筋ジストロフィー症，パーキンソン病関連疾患（進行性核上性麻痺，大脳皮質基底核変性症及びパーキンソン病（ホーエン・ヤールの重症度分類がステージ3以上であって生活機能障害度がⅡ度又はⅢ度のものに限る。）をいう。），多系統萎縮症（線条体黒質変性症，オリーブ橋小脳萎縮症及びシャイ・ドレーガー症候群をいう。），プリオン病，亜急性硬化性全脳炎，ライソゾーム病，副腎白質ジストロフィー，脊髄性筋萎縮症，球脊髄性筋萎縮症，慢性炎症性脱髄性多発神経炎，後天性免疫不全症候群，頚髄損傷及び人工呼吸器を使用している状態
　ロ　急性増悪その他当該利用者の主治の医師が一時的に頻回の訪問看護が必要であると認める状態

資料：厚生労働大臣が定める基準に適合する利用者等（平成27年3月23日厚生労働省告示第94号，令和6年3月15日厚生労働省告示第86号改正現在）

16　別に厚生労働大臣が定める基準[*17]に適合しているものとして，電子情報処理組織を使用する方法により，都道府県知事に対し，老健局長が定める様式による届出を行った指定訪問看護事業所の情報通信機器を用いた在宅での看取りに係る研修を受けた看護師が，医科診療報酬点数表の区分番号C001の注8（医科診療報酬点数表の区分番号C001—2の注6の規定により準用する場合（指定特定施設入居者生活介護事業者の指定を受けている有料老人ホームその他これに準ずる施設が算定する場合を除く。）を含む。）に規定する死亡診断加算を算定する利用者（別に厚生労働大臣が定める地域に居住する利用者に限る。）について，その主治の医師の指示に基づき，情報通信機器を用いて医師の死亡診断の補助を行った場合は，遠隔死亡診断補助加算として，当該利用者の死亡月につき150単位を所定単位数に加算する。

(参照)

＊17　厚生労働大臣が定める基準

八の二　訪問看護費における遠隔死亡診断補助加算の基準
　　情報通信機器を用いた在宅での看取りに係る研修を受けた看護師が配置されていること。

資料：厚生労働大臣が定める基準（平成27年3月23日厚生労働省告示第95号，令和6年3月15日厚生労働省告示第86号改正現在）

17　イ及びロについて，指定訪問看護を利用しようとする者の主治の医師（介護老人保健施設及び介護医療院の医師を除く。）が，当該者が急性増悪等により一時的に頻回の訪問看護を行う必要がある旨の特別の指示を行った場合は，当該指示の日から14日間に限って，訪問看護費は，算定しない。

18　ハについて，指定訪問看護を利用しようとする者の主治の医師（介護老人保健施設及び介護医療院の医師を除く。）が，当該利用者が急性増悪等により一時的に頻回の訪問看護を行う必要がある旨の特別の指示を行った場合は，当該指示の日数に応じて，1日につき97単位を所定単位数から減算する。

19　利用者が短期入所生活介護，短期入所療養介護若しくは特定施設入居者生活介護又は定期巡回・随時対応型訪問介護看護（法第8条第15項第1号に該当するものに限る。），認知症対応型共同生活介護，地域密着型特定施設入居者生活介護，地域密着型介護老人福祉施設入所者生活介護若しくは複合型サービスを受けている間は，訪問看護費は，算定しない。

20　イ(5)について，別に厚生労働大臣が定める施設基準に該当する指定訪問看護事業所については，1回につき8単位を所定単位数から減算する。[*18]

(参照)

＊18　厚生労働大臣が定める施設基準

四の二　指定訪問看護における理学療法士，作業療法士又は言語聴覚士による訪問に関する減算に係る施設基準
　　次に掲げる基準のいずれかに該当すること。
イ　当該訪問看護事業所における前年度の理学療法士，作業療法士又は言語聴覚士による訪問回数が，看護職員による訪問回数を超えていること。
ロ　緊急時訪問看護加算，特別管理加算及び看護体制強化加算のいずれも算定していないこと。

資料：厚生労働大臣が定める基準（平成27年3月23日厚生労働省告示第96号，令和6年3月15日厚生労働省告示第86号改正現在）

ニ　初回加算
　(1)　初回加算(I)　　　　　　　　　350単位
　(2)　初回加算(Ⅱ)　　　　　　　　300単位
　注
　1　(1)について，新規に訪問看護計画書を作成した利用者に対して，病院，診療所又は介護保険施設から退院又は退所した日に指定訪問看護事業所の看護師が初回の指定訪問看護を行った場合は，1月につき所定単位数を加算する。ただし，(2)を算定している場合は，算定しない。
　2　(2)について，指定訪問看護事業所において，新規に訪問看護計画書を作成した利用者に対して，初回の指定訪問看護を行った場合は，1月につき所定単位数を加算する。ただし，(1)を算定している場合は，算定しない。

ホ　退院時共同指導加算　　　　　　　600単位
　注　病院，診療所，介護老人保健施設又は介護医療院に入院中又は入所中の者が退院又は退所するに当たり，指定訪問看護ステーションの看護師等（准看護師を除く。）が，退院時共同指導（当該者又はその看護に当たっている者に対して，病院，診療所，介護老人保健施設又は介護医療院の主治の医師その他の従業者と共同し，在宅での療養上必要な指導を行い，その内容を提供することをいう。）を行った後に，当該者の退院又は退所後に当該者に対する初回の指定訪問看護を行った場合に，退院時共同指導加算として，当該退院又は退所につき1回（特別な管理を必要とする利用者については，2回）に限り，所定単位数を加算する。ただし，ニの初回加算を算定する場合は，退院時共同指導加算は算定しない。

ヘ　看護・介護職員連携強化加算　　　250単位
　注　指定訪問看護事業所が，社会福祉士及び介護福祉士法（昭和62年法律第30号）第48条の3第1項の登録又は同法附則第27条第1項の登録を受けた指定訪問介護事業所と連携し，当該事業所の訪問介護員等が当該事業所の利用者に対し社会福祉士及び介護福祉士法施行規則（昭和62年厚生省令第49号）第1条各号に掲げる医師の指示の

下に行われる行為を円滑に行うための支援を行った場合は，1月に1回に限り所定単位数を加算する。

ト　看護体制強化加算

注　イ及びロについて，別に厚生労働大臣が定める基準に適合しているものとして，電子情報処理組織を使用する方法により，都道府県知事に対し，老健局長が定める様式による届出を行った指定訪問看護事業所が，医療ニーズの高い利用者への指定訪問看護の提供体制を強化した場合は，当該基準に掲げる区分に従い，1月につき次に掲げる所定単位数を加算する。ただし，次に掲げるいずれかの加算を算定している場合においては，次に掲げるその他の加算は算定しない。

(1)　看護体制強化加算(I)　　　550単位
(2)　看護体制強化加算(II)　　　200単位

（参照）

＊19　厚生労働大臣が定める基準

九　訪問看護費における看護体制強化加算の基準
イ　看護体制強化加算(I)
(1)　指定訪問看護ステーションである指定訪問看護事業所（指定居宅サービス等基準第60条第1項に規定する指定訪問看護事業所をいう。以下同じ。）にあっては，次に掲げる基準のいずれにも適合すること。
(一)　算定日が属する月の前6月間において，指定訪問看護事業所における利用者の総数のうち，緊急時訪問看護加算（指定居宅サービス介護給付費単位数表の訪問看護費の注12に係る加算をいう。）を算定した利用者の占める割合が100分の50以上であること。
(二)　算定日が属する月の前6月間において，指定訪問看護事業所における利用者の総数のうち，特別管理加算（指定居宅サービス介護給付費単位数表の訪問看護費の注13に係る加算をいう。）を算定した利用者の占める割合が100分の20以上であること。
(三)　算定日が属する月の前12月間において，指定訪問看護事業所におけるターミナルケア加算（指定居宅サービス介護給付費単位数表の訪問看護費の注15に係る加算をいう。ロ(1)(二)において同じ。）を算定した利用者が5名以上であること。
(四)　当該事業所において指定訪問看護の提供に当たる従業者（指定居宅サービス等基準第60条第1項に規定する看護師等をいう。以下この号において同じ。）の総数のうち，同項第1号イに規定する看護職員の占める割合が100分の60以上であること。ただし，指定訪問看護事業者（同項に規定する指定訪問看護事業者をいう。以下同じ。）が，指定介護予防サービス等の事業の人員，設備及び運営並びに指定介護予防サービス等に係る介護予防のための効果的な支援の方法に関する基準（平成18年厚生労働省令第35号。以下「指定介護予防サービス等基準」という。）第63条第1項に規定する指定介護予防訪問看護事業所の指定を併せて受け，かつ，指定訪問看護の事業と指定介護予防訪問看護（指定介護予防サービス等基準第62条に規定する指定介護予防訪問看護をいう。以下同じ。）の事業とが同一の事業所において一体的に運営されている場合における，当該割合の算定にあっては，指定訪問看護を提供する従業者と指定介護予防訪問看護を提供する従業者の合計数のうち，看護職員の占める割合によるものとする。
(2)　指定訪問看護ステーション以外である指定訪問看護事業所にあっては，(1)(一)から(三)までに掲げる基準のいずれにも適合すること。
ロ　看護体制強化加算II
(1)　指定訪問看護ステーションである指定訪問看護事業所にあっては，次に掲げる基準のいずれにも適合すること。
(一)　イ(1)(一)，(二)及び(四)に掲げる基準のいずれにも適合すること。
(二)　算定日が属する月の前12月間において，指定訪問看護事業所におけるターミナルケア加算を算定した利用者が1名以上であること。
(2)　指定訪問看護ステーション以外である指定訪問看護事業所にあっては，イ(1)(一)及び(二)並びにロ(1)(二)に掲げる基準のいずれにも適合すること。

資料：厚生労働大臣が定める基準（平成27年3月23日厚生労働省告示第95号，令和6年3月15日厚生労働省告示第86号改正現在）

チ　口腔連携強化加算　　　　　　　50単位
　　注　別に厚生労働大臣が定める基準に適合し
　　　ているものとして，電子情報処理組織を使用[*20]
　　　用する方法により，都道府県知事に対し，
　　　老健局長が定める様式による届出を行った
　　　指定訪問看護事業所の従業者が，口腔の健
　　　康状態の評価を実施した場合において，利
　　　用者の同意を得て，歯科医療機関及び介護
　　　支援専門員に対し，当該評価の結果の情報
　　　提供を行ったときは，口腔携強化加算とし
　　　て，1月に1回に限り所定単位数を加算する。

（参照）
＊20　厚生労働大臣が定める施設基準

　九の二　訪問看護費における口腔連携強化加算の
　　　基準
　　イ　指定訪問看護事業所の従業者が利用者の口
　　　腔の健康状態に係る評価を行うに当たって，
　　　歯科診療報酬点数表の区分番号 C000 に掲げ
　　　る歯科訪問診療料の算定の実績がある歯科医
　　　療機関の歯科医師又は歯科医師の指示を受け
　　　た歯科衛生士に相談できる体制を確保し，そ
　　　の旨を文書等で取り決めていること。
　　ロ　次のいずれにも該当しないこと。
　　　(1)　他の介護サービスの事業所において，当
　　　　該利用者について，栄養状態のスクリーニ
　　　　ングを行い，口腔・栄養スクリーニング加
　　　　算(Ⅱ)を算定している場合を除き，口腔・栄
　　　　養スクリーニング加算を算定していること。
　　　(2)　当該利用者について，口腔の健康状態の
　　　　評価の結果，居宅療養管理指導が必要であ
　　　　ると歯科医師が判断し，初回の居宅療養管
　　　　理指導を行った日の属する月を除き，指定
　　　　居宅療養管理指導事業所が歯科医師又は歯
　　　　科衛生士が行う居宅療養管理指導費を算定
　　　　していること。
　　　(3)　当該事業所以外の介護サービス事業所に
　　　　おいて，当該利用者について，口腔連携強
　　　　化加算を算定していること。

資料：厚生労働大臣が定める基準（平成 27 年 3 月 23 日
　　　厚生労働省告示第 95 号，令和 6 年 3 月 15 日厚生
　　　労働省告示第 86 号改正現在）

　リ　サービス提供体制強化加算
　　　　別に厚生労働大臣が定める基準に適合して[*21]
　　　いるものとして，電子情報処理組織を使用す
　　　る方法により，都道府県知事に対し，老健局

長が定める様式による届出を行った指定訪問
看護事業所が，利用者に対し，指定訪問看護
を行った場合は，当該基準に掲げる区分に従
い，イ及びロについては1回につき，ハにつ
いては1月につき，次に掲げる所定単位数を
加算する。ただし，次に掲げるいずれかの加
算を算定している場合においては，次に掲げ
るその他の加算は算定しない。
　(1)　イ又はロを算定している場合
　　　(一)　サービス提供体制強化加算(Ⅰ)　6単位
　　　(二)　サービス提供体制強化加算(Ⅱ)　3単位
　(2)　ハを算定している場合
　　　(一)　サービス提供体制強化加算(Ⅰ) 50単位
　　　(二)　サービス提供体制強化加算(Ⅱ) 25単位

（参照）
＊21　厚生労働大臣が定める基準

　十　訪問看護費におけるサービス提供体制強化加算
　　　の基準
　　イ　サービス提供体制強化加算(Ⅰ)　次に掲げる
　　　基準のいずれにも適合すること。
　　　(1)　指定訪問看護事業所の全ての看護師等（指
　　　　定居宅サービス等基準第 60 条第 1 項に規
　　　　定する看護師等をいう。以下同じ。）に対し，
　　　　看護師等ごとに研修計画を作成し，当該計
　　　　画に従い，研修（外部における研修を含む。）
　　　　を実施又は実施を予定していること。
　　　(2)　利用者に関する情報若しくはサービス提
　　　　供に当たっての留意事項の伝達又は当該指
　　　　定訪問看護事業所における看護師等の技術
　　　　指導を目的とした会議を定期的に開催する
　　　　こと。
　　　(3)　当該指定訪問看護事業所の全ての看護師
　　　　等に対し，健康診断等を定期的に実施する
　　　　こと。
　　　(4)　当該指定訪問看護事業所の看護師等の総
　　　　数のうち，勤続年数 7 年以上の者の占める
　　　　割合が 100 分の 30 以上であること。
　　ロ　サービス提供体制強化加算(Ⅱ)　次に掲げる
　　　基準のいずれにも適合すること。
　　　(1)　イ(1)から(3)までに掲げる基準のいずれに
　　　　も適合すること。
　　　(2)　当該指定訪問看護事業所の看護師等の総
　　　　数のうち，勤続年数 3 年以上の者の占める
　　　　割合が 100 分の 30 以上であること。

資料：厚生労働大臣が定める基準（平成 27 年 3 月 23 日
　　　厚生労働省告示第 95 号，令和 6 年 3 月 15 日厚生
　　　労働省告示第 86 号改正現在）

◉ 指定介護予防サービスに要する費用の額の算定に関する基準（抄）

$\left(\begin{array}{l}\text{平 成 18 年 3 月 14 日}\\\text{厚生労働省告示第127号}\end{array}\right)$

注　令和6年3月15日厚生労働省告示第86号改正現在

介護保険法（平成9年法律第123号）第53条第2項の規定に基づき，指定介護予防サービスに要する費用の額の算定に関する基準を次のように定め，平成18年4月1日から適用する。

一　指定介護予防サービスに要する費用の額は，別表指定介護予防サービス介護給付費単位数表により算定するものとする。

二　指定介護予防サービスに要する費用（別表中介護予防短期入所療養介護に係る緊急時施設療養費（特定治療に係るものに限る。）及び特別療養費並びに特定診療費として算定される費用を除く。）の額は，別に厚生労働大臣が定める1単位の単価[*1]に別表に定める単位数を乗じて算定するものとする。

三　前二号の規定により指定介護予防サービスに要する費用の額を算定した場合において，その額に1円未満の端数があるときは，その端数金額は切り捨てて計算するものとする。

（参照）
＊1　厚生労働大臣が定める1単位の単価→ p405 ＊1

別表
指定介護予防サービス介護給付費単位数表
2　介護予防訪問看護費
　イ　指定介護予防訪問看護ステーションの場合
　　(1)　所要時間20分未満の場合　　　303 単位
　　(2)　所要時間30分未満の場合　　　451 単位
　　(3)　所要時間30分以上1時間未満の場合
　　　　　　　　　　　　　　　　　　794 単位
　　(4)　所要時間1時間以上1時間30分未満の場合
　　　　　　　　　　　　　　　　　1,090 単位
　　(5)　理学療法士，作業療法士又は言語聴覚士による訪問の場合（1回につき）　　284 単位
　ロ　病院又は診療所の場合
　　(1)　所要時間20分未満の場合　　　256 単位
　　(2)　所要時間30分未満の場合　　　382 単位

　　(3)　所要時間30分以上1時間未満の場合
　　　　　　　　　　　　　　　　　　553 単位
　　(4)　所要時間1時間以上1時間30分未満の場合
　　　　　　　　　　　　　　　　　　814 単位

注1　通院が困難な利用者（末期の悪性腫瘍その他別に厚生労働大臣が定める疾病[*2]等の患者並びに精神科訪問看護・指導料（診療報酬の算定方法（平成20年厚生労働省告示第59号）別表第一医科診療報酬点数表（以下「医科診療報酬点数表」という。）の区分番号I012に掲げる精神科訪問看護・指導料をいう。）及び精神科訪問看護基本療養費（訪問看護療養費に係る指定訪問看護の費用の額の算定方法（平成20年厚生労働省告示第67号）別表の区分番号01—2の精神科訪問看護基本療養費をいう。）に係る訪問看護の利用者を除く。）に対して，その主治の医師の指示（指定介護予防訪問看護ステーション（指定介護予防サービス基準第63条第1項第1号に規定する指定介護予防訪問看護ステーションをいう。以下同じ。）にあっては，主治の医師が交付した文書による指示）及び介護予防訪問看護計画書（指定介護予防サービス基準第76条第2号に規定する介護予防訪問看護計画書をいう。以下同じ。）に基づき，指定介護予防訪問看護事業所（指定介護予防サービス基準第63条第1項に規定する指定介護予防訪問看護事業所をいう。以下同じ。）の保健師，看護師，准看護師又は理学療法士，作業療法士若しくは言語聴覚士（以下「看護師等」という。）が，指定介護予防訪問看護（指定介護予防サービス基準第62条に規定する指定介護予防訪問看護をいう。以下同じ。）を行った場合に，現に要した時間ではなく，介護予防訪問看護計画書

に位置付けられた内容の指定介護予防訪問看護を行うのに要する標準的な時間で所定単位数を算定する。ただし，イ(1)又はロ(1)の単位数については，指定介護予防訪問看護を24時間行うことができる体制を整えている指定介護予防訪問看護事業所であって，介護予防サービス計画（介護保険法（平成9年法律第123号。以下「法」という。）第8条の2第16項に規定する介護予防サービス計画をいい，介護保険法施行規則（平成11年厚生省令第36号）第83条の9第1号ハ及びニに規定する計画を含む。以下同じ。）又は介護予防訪問看護計画書の中に20分以上の指定介護予防訪問看護が週1回以上含まれている場合に算定し，准看護師が指定介護予防訪問看護を行った場合は，所定単位数の100分の90に相当する単位数を算定する。また，理学療法士，作業療法士又は言語聴覚士（以下この注において「理学療法士等」という。）が指定介護予防訪問看護を行った場合は，イの(5)の所定単位数を算定することとし，理学療法士等が1日に2回を超えて指定介護予防訪問看護を行った場合，1回につき100分の50に相当する単位数を算定する。

（参照）
＊2　厚生労働大臣が定める疾病等→ p408 ＊2

2　別に厚生労働大臣が定める基準[＊3]を満たさない場合は，高齢者虐待防止措置未実施減算として，所定単位数の100分の1に相当する単位数を所定単位数から減算する。

（参照）
＊3　厚生労働大臣が定める基準

百二の二　介護予防訪問看護費における高齢者虐待防止措置未実施減算の基準
　指定介護予防サービス等基準第74条において準用する指定介護予防サービス等基準第53条の10の2に規定する基準に適合していること。

指定介護予防サービス等基準
（虐待の防止）
第53条の10の2　指定介護予防訪問入浴介護事業者は，虐待の発生又はその再発を防止するため，次の各号に掲げる措置を講じなければならない。
　1　当該指定介護予防訪問入浴介護事業所における虐待の防止のための対策を検討する委員会（テレビ電話装置等を活用して行うことができるものとする。）を定期的に開催するとともに，その結果について，介護予防訪問入浴介護従業者に周知徹底を図ること。
　2　当該指定介護予防訪問入浴介護事業所における虐待の防止のための指針を整備すること。
　3　当該指定介護予防訪問入浴介護事業所において，介護予防訪問入浴介護従業者に対し，虐待の防止のための研修を定期的に実施すること。
　4　前3号に掲げる措置を適切に実施するための担当者を置くこと。
（準用）
第74条　第49条の2，第49条の3，第49条の5から第49条の7まで，第49条の9から第49条の13まで，第50条の2，第50条の3，第52条及び第53条の2の2から第53条の11までの規定は，指定介護予防訪問看護の事業について準用する。この場合において，これらの規定中「介護予防訪問入浴介護従業者」とあるのは「看護師等」と，第49条の2及び第53条の4第1項中「第53条」とあるのは「第72条」と，第49条の7中「心身の状況」とあるのは「心身の状況，病歴」と，第53条の3第2項中「介護予防訪問入浴介護に用いる浴槽その他の設備及び備品等」とあるのは「設備及び備品等」と読み替えるものとする。

資料：厚生労働大臣が定める基準（平成27年3月23日厚生労働省告示第95号，令和6年3月15日厚生労働省告示第86号改正現在）
　　　指定介護予防サービス等の事業の人員，設備及び運営並びに指定介護予防サービス等に係る介護予防のための効果的な支援の方法に関する基準（平成18年3月14日厚生労働省令第35号，令和6年1月25日厚生労働省令第16号改正現在）

3　別に厚生労働大臣が定める基準[＊4]を満たさない場合は，業務継続計画未策定減算として，所定単位数の100分の1に相当する単位数を所定単位数から減算する。

（参照）
＊4　厚生労働大臣が定める基準

百二の三　介護予防訪問看護費における業務継続
計画未策定減算の基準
　　指定介護予防サービス等基準第74条におい
て準用する指定介護予防サービス等基準第53
条の2の2第1項に規定する基準に適合してい
ること。

指定介護予防サービス等基準
（業務継続計画の策定等）
第53条の2の2　指定介護予防訪問入浴介護事
業者は，感染症や非常災害の発生時において，
利用者に対する指定介護予防訪問入浴介護の提
供を継続的に実施するための，及び非常時の体
制で早期の業務再開を図るための計画（以下「業
務継続計画」という。）を策定し，当該業務継続
計画に従い必要な措置を講じなければならない。
　2　指定介護予防訪問入浴介護事業者は，介護
　　予防訪問入浴介護従業者に対し，業務継続計
　　画について周知するとともに，必要な研修及
　　び訓練を定期的に実施しなければならない。
　3　指定介護予防訪問入浴介護事業者は，定期
　　的に業務継続計画の見直しを行い，必要に応
　　じて業務継続計画の変更を行うものとする。
（準用）
第74条　第49条の2，第49条の3，第49条
の5から第49条の7まで，第49条の9から
第49条の13まで，第50条の2，第50条の3，
第52条及び第53条の2の2から第53条の
11までの規定は，指定介護予防訪問看護の事業
について準用する。この場合において，これら
の規定中「介護予防訪問入浴介護従業者」とあ
るのは「看護師等」と，第49条の2及び第53
条の4第1項中「第53条」とあるのは「第72条」
と，第49条の7中「心身の状況」とあるのは「心
身の状況，病歴」と，第53条の3第2項中「介
護予防訪問入浴介護に用いる浴槽その他の設備
及び備品等」とあるのは「設備及び備品等」と
読み替えるものとする。

資料：厚生労働大臣が定める基準（平成27年3月23日
　　　厚生労働省告示第95号，令和6年3月15日厚生
　　　労働省告示第86号改正現在）
　　　指定介護予防サービス等の事業の人員，設備及び運
　　　営並びに指定介護予防サービス等に係る介護予防の
　　　ための効果的な支援の方法に関する基準（平成18
　　　年3月14日厚生労働省令第35号，令和6年1月
　　　25日厚生労働省令第16号改正現在）

4　夜間（午後6時から午後10時までの時
　間をいう。）又は早朝（午前6時から午前
　8時までの時間をいう。）に指定介護予防
　訪問看護を行った場合は，1回につき所
　定単位数の100分の25に相当する単位数
　を所定単位数に加算し，深夜（午後10時
　から午前6時までの時間をいう。）に指定
　介護予防訪問看護を行った場合は，1回
　につき所定単位数の100分の50に相当す
　る単位数を所定単位数に加算する。
5　別に厚生労働大臣が定める基準[＊5]を満た
　す場合であって，同時に複数の看護師等
　が1人の利用者に対して指定介護予防訪
　問看護を行ったとき又は看護師等が看護
　補助者と同時に1人の利用者に対して指
　定介護予防訪問看護を行ったときは，複
　数名訪問加算として，次に掲げる区分に
　応じ，1回につきそれぞれの単位数を所
　定単位数に加算する。
　⑴　複数名訪問加算（Ⅰ）
　　㈠　複数の看護師等が同時に所要時間
　　　30分未満の指定介護予防訪問看護を
　　　行った場合　　　　　　　254単位
　　㈡　複数の看護師等が同時に所要時間
　　　30分以上の指定介護予防訪問看護を
　　　行った場合　　　　　　　402単位
　⑵　複数名訪問加算（Ⅱ）
　　㈠　看護師等が看護補助者と同時に所
　　　要時間30分未満の指定介護予防訪問
　　　看護を行った場合　　　　201単位
　　㈡　看護師等が看護補助者と同時に所
　　　要時間30分以上の指定介護予防訪問
　　　看護を行った場合　　　　317単位

（参照）
＊5　厚生労働大臣が定める基準→ p410 ＊6

6　イ⑷及びロ⑷について，指定介護予防
　訪問看護に関し，特別な管理を必要とす
　る利用者（別に厚生労働大臣が定める状
　態[＊6]にあるものに限る。以下同じ。）に対し
　て，所要時間1時間以上1時間30分未満
　の指定介護予防訪問看護を行った後に引

き続き指定介護予防訪問看護を行う場合であって、当該指定介護予防訪問看護の所要時間を通算した時間が1時間30分以上となるときは、1回につき300単位を所定単位数に加算する。

（参照）
＊6　厚生労働大臣が定める状態→ p411 ＊7

7　指定介護予防訪問看護事業所の所在する建物と同一の敷地内若しくは隣接する敷地内の建物若しくは指定介護予防訪問看護事業所と同一の建物（以下この注において「同一敷地内建物等」という。）に居住する利用者（指定介護予防訪問看護事業所における1月当たりの利用者が同一敷地内建物等に50人以上居住する建物に居住する利用者を除く。）又は指定介護予防訪問看護事業所における1月当たりの利用者が同一の建物に20人以上居住する建物（同一敷地内建物等を除く。）に居住する利用者に対して、指定介護予防訪問看護を行った場合は、所定単位数の100分の90に相当する単位数を算定し、指定介護予防訪問看護事業所における1月当たりの利用者が同一敷地内建物等に50人以上居住する建物に居住する利用者に対して、指定介護予防訪問看護を行った場合は、1回につき所定単位数の100分の85に相当する単位数を算定する。

8　別に厚生労働大臣が定める地域に所在[＊7]し、かつ、電子情報処理組織を使用する方法により、都道府県知事に対し、老健局長が定める様式による届出を行った指定介護予防訪問看護事業所（その一部として使用される事務所が当該地域に所在しない場合は、当該事務所を除く。）又はその一部として使用される事務所の看護師等が指定介護予防訪問看護を行った場合は、特別地域介護予防訪問看護加算として、1回につき所定単位数の100分の15に相当する単位数を所定単位数に加算する。

（参照）
＊7　厚生労働大臣が定める地域→ p411 ＊8

9　別に厚生労働大臣が定める地域に所在[＊8]し、かつ、別に厚生労働大臣が定める施設基準[＊9]に適合するものとして、電子情報処理組織を使用する方法により、都道府県知事に対し、老健局長が定める様式による届出を行った指定介護予防訪問看護事業所（その一部として使用される事務所が当該地域に所在しない場合は、当該事務所を除く。）又はその一部として使用される事務所の看護師等が指定介護予防訪問看護を行った場合は、1回につき所定単位数の100分の10に相当する単位数を所定単位数に加算する。

（参照）
＊8　厚生労働大臣が定める地域→ p412 ＊9
＊9　厚生労働大臣が定める施設基準

七十　指定介護予防訪問看護における指定介護予防サービス介護給付費単位数表の介護予防訪問看護費の注9に係る施設基準
　　1月あたりの延訪問回数が5回以下の指定介護予防訪問看護事業所（中略）であること。

資料：厚生労働大臣が定める施設基準（平成27年3月23日厚生労働省告示第96号，令和6年3月15日厚生労働省告示第86号改正現在）

10　指定介護予防訪問看護事業所の看護師等が、別に厚生労働大臣が定める地域に[＊10]居住している利用者に対して、通常の事業の実施地域（指定介護予防サービス基準第72条第5号に規定する通常の事業の実施地域をいう。）を越えて、指定介護予防訪問看護を行った場合は、1回につき所定単位数の100分の5に相当する単位数を所定単位数に加算する。

（参照）
＊10　厚生労働大臣が定める地域→ p413 ＊11

11　別に厚生労働大臣が定める基準に適[＊11]

合しているものとして，電子情報処理組織を使用する方法により，都道府県知事に対し，老健局長が定める様式による届出を行った指定介護予防訪問看護ステーションが，利用者の同意を得て，利用者又はその家族等に対して当該基準により24時間連絡できる体制にあって，かつ，計画的に訪問することとなっていない緊急時訪問を必要に応じて行う体制にある場合，又は指定介護予防訪問看護を担当する医療機関（指定介護予防サービス基準第63条第1項第2号に規定する指定介護予防訪問看護を担当する医療機関をいう。）が，利用者の同意を得て，計画的に訪問することとなっていない緊急時訪問を必要に応じて行う体制にある場合には，緊急時介護予防訪問看護加算として，次に掲げる区分に応じ，1月につき次に掲げる単位数を所定単位数に加算する。ただし，次に掲げるいずれかの加算を算定している場合においては，次に掲げるその他の加算は算定しない。

(1) 緊急時介護予防訪問看護加算（Ⅰ）
　(一) 指定介護予防訪問看護ステーションの場合　　　　　　600単位
　(二) 病院又は診療所の場合　325単位
(2) 緊急時介護予防訪問看護加算（Ⅱ）
　(一) 指定介護予防訪問看護ステーションの場合　　　　　　574単位
　(二) 病院又は診療所の場合　315単位

(参照)
＊11　厚生労働大臣が定める基準→ p413 ＊12

12　指定介護予防訪問看護に関し特別な管理を必要とする利用者に対して，電子情報処理組織を使用する方法により，都道府県知事に対し，老健局長が定める様式による届出を行った指定介護予防訪問看護事業所が，指定介護予防訪問看護の実施に関する計画的な管理を行った場合は，厚生労働大臣が定める区分に応じて，1月につき次に掲げる所定単位数を特別管理

加算として加算する。ただし，次に掲げるいずれかの加算を算定している場合においては，次に掲げるその他の加算は算定しない。

(1) 特別管理加算（Ⅰ）　　500単位
(2) 特別管理加算（Ⅱ）　　250単位

(参照)
＊12　厚生労働大臣が定める区分

七十八　指定介護予防サービス介護給付費単位数表の介護予防訪問看護費の注12の厚生労働大臣が定める区分
イ　特別管理加算（Ⅰ）　第6号イに規定する状態にある者に対して指定介護予防訪問看護（中略）を行う場合
ロ　特別管理加算（Ⅱ）　第6号ロ，ハ，ニ又はホに規定する状態にある者に対して指定介護予防訪問看護を行う場合

資料：厚生労働大臣が定める基準に適合する利用者等（平成27年3月23日厚生労働省告示第94号，令和3年6月15日厚生労働省告示第86号改正現在）

13　別に厚生労働大臣が定める基準に適合しているものとして，電子情報処理組織を使用する方法により，都道府県知事に対し，老健局長が定める様式による届出を行った指定介護予防訪問看護事業所の緩和ケア，褥瘡ケア若しくは人工肛門ケア及び人工膀胱ケアに係る専門の研修を受けた看護師又は保健師助産師看護師法（昭和23年法律第203号）第37条の2第2項第5号に規定する指定研修機関において行われる研修（以下「特定行為研修」という。）を修了した看護師が，指定介護予防訪問看護の実施に関する計画的な管理を行った場合には，1月に1回に限り，専門管理加算として，次に掲げる区分に応じ，次に掲げる単位数のいずれかを所定単位数に加算する。
イ　緩和ケア，褥瘡ケア又は人工肛門ケア及び人工膀胱ケアに係る専門の研修を受けた看護師が計画的な管理を行った場合（悪性腫瘍の鎮痛療法若しくは化学療法を行っている利用者，真皮を

越える褥瘡の状態にある利用者（重点的な褥瘡管理を行う必要が認められる利用者（在宅での療養を行っているものに限る。）にあっては真皮までの状態の利用者）又は人工肛門若しくは人工膀胱を造設している者で管理が困難な利用者に行った場合に限る。） 250単位

ロ　特定行為研修を修了した看護師が計画的な管理を行った場合（医科診療報酬点数表の区分番号C007の注3に規定する手順書加算を算定する利用者に対して行った場合に限る。） 250単位

(参照)
＊13　厚生労働大臣が定める基準

> 百三の二　介護予防訪問看護費における専門管理加算の基準
> 次のいずれかに該当するものであること。
> イ　緩和ケア，褥瘡ケア又は人工肛門ケア及び人工膀胱ケアに係る専門の研修を受けた看護師が配置されていること。
> ロ　保健師助産師看護師法第三十七条の二第二項第五号に規定する指定研修機関において，同項第一号に規定する特定行為のうち訪問看護において専門の管理を必要とするものに係る研修を修了した看護師が配置されていること。

資料：厚生労働大臣が定める基準（平成27年3月23日厚生労働省告示第95号，令和6年3月15日厚生労働省告示第86号改正現在）

14　指定介護予防訪問看護を利用しようとする者の主治の医師（介護老人保健施設及び介護医療院の医師を除く。）が，当該者が急性増悪等により一時的に頻回の指定介護予防訪問看護を行う必要がある旨の特別の指示を行った場合は，その指示の日から14日間に限って，介護予防訪問看護費は，算定しない。

15　利用者が介護予防短期入所生活介護，介護予防短期入所療養介護若しくは介護予防特定施設入居者生活介護又は介護予防認知症対応型共同生活介護を受けている間は，介護予防訪問看護費は，算定しない。

16　イ(5)について，別に厚生労働大臣が定める施設基準に該当する指定介護予防訪問看護事業所については，1回につき8単位を所定単位数から減算する。

(参照)
＊14　厚生労働大臣が定める施設基準→ p416 ＊18

17　イ(5)について，利用者に対して，理学療法士，作業療法士又は言語聴覚士による指定介護予防訪問看護の利用を開始した日の属する月から起算して12月を超えて理学療法士，作業療法士又は言語聴覚士が指定介護予防訪問看護を行う場合は，1回につき5単位を所定単位数から減算する。

ハ　初回加算
(1)　初回加算（Ⅰ）　　　　　　350単位
(2)　初回加算（Ⅱ）　　　　　　300単位
注
1　(1)について，新規に介護予防訪問看護計画書を作成した利用者に対して，病院，診療所又は介護保険施設から退院又は退所した日に指定介護予防訪問看護事業所の看護師が初回の指定介護予防訪問看護を行った場合は，1月につき所定単位数を加算する。ただし，(2)を算定している場合は，算定しない。

2　(2)について，指定介護予防訪問看護事業所において，新規に介護予防訪問看護計画書を作成した利用者に対して，初回の指定介護予防訪問看護を行った場合は，1月につき所定単位数を加算する。ただし，(1)を算定している場合は，算定しない。

ニ　退院時共同指導加算　　　　　600単位
注　病院，診療所，介護老人保健施設又は介護医療院に入院中又は入所中の者が退院又は退所するに当たり，指定介護予防訪問看護ステーションの看護師等（准看護師を除く。）が，退院時共同指導（当該者又はその看護に当たっている者に対して，病院，診療所，介護老人保健施設又は介護医療院の主治の医師その他の従業者と共同し，在宅での療養上必要な指導を行い，その内容を

提供することをいう。）を行った後に，当該者の退院又は退所後に当該者に対する初回の指定介護予防訪問看護を行った場合に，退院時共同指導加算として，当該退院又は退所につき1回（特別な管理を必要とする利用者については，2回）に限り，所定単位数を加算する。ただし，ハの初回加算を算定する場合は，退院時共同指導加算は算定しない。

ホ　看護体制強化加算　　　　　　100単位
　注　別に厚生労働大臣が定める基準に適合し[15]ているものとして，電子情報処理組織を使用する方法により，都道府県知事に対し，老健局長が定める様式による届出を行った指定介護予防訪問看護事業所が，医療ニーズの高い利用者への指定介護予防訪問看護の提供体制を強化した場合は，1月につき所定単位数を加算する。

（参照）
＊15　厚生労働大臣が定める基準

> 百四　介護予防訪問看護費における看護体制強化の基準
> 　　第9号イ(1)（三を除く。）及び(2)（(1)三に係る部分を除く。）の規定を準用する。この場合において，同号イ(1)中「指定訪問看護ステーション」とあるのは「指定介護予防訪問看護ステーション（指定介護予防サービス等基準第63条第1項第1号に規定する指定介護予防訪問看護ステーションをいう。以下同じ。）」と，同号イ(1)㈠中「緊急時訪問看護加算（指定居宅サービス介護給付費単位数表の訪問看護費の注12に係る加算をいう。）」とあるのは「緊急時介護予防訪問看護加算（指定介護予防サービス介護給付費単位数表の介護予防訪問看護費の注11に係る加算をいう。）」と，同号イ(1)㈡中「特別管理加算（指定居宅サービス介護給付費単位数表の訪問看護費の注13に係る加算をいう。）」とあるのは「特別管理加算（指定介護予防サービス介護給付費単位数表の介護予防訪問看護費の注12に係る加算をいう。）」と，同号イ(1)㈣中「指定介護予防サービス等の事業の人員，設備及び運営並びに指定介護予防サービス等に係る介護予防のための効果的な支援の方法に関する基準（平成18年厚生労働省令第35号。以下「指定介護予防サービス等基準」という。）第63条

第1項に規定する指定介護予防訪問看護事業所」とあるのは「指定訪問看護事業所」と読み替えるものとする。
※第9号　p417 ＊19参照

資料．厚生労働大臣が定める基準（平成27年3月20日厚生労働省告示第95号，令和6年3月15日厚生労働省告示第86号改正現在）

ヘ　口腔連携強化加算　　　　　　50単位
　注　別に厚生労働大臣が定める基準に適合し[16]ているものとして，電子情報処理組織を使用する方法により，都道府県知事に対し，老健局長が定める様式による届出を行った指定介護予防訪問看護事業所の従業者が，口腔の健康状態の評価を実施した場合において，利用者の同意を得て，歯科医療機関及び介護支援専門員に対し，当該評価の結果の情報提供を行ったときは，口腔連携強化加算として，1月に1回に限り所定単位数を加算する。

（参照）
＊16　厚生労働大臣が定める基準→ p418 ＊20

ト　サービス提供体制強化加算
　注　別に厚生労働大臣が定める基準に適合し[17]ているものとして，電子情報処理組織を使用する方法により，都道府県知事に対し，老健局長が定める様式による届出を行った指定介護予防訪問看護事業所が，利用者に対し，指定介護予防訪問看護を行った場合は，当該基準に掲げる区分に従い，1回につき次に掲げる所定単位数を加算する。ただし，次に掲げるいずれかの加算を算定している場合においては，次に掲げるその他の加算は算定しない。
　　⑴　サービス提供体制強化加算（Ⅰ）6単位
　　⑵　サービス提供体制強化加算（Ⅱ）3単位

（参照）
＊17　厚生労働大臣が定める基準→ p418 ＊21

○ 指定居宅サービスに要する費用の額の算定に関する基準（訪問通所サービス，居宅療養管理指導及び福祉用具貸与に係る部分）及び指定居宅介護支援に要する費用の額の算定に関する基準の制定に伴う実施上の留意事項について（抄）

（平成12年3月1日 老 企 第 36 号）

注 令和6年4月18日老高発0418第1号・老認発0418第1号・老老発0418第1号改正現在

指定居宅サービスに要する費用の額の算定に関する基準（平成12年2月厚生省告示第19号）及び指定居宅介護支援に要する費用の額の算定に関する基準（平成12年2月厚生省告示第20号）については，本年2月10日に公布されたところであるが，この実施に伴う留意事項は下記のとおりであるので，その取扱いに遺憾のないよう関係者に対し，周知徹底を図られたい。

なお，本通知は，指定居宅サービス介護給付費単位数表（以下「居宅サービス単位数表」という。）のうち訪問介護費から通所リハビリテーション費まで及び福祉用具貸与費，並びに指定居宅介護支援介護給付費単位数表（以下「居宅介護支援単位数表」という。）を対象とするものであり，居宅サービス単位数表のうち短期入所生活介護費から特定施設入所者生活介護費までについては追って通知するものである。また，指定施設サービス等に要する費用の額の算定に関する基準（平成12年2月厚生省告示第21号）についても追って通知するものであることを申し添える。

記

第1 届出手続の運用

　1 届出の受理

　　(1) 届出書類の受取り

　　　指定事業者側から統一的な届出様式及び添付書類により，サービス種類ごとの1件書類の提出を受けること（ただし，同一の敷地内において複数種類のサービス事業を行うときは一括提出も可とする。）。

　　(2) 電子情報処理組織による届出

　　　① (1)の規定にかかわらず，届出は厚生労働省の使用に係る電子計算機（入出力装置を含む。以下同じ。）と届出を行おうとする者の使用に係る電子計算機とを電気通信回線で接続した電子情報処理組織を使用する方法であって，当該電気通信回線を通じて情報が送信され，厚生労働省の使用に係る電子計算機に備えられたファイルに当該情報が記録されるもの（以下「電子情報処理組織を使用する方法」という。）や電子メールの利用等により行わせることができる。

　　　② (1)の規定にかかわらず，届出のうち，居宅サービス単位数表及び居宅介護支援単位数表において，電子情報処理組織を使用する方法によるとされた届出については，電子情報処理組織を使用する方法（やむを得ない事情により当該方法による届出を行うことができない場合にあっては，電子メールの利用その他の適切な方法）により行わせることとする。なお，都道府県知事等が電子情報処理組織を使用する方法による届出の受理の準備を完了するまでの間は，この限りでない。

　　　③ ①，②の電子情報処理組織を使用する方法により行われた届出については，書面等により行われたものとみなして，本通知及びその他の当該届出に関する通知の規定を適用する。

　　　④ 電子情報処理組織を使用する方法や電子メールの利用等により行われた届出は，当該届出を受ける行政機関等の使用に係る電子計算機に備えられたファイルへの記録がされた時に当該行政機関等に到達したものとみなす。

　　(3) 要件審査

　　　届出書類を基に，要件の審査を行い，補正が必要な場合は適宜補正を求めること。

この要件審査に要する期間は原則として2週間以内を標準とし，遅くてもおおむね1月以内とすること（相手方の補正に要する時間は除く。）。

(4) 届出の受理

要件を満たしている場合は受理し，要件を充足せず補正にも応じない場合は，不受理として1件書類を返戻すること。

(5) 国保連合会等への通知

届出を受理した場合は，その旨を届出者及び国民健康保険団体連合会（以下「国保連合会」という。）に通知すること。

(6) 届出に係る加算等の算定の開始時期

届出に係る加算等（算定される単位数が増えるものに限る。以下同じ。）については，適正な支給限度額管理のため，利用者や居宅介護支援事業者に対する周知期間を確保する観点から，届出が毎月15日以前になされた場合には翌月から，16日以降になされた場合には翌々月から，算定を開始するものとすること。

ただし，令和6年4月から算定を開始する加算等の届出については，上記にかかわらず，同年4月1日以前になされていれば足りるものとする。

2 届出事項の公開

届出事項については都道府県（地方自治法（昭和22年法律第67号）第252条の19第1項の指定都市（以下「指定都市」という。）及び同法第252条の22第1項の中核市（以下「中核市」という。）においては，指定都市又は中核市。以下同じ。）（指定居宅介護支援事業者に係る届出事項については，市町村。）において閲覧に供するほか，事業者においても利用料に係る情報として事業所内で掲示し，かつ，ウェブサイトに掲載することになること。また，ウェブサイトとは，法人のホームページ等又は介護サービス情報公表システムをいい，介護保険法施行規則（平成11年厚生省令第36号）第140条の44各号に掲げる基準に該当する事業所については，介護サービス情報公表制度における報告義務の対象ではないことから，ウェブサイトへの掲載は行うことが望ましいこと。なお，居宅療養管理指導については，自ら管理するホームページ等を有せず，ウェブサイトへの掲載が過重な負担となる場合は，これを行わないことができる。

3 届出事項に係る事後調査の実施

届出事項については，その内容が適正であるかどうか，適宜事後的な調査を行うこと。

4 事後調査等で届出時点で要件に合致していないことが判明した場合の届出の取扱い

① 事後調査等により，届出時点において要件に合致していないことが判明し，所要の指導の上なお改善がみられない場合は，当該届出の受理の取消しを行うこと。この場合，取消しによって当該届出はなかったことになるため，加算については，当該加算全体が無効となるものであること。当該届出に関してそれまで受領していた介護給付費は不当利得になるので返還措置を講ずることは当然であるが，不正・不当な届出をした指定事業者に対しては，厳正な指導を行い，不正・不当な届出が繰り返し行われるなど悪質な場合には，指定の取消しをもって対処すること。

② また，改善がみられた場合においても，要件に合致するに至るまでは当該加算等は算定しないことはもちろん，要件に合致していないことが判明した時点までに当該加算等が算定されていた場合は，不当利得になるので返還措置を講ずること。

5 加算等が算定されなくなる場合の届出の取扱い

事業所の体制について加算等が算定されなくなる状況が生じた場合又は加算等が算定されなくなることが明らかな場合は，速やかにその旨を届出させることとする。なお，この場合は，加算等が算定されなくなった事実が発生した日から加算等の算定を行わないものとする。また，この場合において，届出を行わず，当該算定について請求を行った場合は，不正請求となり，支払われた介護給付費は不当利得となるので返還措置を講ずることになることは当然であるが，悪質な場合には指定の取消しをもって対処すること。

6 利用者に対する利用者負担金の過払い分の
返還

4又は5により不当利得分を市町村へ返還
することとなった事業所においては，市町村
への返還と同時に，返還の対象となった介護
給付費に係る利用者が支払った利用者負担金
の過払い分を，それぞれの利用者に返還金に
係る計算書を付して返還すること。その場合，
返還に当たっては利用者等から受領書を受け
取り，施設において保存しておくこと。

第2 居宅サービス単位数表（訪問介護費から通所
リハビリテーション費まで及び福祉用具貸与費
に係る部分に限る。）に関する事項

1 通則

(1) 算定上における端数処理について

① 単位数算定の際の端数処理

単位数の算定については，基本となる
単位数に加減算の計算（何らかの割合を
乗ずる計算に限る。）を行う度に，小数点
以下の端数処理（四捨五入）を行ってい
くこととする。つまり，絶えず整数値に
割合を乗じていく計算になる。

ただし，特別地域加算等の支給限度額
管理対象外となる加算や事業所と同一建
物の利用者又はこれ以外の同一建物利用
者20人以上にサービスを行う場合の減算
を算定する場合については，対象となる
単位数の合計に当該加減算の割合を乗じ
て，当該加減算の単位数を算定すること
とする。

(例1) 訪問介護（身体介護中心30分以上
1時間未満で387単位）

・夜間又は早朝にサービスを行う場
合，所定単位数の25%を加算

$387 \times 1.25 = 483.75 \rightarrow 484$ 単位

・この事業所が特定事業所加算Ⅳを
算定している場合，所定単位数の
3%を加算

$484 \times 1.03 = 498.52 \rightarrow 499$ 単位

＊ $387 \times 1.25 \times 1.03 = 498.2625$
として四捨五入するのではない。

(例2) 訪問介護（身体介護中心30分以上
1時間未満で387単位）

・月に6回サービスを行い，特別地
域加算の対象となる場合，対象と
なる単位数の合計に15%を加算

387×6 回 $= 2,322$ 単位

$2,322 \times 0.15 = 348.3 \rightarrow 348$ 単位

② 金額換算の際の端数処理

算定された単位数から金額に換算する
際に生ずる1円未満（小数点以下）の端
数については「切り捨て」とする。

(例) 前記①の事例（例1）で，このサー
ビスを月に8回提供した場合（地
域区分は1級地）

499 単位 $\times 8$ 回 $= 3,992$ 単位

$3,992$ 単位 $\times 11.40$ 円／単位 $=$
$45,508.80$ 円 $\rightarrow 45,508$ 円

なお，サービスコードについては，加算
等を加えた一体型の合成コードを基本とし
て作成しており，その合成単位数は，既に
端数処理をした単位数（整数値）である。

(2) サービス種類相互の算定関係について

特定施設入居者生活介護又は認知症対応
型共同生活介護若しくは地域密着型特定施
設入居者生活介護を受けている間について
は，その他の指定居宅サービス又は指定地
域密着型サービスに係る介護給付費（居宅
療養管理指導費を除く。）は算定しないもの
であること。ただし，特定施設入居者生活
介護又は認知症対応型共同生活介護の提供
に必要がある場合に，当該事業者の費用負
担により，その利用者に対してその他の居
宅サービス又は地域密着型サービスを利用
させることは差し支えないものであること。
また，短期入所生活介護又は短期入所療養
介護を受けている間については，訪問介護
費，訪問入浴介護費，訪問看護費，訪問リ
ハビリテーション費，居宅療養管理指導費，
通所介護費及び通所リハビリテーション費
並びに定期巡回・随時対応型訪問介護看護
費，夜間対応型訪問介護費，地域密着型通
所介護費，認知症対応型通所介護費，小規
模多機能型居宅介護費及び複合型サービス
費は算定しないものであること。

また，同一時間帯に通所サービスと訪問

サービスを利用した場合は，訪問サービスの所定単位数は算定できない。例えば，利用者が通所サービスを受けている時間帯に本人不在の居宅を訪問して掃除等を行うことについては，訪問介護の生活援助として行う場合は，本人の安否確認・健康チェック等も合わせて行うべきものであることから，訪問介護（生活援助が中心の場合）の所定単位数は算定できない（利用者不在時の訪問サービスの取扱いについては，当該時間帯に通所サービスを利用するかどうかにかかわらず，同様である。）。

なお，福祉用具貸与費については，短期入所生活介護又は短期入所療養介護を受けている者についても算定が可能であること。

(3) 施設入所日及び退所日等における居宅サービスの算定について

介護老人保健施設，介護療養型医療施設若しくは介護医療院の退所（退院）日又は短期入所療養介護のサービス終了日（退所・退院日）については，訪問看護費，訪問リハビリテーション費，居宅療養管理指導費及び通所リハビリテーション費は算定できない。訪問介護等の福祉系サービスは別に算定できるが，施設サービスや短期入所サービスでも，機能訓練やリハビリテーションを行えることから，退所（退院）日に通所介護サービスを機械的に組み込むといった居宅サービス計画は適正でない。

また，入所（入院）当日であっても当該入所（入院）前に利用する訪問通所サービスは別に算定できる。ただし，入所（入院）前に通所介護又は通所リハビリテーションを機械的に組み込むといった居宅サービス計画は適正でない。

また，施設入所（入院）者が外泊又は介護保健施設，経過的介護療養型医療施設若しくは介護医療院の試行的退所を行っている場合には，外泊時又は試行的退所時に居宅サービスは算定できない。

(4) 同一時間帯に複数種類の訪問サービスを利用した場合の取扱いについて

利用者は同一時間帯にひとつの訪問サービスを利用することを原則とする。ただし，訪問介護と訪問看護，又は訪問介護と訪問リハビリテーションを，同一利用者が同一時間帯に利用する場合は，利用者の心身の状況や介護の内容に応じて，同一時間帯に利用することが介護のために必要があると認められる場合に限り，それぞれのサービスについてそれぞれの所定単位数が算定される。例えば，家庭の浴槽で全身入浴の介助をする場合に，適切なアセスメント（利用者について，その有する能力，既に提供を受けている指定居宅サービス等のその置かれている環境等の評価を通じて利用者が現に抱える問題点を明らかにし，利用者が自立した日常生活を営むことができるように支援する上で解決すべき課題を把握することをいう。以下同じ。）を通じて，利用者の心身の状況や介護の内容から同一時間帯に訪問看護を利用することが必要であると判断され，30分以上1時間未満の訪問介護（身体介護中心の場合）と訪問看護（指定訪問看護ステーションの場合）を同一時間帯に利用した場合，訪問介護については387単位，訪問看護については823単位がそれぞれ算定されることとなる。

(5) 複数の要介護者がいる世帯において同一時間帯に訪問サービスを利用した場合の取扱いについて

それぞれに標準的な所要時間を見込んで居宅サービス計画上に位置づける。例えば，要介護高齢者夫婦のみの世帯に100分間訪問し，夫に50分の訪問介護（身体介護中心の場合），妻に50分の訪問介護（身体介護中心の場合）を提供した場合，夫，妻それぞれ387単位ずつ算定される。ただし，生活援助については，要介護者間で適宜所要時間を振り分けることとする。また，要介護者と要支援者等がいる世帯において同一時間帯に訪問介護及び介護保険法第115条の45第1項第1号イに規定する第1号訪問事業（指定事業者によるものに限る。）を利用した場合も同様に，訪問介護費の算定に当たっては，要介護者へのサービスに標準

的な所要時間を見込んで居宅サービス計画上に位置付けること。生活援助についても，適宜所要時間を振り分けた上で，要介護者に係る訪問介護費を算定すること。

(6) 訪問サービスの行われる利用者の居宅について

訪問介護，訪問入浴介護，訪問看護，訪問リハビリテーションは，介護保険法（平成9年法律第123号）第8条の定義上，要介護者の居宅において行われるものとされており，要介護者の居宅以外で行われるものは算定できない。例えば，訪問介護の通院・外出介助については，利用者の居宅から乗降場までの移動，バス等の公共交通機関への乗降，移送中の気分の確認，（場合により）院内の移動等の介助などは要介護者の居宅以外で行われるが，これは居宅において行われる目的地（病院等）に行くための準備を含む一連のサービス行為とみなし得るためである。居宅以外において行われるバス等の公共交通機関への乗降，院内の移動等の介助などのサービス行為だけをもってして訪問介護として算定することはできない。

(7) 「認知症高齢者の日常生活自立度」の決定方法について

① 加算の算定要件として「「認知症高齢者の日常生活自立度判定基準」の活用について」（平成5年10月26日老健第135号厚生省老人保健福祉局長通知）に規定する「認知症高齢者の日常生活自立度」（以下「日常生活自立度」という。）を用いる場合の日常生活自立度の決定に当たっては，医師の判定結果又は主治医意見書（以下この号において「判定結果」という。）を用いるものとする。

② ①の判定結果は，判定した医師名，判定日と共に，居宅サービス計画又は各サービスのサービス計画に記載するものとする。また，主治医意見書とは，「要介護認定等の実施について」（平成21年9月30日老発0930第5号厚生労働省老健局長通知）に基づき，主治医が記載した同通知中「3主治医の意見の聴取」に規定する「主

治医意見書」中「3心身の状態に関する意見(1)日常生活の自立度等について・認知症高齢者の日常生活自立度」欄の記載をいうものとする。なお，複数の判定結果がある場合にあっては，最も新しい判定を用いるものとする。

③ 医師の判定が無い場合（主治医意見書を用いることについて同意が得られていない場合を含む。）にあっては，「要介護認定等の実施について」に基づき，認定調査員が記入した同通知中「2(4)認定調査員」に規定する「認定調査票」の「認定調査票（基本調査）」7の「認知症高齢者の日常生活自立度」欄の記載を用いるものとする。

(8) 常勤換算方法及び常勤の具体的な取扱いについて

常勤換算方法及び常勤の具体的な取扱いについては，①及び②のとおりとすること。

① 雇用の分野における男女の均等な機会及び待遇の確保等に関する法律（昭和47年法律第113号）第13条第1項に規定する措置（以下「母性健康管理措置」という。）又は育児休業，介護休業等育児又は家族介護を行う労働者の福祉に関する法律（平成3年法律第76号。以下「育児・介護休業法」という。）第23条第1項，同条第3項又は同法第24条に規定する所定労働時間の短縮等の措置若しくは厚生労働省「事業場における治療と仕事の両立支援のためのガイドライン」に沿って事業者が自主的に講じる所定労働時間の短縮措置（以下「育児，介護及び治療のための所定労働時間の短縮等の措置」という。）が講じられている場合，30時間以上の勤務で，常勤換算方法での計算に当たり，常勤の従業者が勤務すべき時間数を満たしたものとし，1として取り扱うことを可能とする。

② 当該事業所における勤務時間が，当該事業所において定められている常勤の従業者が勤務すべき時間数（32時間を下回る場合は32時間を基本とする。）に達し

ていることをいうものであるが，母性健康管理措置又は育児，介護及び治療のための所定労働時間の短縮等の措置が講じられている者については，利用者の処遇に支障がない体制が事業所として整っている場合は，例外的に常勤の従業者が勤務すべき時間数を30時間として取り扱うことを可能とする。

また，常勤による従業者の配置要件が設けられている場合，従業者が労働基準法（昭和22年法律第49号）第65条に規定する休業，母性健康管理措置，育児・介護休業法第2条第1号に規定する育児休業，同条第2号に規定する介護休業，同法第23条第2項の育児休業に関する制度に準ずる措置又は同法第24条第1項（第2号に係る部分に限る。）の規定により同項第2号に規定する育児休業に関する制度に準じて講ずる措置による休業を取得中の期間において，当該要件において求められる資質を有する複数の非常勤の従業者を常勤の従業者の員数に換算することにより，当該要件を満たすことが可能であることとする。

(9) 文書の取扱いについて

① 電磁的記録について

指定事業者及びサービスの提供に当たる者（以下この(9)において「事業者等」という。）は，書面の作成，保存等を次に掲げる電磁的記録により行うことができる。

イ　電磁的記録による作成は，事業者等の使用に係る電子計算機に備えられたファイルに記録する方法または磁気ディスク等をもって調製する方法によること。

ロ　電磁的記録による保存は，以下のいずれかの方法によること。

a　作成された電磁的記録を事業者等の使用に係る電子計算機に備えられたファイル又は磁気ディスク等をもって調製するファイルにより保存する方法

b　書面に記載されている事項をスキャナ等により読み取ってできた電磁的記録を事業者等の使用に係る電子計算機に備えられたファイル又は磁気ディスク等をもって調製するファイルにより保存する方法

ハ　その他，指定居宅サービス等の事業の人員，設備及び運営に関する基準（平成11年厚生省令第37号。以下「指定居宅サービス基準」という。）第217条第1項において電磁的記録により行うことができるとされているものに類するものは，イ及びロに準じた方法によること。

ニ　また，電磁的記録により行う場合は，個人情報保護委員会・厚生労働省「医療・介護関係事業者における個人情報の適切な取扱いのためのガイダンス」，厚生労働省「医療情報システムの安全管理に関するガイドライン」等を遵守すること。

② 電磁的方法について

事業者等は，交付，説明，同意，承諾，締結等について，事前に利用者又はその家族等の承諾を得た上で，次に掲げる電磁的方法によることができる。

イ　電磁的方法による交付は，指定居宅サービス基準第8条第2項から第6項までの規定に準じた方法によること。

ロ　電磁的方法による同意は，例えば電子メールにより利用者等が同意の意思表示をした場合等が考えられること。なお，「押印についてのQ＆A（令和2年6月19日内閣府・法務省・経済産業省）」を参考にすること。

ハ　電磁的方法による締結は，利用者等・事業者等の間の契約関係を明確にする観点から，書面における署名又は記名・押印に代えて，電子署名を活用することが望ましいこと。なお，「押印についてのQ＆A（令和2年6月19日内閣府・法務省・経済産業省）」を参考にすること。

ニ　その他，指定居宅サービス基準第
217条第2項において電磁的方法によ
ることができるとされているものに類
するものは，イからハまでに準じた方
法によること。ただし，この通知の規
定により電磁的方法の定めがあるもの
については，当該定めに従うこと。

ホ　また，電磁的方法による場合は，個
人情報保護委員会・厚生労働省「医療・
介護関係事業者における個人情報の適
切な取扱いのためのガイダンス」，厚生
労働省「医療情報システムの安全管理
に関するガイドライン」等を遵守する
こと。

③　その他

イ　この通知に定めるほか，単位数の算
定に当たって押印を要する文書につい
ては，押印を不要とする変更等が行わ
れたものとみなして取り扱うものとす
ること。この場合において，「押印につ
いてのQ&A（令和2年6月19日内閣
府・法務省・経済産業省）」を参考にす
ることとし，変更の主な方法は，様式
中の「印」等の表記を削るものとする
こと。

ロ　単位数の算定に当たって事業者に書
類の提出を求める場合にあっては，事
業者に過度な負担が生じないよう配慮
し，必要以上の添付書類等を求めない
ものとすること。

⑽　令和6年4月から5月までの取扱い

①　指定居宅サービスに要する費用の額の
算定に関する基準等の一部を改正する告
示（令和6年厚生労働省告示第86号）に
おいて，訪問看護費，訪問リハビリテー
ション費，居宅療養管理指導費及び通所
リハビリテーション費（以下「訪問看護
費等」という。）に係る改正は令和6年6
月施行となっているところ，令和6年4
月から5月までの間の訪問看護費等の算
定は，「「指定居宅サービスに要する費用
の額の算定に関する基準（訪問通所サー
ビス，居宅療養管理指導及び福祉用具貸

与に係る部分）及び指定居宅介護支援に
要する費用の額の算定に関する基準の制
定に伴う実施上の留意事項について」等
の一部改正について」（令和6年3月15
日老高発0315001号老認発0315001号
老健発0315001号）による改正前の本通
知に基づき実施するものとする。

②　指定居宅サービスに要する費用の額の
算定に関する基準等の一部を改正する告
示（令和6年厚生労働省告示第86号）に
おいて，介護職員処遇改善加算，介護職
員等特定処遇改善加算及び介護職員等
ベースアップ等支援加算（以下「処遇改
善3加算」という。）の一本化は令和6年
6月施行となっているところ，令和6年
4月から5月までの間の処遇改善3加算
の内容については，別途通知（「介護職員
等処遇改善加算等に関する基本的考え方
並びに事務処理手順及び様式例の提示に
ついて」）を参照すること。

● 介護給付費及び公費負担医療等に関する費用等の請求に関する命令（抄）

（平成12年3月7日 厚生省令第20号）

注　令和5年11月30日内閣府・厚生労働省令第8号改正現在

（定義）

第1条　この省令において「介護給付費」とは，介護保険法（平成9年法律第123号。以下「法」という。）に規定する居宅介護サービス費，地域密着型介護サービス費，居宅介護サービス計画費，施設介護サービス費，特定入所者介護サービス費，介護予防サービス費，地域密着型介護予防サービス費，介護予防サービス計画費及び特定入居者介護予防サービス費をいう。

2　この省令において「公費負担医療等」とは，次に掲げる給付とする。

一　生活保護法（昭和25年法律第144号）第15条の2（中国残留邦人等の円滑な帰国の促進並びに永住帰国した中国残留邦人等及び特定配偶者の自立の支援に関する法律（平成6年法律第30号）第14条第4項（中国残留邦人等の円滑な帰国の促進及び永住帰国後の自立の支援に関する法律の一部を改正する法律（平成19年法律第127号）附則第4条第2項において準用する場合を含む。）においてその例による場合を含む。）の介護扶助又は介護支援給付

二　感染症の予防及び感染症の患者に対する医療に関する法律（平成10年法律第114号）第37条の2第1項の規定により費用の負担が行われる医療に関する給付

三　原子爆弾被爆者に対する援護に関する法律（平成6年法律第117号）第18条の一般疾病医療費の支給

四　障害者の日常生活及び社会生活を総合的に支援するための法律（平成17年法律第123号）第58条第1項の自立支援医療費の支給

五　石綿による健康被害の救済に関する法律（平成18年法律第4号）第4条第1項の規定による医療費の支給

五の二　難病の患者に対する医療等に関する法律（平成26年法律第50号）第5条第1項の特定医療費の支給

六　前各号に掲げるもののほか，医療又は介護に関する給付であって厚生労働大臣が定めるもの

3　この省令において「審査支払機関」とは，市町村（特別区を含み，法第41条第10項（法第42条の2第9項，法第46条第7項，法第48条第7項，法第51条の3第8項，法第53条第7項，法第54条の2第9項，法第58条第7項及び法第61条の3第8項において準用する場合を含む。），法第115条の45の3第6項又は法第115条の47第6項の規定により審査及び支払に関する事務を国民健康保険法（昭和33年法律第192号）第45条第5項に規定する国民健康保険団体連合会に委託している場合にあっては，当該国民健康保険団体連合会とする。）をいう。

4　この省令において「電子情報処理組織」とは，審査支払機関の使用に係る電子計算機（入出力装置を含む。以下同じ。）と，介護給付費，第一号事業支給費（法第115条の45の3第2項に規定する第一号事業支給費をいう。以下同じ。）若しくは公費負担医療等に関する費用（以下「介護給付費等」という。）又は法第115条の45第1項に規定する介護予防・日常生活支援総合事業（以下「総合事業」という。）の実施に必要な費用（第一号事業支給費に係るものを除く。以下「総合事業費」という。）の請求をしようとする指定居宅サービス事業者（法第41条第1項に規定する指定居宅サービス事業者をいう。以下同じ。），指定地域密着型サービス事業者（法第42条の2第1項に規定する指定地域密着型サービス事業者をいう。以下同じ。），指定居宅介護支援事業者（法第46条第1項に規定する指定居宅介護支援事業者をいう。以下同じ。），介護保険施設，指定介護予防サービス事業者（法第53条第1項に規定

する指定介護予防サービス事業者をいう。以下
同じ。），指定地域密着型介護予防サービス事業
者（法第54条の2第1項に規定する指定地域密
着型介護予防サービス事業者をいう。以下同じ。）
若しくは指定介護予防支援事業者（法第58条第
1項に規定する指定介護予防支援事業者をいう。
以下同じ。）（以下「指定居宅サービス事業者等」
という。）又は指定事業者（法第115条の45の
3第1項に規定する指定事業者をいう。以下同じ。）
若しくは総合事業受託者（法第115条の47第1
項又は第4項の規定により市町村長から総合事
業の実施の委託を受けた者をいう。以下同じ。）
の使用に係る入出力装置とを電気通信回線で接
続した電子情報処理組織をいう。

（介護給付費等又は総合事業費の請求）

第2条 指定居宅サービス事業者，指定地域密着型
サービス事業者又は指定居宅介護支援事業者は，
介護給付費等を請求しようとするときは，指定
居宅サービス（法第41条第1項に規定する指定
居宅サービスをいう。以下同じ。），指定地域密着
型サービス（法第42条の2第1項に規定する指
定地域密着型サービスをいう。以下同じ。）又は
指定居宅介護支援（法第46条第1項に規定する
指定居宅介護支援をいう。以下同じ。）の事業を
行う事業所ごとに，居宅サービス，地域密着型
サービス又は居宅介護支援の種類に応じてこど
も家庭庁長官及び厚生労働大臣が定める区分に
従いこども家庭庁長官及び厚生労働大臣が定め
る事項を電子情報処理組織を使用してこども家
庭庁長官及び厚生労働大臣の定める方式に従っ
て入出力装置から入力して審査支払機関の電子
計算機に備えられたファイルに記録し，又は電
子計算機を使用してこども家庭庁長官及び厚生
労働大臣の定める方式に従って記録したこども
家庭庁長官及び厚生労働大臣の定める規格に適
合する光ディスク（これに準ずる方法により一
定の事項を確実に記録しておくことができる物
を含む。以下「光ディスク等」という。）を審査
支払機関に提出して行うものとする。

2 略

3 指定介護予防サービス事業者，指定地域密着型
介護予防サービス事業者又は指定介護予防支援
事業者は，介護給付費等を請求しようとすると

きは，指定介護予防サービス（法第53条第1項
に規定する指定介護予防サービスをいう。以下
同じ。），指定地域密着型介護予防サービス（法第
54条の2第1項に規定する指定地域密着型介護
予防サービスをいう。以下同じ。）又は指定介護
予防支援（法第58条第1項に規定する指定介護
予防支援をいう。以下同じ。）の事業を行う事業
所ごとに，介護予防サービス，地域密着型介護
予防サービス又は介護予防支援の種類に応じて
こども家庭庁長官及び厚生労働大臣が定める区
分に従いこども家庭庁長官及び厚生労働大臣が
定める事項を電子情報処理組織を使用してこど
も家庭庁長官及び厚生労働大臣の定める方式に
従って入出力装置から入力して審査支払機関の
電子計算機に備えられたファイルに記録し，又
は電子計算機を使用してこども家庭庁長官及び
厚生労働大臣の定める方式に従って記録したこ
ども家庭庁長官及び厚生労働大臣の定める規格
に適合する光ディスク等を審査支払機関に提出
して行うものとする。

4 略

（介護給付費等又は総合事業費の請求日）

第3条 介護給付費等又は総合事業費（審査支払機
関を通じて請求が行われるものに限る。）の請求
は，各月分について翌月10日までに行わなけれ
ばならない。

2 前条の規定による電子情報処理組織による介
護給付費等又は総合事業費の請求は，審査支払
機関の電子計算機に備えられたファイルに記録
された時に審査支払機関に到達したものとみな
す。

（介護給付費等又は総合事業費の請求の開始等の届
出）

第4条 指定居宅サービス事業者等又は指定事業
者若しくは総合事業受託者（以下「請求事業者」
という。）は，第2条の規定による電子情報処理
組織又は光ディスク等による介護給付費等又は
総合事業費の請求を開始しようとするときは，
あらかじめ，次に掲げる事項を審査支払機関に
届け出なければならない。

一 請求事業者の名称及び所在地

二 請求を行おうとする指定居宅サービス，指
定地域密着型サービス若しくは指定居宅介護

支援の事業を行う事業所，介護保険施設若しくは指定介護予防サービス，指定地域密着型介護予防サービス若しくは指定介護予防支援の事業を行う事業所又は総合事業を行う事業所の名称及び所在地

三　介護保険事業所番号又は総合事業を行う事業所を特定する番号

四　電子情報処理組織又は光ディスク等による請求の別

五　請求を開始しようとする年月

2　第2条の規定による請求を行う請求事業者は，前項第一号，第二号又は第四号に掲げる事項を変更しようとするときは，あらかじめ，当該変更に係る事項を審査支払機関に届け出なければならない。

附則（抄）

（施行期日）

第1条　この省令は，平成12年4月1日から施行する。

（経過措置）

第2条　請求事業者（次条第1項の規定による届出を行ったものであって同条第3項の規定による届出を行っていないものを除く。次項において同じ。）のうち，居宅療養管理指導，認知症対応型共同生活介護又は特定施設入居者生活介護（以下この項において「居宅療養管理指導等」という。）に係る介護給付費等の請求のみを行うもの，居宅療養管理指導等以外の1の種類の指定居宅サービスに係る介護給付費等の請求のみを行うものその他これらに準ずる電子情報処理組織又は光ディスク等による請求を行うことが特に困難と認められるもの（附則第4条において「単一サービス提供等事業者」という。）であって，その旨を審査支払機関に届け出たものは，第2条の規定にかかわらず，介護給付費請求書に介護給付費明細書（指定居宅介護支援事業者又は指定介護予防支援事業者にあっては，介護給付費明細書及び給付管理票（指定居宅介護支援等の事業の人員及び運営に関する基準（平成11年厚生省令第38号）第14条（同令第30条において準用する場合を含む。）又は指定介護予防支援等の事業の人員及び運営並びに指定介護予防支援等に係る介護予防のための効果的な支援の方法に関

する基準（平成18年厚生労働省令第37号）第13条（同令第32条において準用する場合を含む。）に規定する文書をいう。以下同じ。）とする。）又は介護予防・日常生活支援総合事業費請求書に介護予防・日常生活支援総合事業費明細書（法第115条の45第1項第一号ニに規定する第一号介護予防支援事業に係る指定事業者又は総合事業受託者にあっては，介護予防・日常生活支援総合事業費明細書及び給付管理票（第一号事業支給費又は総合事業費の支給に係る審査において必要な場合に限る。）とする。）を添えて，これを審査支払機関に提出することにより介護給付費等又は総合事業費を請求すること（以下「書面による請求」という。）ができる。

2　前項の規定による届出を行おうとする請求事業者は，平成30年3月31日までに，届け出るものとする。

3　第1項の介護給付費請求書，介護給付費明細書，介護予防・日常生活支援総合事業費請求書，介護予防・日常生活支援総合事業費明細書及び給付管理票の様式は，次の表の区分による。

介護給付費請求書	様式第一
訪問介護，訪問入浴介護，訪問看護，訪問リハビリテーション，居宅療養管理指導，通所介護，通所リハビリテーション，福祉用具貸与，定期巡回・随時対応型訪問介護看護，夜間対応型訪問介護，認知症対応型通所介護，小規模多機能型居宅介護（短期利用を除く。），小規模多機能型居宅介護（短期利用に限る。），複合型サービス（看護小規模多機能型居宅介護であって短期利用を除く。），複合型サービス（看護小規模多機能型居宅介護であって短期利用に限る。）又は地域密着型通所介護に係る居宅サービス又は地域密着型サービス介護給付費明細書	様式第二
介護予防訪問介護，介護予防訪問入浴介護，介護予防訪問看護，介護予防訪問リハビリテーション，介護予防居宅療養管理指導，介護予防通所介護，介護予防通所リハビリテーション，介護予防福祉用具貸与，介護予防認知症対応型通所介護，介護予防小規模多機能型居宅介護（短期利用を除く。）又は介護予防小規模多機能型居宅介護（短期利用に限る。）に係る介護予防サービス又は地域密着型介護予防サービス介護給付費明細書	様式第二の二
給付管理票	様式第十一

第3条　請求事業者（電子情報処理組織又は光ディ

スク等による請求を行える体制を有するものを除く。以下この条において同じ。）のうち，当該請求事業者において，指定居宅サービス，指定地域密着型サービス，指定居宅介護支援，指定施設サービス等，指定介護予防サービス，指定地域密着型介護予防サービス若しくは指定介護予防支援又は総合事業に従事する常勤の介護職員その他の従業者の年齢が，平成30年3月31日において，いずれも65歳以上であるもの（次条において「65歳以上従事者事業者」という。）であって，その旨を審査支払機関に届け出たものは，第2条の規定にかかわらず，書面による請求を行うことができる。

2　前項の規定による届出を行おうとする請求事業者は，平成30年3月31日までに，届け出るものとする。

3　第1項の規定による届出を行った請求事業者であって，当該請求事業者において，平成30年3月31日における年齢が65歳未満である常勤の介護職員その他の従業者（次条において「65歳未満従業者」という。）が新たに指定居宅サービス，指定地域密着型サービス，指定居宅介護支援，指定施設サービス等，指定介護予防サービス，指定地域密着型介護予防サービス若しくは指定介護予防支援又は総合事業に従事することとなったものは，当該従業者に係る氏名及び生年月日を，速やかに審査支払機関に届け出なければならない。

4　前項の規定による届出を行った請求事業者（前条第1項の規定による届出を行ったものを除く。）は，当該届出の日の属する月及びその翌月に限り，第2条の規定にかかわらず，書面による請求を行うことができる。

第5条　前3条に規定するもののほか，第2条の規定にかかわらず，請求事業者のうち，次の各号に掲げるものに該当する旨をあらかじめ審査支払機関に届け出たものは，それぞれ当該各号に掲げる介護給付費等又は総合事業費の請求について，書面による請求を行うことができる。

　一　電気通信回線設備の機能に障害が生じた請求事業者　当該障害が生じている間に行う介護給付費等又は総合事業費の請求

　二　電子計算機の販売又はリースの事業を行う者との間で電子情報処理組織又は光ディスク等による請求に係る設備の設置又はソフトウェアの導入に係る契約を締結している請求事業者であって，当該設置又は導入に係る作業が完了しておらず，介護給付費等又は総合事業費の請求の日までに電子情報処理組織又は光ディスク等による請求ができないもの　当該設置又は導入に係る作業が完了するまでの間に行う介護給付費等又は総合事業費の請求

　三　改築の工事中である施設又は臨時の施設において指定居宅サービス，指定地域密着型サービス，指定居宅介護支援，指定施設サービス等，指定介護予防サービス，指定地域密着型介護予防サービス若しくは指定介護予防支援又は総合事業を行っている請求事業者　当該改築の工事中である施設又は臨時の施設において指定居宅サービス，指定地域密着型サービス，指定居宅介護支援，指定施設サービス等，指定介護予防サービス，指定地域密着型介護予防サービス若しくは指定介護予防支援又は総合事業を行っている間に行う介護給付費等又は総合事業費の請求

　四　廃止又は休止に関する計画を定めている請求事業者　廃止又は休止するまでの間に行う介護給付費等又は総合事業費の請求

　五　その他電子情報処理組織又は光ディスク等による請求を行うことが特に困難な事情がある請求事業者　当該請求

2　請求事業者は，前項の規定による届出を行う際，当該届出の内容を確認できる資料を添付するものとする。

3　請求事業者は，第1項第一号，第二号又は第五号に該当する旨の同項の規定による届出を行うに当たり，当該届出をあらかじめ行えないことについてやむを得ない事情がある場合には，当該届出に係る介護給付費等又は総合事業費の請求の日に当該届出を行うことができる。この場合にあっては，前項の資料は当該介護給付費等又は総合事業費の請求の事後において，速やかに審査支払機関に提出するものとする。

◉ 介護給付費及び公費負担医療等に関する費用等の請求に関する命令第1条第2項第6号の規定に基づき厚生労働大臣が定める医療又は介護に関する給付

（平成12年3月7日）
（厚生省告示第56号）

注　令和5年3月31日厚生労働省告示第167号改正現在

　　介護給付費及び公費負担医療等に関する費用の請求に関する省令（平成12年厚生省令第20号）第1条第2項第6号の規定に基づき，介護給付費及び公費負担医療等に関する費用の請求に関する省令第1条第2項第6号の規定に基づき厚生労働大臣が定める医療又は介護に関する給付を次のように定め，平成12年4月1日から適用する。

一　昭和48年4月17日衛発第242号厚生省公衆衛生局長通知「特定疾患治療研究事業について」による治療研究に係る医療の給付

二　平成元年7月24日健医発第896号厚生省保健医療局長通知「先天性血液凝固因子障害等治療研究事業について」による治療研究に係る医療の給付

三　平成4年4月30日環保業第227号環境事務次官通知「水俣病総合対策費の国庫補助について」による療養費及び研究治療費の支給

四　平成12年3月17日健医発第475号厚生省保健医療局長通知「原爆被爆者の訪問介護利用者負担に対する助成事業について」による介護の給付

五　平成12年3月17日健医発第476号厚生省保健医療局長通知「原爆被爆者の介護保険等利用者負担に対する助成事業について」による介護の給付

六　平成15年6月6日環保企発第030606004号環境事務次官通知「「茨城県神栖町における有機ヒ素化合物による環境汚染及び健康被害に係る緊急措置事業要綱」について」による医療費の支給

七　平成17年5月24日環保企発第050524001号環境事務次官通知「メチル水銀の健康影響に係る調査研究事業について」による研究治療費の支給

八　別に厚生労働大臣が定める指定訪問介護（指定居宅サービス等の事業の人員，設備及び運営に関する基準（平成11年厚生省令第37号）第4条に規定する指定訪問介護をいう。）及び指定夜間対応型訪問介護（指定地域密着型サービスの事業の人員，設備及び運営に関する基準（平成18年厚生労働省令第34号）第4条に規定する指定夜間対応型訪問介護をいう。）並びに指定事業者（介護保険法（平成9年法律第123号）第115条の45の3第1項に規定する指定事業者をいう。）により行われる当該指定に係る第一号訪問事業（介護保険法第115条の45第1項第一号イに規定する第一号訪問事業をいう。）に係る介護の給付

○ 介護給付費請求書等の記載要領について（抄）

（平成13年11月16日
老老発第31号）

注　令和6年3月15日老高発0315第1号・老認発0315第1号・老老発0315第1号改正現在

　介護給付費請求書等の様式については，「介護給付費及び公費負担医療等に関する費用に関する省令」（平成12年厚生省令第20号）において規定されているところであるが，その記載要領等について，別紙のとおり定め，平成14年1月1日から適用することとしたので，御了知のうえ，その取扱いに遺憾のないよう関係者等に対し周知徹底を図られたい。

1　介護給付費請求書に関する事項（様式第一）
　(1)サービス提供年月
　　　請求対象となるサービスを提供した年月を和暦で，「年」「月」それぞれ右詰で記載すること。
　(2)請求先
　　　保険者名，公費負担者名等を記載すること。ただし，記載を省略して差し支えないこと。
　(3)請求日
　　　審査支払機関へ請求を行う日付を記載すること。
　(4)請求事業所
　　①事業所番号
　　　　指定事業所番号又は基準該当事業所の登録番号を記載すること。
　　②名称
　　　　指定等を受けた際に届け出た事業所名を記載すること。
　　③所在地
　　　　指定等を受けた際に届け出た事業所の所在地とその郵便番号を記載すること。
　　④連絡先
　　　　審査支払機関，保険者からの問い合わせ用の連絡先電話番号を記載すること。
　(5)保険請求（サービス費用に係る部分）
　　　保険請求の介護給付費明細書（介護保険制度の被保険者でない40歳以上65歳未満の要保護者で介護保険法施行令（平成10年政令第412号）第2条各号の特定疾病により要介護状態又は要支援状態にある者（以下「被保険者でない要保護者」という。）の場合を除く。）について居宅サービス・施設サービス・介護予防サービス・地域密着型サービス等及び居宅介護支援・介護予防支援の2つの区分ごとに，以下に示す項目の集計を行って記載すること。合計欄には2つの区分の合計を記載すること。
　　①件数
　　　　保険請求対象となる介護給付費明細書の件数（介護給付費明細書の様式ごとに被保険者等1人分の請求を1件とする。）を記載すること。
　　②単位数・点数
　　　　保険給付対象の単位数及び点数の合計を記載すること。
　　③費用合計
　　　　介護給付費明細書の保険請求対象単位数（点数）に単位数（点数）あたり単価を乗じた結果（小数点以下切り捨て）の合計を記載すること（金額は保険請求額，公費請求額及び利用者負担の合計額）。
　　④保険請求額
　　　　介護給付費明細書の保険請求額の合計額を記載すること。
　　⑤公費請求額
　　　　介護給付費明細書の公費請求額の合計額を記載すること。
　　⑥利用者負担
　　　　介護給付費明細書の利用者負担額と公費分本人負担額を合計した額を記載すること。
　(6)保険請求（特定入所者介護サービス費等に係る部分）　略
　(7)公費請求（サービス費用に係る部分）
　　　保険請求の介護給付費明細書のうち，公費の請求に関わるものについて公費の法別に，以下に示す項目の集計を行って記載すること

（生活保護の単独請求の場合は，居宅サービス・施設サービス・介護予防サービス・地域密着型サービス等及び居宅介護支援・介護予防支援の2つの区分ごとに集計を行って記載すること。）。合計欄のうち斜線のない欄には全ての公費請求の介護給付費明細書に関する集計を記載すること。

①件数

それぞれの公費の請求対象となる介護給付費明細書の件数（介護給付費明細書の様式ごとに被保険者等1人分の請求を1件とする。）を記載すること。

ただし，市町村合併等により被保険者等1人につき2か所の生活保護又は中国残留邦人等公費に係る介護支援給付実施機関へ請求を行う場合には，2件と記載すること。

②単位数・点数

介護給付費明細書の単位数及び点数（公費対象以外を含む。）の合計を記載すること。

③費用合計

介護給付費明細書の保険請求対象単位数（点数）に単位数（点数）あたり単価を乗じた結果（小数点以下切り捨て）の合計を記載すること。（以下略）

④公費請求額

介護給付費明細書の当該公費請求額の合計額を記載すること。

(8)公費請求（特定入所者介護サービス費等に係る部分） 略

2 略

3 介護給付費明細書記載に関する事項（様式第二及び第二の二，第三から第七の二まで，並びに様式第八から第九の二まで）

(1)共通事項

①基本的留意事項

ア 介護給付費明細書は1事業所（複数のサービス種類を提供する場合で同一事業所番号が割り当てられた事業所を含む。）の被保険者1人（介護給付費明細書に複数の被保険者分を記載する居宅介護支援費及び介護予防支援費の請求の場合を除く。）あたり，1月に1件作成すること。

ただし，月途中で要介護状態と要支援状態をまたがる区分変更認定がある被保険者に対して，1事業所から変更前後において居宅サービス及び介護予防サービスを提供した場合，1月に2件以上作成することとなる。

イ 1枚の介護給付費明細書の明細記入欄に請求明細が記入しきれない場合は，何枚中の何枚目であるかを所定の欄に記載し，複数の介護給付費明細書に分けて明細の記入を行うこと。この際，2枚目以降については，被保険者番号を除く被保険者欄，事業所番号を除く請求事業者欄の記載を省略して差し支えないこと。

また，請求額集計欄は1枚目にのみ記載するものとすること。

ウ 1人の被保険者について同一月分の，同一様式の介護給付費明細書を2件にわけて作成することはできないこと（イの場合及び公費併用請求で介護給付費明細書が2枚以上にわたる場合を除く。）。

②サービス種類と介護給付費明細書様式の対応関係

区分	介護給付		予防給付	
	サービス種類	明細書様式	サービス種類	明細書様式
居宅サービス	訪問看護	様式第2	介護予防訪問看護	様式第2の2
地域密着型サービス	定期巡回・随時対応型訪問介護看護 看護小規模多機能型居宅介護（短期利用以外） 看護小規模多機能型居宅介護（短期利用）			

③介護給付費明細書様式ごとの要記載内容 略

④生活保護受給者に係る介護給付費明細書

生活保護法（昭和25年法律第144号）の指定を受けた介護機関が，介護保険の被保険者でない生活保護受給者の介護扶助に係る介護サービスを提供した場合，その費用に関する請求は介護給付費明細書によって

行うこと。この場合，受給者は被保険者証を保有していないため，福祉事務所の発行する生活保護法介護券の記載事項をもとに介護給付費明細書の記載を行うこと。なお，記載要領については，被保険者でない生活保護受給者に関する場合についても同様とし，「被保険者」と記載している場合は，被保険者でない介護扶助の対象者も含むものとすること。

⑤公費負担医療等受給者に係る介護給付費明細書

公費負担医療等受給者である被保険者において，公費本人負担額を含め公費への請求額が発生しない場合には，該当の公費負担医療に係る情報（公費負担者番号・公費受給者番号等）の記載は行わないこと。

(2)項目別の記載要領

①サービス提供年月

請求対象となるサービスを提供した年月を和暦で，「年」「月」それぞれを右詰で記載すること。

②公費負担者番号・公費受給者番号

ア　公費負担者番号

公費単独請求，公費と公費又は公費と保険の併用請求の場合に，公費負担者番号を記載すること。

イ　公費受給者番号

公費単独請求，公費と公費又は公費と保険の併用請求の場合に，公費受給者番号を記載すること。

③保険者番号

被保険者証若しくは資格者証又は生活保護受給者で介護保険の被保険者でない場合は福祉事務所から発行される生活保護法介護券（以下「被保険者証等」という。）の保険者番号欄に記載された保険者番号を記載すること。

④被保険者欄

様式第七及び第七の二においては1枚に複数の被保険者欄が存在するが，記載方法は他の様式の場合と同様であること。

ア　被保険者番号

被保険者証等の被保険者番号欄に記載

された番号を記載すること。

イ　公費受給者番号（様式第七及び第七の二の場合のみ記載）　略

ウ　氏名

被保険者証等に記載された氏名及びふりがなを記載すること。

エ　生年月日

被保険者証等に記載された生年月日を記載すること。

元号欄は該当する元号の番号を○で囲むこと。

オ　性別

該当する性別の番号を○で囲むこと。

カ　要介護状態区分

請求対象となる期間における被保険者の要介護状態区分を被保険者証等をもとに記載すること。月の途中で要介護状態区分の区分変更認定等（要介護状態と要支援状態をまたがる変更の場合を含む。）があって，要介護状態区分が変わった場合は，月の末日における要介護状態区分（月の末日において要介護認定等の非該当者又は介護予防・生活支援サービス事業対象者（以下「事業対象者」という。）である場合は，最後に受けていた要介護認定等の要介護状態区分）を記載すること。月途中で要介護状態と要支援状態をまたがる変更を行う場合等，記載すべき要介護状態区分又は要支援状態区分が様式に存在しない場合は，補記を行うこと（ただし，補記する名称は「要支援1」等正確に記載し，「要1」等の省略は不可とする。）。この場合において，当該要介護状態区分と，当該月の支給限度基準額設定のもととなった要介護状態区分は一致しない場合があることに留意すること。

キ　略

ク　認定有効期間

サービス提供月の末日において被保険者が受けている要介護認定及び要支援認定（以下「要介護認定等」という。）の有効期間を記載すること。

ケ，コ　略

⑤請求事業者（様式第七及び第七の二においてはそれぞれ居宅介護支援事業者及び介護予防支援事業者）

　　事前印刷又はゴム印等による記載であっても差し支えないこと。

　ア　事業所番号

　　指定事業所番号又は基準該当事業所の登録番号を記載すること。

　イ　事業所名称

　　指定等を受けた際に届け出た事業所名を記載すること。

　　同一事業所番号で複数のサービス種類を提供しており，それぞれの名称が異なることで事業所名を特定できない場合は，指定申請等を行った際の「申請（開設）者」欄に記載した名称を記載すること。

　ウ　所在地

　　指定等を受けた際に届け出た事業所の所在地とその郵便番号を記載すること。

　エ　連絡先

　　審査支払機関，保険者からの問い合わせ用連絡先電話番号を記載すること。

　オ　略

⑥居宅サービス計画及び介護予防サービス計画（様式第二及び第二の二，第三から様式第五の二まで，並びに第六の五から第六の七までについて記載）

　　区分支給限度管理の対象のサービスの請求を行う場合に記載すること（居宅療養管理指導費又は介護予防居宅療養管理指導費のみの請求の場合は記載しないこと。）。

　ア　作成区分

　　居宅サービス計画及び介護予防サービス計画の作成方法について該当するものを選んで○で囲むこと。

　　月を通じて利用者が小規模多機能型居宅介護（短期利用を除く）又は看護小規模多機能型居宅介護（短期利用を除く）を利用した場合には，居宅介護支援事業者作成を○で囲むこと。また，月を通じて利用者が介護予防小規模多機能型居宅介護（短期利用を除く）を利用した場合には，介護予防支援事業者作成を○で囲むこと。

　　月の一部の期間において利用者が小規模多機能型居宅介護（短期利用を除く）又は看護小規模多機能型居宅介護（短期利用を除く）を利用し，かつ当該期間を除いて居宅介護支援を受けた場合には，居宅介護支援事業者作成を○で囲むこと。

　　月の一部の期間において利用者が介護予防小規模多機能型居宅介護（短期利用を除く）を利用し，かつ当該期間を除いて介護予防支援又は介護予防ケアマネジメントを受けた場合には，介護予防支援事業者作成を○で囲むこと。

　　月の途中で要介護状態，要支援状態及び事業対象者をまたがる区分変更認定等があった場合には，月末時点の該当する作成方法を○で囲むこと。

　　記載すべき作成方法が様式にない場合は，補記を行うこと（ただし，補記する名称は「居宅介護支援事業者作成」等正確に記載し，「居宅作成」等の省略は不可とする。）。

　イ　事業所番号

　　居宅介護支援事業者作成又は介護予防支援事業者作成の場合に，サービス提供票に記載されている居宅サービス計画又は介護予防サービス計画を作成した居宅介護支援事業者又は介護予防支援事業者（地域包括支援センター）の事業所番号を記載すること。

　　月を通じて利用者が小規模多機能型居宅介護（短期利用を除く），介護予防小規模多機能型居宅介護（短期利用を除く）又は看護小規模多機能型居宅介護（短期利用を除く）を利用した場合には，当該小規模多機能型居宅介護事業者，介護予防小規模多機能型居宅介護事業者又は看護小規模多機能型居宅介護事業者が自事業所番号を記載すること。

　　月の一部の期間において利用者が小規模多機能型居宅介護（短期利用を除く）を利用し，かつ当該期間を除いて看護小規模多機能型居宅介護（短期利用を除く）

を利用した場合には，月末時点の自事業所番号を記載すること。

　月の一部の期間において利用者が小規模多機能型居宅介護（短期利用を除く）又は看護小規模多機能型居宅介護（短期利用を除く）を利用し，かつ当該期間を除いて居宅介護支援を受けた場合には，当該居宅介護支援事業所番号を記載すること。

　月の一部の期間において利用者が介護予防小規模多機能型居宅介護（短期利用を除く）を利用し，かつ当該期間を除いて介護予防支援を受けた場合には，当該介護予防事業所番号を記載すること。

　月の途中で要介護状態，要支援状態及び事業対象者をまたがる区分変更認定等があった場合には，月末時点で要介護状態である場合は，居宅介護支援事業者，月末時点で要支援状態である場合は，介護予防支援事業者（地域包括支援センター及び介護予防支援の指定を受けた居宅介護支援）の事業所番号を記載すること。

ウ　事業所名称

　居宅介護支援事業者作成又は介護予防支援事業者作成の場合に，サービス提供票に記載されている居宅サービス計画又は介護予防サービス計画を作成した居宅介護支援事業者又は介護予防支援事業者（地域包括支援センター）の名称を記載すること。居宅介護支援事業者作成又は介護予防支援事業者作成の場合は被保険者が市町村に届け出て，被保険者証の「居宅介護支援事業者又は介護予防支援事業者及び事業所の名称」欄に記載された事業所（被保険者でない生活保護受給者の場合は，生活保護法介護券の「指定居宅介護支援事業者名・指定介護予防支援事業者名」欄に記載された事業所）であることが必要であること。

⑦開始日・中止日等（様式第二又は第二の二について記載）

ア　開始年月日

　被保険者に対し，サービスの提供を開始した月に，最初にサービスを提供した日付（ただし，以下のいずれかのサービスを提供している場合で，月途中において以下に記載する事由に該当する場合については，利用者との契約日）を記載すること。前月以前から継続している場合は記載しないこと。なお，小規模多機能型居宅介護（短期利用を除く），介護予防小規模多機能型居宅介護（短期利用を除く）又は看護小規模多機能型居宅介護（短期利用を除く）においては，前月以前から継続している場合においても，前月以前のサービス提供開始日を記載すること。

　複数のサービス種類が記載されている場合は，記載すべき開始年月日において最も前の日付を記載すること。

〈該当サービス種類〉

・訪問看護（定期巡回・随時対応型訪問介護看護と連携して訪問看護を行う場合）

・定期巡回・随時対応型訪問介護看護

〈利用者との契約日を記載する事由〉

・要介護状態と要支援状態をまたがる区分変更認定が行われた場合

・サービス事業者の指定効力停止期間の終了

・サービス事業者の変更があった場合（同一保険者内に限る）

イ　中止年月日

　月の途中にサービスの提供を中止した場合に，最後にサービスを提供した日付（ただし，以下のいずれかのサービスを提供している場合で，月途中において以下に記載する事由に該当する場合については，利用者との契約解除日等）を記載すること。翌月以降サービスを継続している場合は記載しないこと。

　月の途中で，転出等により保険者をまたがる異動が発生し，かつサービスの提供が継続されている場合には，当該転出日を記載すること。

　複数のサービス種類が記載されている場合は，記載すべき中止年月日において最も後の日付を記載すること。

〈該当サービス種類〉

・訪問看護（定期巡回・随時対応型訪問介護看護と連携して訪問看護を行う場合）

・定期巡回・随時対応型訪問介護看護

・看護小規模多機能型居宅介護（短期利用を除く）

〈利用者との契約解除日等を記載する事由〉

・月の途中において要介護状態と要支援状態をまたがる区分変更認定等又は受給資格喪失（※）が行われた場合

・サービス事業者の事業廃止（※），更新制の導入に伴う指定有効期間の満了及び指定効力停止期間の開始があった場合

・サービス事業者の変更があった場合（小規模多機能型居宅介護（短期利用を除く），介護予防小規模多機能型居宅介護（短期利用を除く）及び看護小規模多機能型居宅介護（短期利用を除く）以外の場合は同一保険者内に限る）

・利用者との契約解除（※）

（※）の事由については，小規模多機能型居宅介護（短期利用を除く），介護予防小規模多機能型居宅介護（短期利用を除く）又は看護小規模多機能型居宅介護（短期利用を除く）に適用される。

前記事由のうち，受給資格喪失の場合は喪失日，事業廃止の場合は廃止日，指定有効期間満了の場合は満了日，指定効力停止期間の開始の場合は開始日を記載すること。

ウ　中止理由

月の途中にサービスの提供を中止した場合の理由について，該当する番号を○で囲むこと。

月の途中に要介護状態と要支援状態をまたがる区分変更認定等がありサービスを終了した場合は，「5．その他」を○で囲むこと。

⑧，⑨　略

⑩給付費明細欄

当該事業所において頻繁に使用するサービス内容，サービスコード及び単位数を事前に印刷し，回数，サービス単位数等を後から記入する方法をとっても差し支えないこと。

（中略）

また，以下のサービスにおいて，月途中において以下に記載する事由に該当する場合については，算定単位が「1月につき」のサービスコードを記載せず，算定単位が「1日につき」のサービスコードを記載し，請求すること。

〈該当サービス種類〉

・訪問看護（定期巡回・随時対応型訪問介護看護と連携して訪問看護を行う場合であって，日割り計算用サービスコードがない加算は除く。）

・定期巡回・随時対応型訪問介護看護（ただし，日割り計算用サービスコードがない加算は除く。）

・看護小規模多機能型居宅介護（ただし，短期利用及び日割り計算用サービスコードがない加算は除く。）

〈日割り計算を行う事由〉

・要介護認定と要支援認定をまたがる区分変更認定（※1），要介護1から要介護5の間若しくは要支援1と要支援2の間での区分変更認定（※1），資格取得・喪失（※2），転入・転出（※2）及び認定有効期間の開始・終了（※2）

・サービス事業者の事業開始・事業廃止，更新制の導入に伴う指定有効期間・効力停止期間の開始・終了

・月の一部の期間が公費適用期間であった場合

・サービス事業者の変更があった場合（同一保険者内に限る。）

・サービス提供開始（ただし，前月以前から引き続きサービスを提供している場合を除く。）

・利用者との契約解除（※2）

・月の一部の期間に利用者が介護予防短期入所生活介護，介護予防短期入所療養介

護，短期入所生活介護，短期入所療養介護，特定施設入居者生活介護（短期利用），認知症対応型共同生活介護（短期利用），地域密着型特定施設入居者生活介護（短期利用），小規模多機能型居宅介護（短期利用），介護予防小規模多機能型居宅介護（短期利用），看護小規模多機能型居宅介護（短期利用）を利用した場合（※3）

・月の一部の期間に利用者が介護予防特定施設入居者生活介護，介護予防認知症対応型共同生活介護に入居，又は介護予防小規模多機能型居宅介護を利用した場合（※4）

・利用者が医療保険の給付対象となった場合（特別訪問看護指示書の場合を除く。）（※5）

・利用者が医療保険の給付対象となった場合（特別訪問看護指示書の場合に限る。）（※6）

（※1）の事由については，夜間対応型訪問介護以外の場合に適用される。

（※2）の事由については，訪問看護（定期巡回・随時対応型訪問介護看護と連携して訪問看護を行う場合），小規模多機能型居宅介護（短期利用を除く），介護予防小規模多機能型居宅介護（短期利用を除く），定期巡回・随時対応型訪問介護看護又は看護小規模多機能型居宅介護（短期利用を除く）に適用される。

（※3）の事由については，介護予防通所リハビリテーション，訪問看護（定期巡回・随時対応型訪問介護看護と連携して訪問看護を行う場合），定期巡回・随時対応型訪問介護看護に適用される。

（※4）の事由については，介護予防通所リハビリテーションに適用される。

（※5）の事由については，訪問看護（定期巡回・随時対応型訪問介護看護と連携して訪問看護を行う場合），定期巡回・随時対応型訪問介護看護（訪問看護サービスを行う場合）

に適用される。

（※6）の事由については，定期巡回・随時対応型訪問介護看護（訪問看護サービスを行う場合）に限る。

ア　サービス内容

　請求対象サービスの内容を識別するための名称として介護給付費単位数サービスコード表のサービスコード内容略称を記載すること。欄内に書ききれない場合はサービス種類の名称（訪問介護，訪問看護等）を記載するだけでも差し支えないこと。

イ　サービスコード

　請求対象サービスに対応するサービスコード（6桁）を介護給付費単位数サービスコード表で確認して記載すること。

ウ　単位数

　請求対象サービスに対応する1回，1日又は1月あたりの介護給付費の単位数を介護給付費単位数サービスコード表で確認して記載すること。ただし，介護給付費の割引，率による加減算等，介護給付費の単位数を計算で求める場合は，介護給付費単位数表の計算方法及び端数処理（単位数の算定に関する端数処理は，基本となる単位数に加減算の計算（何らかの割合を乗ずる計算に限る。）を行うごとに小数点以下の四捨五入を行っていくこととし，絶えず整数値に割合を乗じていく計算とする。）にしたがって算出した単位数を記載すること。また，特定事業所加算Ｖ，感染症又は災害の発生を理由とする利用者数の減少が一定以上生じている場合の加算，特別地域加算，中山間地域等における小規模事業所加算，中山間地域等に居住する者へのサービス提供加算又は，介護職員等の場合は，対象となるサービスコードの所定単位数の合計に所定の率を乗じ小数点以下の四捨五入を行って算出した単位数を記載すること。

　以下に該当する場合は記載を省略すること。

・訪問看護（定期巡回・随時対応型訪問

介護看護と連携して訪問看護を行う場合であって，日割り計算用サービスコードを記載する場合を除く。）

・定期巡回・随時対応型訪問介護看護（ただし，算定単価が「1日につき」のサービスコード，日割り計算用のサービスコード及び算定単価が「1回につき」のサービスコードを記載する場合を除く。）

・看護小規模多機能型居宅介護（ただし，短期利用，初期加算，退院時共同指導加算及び日割り計算用のサービスコードを記載する場合を除く。）

（中略）

・訪問介護，訪問入浴介護，訪問看護，訪問リハビリテーション，介護予防訪問入浴介護，介護予防訪問看護，介護予防訪問リハビリテーション，夜間対応型訪問介護，夜間における定期巡回・随時対応型訪問介護看護の定期巡回サービス及び随時訪問サービスにおける事業所と同一建物の利用者又はこれ以外の同一建物の利用者20人以上にサービスを行う場合

エ　回数日数（様式第二，第二の二，第七及び第七の二においては「回数」の欄）

サービスの提供回数（期間ごとに給付費を算定するサービスについては算定回数）又は提供日数を記載すること。

（中略）訪問介護，訪問入浴介護，訪問看護，訪問リハビリテーション，介護予防訪問入浴介護，介護予防訪問看護，介護予防訪問リハビリテーション，夜間対応型訪問介護，夜間における定期巡回・随時対応型訪問介護看護の定期巡回サービス及び随時訪問サービスにおける事業所と同一建物の利用者又はこれ以外の同一建物の利用者20人以上にサービスを行う場合，「1」を記載すること。

（中略）

以下のサービスにおいて，算定単位が「1月につき」のサービスコードを記載する場合は「1」を，算定単位が「1日につ

き」のサービスコードを記載する場合はサービス提供を開始した日から月末までの日数（ただし，月末前に契約を解除した場合は解除日までの日数を，また事業所の指定有効期間が停止した場合は有効期間の停止日までの日数）を，「1回につき」のサービスコードを記載する場合はサービスを提供した回数を記載すること。

・訪問看護（定期巡回・随時対応型訪問介護看護と連携して訪問看護を行う場合）

・定期巡回・随時対応型訪問介護看護

・看護小規模多機能型居宅介護

オ　サービス単位数

「ウ　単位数」に「エ　回数日数」を乗じて算出した単位数を記載すること。

（中略）訪問介護，訪問入浴介護，訪問看護，訪問リハビリテーション，介護予防訪問入浴介護，介護予防訪問看護，介護予防訪問リハビリテーション，夜間対応型訪問介護，夜間における定期巡回・随時対応型訪問介護看護の定期巡回サービス及び随時訪問サービスにおける事業所と同一建物の利用者又はこれ以外の同一建物の利用者20人以上にサービスを行う場合，対象となるサービスコードの所定単位数の合計に所定の率を乗じた結果（小数点以下四捨五入）を記載すること。

（中略）

以下のサービスにおいて，「ウ　単位数」の記載を省略した場合は，「イ　サービスコード」に記載したサービスコードに対応する単位数を，介護給付費単位数サービスコード表で確認して記載すること。

・訪問看護（定期巡回・随時対応型訪問介護看護と連携して訪問看護を行う場合）

・定期巡回・随時対応型訪問介護看護

・看護小規模多機能型居宅介護（短期利用を除く）

カ　公費分回数等（様式第二及び第二の二においては「公費分回数」の欄，様式第七及び第七の二を除く）

「エ　回数日数」のうち，公費負担の対

象となる回数又は日数を記載すること（月の途中で公費受給資格に変更があった場合は，対象となった期間に対応する回数又は日数を記載すること）。

（中略）訪問介護，訪問入浴介護，訪問看護，訪問リハビリテーション，介護予防訪問入浴介護，介護予防訪問看護，介護予防訪問リハビリテーション，夜間対応型訪問介護，夜間における定期巡回・随時対応型訪問介護看護の定期巡回サービス及び随時訪問サービスにおける事業所と同一建物の利用者又はこれ以外の同一建物の利用者20人以上にサービスを行う場合，「1」を記載すること。

（中略）

以下のサービスにおいて，月の一部の期間が公費適用期間であった場合については，公費適用の有効期間中の公費適用期間の日数を記載すること。

・訪問看護（定期巡回・随時対応型訪問介護看護と連携して訪問看護を行う場合）
・定期巡回・随時対応型訪問介護看護
・看護小規模多機能型居宅介護（短期利用を除く）

キ　公費対象単位数（様式第七及び第七の二を除く）

「ウ　単位数」に「カ　公費分回数等」を乗じて算出した単位数を記載すること。

（中略）訪問介護，訪問入浴介護，訪問看護，訪問リハビリテーション，介護予防訪問介護，介護予防訪問看護，介護予防訪問リハビリテーション，夜間対応型訪問介護，夜間における定期巡回・随時対応型訪問介護看護の定期巡回サービス及び随時訪問サービスにおける事業所と同一建物の利用者又はこれ以外の同一建物の利用者20人以上にサービスを行う場合，対象となるサービスコードの所定単位数の合計に所定の率を乗じた結果（小数点以下四捨五入）を記載すること。

（中略）

以下のサービスにおいて，「ウ　単位数」

の記載を省略した場合は，「オ　サービス単位数」に記載した単位数をそのまま転記すること。

・訪問看護（定期巡回・随時対応型訪問介護看護と連携して訪問看護を行う場合）
・定期巡回・随時対応型訪問介護看護
・看護小規模多機能型居宅介護（短期利用を除く）

ク　摘要（様式第七を除く）

サービス内容に応じて（別表1）にしたがって所定の内容を記載すること。

ケ，コ　略

⑪～⑰　略

⑱請求額集計欄（様式第二及び第二の二における給付率の記載方法）

ア　保険

介護給付費の基準額のうち保険給付を行う率を負担割合証を参考にして百分率で記載すること（例えば通常の場合は90，一定以上所得者の場合は80又は70）。利用者負担の減免対象者，保険給付額の減額対象者等については被保険者証，減免証等を参考にして記載すること。

保険給付を行う率が月の途中で変更となった場合には，月内で最も大きい率を記載すること。（以下略）

イ　公費

公費負担の給付を行う率を百分率で記載すること。当該率等については（別表2）を参照すること。

障害者対策（いわゆる特別対策）における訪問介護（介護予防を含む），定期巡回・随時対応型訪問介護看護及び夜間対応型訪問介護については，公費負担医療に準じた取扱いを行うため，保険給付率を加えた率（例えば保険給付率が90％，公費負担率が10％の場合は100（％））として記載すること。

⑲請求額集計欄（様式第二及び第二の二におけるサービス種類別の集計）

以下の「ア　サービス種類コード」から「シ　公費分本人負担」までについては，給付費

明細欄の内容からサービス種類が同じサービスの情報を抽出し，集計を行って記載すること。

ア　サービス種類コード

　　当該サービス種類のコード（サービスコードの上2桁）を記載すること。

イ　サービス種類の名称

　　当該対象サービス種類の名称（訪問介護，訪問入浴介護等）を記載すること。

ウ　サービス実日数

　　当該対象サービス種類のサービスを行った実日数として，当該事業所において訪問サービス（介護予防を含む。），通所サービス（介護予防を含む。）又は地域密着型サービス（介護予防を含む。）のいずれかを実施した日数，居宅療養管理指導又は介護予防居宅療養管理指導のために利用者の居宅を訪問した日数，福祉用具貸与又は介護予防福祉用具貸与を現に行った日数をそれぞれ記載すること。

エ　計画単位数

　　居宅介護支援事業者，介護予防支援事業者（地域包括支援センター）又は被保険者が作成したサービス提供票の別表に記載された，当該月中に当該事業所から提供する当該サービス種類における区分支給限度基準内単位数を記載すること。ただし，居宅療養管理指導及び介護予防居宅療養管理指導の場合には記載不要であること。

オ　限度額管理対象単位数

　　当該サービス種類のうち，支給限度額管理対象のサービス単位数を合計して記載すること。

カ　限度額管理対象外単位数

　　当該サービス種類のうち，支給限度額管理対象外のサービス単位数を合計して記載すること。

キ　給付単位数

　　「エ　計画単位数」と「オ　限度額管理対象単位数」のいずれか低い方の単位数に「カ　限度額管理対象外単位数」を加えた単位数を記載すること。

ク　公費分単位数

　　当該サービス種類の公費対象単位数の合計と「キ　給付単位数」のいずれか低い方の単位数を記載すること。

ケ　単位数単価

　　事業所所在地における当該サービス種類の単位数あたり単価を記載すること。

　　出張所（サテライト事業所）の場合は，出張所所在地における当該サービス種類の単位数あたり単価を記載すること。なお，この場合，「請求事業者欄」には事業所番号が附番されている事業所の状況を記載すること。

　　月の途中で，単位数単価の異なる地域区分をまたがる移転等を行った場合は，月内で最も高い単位数単価を記載すること。

コ　保険請求額

　　「キ　給付単位数」に「ケ　単位数単価」を乗じた結果（小数点以下切り捨て）に，保険の給付率を乗じた結果の金額（小数点以下切り捨て）を記載すること。

　　計算式：保険請求額＝《給付単位数×単位数単価》×保険給付率

　　（《　》は，囲まれた部分の計算結果の小数点以下を切り捨てることを示す。以下同じ。）。

サ　利用者負担額

　　「キ　給付単位数」に「ケ　単位数単価」を乗じた結果（小数点以下切り捨て）から，「コ　保険請求額」,「シ　公費請求額」及び「ス　公費分本人負担」を差し引いた残りの額を記載すること（サービスの提供の都度利用者負担を徴収している場合等においては，端数処理により徴収した利用者負担の合計とは一致しない場合がありうること。）。

　　計算式：利用者負担額＝
　　《給付単位数×単位数単価》－保険請求額－公費請求額－公費分本人負担

シ　公費請求額

　　「ク　公費分単位数」に「ケ　単位数単価」を乗じた結果（小数点以下切り捨て）

に，更に公費給付率から保険の給付の率を差し引いた率を乗じた結果（小数点以下切り捨て）から，「ス　公費分本人負担」を差し引いた残りの額を記載すること。

　公費の給付率が100分の100で，保険給付対象単位数と公費対象単位数が等しく，利用者負担額（公費の本人負担額を除く。）が発生しない場合は，「キ　給付単位数」に「ケ　単位数単価」を乗じた結果（小数点以下切り捨て）から，「コ　保険請求額」と「ス　公費分本人負担」を差し引いた残りの額を記載すること。

　　計算式：公費請求額＝《《公費分単位数×単位数単価》×（公費給付率－保険給付率)》－公費分本人負担

ス　公費分本人負担

　公費負担医療，又は生活保護受給者で本人負担額がある場合に，その額を記載すること。

セ　合計

　保険請求額から公費分本人負担についてそれぞれの行の合計金額を合計欄に記載すること。

⑳〜㉗　略

4　略

5　給付管理票に関する事項（様式第十一）

（1）留意事項

①　月途中で居宅介護支援事業者が変更になった場合（転居等による保険者の変更の場合を除く），月末時点に市町村への届出対象となっている居宅介護支援事業者が給付管理票を作成すること。

　月途中で要介護状態，要支援状態及び事業対象者をまたがる変更があった場合，月末時点で市町村への届出対象となっている居宅介護支援事業者若しくは介護予防支援事業者（地域包括支援センター）が給付管理票を作成すること。この場合，居宅介護支援事業者が介護予防サービス，地域密着型介護予防サービス及び介護予防・日常生活支援総合事業のサービスの記載を，介護予防支援事業者（地域包括支援センター）が居宅サービス及び地域密着型サービスの

記載を行うことになるので留意すること。

　月を通じて利用者が小規模多機能型居宅介護（短期利用を除く），介護予防小規模多機能型居宅介護（短期利用を除く）又は看護小規模多機能型居宅介護（短期利用を除く）を利用した場合には，当該小規模多機能型居宅介護事業所，介護予防小規模多機能型居宅介護事業所又は看護小規模多機能型居宅介護事業所が給付管理票を作成すること。

　月の一部の期間において利用者が小規模多機能型居宅介護（短期利用を除く）又は看護小規模多機能型居宅介護（短期利用を除く）を利用し，かつ当該期間を除いて居宅介護支援を受けた場合には，当該居宅介護支援事業者が給付管理票を作成すること。

　月の一部の期間において利用者が介護予防小規模多機能型居宅介護（短期利用を除く）を利用し，かつ当該期間を除いて介護予防支援又は介護予防ケアマネジメントを受けた場合には，当該介護予防支援事業者（地域包括支援センター）が給付管理票を作成すること。

　月の一部の期間において利用者が小規模多機能型居宅介護（短期利用を除く）を利用し，かつ当該期間を除いて看護小規模多機能型居宅介護（短期利用を除く）を利用した場合は，月末時点において利用するサービス事業所が給付管理票を作成すること。

②　事業所ごと及びサービス種類ごとの居宅サービス計画若しくは介護予防サービス計画又は介護予防ケアマネジメントに位置付けられた介護サービス若しくは介護予防サービス又は介護予防・日常生活支援総合事業の給付額又は事業費を月末時点の「サービス利用票（控）」から作成すること。

　なお，当初の「サービス利用票」に記載された事業所ごと，サービス種類ごとの給付計画単位数を上回るような場合には，「サービス利用票」等の再作成が必要であり，再作成後の「計画」を記載する。給付管理票の事業所ごとの上限管理に影響がなく，「サービス利用票」の再作成が必要でない場

合は，当初の計画を記載する。

③ 要支援認定を受けている被保険者が介護予防・日常生活支援総合事業を利用する場合には，予防給付の支給限度基準額の範囲内とする。

　事業対象者が介護予防・日常生活支援総合事業を利用する場合には，予防給付の要支援1の支給限度基準額を目安とし，市町村が定める支給限度額（要支援2の支給限度額）を超えないものとする。

⑵項目別の記載要領

①対象年月

　居宅サービス計画若しくは介護予防サービス計画又は介護予防ケアマネジメントの対象となった年月を和暦で記載すること。

②保険者番号

　サービス利用票（控）の保険者番号欄に記載された保険者番号を記載すること。

③被保険者番号

　サービス利用票（控）の被保険者番号欄に記載された被保険者番号を記載すること。

④被保険者氏名

　サービス利用票（控）に記載された氏名及びフリガナを記載すること。

⑤生年月日

　サービス利用票（控）に記載された生年月日を記載すること。

　元号は該当する元号を○で囲むこと。

⑥性別

　該当する性別を○で囲むこと。

⑦要介護状態区分等

　サービス利用票（控）に記載された要介護状態区分等を記載すること。要介護状態区分等については，月途中で変更があった場合には，いずれか重い方の要介護状態区分等を記載すること。月途中で要介護状態，要支援状態及び事業対象者をまたがる変更があった場合，介護予防支援事業者（地域包括支援センター及び介護予防支援の指定を受けた居宅介護事業所）が要介護1から要介護5までの記載を行う場合があるので留意すること。

　要介護状態区分等が重い順は以下とする

こと。

　要介護5＞要介護4＞要介護3＞要介護2＞要介護1＞要支援2＞事業対象者＞要支援1

⑧作成区分

　該当する作成者の番号を○で囲むこと。

　月途中で要介護状態，要支援状態及び事業対象者をまたがる変更があった場合，月末時点での作成者の番号を○で囲むこと。

　月を通じて利用者が小規模多機能型居宅介護（短期利用を除く）又は看護小規模多機能型居宅介護（短期利用を除く）を利用した場合には，居宅介護支援事業者を，月を通じて利用者が介護予防小規模多機能型居宅介護（短期利用を除く）を利用した場合には，介護予防支援事業者・地域包括支援センター作成を○で囲むこと。

⑨居宅介護／介護予防支援事業所番号

　居宅サービス計画若しくは介護予防サービス計画を作成した居宅介護支援事業所若しくは介護予防支援事業所（地域包括支援センター及び介護予防支援の指定を受けた居宅介護事業所）の指定事業所番号又は基準該当登録番号を記載すること。

　月を通じて利用者が小規模多機能型居宅介護（短期利用を除く），介護予防小規模多機能型居宅介護（短期利用を除く）又は看護小規模多機能型居宅介護（短期利用を除く）を利用した場合には，当該小規模多機能型居宅介護事業所，介護予防小規模多機能型居宅介護事業所又は看護小規模多機能型居宅介護事業所が自事業所番号を記載すること。

　ただし，市町村が給付管理票を作成する場合は記載不要であること。（以下，⑩から⑭についても同様）

⑩担当介護支援専門員番号

　給付管理を行った介護支援専門員の指定介護支援専門員番号を記載すること。また，介護予防支援の指定を受けて居宅介護支援事業所が介護予防支援を実施する場合においても記載すること。ただし，介護予防支援事業所（地域包括支援センター）において，介護支援専門員番号を記載できない場合に

は記載は不要であること。

　月を通じて利用者が小規模多機能型居宅介護（短期利用を除く），介護予防小規模多機能型居宅介護（短期利用を除く）又は看護小規模多機能型居宅介護（短期利用を除く）を利用した場合には，当該小規模多機能型居宅介護事業所，介護予防小規模多機能型居宅介護事業所又は看護小規模多機能型居宅介護事業所の担当の介護支援専門員番号を記載すること。

⑪居宅介護／介護予防支援事業者の事業所名

　指定等を受けた際に届け出た事業所名を記載すること。

⑫居宅介護支援事業者の事業所所在地及び連絡先

　指定等を受けた際に届け出た事業所の所在地と審査支払機関，保険者からの問い合わせ用連絡先電話番号を記載すること。

⑬委託した場合・委託先の居宅介護支援事業所番号

　介護予防支援事業所（地域包括支援センター）が介護予防支援を居宅介護支援事業所に委託した場合，委託先の居宅介護支援事業所の指定事業所番号又は基準該当登録番号を記載すること。

⑭委託した場合・居宅介護支援専門員番号

　介護予防支援事業所（地域包括支援センター）が介護予防支援を居宅介護支援事業所に委託した場合，委託先の居宅介護支援事業所の担当の介護支援専門員の指定介護支援専門員番号を記載すること。

⑮居宅サービス・介護予防サービス・総合事業支給限度基準額

　サービス利用票（控）に記載された居宅サービス若しくは介護予防サービス又は介護予防・日常生活支援総合事業にかかる支給限度基準額を記載すること。

　ただし，要介護状態区分等が事業対象者である場合は要支援1の支給限度基準額を記載すること。

⑯限度額適用期間

　サービス利用票（控）に記載された限度額適用期間を記載すること。

　ただし，要介護状態区分等が事業対象者の場合，限度額適用期間の終了年月日は未記載であること。

⑰居宅サービス事業者・介護予防サービス事業者・介護予防・日常生活支援総合事業事業者の事業所名

　サービス利用票別表（控）の事業所，サービス種類ごとの集計行に記載された居宅サービス事業者若しくは介護予防サービス事業者又は介護予防・日常生活支援総合事業事業者の事業所名を記載すること。

⑱事業所番号

　サービス利用票別表（控）の事業所，サービス種類ごとの集計行に記載された居宅サービス事業者若しくは介護予防サービス事業者又は介護予防・日常生活支援総合事業事業者の事業所番号を記載すること。

⑲指定／基準該当／地域密着型サービス／総合事業識別

　指定，基準該当，地域密着型又は総合事業の区分を○で囲むこと。

⑳サービス種類名

　サービス利用票別表（控）の事業所，サービス種類ごとの集計行に記載されたサービス種類の名称（訪問介護，訪問入浴介護等）を記載すること。

㉑サービス種類コード

　当該サービス種類のコード（サービスコードの上2桁）を記載すること。

㉒給付計画単位数

　サービス利用票別表（控）のサービス種類ごとの集計行の区分支給限度基準内単位数に記載された額（単位数）を記載すること。

6　公費の介護給付費明細書等に関する事項

(1)公費の請求が必要な場合における請求明細記載方法の概要

①　介護給付費明細書又は介護予防・日常生活支援総合事業費明細書（以下「介護給付費明細書等」という。）で公費の請求を行う場合は，下表によるものとすること。

区分	適用条件	請求明細記載方法の概要
保険と生活保護の併用	被保険者が生活保護受給者の場合	一枚の介護給付費明細書等で保険請求と併せて生活保護の請求額を公費請求欄で計算
被保険者でない要保護者	被保険者でない生活保護受給者の介護扶助又は特定医療費の現物給付に関する請求を行う場合	一枚の介護給付費明細書等で生活保護又は難病の請求額を公費請求欄で計算
保険と公費負担医療，生活保護の併用	生活保護受給者である被保険者が保険優先公費負担医療の受給者であり，介護保険の給付対象サービスが当該公費負担医療の対象となる場合	一枚目の介護給付費明細書等で保険請求と併せて公費負担医療の請求額計算を行い，二枚目の介護給付費明細書等で生活保護の請求額を計算
保険と公費負担の併用	被保険者が保険優先公費負担医療の受給者であり，介護保険の給付対象サービスが当該公費負担医療の対象となる場合	一枚の介護給付費明細書等で保険請求と併せて公費負担医療の請求額を公費請求額欄で計算
生活保護と公費負担医療の併用	被保険者でない生活保護受給者の介護扶助の現物給付に関する請求を行う場合で，生活保護受給者が保険優先公費負担医療の受給者であり，介護保険の給付対象サービスが当該公費負担医療の対象となる場合	一枚目の介護給付費明細書等で公費負担医療の請求額計算を行い，二枚目の介護給付費明細書等で生活保護の請求額を計算

② 2種類以上の公費負担医療の適用がある場合は適用の優先順（別表2を参照）に1枚目の介護給付費明細書等から順次公費負担医療の請求計算を行うこと。さらに，生活保護又は中国残留邦人等公費に係る介護支援給付の適用（様式第二で医療系サービスと福祉系サービスをあわせて請求する場合など）があれば，最後の介護給付費明細書等で生活保護又は中国残留邦人等公費に係る介護支援給付の請求額を計算すること。この場合，介護給付費明細書等は3枚以上になる場合があること。

なお，ここでいう公費負担医療には生活保護法の介護扶助，「被爆体験者精神影響等調査研究事業の実施について」（平成14年4月1日健発第0401007号），「水俣病総合対策費の国庫補助について」（平成4年4月30日環保業発第227号環境事務次官通知），「メチル水銀の健康影響に係る調査研究事業について」（平成17年5月24日環保企発第050524001号環境事務次官通知），「茨城県神栖町における有機ヒ素化合物による環境汚染及び健康被害に係る緊急措置事業要綱について」（平成15年6月6日環保企発第030606004号環境事務次官通知），「原爆被爆者の訪問介護利用者負担に対する助成事業について」（平成12年3月17日健医発第475号厚生省保健医療局長通知）による介護の給付，「原爆被爆者の介護保険等利用者負担に対する助成事業について」（平成12年3月17日健医発第476号厚生省保健医療局長通知）による介護の給付並びに特別対策（低所得者利用者負担対策）としての「障害者ホームヘルプサービス利用者に対する支援措置」も含むものとすること。

(2)各様式と公費併用請求の関係

各様式ごとの公費併用請求組み合わせは下表のようになること。

	保険単独	保険＋生保	生保単独	難病単独	保険＋生保＋公費	保険＋公費	生保＋公費	備考
様式第2	○	○	○	○	○	○	○	
様式第2の2	○	○	○	○		○	○	

（生保：生活保護及び中国残留邦人等　公費：公費負担医療）

摘要欄記載事項（抄）

サービス種類	サービス内容 （算定項目）	摘要記載事項	備考
サテライト事業所からのサービス提供		「サテライト」の略称として英字2文字を記載すること。 例　ST	
訪問介護	身体介護4時間以上の場合	計画上の所要時間を分単位で記載すること。 単位を省略する。 例　260	身体介護4時間以上については，1回あたりの点数の根拠を所要時間にて示すこと。
訪問看護	定期巡回・随時対応型訪問介護看護と連携して指定訪問看護を行う場合	訪問看護の実施回数を記載すること。 単位を省略する。 例　20	
	看護・介護職員連携強化加算	介護職員と同行し，たんの吸引等の実施状況を確認した日又は，会議等に出席した日を記載。 単位を省略する。 例　15	
	ターミナルケア加算を算定する場合	対象者が死亡した日を記載すること。 なお，訪問看護を月の末日に開始しターミナルケアを行い，その翌日に対象者が死亡した場合は，死亡した年月日を記載すること。 例　20030501 （死亡日が2003年5月1日の場合）	
訪問看護，予防訪問看護	退院時共同指導加算	算定回数に応じて医療機関での指導実施月日を記載すること。 なお，退院の翌月に初回の訪問看護を実施した場合は，医療機関で指導を実施した月日を記載すること。 例　0501 （指導実施日が5月1日の場合）	
定期巡回・随時対応型訪問介護看護	ターミナルケア加算を算定する場合	対象者が死亡した日を記載すること。 なお，訪問看護を月の末日に開始しターミナルケアを行い，その翌日に対象者が死亡した場合は，死亡した年月日を記載すること。 例　20120501 （死亡日が2012年5月1日の場合）	
	退院時共同指導加算	算定回数に応じて医療機関での指導実施月日を記載すること。 なお，退院の翌月に初回の訪問看護を実施した場合は，医療機関で指導を実施した月日を記載すること。 例　0501 （指導実施日が5月1日の場合）	

看護小規模多機能型居宅介護（短期利用以外）	看護小規模多機能型居宅介護（加算を除く）	看護，通所，訪問，宿泊のサービスを提供した日数を，2桁の数字で続けて記載すること。 例　04010302 （訪問看護サービスを4日，通所サービスを1日，訪問サービスを3日，宿泊サービスを2日提供した場合） 例　00150000 （通所サービスを15日提供し，訪問サービス・宿泊サービスを提供しなかった場合）	同日内に複数のサービスを提供した場合においても，それぞれのサービスで日数を集計し，記載すること。（例えば通所と訪問のサービスを同日に提供した場合，通所と訪問のそれぞれで1日として記載すること。）
	退院時共同指導加算	算定回数に応じて医療機関での指導実施月日を記載すること。 なお，退院の翌月に初回の訪問看護を実施した場合は，医療機関で指導を実施した月日を記載すること。 例　0501 （指導実施日が5月1日の場合）	
	ターミナルケア加算を算定する場合	対象者が死亡した日を記載すること。 なお，訪問看護を月の末日に開始しターミナルケアを行い，その翌日に対象者が死亡した場合は，死亡した年月日を記載すること。 例　20120501 （死亡日が2012年5月1日の場合）	
	専門管理加算	専門の研修の種類（イまたはロ）を記載すること。 例　イ イ　緩和ケア，褥瘡ケア又は人工肛門・人工膀胱 ロ　特定行為	

複数の摘要記載事項がある場合は，表上の掲載順に従って「／」で区切って記載すること。

例　ST／260／5（サテライト事業所から260分の訪問介護を5％の割引率で実施した場合。）

保険優先公費の一覧（適用優先度順）

項番	制度	給付対象	法別番号	資格証明等	公費の給付率	負担割合	介護保険と関連する給付対象
1	感染症の予防及び感染症の患者に対する医療に関する法律（平成10年法律第114号）「一般患者に対する医療」	結核に関する治療・検査等省令で定めるもの	10	患者票	95	介護保険を優先し95％までを公費で負担する	医療機関の短期入所療養介護, 医療機関の介護予防短期入所療養介護にかかる特定診療費, 介護医療院の短期入所療養介護, 介護医療院の介護予防短期入所療養介護にかかる特別診療費及び緊急時施設診療費並びに介護老人保健施設の短期入所療養介護, 介護老人保健施設の介護予防短期入所療養介護及び介護保健施設サービスにかかる特別療養費
2	障害者の日常生活及び社会生活を総合的に支援するための法律（平成17年法律第123号）「通院医療」	通院による精神障害の医療	21	受給者証	100	介護保険優先利用者本人負担額がある	訪問看護, 介護予防訪問看護
3	障害者の日常生活及び社会生活を総合的に支援するための法律「更生医療」	身体障害者に対する更生医療（リハビリテーション）	15	受給者証	100	介護保険優先利用者本人負担額がある	訪問看護, 介護予防訪問看護, 医療機関及び介護医療院の訪問リハビリテーション, 医療機関及び介護医療院の介護予防訪問リハビリテーション, 医療機関及び介護医療院の通所リハビリテーション, 医療機関及び介護医療院の介護予防通所リハビリテーション, 介護療養施設サービス及び介護医療院サービス
4	原子爆弾被爆者に対する援護に関する法律（平成6年法律第117号）「一般疾病医療費の給付」	健康保険と同様（医療全般）	19	被爆者手帳	100	介護保険優先残りを全額公費（※）	介護保健施設サービス及び介護医療院サービス含め医療系サービス（介護予防サービスを含む）の全て
5	難病の患者に対する医療等に関する法律（平成26年法律第50号）「特定医療」	特定の疾患のみ	54	受給者証	100	介護保険優先利用者本人負担額がある	訪問看護, 介護予防訪問看護, 医療機関及び介護医療院の訪問リハビリテーション, 医療機関及び介護医療院の介護予防訪問リハビリテーション, 居宅療養管理指導, 介護予防居宅療養管理指導, 介護療養施設サービス及び介護医療院サービス

6	被爆体験者精神影響等調査研究事業の実施について（平成14年4月1日健発第0401007号）	被爆体験による精神的要因に基づく健康影響に関連する特定の精神疾患又は関連する身体化症状・心身症のみ	86	受給者証	100	介護保険優先 残りを全額公費（※）	訪問看護，介護予防訪問看護，訪問リハビリテーション，介護予防訪問リハビリテーション，居宅療養管理指導，介護予防居宅療養管理指導，通所リハビリテーション，介護予防通所リハビリテーション，短期入所療養介護，介護予防短期入所療養介護，介護保健施設サービス及び介護医療院サービスの医療系サービスの全て
7	特定疾患治療研究事業について（昭和48年4月17日衛発第242号厚生省公衆衛生局長通知）「治療研究に係る医療の給付」	特定の疾患のみ	51	受給者証	100	同上	訪問看護，介護予防訪問看護，医療機関及び介護医療院の訪問リハビリテーション，医療機関及び介護医療院の介護予防訪問リハビリテーション，居宅療養管理指導，介護予防居宅療養管理指導及び介護医療院サービス
8	先天性血液凝固因子障害等治療研究事業について（平成元年7月24日健医発第896号厚生省保健医療局長通知）「治療研究に係る医療の給付」	同上	51	受給者証	100	介護保険優先 残りを全額公費（※）	同上
9	「水俣病総合対策費の国庫補助について」（平成4年4月30日環保業発第227号環境事務次官通知）「療養費及び研究治療費の支給」	水俣病発生地域において過去に通常のレベルを超えるメチル水銀の曝露を受けた可能性のある者における水俣病にもみられる症状に関する医療	88	医療手帳，被害者手帳	100	介護保険優先 残りを全額公費（※）	介護保健施設サービス及び介護医療院サービス含め医療系サービス（介護予防サービスを含む）の全て（ただし，介護保健施設サービスにおいては所定疾患施設療養費等に限る）
10	「メチル水銀の健康影響に係る調査研究事業について」（平成17年5月24日環保企発第050524001号環境事務次官通知）「研究治療費の支給」	メチル水銀の曝露に起因するものでないことが明らかなものを除く疾病等の医療	88	医療手帳	100	介護保険優先 残りを全額公費（※）	介護保健施設サービス及び介護医療院サービス含め医療系サービス（介護予防サービスを含む）の全て（ただし，介護保健施設サービスにおいては所定疾患施設療養費等に限る）

No.							
11	「茨城県神栖町における有機ヒ素化合物による環境汚染及び健康被害に係る緊急措置事業要綱」について（平成15年6月6日環保企発第030606004号環境事務次官通知）「医療費の支給」	茨城県神栖町におけるジフェニルアルシン酸の曝露に起因する疾病等の医療	87	医療手帳	100	介護保険優先残りを全額公費（※）	介護保健施設サービス及び介護医療院サービス含め医療系サービス（介護予防サービスを含む）の全て（ただし，介護保健施設サービスにおいては所定疾患施設療養費等に限る）
12	石綿による健康被害の救済に関する法律（平成18年法律第4号）「指定疾病に係る医療」	指定疾病に係る医療	66	石綿健康被害医療手帳	100	介護保険優先残りを全額公費	介護保健施設サービス及び介護医療院サービス含め医療系サービス（介護予防サービスを含む）の全て（ただし，介護保健施設サービスにおいては所定疾患施設療養費等に限る）
13	特別対策（障害者施策）「全額免除」	障害者施策利用者への支援措置	58	受給者証	100	介護保険優先残りを全額公費	訪問介護，夜間対応型訪問介護及び訪問型サービス（独自）
14	原爆被爆者の訪問介護利用者負担に対する助成事業について（平成12年3月17日健医発第475号厚生省保健医療局長通知）「介護の給付」	低所得者の被爆者に対する訪問介護及び訪問型サービス（独自）	81	被爆者健康手帳	100	介護保険優先残りを全額公費（※）	訪問介護及び訪問型サービス（独自）
15	原爆被爆者の介護保険等利用者負担に対する助成事業について（平成12年3月17日健医発第476号厚生省保健医療局長通知）「介護の給付」	被爆者に対する介護福祉施設サービス等，地域密着型介護老人福祉施設入所者生活介護，通所介護，短期入所生活介護，介護予防短期入所生活介護，認知症対応型通所介護，介護予防認知症対応型通所介護，小規模多機能型居宅介護，介護予防小規模多機能型居宅介護，定期巡回・随時対応型訪問介護看護，地域密着型通所介護，看護小規模多機能型居宅介護，認知症対応型共同生活介護，介護予防認知症対応型共同生活介護及び通所型サービス（独自）	81	被爆者健康手帳	100	介護保険優先残りを全額公費（※）	介護福祉施設サービス，地域密着型介護老人福祉施設入所者生活介護，通所介護，短期入所生活介護，介護予防短期入所生活介護，認知症対応型通所介護，介護予防認知症対応型通所介護，小規模多機能型居宅介護，介護予防小規模多機能型居宅介護，定期巡回・随時対応型訪問介護看護，地域密着型通所介護，看護小規模多機能型居宅介護，認知症対応型共同生活介護，介護予防認知症対応型共同生活介護及び通所型サービス（独自）
16	中国残留邦人等の円滑な帰国の促進並びに永住帰国した中国残留法人等及び特定配偶者の自立の支援に関する法律（平成6年法律第30号）「介護支援給付」	介護保険及び介護予防・日常生活支援総合事業（一般介護予防事業を除く）の給付対象サービス	25	介護券	100	介護保険優先利用者本人負担額がある	介護保険及び介護予防・日常生活支援総合事業（一般介護予防事業を除く）の給付対象と同様

17	生活保護法の「介護扶助」	介護保険及び介護予防・日常生活支援総合事業（一般介護予防事業を除く）の給付対象サービス	12	介護券	100	介護保険優先利用者本人負担額がある	介護保険及び介護予防・日常生活支援総合事業（一般介護予防事業を除く）の給付対象と同様

※ただし，保険料滞納による介護給付等の額の減額分については公費負担しない。

② 関連資料

○ 訪問看護サービスコード表（訪問看護ステーション分）

種類	項目	サービス内容略称	算定項目			合成単位数	算定単位
			イ 指定訪問看護ステーション	(1) 20分未満 314単位 週に1回以上、20分以上の保健師又は看護師による訪問を行った場合算定可能			1回につき
13	1010	訪看Ⅰ1				314	
13	1015	訪看Ⅰ1・夜		夜間早朝の場合 25%加算		393	
13	1016	訪看Ⅰ1・深		深夜の場合 50%加算		471	
13	1017	訪看Ⅰ1・複11			加算複数名Ⅰ訪問 2人以上による場合（30分未満） + 254単位	568	
13	1018	訪看Ⅰ1・夜・複11		夜間早朝の場合 25%加算		647	
13	1019	訪看Ⅰ1・深・複11		深夜の場合 50%加算		725	
13	1040	訪看Ⅰ1・複21			加算複数名Ⅱ訪問 2人以上による場合（30分未満） + 201単位	515	
13	1041	訪看Ⅰ1・夜・複21		夜間早朝の場合 25%加算		594	
13	1042	訪看Ⅰ1・深・複21		深夜の場合 50%加算		672	
13	1051	訪看Ⅰ1・虐防	高齢者虐待防止措置未実施減算 1%減算			311	
13	1052	訪看Ⅰ1・虐防・夜		夜間早朝の場合 25%加算		389	
13	1053	訪看Ⅰ1・虐防・深		深夜の場合 50%加算		467	
13	1054	訪看Ⅰ1・虐防・複11			加算複数名Ⅰ訪問 2人以上による場合（30分未満） + 254単位	565	
13	1055	訪看Ⅰ1・虐防・夜・複11		夜間早朝の場合 25%加算		643	
13	1056	訪看Ⅰ1・虐防・深・複11		深夜の場合 50%加算		721	
13	1057	訪看Ⅰ1・虐防・複21			加算複数名Ⅱ訪問 2人以上による場合（30分未満） + 201単位	512	
13	1058	訪看Ⅰ1・虐防・夜・複21		夜間早朝の場合 25%加算		590	
13	1059	訪看Ⅰ1・虐防・深・複21		深夜の場合 50%加算		668	
13	1020	訪看Ⅰ1・准	准看護師の場合 ×90%			283	
13	1025	訪看Ⅰ1・准・夜		夜間早朝の場合 25%加算		354	
13	1026	訪看Ⅰ1・准・深		深夜の場合 50%加算		425	
13	1027	訪看Ⅰ1・准・複11			加算複数名Ⅰ訪問 2人以上による場合（30分未満） + 254単位	537	
13	1028	訪看Ⅰ1・准・夜・複11		夜間早朝の場合 25%加算		608	
13	1029	訪看Ⅰ1・准・深・複11		深夜の場合 50%加算		679	
13	1030	訪看Ⅰ1・准・複21			加算複数名Ⅱ訪問 2人以上による場合（30分未満） + 201単位	484	
13	1031	訪看Ⅰ1・准・夜・複21		夜間早朝の場合 25%加算		555	
13	1032	訪看Ⅰ1・准・深・複21		深夜の場合 50%加算		626	
13	1060	訪看Ⅰ1・准・虐防	高齢者虐待防止措置未実施減算 1%減算			280	
13	1061	訪看Ⅰ1・准・虐防・夜		夜間早朝の場合 25%加算		350	
13	1062	訪看Ⅰ1・准・虐防・深		深夜の場合 50%加算		420	
13	1063	訪看Ⅰ1・准・虐防・複11			加算複数名Ⅰ訪問 2人以上による場合（30分未満） + 254単位	534	
13	1064	訪看Ⅰ1・准・虐防・夜・複11		夜間早朝の場合 25%加算		604	
13	1065	訪看Ⅰ1・准・虐防・深・複11		深夜の場合 50%加算		674	
13	1066	訪看Ⅰ1・准・虐防・複21			加算複数名Ⅱ訪問 2人以上による場合（30分未満） + 201単位	481	
13	1067	訪看Ⅰ1・准・虐防・夜・複21		夜間早朝の場合 25%加算		551	
13	1068	訪看Ⅰ1・准・虐防・深・複21		深夜の場合 50%加算		621	
13	1111	訪看Ⅰ2		(2) 30分未満 471単位		471	
13	1112	訪看Ⅰ2・夜		夜間早朝の場合 25%加算		589	
13	1113	訪看Ⅰ2・深		深夜の場合 50%加算		707	
13	1114	訪看Ⅰ2・複11			加算複数名Ⅰ訪問 2人以上による場合（30分未満） + 254単位	725	
13	1115	訪看Ⅰ2・夜・複11		夜間早朝の場合 25%加算		843	
13	1116	訪看Ⅰ2・深・複11		深夜の場合 50%加算		961	
13	1117	訪看Ⅰ2・複21			加算複数名Ⅱ訪問 2人以上による場合（30分未満） + 201単位	672	
13	1118	訪看Ⅰ2・夜・複21		夜間早朝の場合 25%加算		790	
13	1119	訪看Ⅰ2・深・複21		深夜の場合 50%加算		908	
13	1151	訪看Ⅰ2・虐防	高齢者虐待防止措置未実施減算 1%減算			466	
13	1152	訪看Ⅰ2・虐防・夜		夜間早朝の場合 25%加算		583	
13	1153	訪看Ⅰ2・虐防・深		深夜の場合 50%加算		699	
13	1154	訪看Ⅰ2・虐防・複11			加算複数名Ⅰ訪問 2人以上による場合（30分未満） + 254単位	720	
13	1155	訪看Ⅰ2・虐防・夜・複11		夜間早朝の場合 25%加算		837	
13	1156	訪看Ⅰ2・虐防・深・複11		深夜の場合 50%加算		953	
13	1157	訪看Ⅰ2・虐防・複21			加算複数名Ⅱ訪問 2人以上による場合（30分未満） + 201単位	667	
13	1158	訪看Ⅰ2・虐防・夜・複21		夜間早朝の場合 25%加算		784	
13	1159	訪看Ⅰ2・虐防・深・複21		深夜の場合 50%加算		900	
13	1121	訪看Ⅰ2・准	准看護師の場合 ×90%			424	
13	1122	訪看Ⅰ2・准・夜		夜間早朝の場合 25%加算		530	
13	1123	訪看Ⅰ2・准・深		深夜の場合 50%加算		636	
13	1124	訪看Ⅰ2・准・複11			加算複数名Ⅰ訪問 2人以上による場合（30分未満） + 254単位	678	
13	1125	訪看Ⅰ2・准・夜・複11		夜間早朝の場合 25%加算		784	
13	1126	訪看Ⅰ2・准・深・複11		深夜の場合 50%加算		890	
13	1127	訪看Ⅰ2・准・複21			加算複数名Ⅱ訪問 2人以上による場合（30分未満） + 201単位	625	
13	1128	訪看Ⅰ2・准・夜・複21		夜間早朝の場合 25%加算		731	
13	1129	訪看Ⅰ2・准・深・複21		深夜の場合 50%加算		837	
13	1160	訪看Ⅰ2・准・虐防	高齢者虐待防止措置未実施減算 1%減算			419	
13	1161	訪看Ⅰ2・准・虐防・夜		夜間早朝の場合 25%加算		524	
13	1162	訪看Ⅰ2・准・虐防・深		深夜の場合 50%加算		629	
13	1163	訪看Ⅰ2・准・虐防・複11			加算複数名Ⅰ訪問 2人以上による場合（30分未満） + 254単位	673	
13	1164	訪看Ⅰ2・准・虐防・夜・複11		夜間早朝の場合 25%加算		778	
13	1165	訪看Ⅰ2・准・虐防・深・複11		深夜の場合 50%加算		883	
13	1166	訪看Ⅰ2・准・虐防・複21			加算複数名Ⅱ訪問 2人以上による場合（30分未満） + 201単位	620	
13	1167	訪看Ⅰ2・准・虐防・夜・複21		夜間早朝の場合 25%加算		725	
13	1168	訪看Ⅰ2・准・虐防・深・複21		深夜の場合 50%加算		830	

サービスコード 種類	項目	サービス内容略称	算定項目				合成単位数	算定単位
13	1211	訪看Ⅰ3	イ 指定訪問看護ステーション	(3)30分以上1時間未満 823 単位			823	1回につき
13	1212	訪看Ⅰ3・夜			夜間早朝の場合 25% 加算		1,029	
13	1213	訪看Ⅰ3・深			深夜の場合 50% 加算		1,235	
13	1217	訪看Ⅰ3・複11				複数名訪問加算(Ⅰ) 2人以上による場合(30分未満)	1,077	
13	1218	訪看Ⅰ3・夜・複11			夜間早朝の場合 25% 加算		1,283	
13	1219	訪看Ⅰ3・深・複11			深夜の場合 50% 加算	＋ 254 単位	1,489	
13	1214	訪看Ⅰ3・複12				2人以上による場合(30分以上)	1,225	
13	1215	訪看Ⅰ3・夜・複12			夜間早朝の場合 25% 加算		1,431	
13	1216	訪看Ⅰ3・深・複12			深夜の場合 50% 加算	＋ 402 単位	1,637	
13	1250	訪看Ⅰ3・複21				複数名訪問加算(Ⅱ) 2人以上による場合(30分未満)	1,024	
13	1251	訪看Ⅰ3・夜・複21			夜間早朝の場合 25% 加算		1,230	
13	1252	訪看Ⅰ3・深・複21			深夜の場合 50% 加算	＋ 201 単位	1,436	
13	1253	訪看Ⅰ3・複22				2人以上による場合(30分以上)	1,140	
13	1254	訪看Ⅰ3・夜・複22			夜間早朝の場合 25% 加算		1,346	
13	1255	訪看Ⅰ3・深・複22			深夜の場合 50% 加算	＋ 317 単位	1,552	
13	1271	訪看Ⅰ3・虐防		高齢者虐待防止措置未実施減算 1% 減算			815	
13	1272	訪看Ⅰ3・虐防・夜			夜間早朝の場合 25% 加算		1,019	
13	1273	訪看Ⅰ3・虐防・深			深夜の場合 50% 加算		1,223	
13	1274	訪看Ⅰ3・虐防・複11				複数名訪問加算(Ⅰ) 2人以上による場合(30分未満)	1,069	
13	1275	訪看Ⅰ3・虐防・夜・複11			夜間早朝の場合 25% 加算		1,273	
13	1276	訪看Ⅰ3・虐防・深・複11			深夜の場合 50% 加算	＋ 254 単位	1,477	
13	1277	訪看Ⅰ3・虐防・複12				2人以上による場合(30分以上)	1,217	
13	1278	訪看Ⅰ3・虐防・夜・複12			夜間早朝の場合 25% 加算		1,421	
13	1279	訪看Ⅰ3・虐防・深・複12			深夜の場合 50% 加算	＋ 402 単位	1,625	
13	1280	訪看Ⅰ3・虐防・複21				複数名訪問加算(Ⅱ) 2人以上による場合(30分未満)	1,016	
13	1281	訪看Ⅰ3・虐防・夜・複21			夜間早朝の場合 25% 加算		1,220	
13	1282	訪看Ⅰ3・虐防・深・複21			深夜の場合 50% 加算	＋ 201 単位	1,424	
13	1283	訪看Ⅰ3・虐防・複22				2人以上による場合(30分以上)	1,132	
13	1284	訪看Ⅰ3・虐防・夜・複22			夜間早朝の場合 25% 加算		1,336	
13	1285	訪看Ⅰ3・虐防・深・複22			深夜の場合 50% 加算	＋ 317 単位	1,540	
13	1221	訪看Ⅰ3・准		准看護師の場合 × 90%			741	
13	1222	訪看Ⅰ3・准・夜			夜間早朝の場合 25% 加算		926	
13	1223	訪看Ⅰ3・准・深			深夜の場合 50% 加算		1,112	
13	1227	訪看Ⅰ3・准・複11				複数名訪問加算(Ⅰ) 2人以上による場合(30分未満)	995	
13	1228	訪看Ⅰ3・准・夜・複11			夜間早朝の場合 25% 加算		1,180	
13	1229	訪看Ⅰ3・准・深・複11			深夜の場合 50% 加算	＋ 254 単位	1,366	
13	1224	訪看Ⅰ3・准・複12				2人以上による場合(30分以上)	1,143	
13	1225	訪看Ⅰ3・准・夜・複12			夜間早朝の場合 25% 加算		1,328	
13	1226	訪看Ⅰ3・准・深・複12			深夜の場合 50% 加算	＋ 402 単位	1,514	
13	1260	訪看Ⅰ3・准・複21				複数名訪問加算(Ⅱ) 2人以上による場合(30分未満)	942	
13	1261	訪看Ⅰ3・准・夜・複21			夜間早朝の場合 25% 加算		1,127	
13	1262	訪看Ⅰ3・准・深・複21			深夜の場合 50% 加算	＋ 201 単位	1,313	
13	1263	訪看Ⅰ3・准・複22				2人以上による場合(30分以上)	1,058	
13	1264	訪看Ⅰ3・准・夜・複22			夜間早朝の場合 25% 加算		1,243	
13	1265	訪看Ⅰ3・准・深・複22			深夜の場合 50% 加算	＋ 317 単位	1,429	
13	1286	訪看Ⅰ3・准・虐防		高齢者虐待防止措置未実施減算 1% 減算			733	
13	1287	訪看Ⅰ3・准・虐防・夜			夜間早朝の場合 25% 加算		916	
13	1288	訪看Ⅰ3・准・虐防・深			深夜の場合 50% 加算		1,100	
13	1289	訪看Ⅰ3・准・虐防・複11				複数名訪問加算(Ⅰ) 2人以上による場合(30分未満)	987	
13	1290	訪看Ⅰ3・准・虐防・夜・複11			夜間早朝の場合 25% 加算		1,170	
13	1291	訪看Ⅰ3・准・虐防・深・複11			深夜の場合 50% 加算	＋ 254 単位	1,354	
13	1292	訪看Ⅰ3・准・虐防・複12				2人以上による場合(30分以上)	1,135	
13	1293	訪看Ⅰ3・准・虐防・夜・複12			夜間早朝の場合 25% 加算		1,318	
13	1294	訪看Ⅰ3・准・虐防・深・複12			深夜の場合 50% 加算	＋ 402 単位	1,502	
13	1295	訪看Ⅰ3・准・虐防・複21				複数名訪問加算(Ⅱ) 2人以上による場合(30分未満)	934	
13	1296	訪看Ⅰ3・准・虐防・夜・複21			夜間早朝の場合 25% 加算		1,117	
13	1297	訪看Ⅰ3・准・虐防・深・複21			深夜の場合 50% 加算	＋ 201 単位	1,301	
13	1298	訪看Ⅰ3・准・虐防・複22				2人以上による場合(30分以上)	1,050	
13	1299	訪看Ⅰ3・准・虐防・夜・複22			夜間早朝の場合 25% 加算		1,233	
13	1300	訪看Ⅰ3・准・虐防・深・複22			深夜の場合 50% 加算	＋ 317 単位	1,417	

種類	項目	サービス内容略称	算定項目	合成単位数	算定単位
13	1311	訪看Ⅰ4	イ指定訪問看護ステーション (4)1時間以上1時間30分未満 1,128単位	1,128	1回につき
13	1312	訪看Ⅰ4・夜	夜間早朝の場合 25% 加算	1,410	
13	1313	訪看Ⅰ4・深	深夜の場合 50% 加算	1,692	
13	1317	訪看Ⅰ4・複11	複数名訪問加算（Ⅰ） 2人以上による場合（30分未満）	1,382	
13	1318	訪看Ⅰ4・夜・複11	夜間早朝の場合 25% 加算	1,664	
13	1319	訪看Ⅰ4・深・複11	深夜の場合 50% 加算 ＋ 254単位	1,946	
13	1314	訪看Ⅰ4・複12	2人以上による場合（30分以上）	1,530	
13	1315	訪看Ⅰ4・夜・複12	夜間早朝の場合 25% 加算	1,812	
13	1316	訪看Ⅰ4・深・複12	深夜の場合 50% 加算 ＋ 402単位	2,094	
13	1430	訪看Ⅰ4・複21	複数名訪問加算（Ⅱ） 2人以上による場合（30分未満）	1,329	
13	1431	訪看Ⅰ4・夜・複21	夜間早朝の場合 25% 加算	1,611	
13	1432	訪看Ⅰ4・深・複21	深夜の場合 50% 加算 ＋ 201単位	1,893	
13	1433	訪看Ⅰ4・複22	2人以上による場合（30分以上）	1,445	
13	1434	訪看Ⅰ4・夜・複22	夜間早朝の場合 25% 加算	1,727	
13	1435	訪看Ⅰ4・深・複22	深夜の場合 50% 加算 ＋ 317単位	2,009	
13	1331	訪看Ⅰ4・長	1時間30分以上の訪問看護を行う場合 ＋ 300単位	1,428	
13	1332	訪看Ⅰ4・夜・長	夜間早朝の場合 25% 加算	1,710	
13	1333	訪看Ⅰ4・深・長	深夜の場合 50% 加算	1,992	
13	1337	訪看Ⅰ4・複11・長	複数名訪問加算（Ⅰ） 2人以上による場合（30分未満）	1,682	
13	1338	訪看Ⅰ4・夜・複11・長	夜間早朝の場合 25% 加算	1,964	
13	1339	訪看Ⅰ4・深・複11・長	深夜の場合 50% 加算 ＋ 254単位	2,246	
13	1334	訪看Ⅰ4・複12・長	2人以上による場合（30分以上）	1,830	
13	1335	訪看Ⅰ4・夜・複12・長	夜間早朝の場合 25% 加算	2,112	
13	1336	訪看Ⅰ4・深・複12・長	深夜の場合 50% 加算 ＋ 402単位	2,394	
13	1440	訪看Ⅰ4・複21・長	複数名訪問加算（Ⅱ） 2人以上による場合（30分未満）	1,629	
13	1441	訪看Ⅰ4・夜・複21・長	夜間早朝の場合 25% 加算	1,911	
13	1442	訪看Ⅰ4・深・複21・長	深夜の場合 50% 加算 ＋ 201単位	2,193	
13	1443	訪看Ⅰ4・複22・長	2人以上による場合（30分以上）	1,745	
13	1444	訪看Ⅰ4・夜・複22・長	夜間早朝の場合 25% 加算	2,027	
13	1445	訪看Ⅰ4・深・複22・長	深夜の場合 50% 加算 ＋ 317単位	2,309	
13	1471	訪看Ⅰ4・虐防	高齢者虐待防止措置未実施減算 1%減算	1,117	
13	1472	訪看Ⅰ4・虐防・夜	夜間早朝の場合 25% 加算	1,396	
13	1473	訪看Ⅰ4・虐防・深	深夜の場合 50% 加算	1,676	
13	1474	訪看Ⅰ4・虐防・複11	複数名訪問加算（Ⅰ） 2人以上による場合（30分未満）	1,371	
13	1475	訪看Ⅰ4・虐防・夜・複11	夜間早朝の場合 25% 加算	1,650	
13	1476	訪看Ⅰ4・虐防・深・複11	深夜の場合 50% 加算 ＋ 254単位	1,930	
13	1477	訪看Ⅰ4・虐防・複12	2人以上による場合（30分以上）	1,519	
13	1478	訪看Ⅰ4・虐防・夜・複12	夜間早朝の場合 25% 加算	1,798	
13	1479	訪看Ⅰ4・虐防・深・複12	深夜の場合 50% 加算 ＋ 402単位	2,078	
13	1480	訪看Ⅰ4・虐防・複21	複数名訪問加算（Ⅱ） 2人以上による場合（30分未満）	1,318	
13	1481	訪看Ⅰ4・虐防・夜・複21	夜間早朝の場合 25% 加算	1,597	
13	1482	訪看Ⅰ4・虐防・深・複21	深夜の場合 50% 加算 ＋ 201単位	1,877	
13	1483	訪看Ⅰ4・虐防・複22	2人以上による場合（30分以上）	1,434	
13	1484	訪看Ⅰ4・虐防・夜・複22	夜間早朝の場合 25% 加算	1,713	
13	1485	訪看Ⅰ4・虐防・深・複22	深夜の場合 50% 加算 ＋ 317単位	1,993	
13	1486	訪看Ⅰ4・虐防・長	1時間30分以上の訪問看護を行う場合 ＋ 300単位	1,417	
13	1487	訪看Ⅰ4・虐防・夜・長	夜間早朝の場合 25% 加算	1,696	
13	1488	訪看Ⅰ4・虐防・深・長	深夜の場合 50% 加算	1,976	
13	1489	訪看Ⅰ4・虐防・複11・長	複数名訪問加算（Ⅰ） 2人以上による場合（30分未満）	1,671	
13	1490	訪看Ⅰ4・虐防・夜・複11・長	夜間早朝の場合 25% 加算	1,950	
13	1491	訪看Ⅰ4・虐防・深・複11・長	深夜の場合 50% 加算 ＋ 254単位	2,230	
13	1492	訪看Ⅰ4・虐防・複12・長	2人以上による場合（30分以上）	1,819	
13	1493	訪看Ⅰ4・虐防・夜・複12・長	夜間早朝の場合 25% 加算	2,098	
13	1494	訪看Ⅰ4・虐防・深・複12・長	深夜の場合 50% 加算 ＋ 402単位	2,378	
13	1495	訪看Ⅰ4・虐防・複21・長	複数名訪問加算（Ⅱ） 2人以上による場合（30分未満）	1,618	
13	1496	訪看Ⅰ4・虐防・夜・複21・長	夜間早朝の場合 25% 加算	1,897	
13	1497	訪看Ⅰ4・虐防・深・複21・長	深夜の場合 50% 加算 ＋ 201単位	2,177	
13	1498	訪看Ⅰ4・虐防・複22・長	2人以上による場合（30分以上）	1,734	
13	1499	訪看Ⅰ4・虐防・夜・複22・長	夜間早朝の場合 25% 加算	2,013	
13	1500	訪看Ⅰ4・虐防・深・複22・長	深夜の場合 50% 加算 ＋ 317単位	2,293	

サービスコード 種類	項目	サービス内容略称	算定項目							合成単位数	算定単位
13	1321	訪看Ⅰ4・准	イ 指定訪問看護ステーション	(4) 1時間以上1時間30分未満 1,128 単位	准看護師の場合 × 90%					1,015	1回につき
13	1322	訪看Ⅰ4・准・夜				夜間早朝の場合 25% 加算				1,269	
13	1323	訪看Ⅰ4・准・深				深夜の場合 50% 加算				1,523	
13	1327	訪看Ⅰ4・准・複11					複数名訪問加算(Ⅰ)	2人以上による場合（30分未満）		1,269	
13	1328	訪看Ⅰ4・准・夜・複11				夜間早朝の場合 25% 加算				1,523	
13	1329	訪看Ⅰ4・准・深・複11				深夜の場合 50% 加算		＋ 254 単位		1,777	
13	1324	訪看Ⅰ4・准・複12						2人以上による場合（30分以上）		1,417	
13	1325	訪看Ⅰ4・准・夜・複12				夜間早朝の場合 25% 加算				1,671	
13	1326	訪看Ⅰ4・准・深・複12				深夜の場合 50% 加算		＋ 402 単位		1,925	
13	1450	訪看Ⅰ4・准・複21					複数名訪問加算(Ⅱ)	2人以上による場合（30分未満）		1,216	
13	1451	訪看Ⅰ4・准・夜・複21				夜間早朝の場合 25% 加算				1,470	
13	1452	訪看Ⅰ4・准・深・複21				深夜の場合 50% 加算		＋ 201 単位		1,724	
13	1453	訪看Ⅰ4・准・複22						2人以上による場合（30分以上）		1,332	
13	1454	訪看Ⅰ4・准・夜・複22				夜間早朝の場合 25% 加算				1,586	
13	1455	訪看Ⅰ4・准・深・複22				深夜の場合 50% 加算		＋ 317 単位		1,840	
13	1341	訪看Ⅰ4・准・長							1時間30分以上の訪問看護を行う場合	1,315	
13	1342	訪看Ⅰ4・准・夜・長				夜間早朝の場合 25% 加算				1,569	
13	1343	訪看Ⅰ4・准・深・長				深夜の場合 50% 加算				1,823	
13	1347	訪看Ⅰ4・准・複11・長					複数名訪問加算(Ⅰ)	2人以上による場合（30分未満）	＋ 300 単位	1,569	
13	1348	訪看Ⅰ4・准・夜・複11・長				夜間早朝の場合 25% 加算				1,823	
13	1349	訪看Ⅰ4・准・深・複11・長				深夜の場合 50% 加算		＋ 254 単位		2,077	
13	1344	訪看Ⅰ4・准・複12・長						2人以上による場合（30分以上）		1,717	
13	1345	訪看Ⅰ4・准・夜・複12・長				夜間早朝の場合 25% 加算				1,971	
13	1346	訪看Ⅰ4・准・深・複12・長				深夜の場合 50% 加算		＋ 402 単位		2,225	
13	1460	訪看Ⅰ4・准・複21・長					複数名訪問加算(Ⅱ)	2人以上による場合（30分未満）		1,516	
13	1461	訪看Ⅰ4・准・夜・複21・長				夜間早朝の場合 25% 加算				1,770	
13	1462	訪看Ⅰ4・准・深・複21・長				深夜の場合 50% 加算		＋ 201 単位		2,024	
13	1463	訪看Ⅰ4・准・複22・長						2人以上による場合（30分以上）		1,632	
13	1464	訪看Ⅰ4・准・夜・複22・長				夜間早朝の場合 25% 加算				1,886	
13	1465	訪看Ⅰ4・准・深・複22・長				深夜の場合 50% 加算		＋ 317 単位		2,140	
13	1561	訪看Ⅰ4・准・虐防			高齢者虐待防止措置未実施減算 1% 減算					1,004	
13	1562	訪看Ⅰ4・准・虐防・夜				夜間早朝の場合 25% 加算				1,255	
13	1563	訪看Ⅰ4・准・虐防・深				深夜の場合 50% 加算				1,506	
13	1564	訪看Ⅰ4・准・虐防・複11					複数名訪問加算(Ⅰ)	2人以上による場合（30分未満）		1,258	
13	1565	訪看Ⅰ4・准・虐防・夜・複11				夜間早朝の場合 25% 加算				1,509	
13	1566	訪看Ⅰ4・准・虐防・深・複11				深夜の場合 50% 加算		＋ 254 単位		1,760	
13	1567	訪看Ⅰ4・准・虐防・複12						2人以上による場合（30分以上）		1,406	
13	1568	訪看Ⅰ4・准・虐防・夜・複12				夜間早朝の場合 25% 加算				1,657	
13	1569	訪看Ⅰ4・准・虐防・深・複12				深夜の場合 50% 加算		＋ 402 単位		1,908	
13	1570	訪看Ⅰ4・准・虐防・複21					複数名訪問加算(Ⅱ)	2人以上による場合（30分未満）		1,205	
13	1571	訪看Ⅰ4・准・虐防・夜・複21				夜間早朝の場合 25% 加算				1,456	
13	1572	訪看Ⅰ4・准・虐防・深・複21				深夜の場合 50% 加算		＋ 201 単位		1,707	
13	1573	訪看Ⅰ4・准・虐防・複22						2人以上による場合（30分以上）		1,321	
13	1574	訪看Ⅰ4・准・虐防・夜・複22				夜間早朝の場合 25% 加算				1,572	
13	1575	訪看Ⅰ4・准・虐防・深・複22				深夜の場合 50% 加算		＋ 317 単位		1,823	
13	1576	訪看Ⅰ4・准・虐防・長							1時間30分以上の訪問看護を行う場合	1,304	
13	1577	訪看Ⅰ4・准・虐防・夜・長				夜間早朝の場合 25% 加算				1,555	
13	1578	訪看Ⅰ4・准・虐防・深・長				深夜の場合 50% 加算				1,806	
13	1579	訪看Ⅰ4・准・虐防・複11・長					複数名訪問加算(Ⅰ)	2人以上による場合（30分未満）	＋ 300 単位	1,558	
13	1580	訪看Ⅰ4・准・虐防・夜・複11・長				夜間早朝の場合 25% 加算				1,809	
13	1581	訪看Ⅰ4・准・虐防・深・複11・長				深夜の場合 50% 加算		＋ 254 単位		2,060	
13	1582	訪看Ⅰ4・准・虐防・複12・長						2人以上による場合（30分以上）		1,706	
13	1583	訪看Ⅰ4・准・虐防・夜・複12・長				夜間早朝の場合 25% 加算				1,957	
13	1584	訪看Ⅰ4・准・虐防・深・複12・長				深夜の場合 50% 加算		＋ 402 単位		2,208	
13	1585	訪看Ⅰ4・准・虐防・複21・長					複数名訪問加算(Ⅱ)	2人以上による場合（30分未満）		1,505	
13	1586	訪看Ⅰ4・准・虐防・夜・複21・長				夜間早朝の場合 25% 加算				1,756	
13	1587	訪看Ⅰ4・准・虐防・深・複21・長				深夜の場合 50% 加算		＋ 201 単位		2,007	
13	1588	訪看Ⅰ4・准・虐防・複22・長						2人以上による場合（30分以上）		1,621	
13	1589	訪看Ⅰ4・准・虐防・夜・複22・長				夜間早朝の場合 25% 加算				1,872	
13	1590	訪看Ⅰ4・准・虐防・深・複22・長				深夜の場合 50% 加算		＋ 317 単位		2,123	

サービスコード 種類	項目	サービス内容略称	算定項目					合成単位数	算定単位
13	1501	訪看Ⅰ5	(5) 理学療法士、作業療法士又は言語聴覚士の場合 イ 指定訪問看護ステーション 294 単位					294	1回につき
13	1502	訪看Ⅰ5・夜		夜間早朝の場合 25% 加算				368	
13	1503	訪看Ⅰ5・深		深夜の場合 50% 加算				441	
13	1504	訪看Ⅰ5・複11				複数名訪問加算（Ⅰ）2人以上による場合（30分未満）+ 254 単位		548	
13	1505	訪看Ⅰ5・夜・複11		夜間早朝の場合 25% 加算				622	
13	1506	訪看Ⅰ5・深・複11		深夜の場合 50% 加算				695	
13	1507	訪看Ⅰ5・複12				2人以上による場合（30分以上）+ 402 単位		696	
13	1508	訪看Ⅰ5・夜・複12		夜間早朝の場合 25% 加算				770	
13	1509	訪看Ⅰ5・深・複12		深夜の場合 50% 加算				843	
13	1540	訪看Ⅰ5・複21				複数名訪問加算（Ⅱ）2人以上による場合（30分未満）+ 201 単位		495	
13	1541	訪看Ⅰ5・夜・複21		夜間早朝の場合 25% 加算				569	
13	1542	訪看Ⅰ5・深・複21		深夜の場合 50% 加算				642	
13	1543	訪看Ⅰ5・複22				2人以上による場合（30分以上）+ 317 単位		611	
13	1544	訪看Ⅰ5・夜・複22		夜間早朝の場合 25% 加算				685	
13	1545	訪看Ⅰ5・深・複22		深夜の場合 50% 加算				758	
13	1591	訪看Ⅰ5・虐防	高齢者虐待防止措置未実施減算 1% 減算					291	
13	1592	訪看Ⅰ5・虐防・夜		夜間早朝の場合 25% 加算				364	
13	1593	訪看Ⅰ5・虐防・深		深夜の場合 50% 加算				437	
13	1594	訪看Ⅰ5・虐防・複11				複数名訪問加算（Ⅰ）2人以上による場合（30分未満）+ 254 単位		545	
13	1595	訪看Ⅰ5・虐防・夜・複11		夜間早朝の場合 25% 加算				618	
13	1596	訪看Ⅰ5・虐防・深・複11		深夜の場合 50% 加算				691	
13	1597	訪看Ⅰ5・虐防・複12				2人以上による場合（30分以上）+ 402 単位		693	
13	1598	訪看Ⅰ5・虐防・夜・複12		夜間早朝の場合 25% 加算				766	
13	1599	訪看Ⅰ5・虐防・深・複12		深夜の場合 50% 加算				839	
13	1600	訪看Ⅰ5・虐防・複21				複数名訪問加算（Ⅱ）2人以上による場合（30分未満）+ 201 単位		492	
13	1601	訪看Ⅰ5・虐防・夜・複21		夜間早朝の場合 25% 加算				565	
13	1602	訪看Ⅰ5・虐防・深・複21		深夜の場合 50% 加算				638	
13	1603	訪看Ⅰ5・虐防・複22				2人以上による場合（30分以上）+ 317 単位		608	
13	1604	訪看Ⅰ5・虐防・夜・複22		夜間早朝の場合 25% 加算				681	
13	1605	訪看Ⅰ5・虐防・深・複22		深夜の場合 50% 加算				754	
13	1521	訪看Ⅰ5・2超	1日に2回を越えて実施する場合 × 90%					265	
13	1522	訪看Ⅰ5・2超・夜		夜間早朝の場合 25% 加算				331	
13	1523	訪看Ⅰ5・2超・深		深夜の場合 50% 加算				398	
13	1524	訪看Ⅰ5・2超・複11				複数名訪問加算（Ⅰ）2人以上による場合（30分未満）+ 254 単位		519	
13	1525	訪看Ⅰ5・2超・夜・複11		夜間早朝の場合 25% 加算				585	
13	1526	訪看Ⅰ5・2超・深・複11		深夜の場合 50% 加算				652	
13	1527	訪看Ⅰ5・2超・複12				2人以上による場合（30分以上）+ 402 単位		667	
13	1528	訪看Ⅰ5・2超・夜・複12		夜間早朝の場合 25% 加算				733	
13	1529	訪看Ⅰ5・2超・深・複12		深夜の場合 50% 加算				800	
13	1550	訪看Ⅰ5・2超・複21				複数名訪問加算（Ⅱ）2人以上による場合（30分未満）+ 201 単位		466	
13	1551	訪看Ⅰ5・2超・夜・複21		夜間早朝の場合 25% 加算				532	
13	1552	訪看Ⅰ5・2超・深・複21		深夜の場合 50% 加算				599	
13	1553	訪看Ⅰ5・2超・複22				2人以上による場合（30分以上）+ 317 単位		582	
13	1554	訪看Ⅰ5・2超・夜・複22		夜間早朝の場合 25% 加算				648	
13	1555	訪看Ⅰ5・2超・深・複22		深夜の場合 50% 加算				715	
13	1606	訪看Ⅰ5・2超・虐防	高齢者虐待防止措置未実施減算 1% 減算					262	
13	1607	訪看Ⅰ5・2超・虐防・夜		夜間早朝の場合 25% 加算				328	
13	1608	訪看Ⅰ5・2超・虐防・深		深夜の場合 50% 加算				393	
13	1609	訪看Ⅰ5・2超・虐防・複11				複数名訪問加算（Ⅰ）2人以上による場合（30分未満）+ 254 単位		516	
13	1610	訪看Ⅰ5・2超・虐防・夜・複11		夜間早朝の場合 25% 加算				582	
13	1611	訪看Ⅰ5・2超・虐防・深・複11		深夜の場合 50% 加算				647	
13	1612	訪看Ⅰ5・2超・虐防・複12				2人以上による場合（30分以上）+ 402 単位		664	
13	1613	訪看Ⅰ5・2超・虐防・夜・複12		夜間早朝の場合 25% 加算				730	
13	1614	訪看Ⅰ5・2超・虐防・深・複12		深夜の場合 50% 加算				795	
13	1615	訪看Ⅰ5・2超・虐防・複21				複数名訪問加算（Ⅱ）2人以上による場合（30分未満）+ 201 単位		463	
13	1616	訪看Ⅰ5・2超・虐防・夜・複21		夜間早朝の場合 25% 加算				529	
13	1617	訪看Ⅰ5・2超・虐防・深・複21		深夜の場合 50% 加算				594	
13	1618	訪看Ⅰ5・2超・虐防・複22				2人以上による場合（30分以上）+ 317 単位		579	
13	1619	訪看Ⅰ5・2超・虐防・夜・複22		夜間早朝の場合 25% 加算				645	
13	1620	訪看Ⅰ5・2超・虐防・深・複22		深夜の場合 50% 加算				710	

サービスコード		サービス内容略称	算定項目				合成単位数	算定単位
種類	項目							
13	3111	定期巡回訪看	ハ 定期巡回・随時対応型訪問介護看護事業所と連携する場合				2,961	1月につき
13	3115	定期巡回訪看・介5				要介護5の者の場合 ＋ 800 単位	3,761	
13	3113	定期巡回訪看・准1		准看護師による訪問が1回でもある場合			2,902	
13	3117	定期巡回訪看・准1・介5	2,961 単位	× 98%		要介護5の者の場合 ＋ 800 単位	3,702	
13	C201	訪問看護高齢者虐待防止未実施減算	高齢者虐待防止措置未実施減算	ハ 定期巡回・随時対応型訪問介護看護事業所と連携する場合		30 単位減算	-30	
13	4111	訪問看護同一建物減算1	事業所と同一建物の利用者等にサービスを行う場合	同一敷地内建物等の利用者又はこれ以外の同一建物の利用者20人以上にサービスを行う場合		所定単位数の 10% 減算		
13	4112	訪問看護同一建物減算2		同一敷地内建物等の利用者50人以上にサービスを行う場合		所定単位数の 15% 減算		
13	8000	特別地域訪問看護加算1	特別地域訪問看護加算	イ及びロを算定する場合		所定単位数の 15% 加算		1回につき
13	8001	特別地域訪問看護加算2		ハを算定する場合		所定単位数の 15% 加算		1月につき
13	8100	訪問看護小規模事業所加算1	中山間地域等における小規模事業所加算	イ及びロを算定する場合		所定単位数の 10% 加算		1回につき
13	8101	訪問看護小規模事業所加算2		ハを算定する場合		所定単位数の 10% 加算		1月につき
13	8110	訪問看護中山間地域等提供加算1	中山間地域等に居住する者へのサービス提供加算	イ及びロを算定する場合		所定単位数の 5% 加算		1回につき
13	8111	訪問看護中山間地域等提供加算2		ハを算定する場合		所定単位数の 5% 加算		1月につき
13	3001	緊急時訪問看護加算Ⅰ1	緊急時訪問看護加算Ⅰ	指定訪問看護ステーション	600 単位加算		600	
13	3002	緊急時訪問看護加算Ⅰ2		医療機関	325 単位加算		325	
13	3100	緊急時訪問看護加算Ⅱ1	緊急時訪問看護加算Ⅱ	指定訪問看護ステーション	574 単位加算		574	
13	3200	緊急時訪問看護加算Ⅱ2		医療機関	315 単位加算		315	
13	4000	訪問看護特別管理加算Ⅰ	特別管理加算	特別管理加算（Ⅰ）	500 単位加算		500	
13	4001	訪問看護特別管理加算Ⅱ		特別管理加算（Ⅱ）	250 単位加算		250	
13	4025	訪問看護専門管理加算1	専門管理加算	緩和ケア等に係る研修を受けた看護師が計画的な管理を行った場合	250 単位加算		250	月1回限度
13	4026	訪問看護専門管理加算2		特定行為研修を修了した看護師が計画的な管理を行った場合	250 単位加算		250	
13	7000	訪問看護ターミナルケア加算	ターミナルケア加算	ターミナルケア加算	2,500 単位加算		2,500	死亡月につき
13	4021	訪問看護遠隔死亡診断補助加算		遠隔死亡診断補助加算	150 単位加算		150	
13	4100	訪問看護特別指示減算	主治医が発行する訪問看護指示の文書の訪問看護指示期間の日数につき減算		97 単位減算		-97	1日につき
13	4024	訪問看護訪問回数超過減算	理学療法士等の訪問回数が看護職員の訪問回数を超えている場合又は特定の加算を算定していない場合の減算		8 単位減算		-8	1回につき
13	4023	訪問看護初回加算Ⅰ	ニ 初回加算	(1) 初回加算（Ⅰ）	350 単位加算		350	1月につき
13	4002	訪問看護初回加算Ⅱ		(2) 初回加算（Ⅱ）	300 単位加算		300	
13	4003	訪問看護退院時共同指導加算	ホ 退院時共同指導加算		600 単位加算		600	1回につき
13	4004	訪問看護介護連携強化加算	ヘ 看護・介護職員連携強化加算		250 単位加算		250	1月につき
13	4010	訪問看護体制強化加算Ⅰ	ト 看護体制強化加算	(1) 看護体制強化加算（Ⅰ）	550 単位加算		550	
13	4005	訪問看護体制強化加算Ⅱ	(イ及びロを算定する場合のみ算定)	(2) 看護体制強化加算（Ⅱ）	200 単位加算		200	
13	6192	訪問看護口腔連携強化加算	チ 口腔連携強化加算		50 単位加算		50	月1回限度
13	6103	訪問看護サービス提供体制加算Ⅰ1	リ サービス提供体制強化加算	(1)イ及びロを算定する場合	(一) サービス提供体制強化加算（Ⅰ）	6 単位加算	6	1回につき
13	6101	訪問看護サービス提供体制加算Ⅱ1			(二) サービス提供体制強化加算（Ⅱ）	3 単位加算	3	
13	6104	訪問看護サービス提供体制加算Ⅰ2		(2)ハを算定する場合	(一) サービス提供体制強化加算（Ⅰ）	50 単位加算	50	1月につき
13	6102	訪問看護サービス提供体制加算Ⅱ2			(二) サービス提供体制強化加算（Ⅱ）	25 単位加算	25	

登録期間が1月に満たない場合（日割計算用サービスコード）

サービスコード		サービス内容略称	算定項目				合成単位数	算定単位
種類	項目							
13	3112	定期巡回訪看・日割	ハ 定期巡回・随時対応型訪問介護看護事業所と連携する場合				日割計算の場合	97	1日につき
13	3116	定期巡回訪看・介5・日割				要介護5の者の場合 ＋ 800 単位		124	
13	3114	定期巡回訪看・准1・日割	2,961 単位	准看護師による訪問が1回でもある場合			÷ 30.4 日	95	
13	3118	定期巡回訪看・准1・介5・日割		× 98%		要介護5の者の場合 ＋ 800 単位		122	
13	C202	訪問看護高齢者虐待防止未実施減算・日割	高齢者虐待防止措置未実施減算	ハ 定期巡回・随時対応型訪問介護看護事業所と連携する場合		30 単位減算		-1	
13	8002	特別地域訪問看護加算2日割	特別地域訪問看護加算	ハを算定する場合		所定単位数の 15% 加算			
13	8102	訪問看護小規模事業所加算2日割	中山間地域等における小規模事業所加算	ハを算定する場合		所定単位数の 10% 加算			
13	8112	訪問看護中山間地域等加算2日割	中山間地域等に居住する者へのサービス提供加算	ハを算定する場合		所定単位数の 5% 加算			

○ 介護予防訪問看護サービスコード表（訪問看護ステーション分）

サービスコード 種類	項目	サービス内容略称	算定項目			合成単位数	算定単位
			イ 指定介護予防訪問看護ステーション	(1) 20分未満　303単位　週に1回以上、20分以上の保健師又は看護師による訪問を行った場合算定可能			
63	1010	予訪看Ⅰ1				303	1回につき
63	1015	予訪看Ⅰ1・夜		夜間早朝の場合　25% 加算		379	
63	1016	予訪看Ⅰ1・深		深夜の場合　50% 加算		455	
63	1017	予訪看Ⅰ1・複11		複数名訪問加算（Ⅰ）	2人以上による場合（30分未満）	557	
63	1018	予訪看Ⅰ1・夜・複11		夜間早朝の場合　25% 加算	＋ 254 単位	633	
63	1019	予訪看Ⅰ1・深・複11		深夜の場合　50% 加算		709	
63	1040	予訪看Ⅰ1・複21		複数名訪問加算（Ⅱ）	2人以上による場合（30分未満）	504	
63	1041	予訪看Ⅰ1・夜・複21		夜間早朝の場合　25% 加算	＋ 201 単位	580	
63	1042	予訪看Ⅰ1・深・複21		深夜の場合　50% 加算		656	
63	1051	予訪看Ⅰ1・虐防		高齢者虐待防止措置未実施減算　1%減算		300	
63	1052	予訪看Ⅰ1・虐防・夜		夜間早朝の場合　25% 加算		375	
63	1053	予訪看Ⅰ1・虐防・深		深夜の場合　50% 加算		450	
63	1054	予訪看Ⅰ1・虐防・複11		複数名訪問加算（Ⅰ）	2人以上による場合（30分未満）	554	
63	1055	予訪看Ⅰ1・虐防・夜・複11		夜間早朝の場合　25% 加算	＋ 254 単位	629	
63	1056	予訪看Ⅰ1・虐防・深・複11		深夜の場合　50% 加算		704	
63	1057	予訪看Ⅰ1・虐防・複21		複数名訪問加算（Ⅱ）	2人以上による場合（30分未満）	501	
63	1058	予訪看Ⅰ1・虐防・夜・複21		夜間早朝の場合　25% 加算	＋ 201 単位	576	
63	1059	予訪看Ⅰ1・虐防・深・複21		深夜の場合　50% 加算		651	
63	1020	予訪看Ⅰ1・准		准看護師の場合　× 90%		273	
63	1025	予訪看Ⅰ1・准・夜		夜間早朝の場合　25% 加算		341	
63	1026	予訪看Ⅰ1・准・深		深夜の場合　50% 加算		410	
63	1027	予訪看Ⅰ1・准・複11		複数名訪問加算（Ⅰ）	2人以上による場合（30分未満）	527	
63	1028	予訪看Ⅰ1・准・夜・複11		夜間早朝の場合　25% 加算	＋ 254 単位	595	
63	1029	予訪看Ⅰ1・准・深・複11		深夜の場合　50% 加算		664	
63	1030	予訪看Ⅰ1・准・複21		複数名訪問加算（Ⅱ）	2人以上による場合（30分未満）	474	
63	1031	予訪看Ⅰ1・准・夜・複21		夜間早朝の場合　25% 加算	＋ 201 単位	542	
63	1032	予訪看Ⅰ1・准・深・複21		深夜の場合　50% 加算		611	
63	1060	予訪看Ⅰ1・准・虐防		高齢者虐待防止措置未実施減算　1%減算		270	
63	1061	予訪看Ⅰ1・准・虐防・夜		夜間早朝の場合　25% 加算		338	
63	1062	予訪看Ⅰ1・准・虐防・深		深夜の場合　50% 加算		405	
63	1063	予訪看Ⅰ1・准・虐防・複11		複数名訪問加算（Ⅰ）	2人以上による場合（30分未満）	524	
63	1064	予訪看Ⅰ1・准・虐防・夜・複11		夜間早朝の場合　25% 加算	＋ 254 単位	592	
63	1065	予訪看Ⅰ1・准・虐防・深・複11		深夜の場合　50% 加算		659	
63	1066	予訪看Ⅰ1・准・虐防・複21		複数名訪問加算（Ⅱ）	2人以上による場合（30分未満）	471	
63	1067	予訪看Ⅰ1・准・虐防・夜・複21		夜間早朝の場合　25% 加算	＋ 201 単位	539	
63	1068	予訪看Ⅰ1・准・虐防・深・複21		深夜の場合　50% 加算		606	
63	1111	予訪看Ⅰ2		(2) 30分未満　451単位		451	
63	1112	予訪看Ⅰ2・夜		夜間早朝の場合　25% 加算		564	
63	1113	予訪看Ⅰ2・深		深夜の場合　50% 加算		677	
63	1114	予訪看Ⅰ2・複11		複数名訪問加算（Ⅰ）	2人以上による場合（30分未満）	705	
63	1115	予訪看Ⅰ2・夜・複11		夜間早朝の場合　25% 加算	＋ 254 単位	818	
63	1116	予訪看Ⅰ2・深・複11		深夜の場合　50% 加算		931	
63	1130	予訪看Ⅰ2・複21		複数名訪問加算（Ⅱ）	2人以上による場合（30分未満）	652	
63	1131	予訪看Ⅰ2・夜・複21		夜間早朝の場合　25% 加算	＋ 201 単位	765	
63	1132	予訪看Ⅰ2・深・複21		深夜の場合　50% 加算		878	
63	1151	予訪看Ⅰ2・虐防		高齢者虐待防止措置未実施減算　1%減算		446	
63	1152	予訪看Ⅰ2・虐防・夜		夜間早朝の場合　25% 加算		558	
63	1153	予訪看Ⅰ2・虐防・深		深夜の場合　50% 加算		669	
63	1154	予訪看Ⅰ2・虐防・複11		複数名訪問加算（Ⅰ）	2人以上による場合（30分未満）	700	
63	1155	予訪看Ⅰ2・虐防・夜・複11		夜間早朝の場合　25% 加算	＋ 254 単位	812	
63	1156	予訪看Ⅰ2・虐防・深・複11		深夜の場合　50% 加算		923	
63	1157	予訪看Ⅰ2・虐防・複21		複数名訪問加算（Ⅱ）	2人以上による場合（30分未満）	647	
63	1158	予訪看Ⅰ2・虐防・夜・複21		夜間早朝の場合　25% 加算	＋ 201 単位	759	
63	1159	予訪看Ⅰ2・虐防・深・複21		深夜の場合　50% 加算		870	
63	1121	予訪看Ⅰ2・准		准看護師の場合　× 90%		406	
63	1122	予訪看Ⅰ2・准・夜		夜間早朝の場合　25% 加算		508	
63	1123	予訪看Ⅰ2・准・深		深夜の場合　50% 加算		609	
63	1124	予訪看Ⅰ2・准・複11		複数名訪問加算（Ⅰ）	2人以上による場合（30分未満）	660	
63	1125	予訪看Ⅰ2・准・夜・複11		夜間早朝の場合　25% 加算	＋ 254 単位	762	
63	1126	予訪看Ⅰ2・准・深・複11		深夜の場合　50% 加算		863	
63	1127	予訪看Ⅰ2・准・複21		複数名訪問加算（Ⅱ）	2人以上による場合（30分未満）	607	
63	1128	予訪看Ⅰ2・准・夜・複21		夜間早朝の場合　25% 加算	＋ 201 単位	709	
63	1129	予訪看Ⅰ2・准・深・複21		深夜の場合　50% 加算		810	
63	1160	予訪看Ⅰ2・准・虐防		高齢者虐待防止措置未実施減算　1%減算		401	
63	1161	予訪看Ⅰ2・准・虐防・夜		夜間早朝の場合　25% 加算		501	
63	1162	予訪看Ⅰ2・准・虐防・深		深夜の場合　50% 加算		602	
63	1163	予訪看Ⅰ2・准・虐防・複11		複数名訪問加算（Ⅰ）	2人以上による場合（30分未満）	655	
63	1164	予訪看Ⅰ2・准・虐防・夜・複11		夜間早朝の場合　25% 加算	＋ 254 単位	755	
63	1165	予訪看Ⅰ2・准・虐防・深・複11		深夜の場合　50% 加算		856	
63	1166	予訪看Ⅰ2・准・虐防・複21		複数名訪問加算（Ⅱ）	2人以上による場合（30分未満）	602	
63	1167	予訪看Ⅰ2・准・虐防・夜・複21		夜間早朝の場合　25% 加算	＋ 201 単位	702	
63	1168	予訪看Ⅰ2・准・虐防・深・複21		深夜の場合　50% 加算		803	

サービスコード 種類	項目	サービス内容略称	算定項目					合成単位数	算定単位
63	1211	予訪看Ｉ３	イ 指定介護予防訪問看護ステーション	(3) 30分以上1時間未満 794 単位				794	1回につき
63	1212	予訪看Ｉ３・夜				夜間早朝の場合 25% 加算		993	
63	1213	予訪看Ｉ３・深				深夜の場合 50% 加算		1,191	
63	1217	予訪看Ｉ３・複11					複数名訪問加算（Ⅰ） 2人以上による場合（30分未満） ＋ 254 単位	1,048	
63	1218	予訪看Ｉ３・夜・複11				夜間早朝の場合 25% 加算		1,247	
63	1219	予訪看Ｉ３・深・複11				深夜の場合 50% 加算		1,445	
63	1214	予訪看Ｉ３・複12					複数名訪問加算（Ⅰ） 2人以上による場合（30分以上） ＋ 402 単位	1,196	
63	1215	予訪看Ｉ３・夜・複12				夜間早朝の場合 25% 加算		1,395	
63	1216	予訪看Ｉ３・深・複12				深夜の場合 50% 加算		1,593	
63	1250	予訪看Ｉ３・複21					複数名訪問加算（Ⅱ） 2人以上による場合（30分未満） ＋ 201 単位	995	
63	1251	予訪看Ｉ３・夜・複21				夜間早朝の場合 25% 加算		1,194	
63	1252	予訪看Ｉ３・深・複21				深夜の場合 50% 加算		1,392	
63	1253	予訪看Ｉ３・複22					複数名訪問加算（Ⅱ） 2人以上による場合（30分以上） ＋ 317 単位	1,111	
63	1254	予訪看Ｉ３・夜・複22				夜間早朝の場合 25% 加算		1,310	
63	1255	予訪看Ｉ３・深・複22				深夜の場合 50% 加算		1,508	
63	1271	予訪看Ｉ３・虐防			高齢者虐待防止措置未実施減算 1% 減算			786	
63	1272	予訪看Ｉ３・虐防・夜				夜間早朝の場合 25% 加算		983	
63	1273	予訪看Ｉ３・虐防・深				深夜の場合 50% 加算		1,179	
63	1274	予訪看Ｉ３・虐防・複11					複数名訪問加算（Ⅰ） 2人以上による場合（30分未満） ＋ 254 単位	1,040	
63	1275	予訪看Ｉ３・虐防・夜・複11				夜間早朝の場合 25% 加算		1,237	
63	1276	予訪看Ｉ３・虐防・深・複11				深夜の場合 50% 加算		1,433	
63	1277	予訪看Ｉ３・虐防・複12					複数名訪問加算（Ⅰ） 2人以上による場合（30分以上） ＋ 402 単位	1,188	
63	1278	予訪看Ｉ３・虐防・夜・複12				夜間早朝の場合 25% 加算		1,385	
63	1279	予訪看Ｉ３・虐防・深・複12				深夜の場合 50% 加算		1,581	
63	1280	予訪看Ｉ３・虐防・複21					複数名訪問加算（Ⅱ） 2人以上による場合（30分未満） ＋ 201 単位	987	
63	1281	予訪看Ｉ３・虐防・夜・複21				夜間早朝の場合 25% 加算		1,184	
63	1282	予訪看Ｉ３・虐防・深・複21				深夜の場合 50% 加算		1,380	
63	1283	予訪看Ｉ３・虐防・複22					複数名訪問加算（Ⅱ） 2人以上による場合（30分以上） ＋ 317 単位	1,103	
63	1284	予訪看Ｉ３・虐防・夜・複22				夜間早朝の場合 25% 加算		1,300	
63	1285	予訪看Ｉ３・虐防・深・複22				深夜の場合 50% 加算		1,496	
63	1221	予訪看Ｉ３・准		准看護師の場合 × 90%				715	
63	1222	予訪看Ｉ３・准・夜				夜間早朝の場合 25% 加算		894	
63	1223	予訪看Ｉ３・准・深				深夜の場合 50% 加算		1,073	
63	1227	予訪看Ｉ３・准・複11					複数名訪問加算（Ⅰ） 2人以上による場合（30分未満） ＋ 254 単位	969	
63	1228	予訪看Ｉ３・准・夜・複11				夜間早朝の場合 25% 加算		1,148	
63	1229	予訪看Ｉ３・准・深・複11				深夜の場合 50% 加算		1,327	
63	1224	予訪看Ｉ３・准・複12					複数名訪問加算（Ⅰ） 2人以上による場合（30分以上） ＋ 402 単位	1,117	
63	1225	予訪看Ｉ３・准・夜・複12				夜間早朝の場合 25% 加算		1,296	
63	1226	予訪看Ｉ３・准・深・複12				深夜の場合 50% 加算		1,475	
63	1260	予訪看Ｉ３・准・複21					複数名訪問加算（Ⅱ） 2人以上による場合（30分未満） ＋ 201 単位	916	
63	1261	予訪看Ｉ３・准・夜・複21				夜間早朝の場合 25% 加算		1,095	
63	1262	予訪看Ｉ３・准・深・複21				深夜の場合 50% 加算		1,274	
63	1263	予訪看Ｉ３・准・複22					複数名訪問加算（Ⅱ） 2人以上による場合（30分以上） ＋ 317 単位	1,032	
63	1264	予訪看Ｉ３・准・夜・複22				夜間早朝の場合 25% 加算		1,211	
63	1265	予訪看Ｉ３・准・深・複22				深夜の場合 50% 加算		1,390	
63	1286	予訪看Ｉ３・准・虐防			高齢者虐待防止措置未実施減算 1% 減算			707	
63	1287	予訪看Ｉ３・准・虐防・夜				夜間早朝の場合 25% 加算		884	
63	1288	予訪看Ｉ３・准・虐防・深				深夜の場合 50% 加算		1,061	
63	1289	予訪看Ｉ３・准・虐防・複11					複数名訪問加算（Ⅰ） 2人以上による場合（30分未満） ＋ 254 単位	961	
63	1290	予訪看Ｉ３・准・虐防・夜・複11				夜間早朝の場合 25% 加算		1,138	
63	1291	予訪看Ｉ３・准・虐防・深・複11				深夜の場合 50% 加算		1,315	
63	1292	予訪看Ｉ３・准・虐防・複12					複数名訪問加算（Ⅰ） 2人以上による場合（30分以上） ＋ 402 単位	1,109	
63	1293	予訪看Ｉ３・准・虐防・夜・複12				夜間早朝の場合 25% 加算		1,286	
63	1294	予訪看Ｉ３・准・虐防・深・複12				深夜の場合 50% 加算		1,463	
63	1295	予訪看Ｉ３・准・虐防・複21					複数名訪問加算（Ⅱ） 2人以上による場合（30分未満） ＋ 201 単位	908	
63	1296	予訪看Ｉ３・准・虐防・夜・複21				夜間早朝の場合 25% 加算		1,085	
63	1297	予訪看Ｉ３・准・虐防・深・複21				深夜の場合 50% 加算		1,262	
63	1298	予訪看Ｉ３・准・虐防・複22					複数名訪問加算（Ⅱ） 2人以上による場合（30分以上） ＋ 317 単位	1,024	
63	1299	予訪看Ｉ３・准・虐防・夜・複22				夜間早朝の場合 25% 加算		1,201	
63	1300	予訪看Ｉ３・准・虐防・深・複22				深夜の場合 50% 加算		1,378	

サービスコード		サービス内容略称	算定項目					合成単位数	算定単位
種類	項目								
63	1311	予訪看Ｉ４	イ 指定介護予防訪問看護ステーション	(4) 1時間以上 1時間30分未満 1,090 単位				1,090	1回につき
63	1312	予訪看Ｉ４・夜			夜間早朝の場合 25% 加算			1,363	
63	1313	予訪看Ｉ４・深			深夜の場合 50% 加算			1,635	
63	1317	予訪看Ｉ４・複11				複数名訪問加算（Ⅰ）	2人以上による場合（30分未満）	1,344	
63	1318	予訪看Ｉ４・夜・複11			夜間早朝の場合 25% 加算			1,617	
63	1319	予訪看Ｉ４・深・複11			深夜の場合 50% 加算		＋ 254 単位	1,889	
63	1314	予訪看Ｉ４・複12					2人以上による場合（30分以上）	1,492	
63	1315	予訪看Ｉ４・夜・複12			夜間早朝の場合 25% 加算			1,765	
63	1316	予訪看Ｉ４・深・複12			深夜の場合 50% 加算		＋ 402 単位	2,037	
63	1430	予訪看Ｉ４・複21				複数名訪問加算（Ⅱ）	2人以上による場合（30分未満）	1,291	
63	1431	予訪看Ｉ４・夜・複21			夜間早朝の場合 25% 加算			1,564	
63	1432	予訪看Ｉ４・深・複21			深夜の場合 50% 加算		＋ 201 単位	1,836	
63	1433	予訪看Ｉ４・複22					2人以上による場合（30分以上）	1,407	
63	1434	予訪看Ｉ４・夜・複22			夜間早朝の場合 25% 加算			1,680	
63	1435	予訪看Ｉ４・深・複22			深夜の場合 50% 加算		＋ 317 単位	1,952	
63	1331	予訪看Ｉ４・長					1時間30分以上の訪問看護を行う場合 ＋ 300 単位	1,390	
63	1332	予訪看Ｉ４・夜・長			夜間早朝の場合 25% 加算			1,663	
63	1333	予訪看Ｉ４・深・長			深夜の場合 50% 加算			1,935	
63	1337	予訪看Ｉ４・複11・長				複数名訪問加算（Ⅰ）	2人以上による場合（30分未満）	1,644	
63	1338	予訪看Ｉ４・夜・複11・長			夜間早朝の場合 25% 加算			1,917	
63	1339	予訪看Ｉ４・深・複11・長			深夜の場合 50% 加算		＋ 254 単位	2,189	
63	1334	予訪看Ｉ４・複12・長					2人以上による場合（30分以上）	1,792	
63	1335	予訪看Ｉ４・夜・複12・長			夜間早朝の場合 25% 加算			2,065	
63	1336	予訪看Ｉ４・深・複12・長			深夜の場合 50% 加算		＋ 402 単位	2,337	
63	1440	予訪看Ｉ４・複21・長				複数名訪問加算（Ⅱ）	2人以上による場合（30分未満）	1,591	
63	1441	予訪看Ｉ４・夜・複21・長			夜間早朝の場合 25% 加算			1,864	
63	1442	予訪看Ｉ４・深・複21・長			深夜の場合 50% 加算		＋ 201 単位	2,136	
63	1443	予訪看Ｉ４・複22・長					2人以上による場合（30分以上）	1,707	
63	1444	予訪看Ｉ４・夜・複22・長			夜間早朝の場合 25% 加算			1,980	
63	1445	予訪看Ｉ４・深・複22・長			深夜の場合 50% 加算		＋ 317 単位	2,252	
63	1471	予訪看Ｉ４・虐防		高齢者虐待防止措置未実施減算 1% 減算				1,079	
63	1472	予訪看Ｉ４・虐防・夜			夜間早朝の場合 25% 加算			1,349	
63	1473	予訪看Ｉ４・虐防・深			深夜の場合 50% 加算			1,619	
63	1474	予訪看Ｉ４・虐防・複11				複数名訪問加算（Ⅰ）	2人以上による場合（30分未満）	1,333	
63	1475	予訪看Ｉ４・虐防・夜・複11			夜間早朝の場合 25% 加算			1,603	
63	1476	予訪看Ｉ４・虐防・深・複11			深夜の場合 50% 加算		＋ 254 単位	1,873	
63	1477	予訪看Ｉ４・虐防・複12					2人以上による場合（30分以上）	1,481	
63	1478	予訪看Ｉ４・虐防・夜・複12			夜間早朝の場合 25% 加算			1,751	
63	1479	予訪看Ｉ４・虐防・深・複12			深夜の場合 50% 加算		＋ 402 単位	2,021	
63	1480	予訪看Ｉ４・虐防・複21				複数名訪問加算（Ⅱ）	2人以上による場合（30分未満）	1,280	
63	1481	予訪看Ｉ４・虐防・夜・複21			夜間早朝の場合 25% 加算			1,550	
63	1482	予訪看Ｉ４・虐防・深・複21			深夜の場合 50% 加算		＋ 201 単位	1,820	
63	1483	予訪看Ｉ４・虐防・複22					2人以上による場合（30分以上）	1,396	
63	1484	予訪看Ｉ４・虐防・夜・複22			夜間早朝の場合 25% 加算			1,666	
63	1485	予訪看Ｉ４・虐防・深・複22			深夜の場合 50% 加算		＋ 317 単位	1,936	
63	1486	予訪看Ｉ４・虐防・長					1時間30分以上の訪問看護を行う場合 ＋ 300 単位	1,379	
63	1487	予訪看Ｉ４・虐防・夜・長			夜間早朝の場合 25% 加算			1,649	
63	1488	予訪看Ｉ４・虐防・深・長			深夜の場合 50% 加算			1,919	
63	1489	予訪看Ｉ４・虐防・複11・長				複数名訪問加算（Ⅰ）	2人以上による場合（30分未満）	1,633	
63	1490	予訪看Ｉ４・虐防・夜・複11・長			夜間早朝の場合 25% 加算			1,903	
63	1491	予訪看Ｉ４・虐防・深・複11・長			深夜の場合 50% 加算		＋ 254 単位	2,173	
63	1492	予訪看Ｉ４・虐防・複12・長					2人以上による場合（30分以上）	1,781	
63	1493	予訪看Ｉ４・虐防・夜・複12・長			夜間早朝の場合 25% 加算			2,051	
63	1494	予訪看Ｉ４・虐防・深・複12・長			深夜の場合 50% 加算		＋ 402 単位	2,321	
63	1495	予訪看Ｉ４・虐防・複21・長				複数名訪問加算（Ⅱ）	2人以上による場合（30分未満）	1,580	
63	1496	予訪看Ｉ４・虐防・夜・複21・長			夜間早朝の場合 25% 加算			1,850	
63	1497	予訪看Ｉ４・虐防・深・複21・長			深夜の場合 50% 加算		＋ 201 単位	2,120	
63	1498	予訪看Ｉ４・虐防・複22・長					2人以上による場合（30分以上）	1,696	
63	1499	予訪看Ｉ４・虐防・夜・複22・長			夜間早朝の場合 25% 加算			1,966	
63	1500	予訪看Ｉ４・虐防・深・複22・長			深夜の場合 50% 加算		＋ 317 単位	2,236	

サービスコード 種類	項目	サービス内容略称	算定項目				合成単位数	算定単位
63	1321	予訪看Ｉ４・准	(4) 1時間以上1時間30分未満 1,090 単位	准看護師の場合 × 90%			981	1回につき
63	1322	予訪看Ｉ４・准・夜			夜間早朝の場合 25% 加算		1,226	
63	1323	予訪看Ｉ４・准・深			深夜の場合 50% 加算		1,472	
63	1327	予訪看Ｉ４・准・複11				複数名訪問加算(Ⅰ) 2人以上による場合(30分未満) + 254 単位	1,235	
63	1328	予訪看Ｉ４・准・夜・複11			夜間早朝の場合 25% 加算		1,480	
63	1329	予訪看Ｉ４・准・深・複11			深夜の場合 50% 加算		1,726	
63	1324	予訪看Ｉ４・准・複12				複数名訪問加算(Ⅰ) 2人以上による場合(30分以上) + 402 単位	1,383	
63	1325	予訪看Ｉ４・准・夜・複12			夜間早朝の場合 25% 加算		1,628	
63	1326	予訪看Ｉ４・准・深・複12			深夜の場合 50% 加算		1,874	
63	1450	予訪看Ｉ４・准・複21				複数名訪問加算(Ⅱ) 2人以上による場合(30分未満) + 201 単位	1,182	
63	1451	予訪看Ｉ４・准・夜・複21			夜間早朝の場合 25% 加算		1,427	
63	1452	予訪看Ｉ４・准・深・複21			深夜の場合 50% 加算		1,673	
63	1453	予訪看Ｉ４・准・複22				複数名訪問加算(Ⅱ) 2人以上による場合(30分以上) + 317 単位	1,298	
63	1454	予訪看Ｉ４・准・夜・複22			夜間早朝の場合 25% 加算		1,543	
63	1455	予訪看Ｉ４・准・深・複22			深夜の場合 50% 加算		1,789	
63	1341	予訪看Ｉ４・准・長				1時間30分以上の訪問看護を行う場合 + 300 単位	1,281	
63	1342	予訪看Ｉ４・准・夜・長			夜間早朝の場合 25% 加算		1,526	
63	1343	予訪看Ｉ４・准・深・長			深夜の場合 50% 加算		1,772	
63	1347	予訪看Ｉ４・准・複11・長				複数名訪問加算(Ⅰ) 2人以上による場合(30分未満) + 254 単位／+ 300 単位	1,535	
63	1348	予訪看Ｉ４・准・夜・複11・長			夜間早朝の場合 25% 加算		1,780	
63	1349	予訪看Ｉ４・准・深・複11・長			深夜の場合 50% 加算		2,026	
63	1344	予訪看Ｉ４・准・複12・長				複数名訪問加算(Ⅰ) 2人以上による場合(30分以上) + 402 単位	1,683	
63	1345	予訪看Ｉ４・准・夜・複12・長			夜間早朝の場合 25% 加算		1,928	
63	1346	予訪看Ｉ４・准・深・複12・長			深夜の場合 50% 加算		2,174	
63	1460	予訪看Ｉ４・准・複21・長				複数名訪問加算(Ⅱ) 2人以上による場合(30分未満) + 201 単位	1,482	
63	1461	予訪看Ｉ４・准・夜・複21・長			夜間早朝の場合 25% 加算		1,727	
63	1462	予訪看Ｉ４・准・深・複21・長			深夜の場合 50% 加算		1,973	
63	1463	予訪看Ｉ４・准・複22・長				複数名訪問加算(Ⅱ) 2人以上による場合(30分以上) + 317 単位	1,598	
63	1464	予訪看Ｉ４・准・夜・複22・長			夜間早朝の場合 25% 加算		1,843	
63	1465	予訪看Ｉ４・准・深・複22・長			深夜の場合 50% 加算		2,089	
63	1561	予訪看Ｉ４・准・虐防		高齢者虐待防止措置未実施減算 1% 減算			970	
63	1562	予訪看Ｉ４・准・虐防・夜			夜間早朝の場合 25% 加算		1,213	
63	1563	予訪看Ｉ４・准・虐防・深			深夜の場合 50% 加算		1,455	
63	1564	予訪看Ｉ４・准・虐防・複11				複数名訪問加算(Ⅰ) 2人以上による場合(30分未満) + 254 単位	1,224	
63	1565	予訪看Ｉ４・准・虐防・夜・複11			夜間早朝の場合 25% 加算		1,467	
63	1566	予訪看Ｉ４・准・虐防・深・複11			深夜の場合 50% 加算		1,709	
63	1567	予訪看Ｉ４・准・虐防・複12				複数名訪問加算(Ⅰ) 2人以上による場合(30分以上) + 402 単位	1,372	
63	1568	予訪看Ｉ４・准・虐防・夜・複12			夜間早朝の場合 25% 加算		1,615	
63	1569	予訪看Ｉ４・准・虐防・深・複12			深夜の場合 50% 加算		1,857	
63	1570	予訪看Ｉ４・准・虐防・複21				複数名訪問加算(Ⅱ) 2人以上による場合(30分未満) + 201 単位	1,171	
63	1571	予訪看Ｉ４・准・虐防・夜・複21			夜間早朝の場合 25% 加算		1,414	
63	1572	予訪看Ｉ４・准・虐防・深・複21			深夜の場合 50% 加算		1,656	
63	1573	予訪看Ｉ４・准・虐防・複22				複数名訪問加算(Ⅱ) 2人以上による場合(30分以上) + 317 単位	1,287	
63	1574	予訪看Ｉ４・准・虐防・夜・複22			夜間早朝の場合 25% 加算		1,530	
63	1575	予訪看Ｉ４・准・虐防・深・複22			深夜の場合 50% 加算		1,772	
63	1576	予訪看Ｉ４・准・虐防・長				1時間30分以上の訪問看護を行う場合 + 300 単位	1,270	
63	1577	予訪看Ｉ４・准・虐防・夜・長			夜間早朝の場合 25% 加算		1,513	
63	1578	予訪看Ｉ４・准・虐防・深・長			深夜の場合 50% 加算		1,755	
63	1579	予訪看Ｉ４・准・虐防・複11・長				複数名訪問加算(Ⅰ) 2人以上による場合(30分未満) + 254 単位／+ 300 単位	1,524	
63	1580	予訪看Ｉ４・准・虐防・夜・複11・長			夜間早朝の場合 25% 加算		1,767	
63	1581	予訪看Ｉ４・准・虐防・深・複11・長			深夜の場合 50% 加算		2,009	
63	1582	予訪看Ｉ４・准・虐防・複12・長				複数名訪問加算(Ⅰ) 2人以上による場合(30分以上) + 402 単位	1,672	
63	1583	予訪看Ｉ４・准・虐防・夜・複12・長			夜間早朝の場合 25% 加算		1,915	
63	1584	予訪看Ｉ４・准・虐防・深・複12・長			深夜の場合 50% 加算		2,157	
63	1585	予訪看Ｉ４・准・虐防・複21・長				複数名訪問加算(Ⅱ) 2人以上による場合(30分未満) + 201 単位	1,471	
63	1586	予訪看Ｉ４・准・虐防・夜・複21・長			夜間早朝の場合 25% 加算		1,714	
63	1587	予訪看Ｉ４・准・虐防・深・複21・長			深夜の場合 50% 加算		1,956	
63	1588	予訪看Ｉ４・准・虐防・複22・長				複数名訪問加算(Ⅱ) 2人以上による場合(30分以上) + 317 単位	1,587	
63	1589	予訪看Ｉ４・准・虐防・夜・複22・長			夜間早朝の場合 25% 加算		1,830	
63	1590	予訪看Ｉ４・准・虐防・深・複22・長			深夜の場合 50% 加算		2,072	

種類	項目	サービス内容略称	算定項目					合成単位数	算定単位
63	1501	予訪看Ⅰ5	(5)理学療法士、作業療法士又は言語聴覚士の場合　イ指定介護予防訪問看護ステーション　284単位					284	1回につき
63	1502	予訪看Ⅰ5・夜		夜間早朝の場合　25% 加算				355	
63	1503	予訪看Ⅰ5・深		深夜の場合　50% 加算				426	
63	1504	予訪看Ⅰ5・複11				複数名訪問加算（Ⅰ）	2人以上による場合（30分未満）	538	
63	1505	予訪看Ⅰ5・夜・複11		夜間早朝の場合　25% 加算			+ 254 単位	609	
63	1506	予訪看Ⅰ5・深・複11		深夜の場合　50% 加算				680	
63	1507	予訪看Ⅰ5・複12					2人以上による場合（30分以上）	686	
63	1508	予訪看Ⅰ5・夜・複12		夜間早朝の場合　25% 加算				757	
63	1509	予訪看Ⅰ5・深・複12		深夜の場合　50% 加算			+ 402 単位	828	
63	1540	予訪看Ⅰ5・複21				複数名訪問加算（Ⅱ）	2人以上による場合（30分未満）	485	
63	1541	予訪看Ⅰ5・夜・複21		夜間早朝の場合　25% 加算			+ 201 単位	556	
63	1542	予訪看Ⅰ5・深・複21		深夜の場合　50% 加算				627	
63	1543	予訪看Ⅰ5・複22					2人以上による場合（30分以上）	601	
63	1544	予訪看Ⅰ5・夜・複22		夜間早朝の場合　25% 加算				672	
63	1545	予訪看Ⅰ5・深・複22		深夜の場合　50% 加算			+ 317 単位	743	
63	1621	予訪看Ⅰ5・虐防		高齢者虐待防止措置未実施減算　1% 減算				281	
63	1622	予訪看Ⅰ5・虐防・夜			夜間早朝の場合　25% 加算			351	
63	1623	予訪看Ⅰ5・虐防・深			深夜の場合　50% 加算			422	
63	1624	予訪看Ⅰ5・虐防・複11				複数名訪問加算（Ⅰ）	2人以上による場合（30分未満）	535	
63	1625	予訪看Ⅰ5・虐防・夜・複11			夜間早朝の場合　25% 加算		+ 254 単位	605	
63	1626	予訪看Ⅰ5・虐防・深・複11			深夜の場合　50% 加算			676	
63	1627	予訪看Ⅰ5・虐防・複12					2人以上による場合（30分以上）	683	
63	1628	予訪看Ⅰ5・虐防・夜・複12			夜間早朝の場合　25% 加算			753	
63	1629	予訪看Ⅰ5・虐防・深・複12			深夜の場合　50% 加算		+ 402 単位	824	
63	1630	予訪看Ⅰ5・虐防・複21				複数名訪問加算（Ⅱ）	2人以上による場合（30分未満）	482	
63	1631	予訪看Ⅰ5・虐防・夜・複21			夜間早朝の場合　25% 加算		+ 201 単位	552	
63	1632	予訪看Ⅰ5・虐防・深・複21			深夜の場合　50% 加算			623	
63	1633	予訪看Ⅰ5・虐防・複22					2人以上による場合（30分以上）	598	
63	1634	予訪看Ⅰ5・虐防・夜・複22			夜間早朝の場合　25% 加算			668	
63	1635	予訪看Ⅰ5・虐防・深・複22			深夜の場合　50% 加算		+ 317 単位	739	
63	1521	予訪看Ⅰ5・2超		1日に2回を越えて実施する場合　× 50%				142	
63	1522	予訪看Ⅰ5・2超・夜			夜間早朝の場合　25% 加算			178	
63	1523	予訪看Ⅰ5・2超・深			深夜の場合　50% 加算			213	
63	1524	予訪看Ⅰ5・2超・複11				複数名訪問加算（Ⅰ）	2人以上による場合（30分未満）	396	
63	1525	予訪看Ⅰ5・2超・夜・複11			夜間早朝の場合　25% 加算		+ 254 単位	432	
63	1526	予訪看Ⅰ5・2超・深・複11			深夜の場合　50% 加算			467	
63	1527	予訪看Ⅰ5・2超・複12					2人以上による場合（30分以上）	544	
63	1528	予訪看Ⅰ5・2超・夜・複12			夜間早朝の場合　25% 加算			580	
63	1529	予訪看Ⅰ5・2超・深・複12			深夜の場合　50% 加算		+ 402 単位	615	
63	1550	予訪看Ⅰ5・2超・複21				複数名訪問加算（Ⅱ）	2人以上による場合（30分未満）	343	
63	1551	予訪看Ⅰ5・2超・夜・複21			夜間早朝の場合　25% 加算		+ 201 単位	379	
63	1552	予訪看Ⅰ5・2超・深・複21			深夜の場合　50% 加算			414	
63	1553	予訪看Ⅰ5・2超・複22					2人以上による場合（30分以上）	459	
63	1554	予訪看Ⅰ5・2超・夜・複22			夜間早朝の場合　25% 加算			495	
63	1555	予訪看Ⅰ5・2超・深・複22			深夜の場合　50% 加算		+ 317 単位	530	
63	1636	予訪看Ⅰ5・2超・虐防		高齢者虐待防止措置未実施減算　1% 減算				139	
63	1637	予訪看Ⅰ5・2超・虐防・夜			夜間早朝の場合　25% 加算			174	
63	1638	予訪看Ⅰ5・2超・虐防・深			深夜の場合　50% 加算			209	
63	1639	予訪看Ⅰ5・2超・虐防・複11				複数名訪問加算（Ⅰ）	2人以上による場合（30分未満）	393	
63	1640	予訪看Ⅰ5・2超・虐防・夜・複11			夜間早朝の場合　25% 加算		+ 254 単位	428	
63	1641	予訪看Ⅰ5・2超・虐防・深・複11			深夜の場合　50% 加算			463	
63	1642	予訪看Ⅰ5・2超・虐防・複12					2人以上による場合（30分以上）	541	
63	1643	予訪看Ⅰ5・2超・虐防・夜・複12			夜間早朝の場合　25% 加算			576	
63	1644	予訪看Ⅰ5・2超・虐防・深・複12			深夜の場合　50% 加算		+ 402 単位	611	
63	1645	予訪看Ⅰ5・2超・虐防・複21				複数名訪問加算（Ⅱ）	2人以上による場合（30分未満）	340	
63	1646	予訪看Ⅰ5・2超・虐防・夜・複21			夜間早朝の場合　25% 加算		+ 201 単位	375	
63	1647	予訪看Ⅰ5・2超・虐防・深・複21			深夜の場合　50% 加算			410	
63	1648	予訪看Ⅰ5・2超・虐防・複22					2人以上による場合（30分以上）	456	
63	1649	予訪看Ⅰ5・2超・虐防・夜・複22			夜間早朝の場合　25% 加算			491	
63	1650	予訪看Ⅰ5・2超・虐防・深・複22			深夜の場合　50% 加算		+ 317 単位	526	

サービスコード		リハ7内容略称	算定項目					合成単位数	算定単位
種類	項目								
63	4111	予防訪問看護同一建物減算1	事業所と同一建物の利用者等にサービスを行う場合	同一敷地内建物等の利用者又はこれ以外の同一建物の利用者20人以上にサービスを行う場合	所定単位数の	10%	減算		1月につき
63	4112	予防訪問看護同一建物減算2		同一敷地内建物等の利用者50人以上にサービスを行う場合	所定単位数の	16%	減算		
63	8000	予防特別地域訪問看護加算	特別地域介護予防訪問看護加算		所定単位数の	15%	加算		1回につき
63	8100	予防訪問看護小規模事業所加算	中山間地域等における小規模事業所加算		所定単位数の	10%	加算		
63	8110	予防訪問看護中山間地域等提供加算	中山間地域等に居住する者へのサービス提供加算		所定単位数の	5%	加算		
63	3001	予防緊急時訪問看護加算Ⅰ1	緊急時訪問看護加算（Ⅰ）	指定介護予防訪問看護ステーション	600	単位加算		600	1月につき
63	3002	予防緊急時訪問看護加算Ⅰ2		医療機関	325	単位加算		325	
63	3100	予防緊急時訪問看護加算Ⅱ1	緊急時訪問看護加算（Ⅱ）	指定介護予防訪問看護ステーション	574	単位加算		574	
63	3200	予防緊急時訪問看護加算Ⅱ2		医療機関	315	単位加算		315	
63	4000	予防訪問看護特別管理加算Ⅰ	特別管理加算	特別管理加算（Ⅰ）	500	単位加算		500	
63	4001	予防訪問看護特別管理加算Ⅱ		特別管理加算（Ⅱ）	250	単位加算		250	
63	4025	予防訪問看護専門管理加算1	専門管理加算	緩和ケアに係る研修を受けた看護師が計画的な管理を行った場合	250	単位加算		250	月1回限度
63	4026	予防訪問看護専門管理加算2		特定行為研修を修了した看護師が計画的な管理を行った場合	250	単位加算		250	
63	4024	予防訪問看護訪問回数超過等減算	理学療法士等の訪問回数が看護職員の訪問回数を超えている場合又は特定の加算を算定していない場合		8	単位減算		-8	1回につき
63	6123	予防訪問看護12月超減算1	利用を開始した日の属する月から起算して12月を超えた期間に介護予防訪問看護を行った場合		5	単位減算		-5	
63	6124	予防訪問看護12月超減算2		予防訪問看護訪問回数超過減算を算定している場合	15	単位減算		-15	
63	4023	予防訪問看護初回加算Ⅰ	ハ 初回加算	(1) 初回加算（Ⅰ）	350	単位加算		350	1月につき
63	4002	予防訪問看護初回加算Ⅱ		(2) 初回加算（Ⅱ）	300	単位加算		300	
63	4003	予防訪問看護退院時共同指導加算	ニ 退院時共同指導加算		600	単位加算		600	1回につき
63	4005	予防訪問看護看護体制強化加算	ホ 看護体制強化加算		100	単位加算		100	1月につき
63	6192	予防訪問看護口腔連携強化加算	ヘ 口腔連携強化加算		50	単位加算		50	月1回限度
63	6102	予防訪問看護サービス提供体制加算Ⅰ	ト サービス提供体制強化加算	(1)サービス提供体制強化加算（Ⅰ）	6	単位加算		6	1回につき
63	6101	予防訪問看護サービス提供体制加算Ⅱ		(2)サービス提供体制強化加算（Ⅱ）	3	単位加算		3	

○ 令和 6 年度から令和 8 年度までの間の地域区分の適用地域

	1級地	2級地	3級地	4級地	5級地	
上乗せ割合	20%	16%	15%	12%	10%	
地域	東京都 　特別区	東京都 　調布市(3) 　町田市 　狛江市 　多摩市 神奈川県 　横浜市 　川崎市 大阪府 　大阪市	埼玉県 　さいたま市 千葉県 　千葉市 　浦安市(4) 東京都 　八王子市 　武蔵野市 　三鷹市 　青梅市 　府中市 　小金井市 　小平市 　日野市 　東村山市 　国分寺市 　国立市 　清瀬市 　東久留米市 　稲城市 　西東京市 神奈川県 　鎌倉市 　厚木市(4) 愛知県 　名古屋市 　刈谷市(4) 　豊田市(4) 大阪府 　守口市 　大東市 　門真市 兵庫県 　西宮市 　芦屋市 　宝塚市	茨城県 　牛久市 埼玉県 　朝霞市 　志木市 　和光市 千葉県 　船橋市 　成田市 　習志野市 東京都 　立川市 　昭島市 　東大和市 神奈川県 　相模原市 　横須賀市(5) 　藤沢市 　逗子市 　三浦市(6) 　海老名市 大阪府 　豊中市 　池田市 　吹田市 　高槻市 　寝屋川市 　箕面市 　四條畷市(3) 兵庫県 　神戸市	茨城県 　水戸市 　日立市 　龍ケ崎市 　取手市 　つくば市 　守谷市 埼玉県 　川口市(6) 　草加市(6) 　戸田市(6) 　新座市 　八潮市(6) 　ふじみ野市 千葉県 　市川市 　松戸市 　佐倉市 　市原市 　八千代市 　四街道市 　袖ケ浦市(6) 　印西市 　栄町 東京都 　福生市 　あきる野市 　日の出町 神奈川県 　平塚市 　小田原市 　茅ヶ崎市 　大和市 　伊勢原市 　座間市 　綾瀬市 　葉山町(6) 　寒川町 　愛川町 愛知県 　知立市(6) 　豊明市(6) 　みよし市 滋賀県 　大津市 　草津市 　栗東市 京都府 　京都市 　長岡京(6) 大阪府 　堺市 　枚方市 　茨木市 　八尾市 　松原市 　摂津市 　高石市 　東大阪市 　交野市	兵庫県 　尼崎市 　伊丹市 　川西市 　三田市 広島県 　広島市 　府中町 福岡県 　福岡市 　春日市
地域数	23(23)	7(6)	29(27)	24(25)	59(51)	

※　この表に掲げる名称は，令和 6 年 4 月 1 日においてそれらの名称を有する市，町，村又は特別区の同日における区域によって示された地域

※　下線は，級地の変更がある市町村。

※　括弧内は，現行（令和 3 年度から令和 5 年度までの間）の級地

6級地 6%			7級地 3%				その他 0%
宮城県	東京都	大阪府	北海道	新潟県	愛知県	奈良県	その他の地域
仙台市	武蔵村山市	岸和田市	札幌市	新潟市	豊橋市	大和高田市(6)	
多賀城市	羽村市	泉大津市	茨城県	富山県	半田市	天理市	
茨城県	瑞穂町	貝塚市	結城市	富山市	豊川市	橿原市	
土浦市	奥多摩町	泉佐野市	下妻市	石川県	蒲郡市	桜井市	
古河市	檜原村	富田林市	常総市	金沢市	常滑市	御所市	
利根町	神奈川県	河内長野市	笠間市	内灘町	小牧市	香芝市	
栃木県	秦野市	和泉市	ひたちなか市	福井県	新城市	葛城市	
宇都宮市	大磯町	柏原市	那珂市	福井市	東海市	宇陀市	
野木町	二宮町	羽曳野市	筑西市	山梨県	大府市	山添村	
群馬県	中井町(他)	藤井寺市	坂東市	甲府市	知多市	平群町	
高崎市	清川村	泉南市	稲敷市	南アルプス市(他)	高浜市	三郷町	
埼玉県	岐阜県	大阪狭山市	つくばみらい市	南部町(他)	田原市	斑鳩町	
川越市	岐阜市	阪南市	大洗町	長野県	大口町	安堵町	
行田市	静岡県	島本町	阿見町	長野市	扶桑町	川西町	
所沢市	静岡市	豊能町	河内町	松本市	阿久比町	三宅町	
飯能市	愛知県	能勢町	八千代町	塩尻市	東浦町	田原本町	
加須市	岡崎市	忠岡町	五霞町	岐阜県	武豊町(他)	曽爾村	
東松山市	一宮市(7)	熊取町	境町	大垣市	幸田町	明日香村	
春日部市	瀬戸市	田尻町	栃木県	多治見市	設楽町	上牧町	
狭山市	春日井市	岬町	栃木市	美濃加茂市(他)	東栄町	王寺町	
羽生市	津島市	太子町	鹿沼市	各務原市	豊根村	広陵町	
鴻巣市	碧南市	河南町	日光市	可児市	三重県	河合町	
上尾市	安城市	千早赤阪村	小山市	静岡県	名張市	岡山県	
越谷市	西尾市	兵庫県	真岡市	浜松市	いなべ市	岡山市	
蕨市	犬山市(7)	明石市	大田原市	沼津市	伊賀市	広島県	
入間市	江南市(7)	猪名川町	さくら市	三島市	木曽岬町	東広島市	
桶川市	稲沢市	奈良県	下野市(6)	富士宮市	東員町	廿日市市	
久喜市	尾張旭市(7)	奈良市	壬生町	島田市	菰野町	海田町	
北本市	岩倉市(7)	大和郡山市	群馬県	富士市	朝日町	熊野町(他)	
富士見市	日進市	生駒市	前橋市	磐田市	川越町	坂町	
三郷市	愛西市	和歌山県	伊勢崎市	焼津市	滋賀県	山口県	
蓮田市	清須市	和歌山市	太田市	掛川市	長浜市	周南市	
坂戸市	北名古屋市	橋本市	渋川市	藤枝市	近江八幡市(他)	徳島県	
幸手市	弥富市	福岡県	榛東村(他)	御殿場市	野洲市	徳島市	
鶴ヶ島市	あま市	大野城市	吉岡町(他)	袋井市	湖南市	香川県	
吉川市	長久手市	太宰府市	玉村町	裾野市	高島市	高松市	
白岡市	東郷町	福津市	埼玉県	函南町	東近江市	福岡県	
伊奈町	大治町	糸島市	熊谷市	清水町	日野町	北九州市	
三芳町	蟹江町	那珂川市	深谷市	長泉町	竜王町(他)	飯塚市	
宮代町	豊山町	粕屋町	日高市	小山町	京都府	筑紫野市	
杉戸町	飛島村		毛呂山町	川根本町	久御山町	古賀市	
松伏町	三重県		越生町	森町	兵庫県	長崎県	
千葉県	津市		滑川町		姫路市	長崎市	
木更津市(7)	四日市市		川島町		加古川市		
野田市	桑名市		吉見町		三木市		
茂原市	鈴鹿市		鳩山町		高砂市		
柏市	亀山市		寄居町		稲美町		
流山市	滋賀県		千葉県		播磨町		
我孫子市	彦根市		東金市				
鎌ケ谷市	守山市		君津市				
白井市	甲賀市		富津市				
酒々井町	京都府		八街市				
	宇治市		富里市				
	亀岡市		山武市				
	城陽市(7)		大網白里市				
	向日市		長柄町				
	八幡市		長南町				
	京田辺市		神奈川県				
	木津川市		南足柄市(他)				
	大山崎町(7)		山北町				
	精華町		箱根町				
137(140)			170(166)				1292(1303)

○ 指定難病一覧

2024 年 4 月 1 日現在

番号	病名
1	球脊髄性筋萎縮症
2	筋萎縮性側索硬化症
3	脊髄性筋萎縮症
4	原発性側索硬化症
5	進行性核上性麻痺
6	パーキンソン病
7	大脳皮質基底核変性症
8	ハンチントン病
9	神経有棘赤血球症
10	シャルコー・マリー・トゥース病
11	重症筋無力症
12	先天性筋無力症候群
13	多発性硬化症／視神経脊髄炎
14	慢性炎症性脱髄性多発神経炎／多巣性運動ニューロパチー
15	封入体筋炎
16	クロウ・深瀬症候群
17	多系統萎縮症
18	脊髄小脳変性症(多系統萎縮症を除く。)
19	ライソゾーム病
20	副腎白質ジストロフィー
21	ミトコンドリア病
22	もやもや病
23	プリオン病
24	亜急性硬化性全脳炎
25	進行性多巣性白質脳症
26	HTLV-1関連脊髄症
27	特発性基底核石灰化症
28	全身性アミロイドーシス
29	ウルリッヒ病
30	遠位型ミオパチー
31	ベスレムミオパチー
32	自己貪食空胞性ミオパチー
33	シュワルツ・ヤンペル症候群
34	神経線維腫症
35	天疱瘡
36	表皮水疱症
37	膿疱性乾癬(汎発型)
38	スティーヴンス・ジョンソン症候群
39	中毒性表皮壊死症
40	高安動脈炎
41	巨細胞性動脈炎
42	結節性多発動脈炎
43	顕微鏡的多発血管炎
44	多発血管炎性肉芽腫症
45	好酸球性多発血管炎性肉芽腫症
46	悪性関節リウマチ
47	バージャー病
48	原発性抗リン脂質抗体症候群
49	全身性エリテマトーデス
50	皮膚筋炎／多発性筋炎
51	全身性強皮症
52	混合性結合組織病
53	シェーグレン症候群
54	成人発症スチル病
55	再発性多発軟骨炎
56	ベーチェット病
57	特発性拡張型心筋症
58	肥大型心筋症
59	拘束型心筋症
60	再生不良性貧血
61	自己免疫性溶血性貧血
62	発作性夜間ヘモグロビン尿症
63	特発性血小板減少性紫斑病
64	血栓性血小板減少性紫斑病
65	原発性免疫不全症候群
66	IgA 腎症
67	多発性嚢胞腎
68	黄色靱帯骨化症
69	後縦靱帯骨化症
70	広範脊柱管狭窄症

番号	病名
71	特発性大腿骨頭壊死症
72	下垂体性ADH分泌異常症
73	下垂体性TSH分泌亢進症
74	下垂体性PRL分泌亢進症
75	クッシング病
76	下垂体性ゴナドトロピン分泌亢進症
77	下垂体性成長ホルモン分泌亢進症
78	下垂体前葉機能低下症
79	家族性高コレステロール血症(ホモ接合体)
80	甲状腺ホルモン不応症
81	先天性副腎皮質酵素欠損症
82	先天性副腎低形成症
83	アジソン病
84	サルコイドーシス
85	特発性間質性肺炎
86	肺動脈性肺高血圧症
87	肺静脈閉塞症／肺毛細血管腫症
88	慢性血栓塞栓性肺高血圧症
89	リンパ脈管筋腫症
90	網膜色素変性症
91	バッド・キアリ症候群
92	特発性門脈圧亢進症
93	原発性胆汁性胆管炎
94	原発性硬化性胆管炎
95	自己免疫性肝炎
96	クローン病
97	潰瘍性大腸炎
98	好酸球性消化管疾患
99	慢性特発性偽性腸閉塞症
100	巨大膀胱短小結腸腸管蠕動不全症
101	腸管神経節細胞僅少症
102	ルビンシュタイン・テイビ症候群
103	CFC症候群
104	コステロ症候群
105	チャージ症候群
106	クリオピリン関連周期熱症候群
107	若年性特発性関節炎
108	TNF受容体関連周期性症候群
109	非典型溶血性尿毒症症候群
110	ブラウ症候群
111	先天性ミオパチー
112	マリネスコ・シェーグレン症候群
113	筋ジストロフィー
114	非ジストロフィー性ミオトニー症候群
115	遺伝性周期性四肢麻痺
116	アトピー性脊髄炎
117	脊髄空洞症
118	脊髄髄膜瘤
119	アイザックス症候群
120	遺伝性ジストニア
121	脳内鉄沈着神経変性症
122	脳表ヘモジデリン沈着症
123	HTRA1 関連脳小血管病
124	皮質下梗塞と白質脳症を伴う常染色体優性脳動脈症
125	神経軸索スフェロイド形成を伴う遺伝性びまん性白質脳症
126	ペリー病
127	前頭側頭葉変性症
128	ビッカースタッフ脳幹脳炎
129	痙攣重積型(二相性)急性脳症
130	先天性無痛無汗症
131	アレキサンダー病
132	先天性核上性球麻痺
133	メビウス症候群
134	中隔視神経形成異常症/ドモルシア症候群
135	アイカルディ症候群
136	片側巨脳症
137	限局性皮質異形成
138	神経細胞移動異常症
139	先天性大脳白質形成不全症
140	ドラベ症候群

番号	病名
141	海馬硬化を伴う内側側頭葉てんかん
142	ミオクロニー欠神てんかん
143	ミオクロニー脱力発作を伴うてんかん
144	レノックス・ガストー症候群
145	ウエスト症候群
146	大田原症候群
147	早期ミオクロニー脳症
148	遊走性焦点発作を伴う乳児てんかん
149	片側痙攣・片麻痺・てんかん症候群
150	環状20番染色体症候群
151	ラスムッセン脳炎
152	PCDH19関連症候群
153	難治頻回部分発作重積型急性脳炎
154	徐波睡眠期持続性棘徐波を示すてんかん性脳症
155	ランドウ・クレフナー症候群
156	レット症候群
157	スタージ・ウェーバー症候群
158	結節性硬化症
159	色素性乾皮症
160	先天性魚鱗癬
161	家族性良性慢性天疱瘡
162	類天疱瘡（後天性表皮水疱症を含む。）
163	特発性後天性全身性無汗症
164	眼皮膚白皮症
165	肥厚性皮膚骨膜症
166	弾性線維性仮性黄色腫
167	マルファン症候群／ロイス・ディーツ症候群
168	エーラス・ダンロス症候群
169	メンケス病
170	オクシピタル・ホーン症候群
171	ウィルソン病
172	低ホスファターゼ症
173	VATER症候群
174	那須・ハコラ病
175	ウィーバー症候群
176	コフィン・ローリー症候群
177	ジュベール症候群関連疾患
178	モワット・ウィルソン症候群
179	ウィリアムズ症候群
180	ATR−X症候群
181	クルーゾン症候群
182	アペール症候群
183	ファイファー症候群
184	アントレー・ビクスラー症候群
185	コフィン・シリス症候群
186	ロスムンド・トムソン症候群
187	歌舞伎症候群
188	多脾症候群
189	無脾症候群
190	鰓耳腎症候群
191	ウェルナー症候群
192	コケイン症候群
193	プラダー・ウィリ症候群
194	ソトス症候群
195	ヌーナン症候群
196	ヤング・シンプソン症候群
197	1p36欠失症候群
198	4p欠失症候群
199	5p欠失症候群
200	第14番染色体父親性ダイソミー症候群
201	アンジェルマン症候群
202	スミス・マギニス症候群
203	22q11.2欠失症候群
204	エマヌエル症候群
205	脆弱X症候群関連疾患
206	脆弱X症候群
207	総動脈幹遺残症
208	修正大血管転位症
209	完全大血管転位症
210	単心室症
211	左心低形成症候群

番号	病名
212	三尖弁閉鎖症
213	心室中隔欠損を伴わない肺動脈閉鎖症
214	心室中隔欠損を伴う肺動脈閉鎖症
215	ファロー四徴症
216	両大血管右室起始症
217	エプスタイン病
218	アルポート症候群
219	ギャロウェイ・モワト症候群
220	急速進行性糸球体腎炎
221	抗糸球体基底膜腎炎
222	一次性ネフローゼ症候群
223	一次性膜性増殖性糸球体腎炎
224	紫斑病性腎炎
225	先天性腎性尿崩症
226	間質性膀胱炎（ハンナ型）
227	オスラー病
228	閉塞性細気管支炎
229	肺胞蛋白症（自己免疫性又は先天性）
230	肺胞低換気症候群
231	α１−アンチトリプシン欠乏症
232	カーニー複合
233	ウォルフラム症候群
234	ペルオキシソーム病（副腎白質ジストロフィーを除く。）
235	副甲状腺機能低下症
236	偽性副甲状腺機能低下症
237	副腎皮質刺激ホルモン不応症
238	ビタミンD抵抗性くる病／骨軟化症
239	ビタミンD依存性くる病／骨軟化症
240	フェニルケトン尿症
241	高チロシン血症1型
242	高チロシン血症2型
243	高チロシン血症3型
244	メープルシロップ尿症
245	プロピオン酸血症
246	メチルマロン酸血症
247	イソ吉草酸血症
248	グルコーストランスポーター1欠損症
249	グルタル酸血症1型
250	グルタル酸血症2型
251	尿素サイクル異常症
252	リジン尿性蛋白不耐症
253	先天性葉酸吸収不全
254	ポルフィリン症
255	複合カルボキシラーゼ欠損症
256	筋型糖原病
257	肝型糖原病
258	ガラクトース−1−リン酸ウリジルトランスフェラーゼ欠損症
259	レシチンコレステロールアシルトランスフェラーゼ欠損症
260	シトステロール血症
261	タンジール病
262	原発性高カイロミクロン血症
263	脳腱黄色腫症
264	無βリポタンパク血症
265	脂肪萎縮症
266	家族性地中海熱
267	高IgD症候群
268	中條・西村症候群
269	化膿性無菌性関節炎・壊疽性膿皮症・アクネ症候群
270	慢性再発性多発性骨髄炎
271	強直性脊椎炎
272	進行性骨化性線維異形成症
273	肋骨異常を伴う先天性側弯症
274	骨形成不全症
275	タナトフォリック骨異形成症
276	軟骨無形成症
277	リンパ管腫症／ゴーハム病
278	巨大リンパ管奇形（頸部顔面病変）
279	巨大静脈奇形（頸部口腔咽頭びまん性病変）
280	巨大動静脈奇形（頸部顔面又は四肢病変）
281	クリッペル・トレノネー・ウェーバー症候群
282	先天性赤血球形成異常性貧血

番号	病名
283	後天性赤芽球癆
284	ダイアモンド・ブラックファン貧血
285	ファンコニ貧血
286	遺伝性鉄芽球性貧血
287	エプスタイン症候群
288	自己免疫性後天性凝固因子欠乏症
289	クロンカイト・カナダ症候群
290	非特異性多発性小腸潰瘍症
291	ヒルシュスプルング病（全結腸型又は小腸型）
292	総排泄腔外反症
293	総排泄腔遺残
294	先天性横隔膜ヘルニア
295	乳幼児肝巨大血管腫
296	胆道閉鎖症
297	アラジール症候群
298	遺伝性膵炎
299	嚢胞性線維症
300	IgG4関連疾患
301	黄斑ジストロフィー
302	レーベル遺伝性視神経症
303	アッシャー症候群
304	若年発症型両側性感音難聴
305	遅発性内リンパ水腫
306	好酸球性副鼻腔炎
307	カナバン病
308	進行性白質脳症
309	進行性ミオクローヌスてんかん
310	先天異常症候群
311	先天性三尖弁狭窄症
312	先天性僧帽弁狭窄症

番号	病名
313	先天性肺静脈狭窄症
314	左肺動脈右肺動脈起始症
315	ネイルパテラ症候群（爪膝蓋骨症候群）／LMX1B 関連腎症
316	カルニチン回路異常症
317	三頭酵素欠損症
318	シトリン欠損症
319	セピアプテリン還元酵素（SR）欠損症
320	先天性グリコシルホスファチジルイノシトール（GPI）欠損症
321	非ケトーシス型高グリシン血症
322	β―ケトチオラーゼ欠損症
323	芳香族L―アミノ酸脱炭酸酵素欠損症
324	メチルグルタコン酸尿症
325	遺伝性自己炎症疾患
326	大理石骨病
327	特発性血栓症（遺伝性血栓性素因によるものに限る。）
328	前眼部形成異常
329	無虹彩症
330	先天性気管狭窄症／先天性声門下狭窄症
331	特発性多中心性キャッスルマン病
332	膠様滴状角膜ジストロフィー
333	ハッチンソン・ギルフォード症候群
334	脳クレアチン欠乏症候群
335	ネフロン癆
336	家族性低βリポタンパク血症1（ホモ接合体）
337	ホモシスチン尿症
338	進行性家族性肝内胆汁うっ滞症
339	MECP2重複症候群
340	線毛機能不全症候群（カルタゲナー症候群を含む。）
341	TRPV4異常症

○ 小児慢性特定疾病（16 疾患群）

1	悪性新生物（白血病，リンパ腫，組織球症等）
2	慢性腎疾患（ネフローゼ症候群，慢性糸球体腎炎，腎奇形等）
3	慢性呼吸器疾患（気道狭窄，気管支喘息，気管支拡張症等）
4	慢性心疾患（洞不全症候群，ファロー四徴症，心室中隔欠損症等）
5	内分泌疾患（成長ホルモン分泌不全性低身長症，甲状腺機能亢進症等）
6	膠原病（若年性特発性関節炎，全身性強皮症等）
7	糖尿病（1型糖尿病，2型糖尿病等）
8	先天性代謝異常（フェニルケトン尿症，ウィルソン病等）
9	血液疾患（血友病A，再生不良性貧血等）
10	免疫疾患（複合免疫不全症，慢性肉芽腫症等）
11	神経・筋疾患（レット症候群，先天性無痛無汗症等）
12	慢性消化器疾患（胆道閉鎖症，ヒルシュスプルング病等）
13	染色体または遺伝子に変化を伴う症候群（18トリソミー症候群等）
14	皮膚疾患群（眼皮膚白皮症，表皮水疱症等）
15	骨系統疾患（骨形成不全症，ラーセン症候群等）
16	脈管系疾患（巨大静脈奇形，リンパ管腫等）

編集・執筆者一覧

編集

　公益財団法人日本訪問看護財団

執筆者(執筆順)

　大竹尊典 (公益財団法人日本訪問看護財団事務局次長)
　　………第1章

　加賀谷美貴子 (公益財団法人日本訪問看護財団立おもて参道訪問看護ステーション)
　　………第2章1・2・3・4・5C, 第3章

　松浦素子 (公益財団法人日本訪問看護財団立刀根山訪問看護ステーション)
　　………第2章4・5B, 第3章

　金子　順 (公益財団法人日本訪問看護財団立あすか山訪問看護ステーション)
　　………第2章5A

　白石美香 (公益財団法人日本訪問看護財団立訪問看護ステーションひなたぼっこ)
　　………第2章5D, 第3章

訪問看護報酬請求マニュアル 第3版
——記載例でレセプト作成・請求のポイントがわかる

2024年 9月10日　発行

編集	公益財団法人日本訪問看護財団
発行者	荘村明彦
発行所	中央法規出版株式会社
	〒110-0016　東京都台東区台東 3-29-1　中央法規ビル
	TEL 03-6387-3196
	https://www.chuohoki.co.jp/
印刷・製本	株式会社ルナテック
本文デザイン・装幀	株式会社ジャパンマテリアル
編集協力	木野まり

定価はカバーに表示してあります。
ISBN978-4-8243-0115-4

本書の内容に関するご質問については，下記URLから「お問い合わせフォーム」にご入力いただきますようお願いいたします。
https://www.chuohoki.co.jp/contact/

A115